医工为活人计，正宜旁搜博览，

上而羲皇尧舜之事，下而民间浅陋之谈，

不问其治法之出乎君臣，只求其效验在乎片刻也。

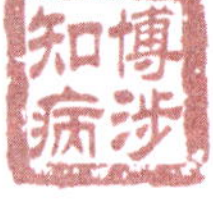

1900-1949
期刊医案类编精华

内科医案（一）

王咪咪　谭美英　编纂

學苑出版社

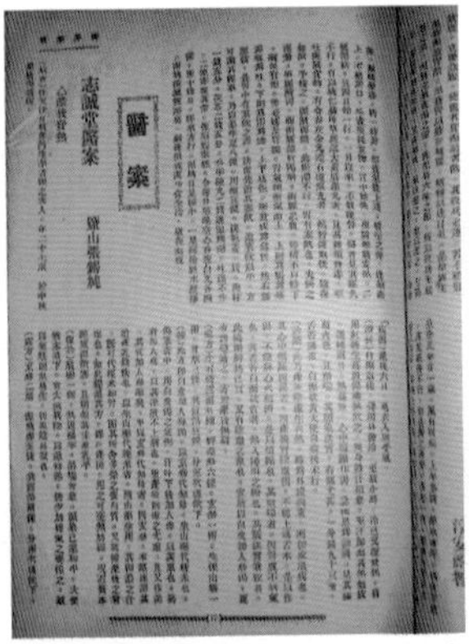

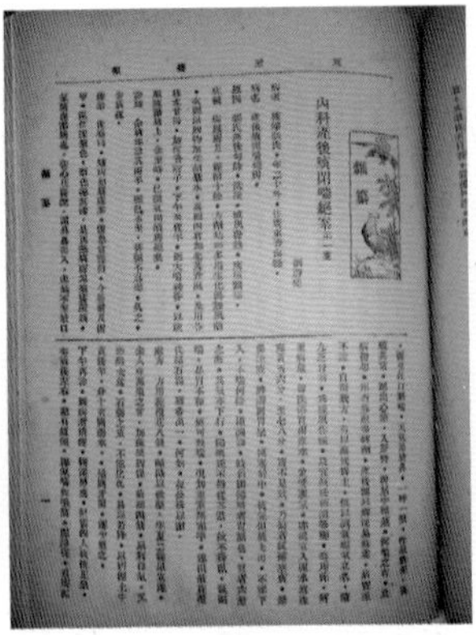

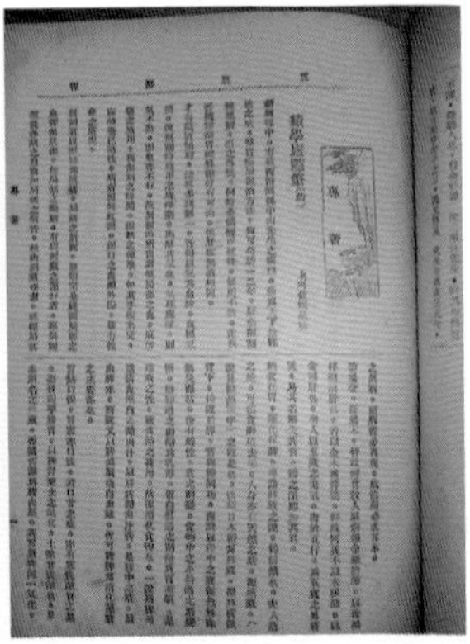

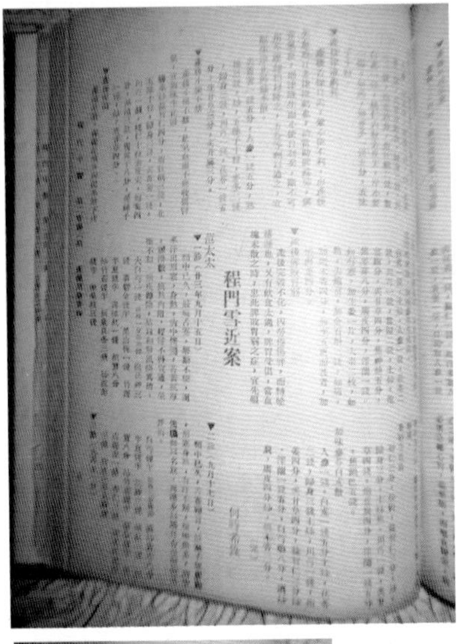

程門雪近案

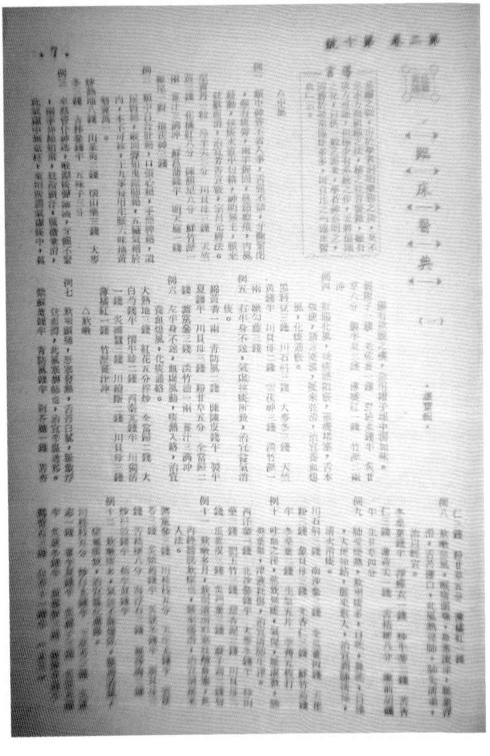

臨床醫典

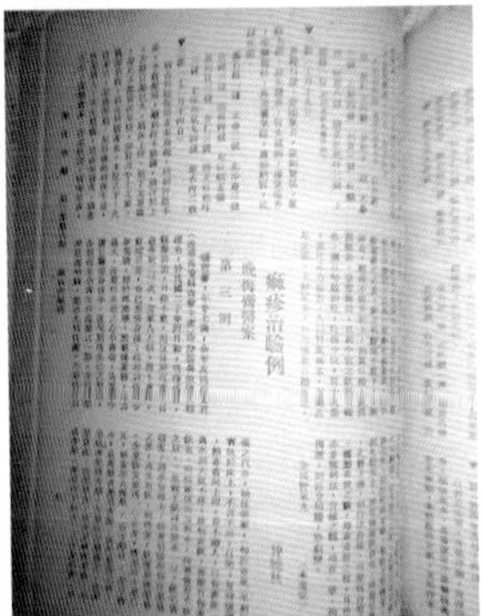

期刊书影

总　序*

在一个特定的学术氛围中，我有幸翻阅了王咪咪教授多年整理研究的《1900—1949 年中医期刊医案类文论类编》的初稿，并为这一独具学术特色的医案系列所吸引，因为它在医学诊疗史的变迁中时代性比较突出，经治的病证常与前代医案著作同中有异，且医案的编辑、分类亦能根据所收集、研究的资料文献与其他医案编著有所不同。此丛书广泛编选晚清至民国时期全国多种中医期刊发表的各类名医医案，还有一些能够涵盖名中医学验传承和创意性的诊疗记述，内含多例治法奇特、效验卓著的医案，值得为医者深思启悟。其中还有一些富有借鉴、参考价值的笔叙，特别是当时某些医家在探索中西医结合治法（如张锡纯等）方面所产生的一些治疗新法；或有些医家在不知不觉中，其经治医案的病证和编写体例与前贤的诊疗撰论有所不同。我们在阅读这类医案中最重要的收获是熟悉了多种病证施治的常法和变法，这十分有利于提高临床疗效，正如公元5世纪南北朝南齐名医褚澄所强调的一句话，即医者应“博涉知病”(《褚氏遗书》)。作为一名医生，学习、研究古今医案，宜

---

* 本序是余瀛鳌老先生为《1900—1949 年中医期刊医案类文论类编》(2012 年5月出版）所写，《1900—1949 年中医期刊医案类编精华》（简称《医案类编精华》）是其续编，资料来源相同、体例内容有异（新内容占50%以上)，故沿用之。

采诸家之长，广开思路，取精用宏，切忌胶柱鼓瑟，或浅学少思，否则易生流弊，难以真正学有所得。

这套丛书反映的历史年代特殊，虽仅限于期刊上发表的医案类编，但仍然有利于读者在阅习医案后，能较多地体验到治疗各类病证活泼多变的临床经验，或在原有诊疗基础上，提高辨证、辨病的能力，这是我们医林同道应予十分重视的。

中医药学作为我国优秀传统文化中寓有原创性的优势医学科学，在继承与创新中，须加强和重视对临床文献的整理研究，医案著作在其中尤有相当重要的学术内涵。

丛书编纂者将这一历史时期难以收罗毕备的早期医学期刊所选载的各地名医医案，以新的类编形式予以纂集成书，我深感编者收选和类编的难度，对此我表示衷心的推崇和赞赏。

该丛书在学苑出版社同志的积极支持下即将面世，兹将上述杂谈以为序。

中国中医科学院　余瀛鳌

2011年2月

前　言

医案是中医文献的重要组成部分，它既反映了一个历史时期医疗水平的高度，也展现了一个历史时期临床医疗的特点；既是对前人医疗经验的继承、总结和运用，也为后人留下了鲜活的医疗实例的记录，所以医案历来为同道及读者所关注和重视。

20 世纪前 50 年是中医发展十分艰苦的年代，生存危亟、举步维艰。一是当时的西医东渐，西医逐渐成为主流医学；二是当时的政府对中医的发展基本上是持打压否定的态度，使得中医丧失了合法的主流医学地位。虽然如此，当时的中医人士，特别是中医名家，他们在夹缝中求生存求发展，除了办中医学堂、中医医院外，还创办中医刊物、发表文章，用文字展示中医的博大精深及独特的临床疗效。正因如此，民国时期的中医期刊给我们留下了丰富的高水平的中医医案及文论，这是是承上启下的一代中医人，贡献了承前启后的一份文献财富。

正是基于上述原因，我们继《1900—1949 年中医及相关期刊医案类文论类编》（学苑出版社，2012 年 5 月）之后又陆续整理了大量期刊医案的文献资料，定名为《1900—1949 年中医期刊医案类编精华》（简称《医案类编精华》）共五册。

《1900—1949 年中医及相关期刊医案类文论类编》在编

辑出版时保留了当时中医期刊专栏医案的基本分类原貌。而《医案类编精华》则是采用现代医学分科分病类编的原则加以编辑整理，使得病症门类条理清楚，医案查阅检索方便，特别是可体现中医同一类病的不同治法及独特疗效。分类原则是：内、外、妇、儿、五官、骨科、皮肤、养生各类。内容多少差异很大，一般来说，内科的医案较长、较多，约收集了1200余例，其余各科二百至六百例不等。我们不追求数量，只是把这一时期有代表性的各类医案收集在一起，提供给读者，希望大家能从中有所收益。

内科部分，“伤寒温病类医案”、“内科杂病类医案”所选医案除部分原有医案名外，其余的病案名称均是编著者依照病案内容而定，我们把这些病名在医案中用黑体标出，再提出来做为此医案名称。还有少部分医案既无辨证病名，又无诊断病名，开始即叙述病状，最后是治法，我们权把治法做为病证名提出来，如“调理脾胃”、“补肾为先，补脾为后”、“扶脾益胃”等，做为此医案的名称，读者也可从中领悟到此病案的治疗思路。这样又有了第三种类型的病案：治法症状命名的医案。

举例来说，如温病所涉及的春温、湿温等症，几乎在各家医案中都有此类病案。现将相关湿温的病例都集中放在一起，数十例湿温医案，症状表现不同，辨证方法不同，所用方药亦有区别，这对读者来说便于互为参考、学习研究。

其次，我们在编辑过程中对病名进行了确定。由于当时西医已成为社会上的主流医学，一些中医医案中也会出现西医病名，如高血压、糖尿病等，本丛书病名采取中西兼顾的原则，充分尊重原作者对疾病的定义和描述，尊重事实，展现历史。

第三，每书正文之后附有一定数量的中医名词解释。如中医常说的八纲辨证、脏腑辨证、卫气营血辨证、六经辨证、三焦辨证，以及本书中一些特殊的病证名（如奔豚、狐惑、肝风、肝气）等。另外，目的是使读者对中医的基本名词术语有所了解。

总之，为了给读者提供相对完整的资料，《医案类编精华》弥补了期刊医案一般书写不规范、每期连载时间跨度长、不同疾病医案参差无序的弊病，采取分病分科合并同类的编辑方式，选择了一批书写相对规范、病程记录有特点、辨证思路清晰、用药明确的医案加以整理，使读者能从中获得启迪。特别是通过本套丛书中丰富的医案内容充分展现近现代中医的医疗风范、中医医疗应用，以及中医名家的医疗经验和学术创新，让今天的读者能有所收获与借鉴。

王咪咪

2014 年 8 月 20 日

编辑说明

《1900—1949年中医期刊医案类编精华》五册，从搜集资料到编辑整理，再到排录编校，历时4年，编辑说明如下：

一、书中所有目录中的病案名，凡黑体字者，均标有页码，其余病证名只在黑体字后出现。

二、各书医案后赘其所载期刊、时间、作者及相关栏目名称（期刊中没有署名的则不写）。

三、各书医案均录自1900—1949年期刊，摘录时已从竖排繁体改为横排简体，经整理并做了必要的句读或标点。

四、书中少数医案中西药的剂量写法与现在不同，为阅读方便，在不改变原意的基础上做了必要的统一。如："一·〇"写做"1.0"。

五、书中一些西药名，今天已无从考证，为整个医案的协调通顺，照原方录用，不出注。

六、对书中一些因当时的书写习惯或作者的书写方法和喜好，致原文不通顺之处，未随意更改，而是在文后加（）赘以"原文"二字，以示原貌。

七、对文中的异体字、繁体字，尽可能地改为现行通用字。如：养气—氧气；豫见—预见；刺戟—刺激；五茄皮—五加皮；山枝—山栀等。前者为原字，后者为现在的通用字。对一些确有错误，以致影响阅读的地方，如："开胃益脾”文中写成了“闻胃益脾”，改为“开（闻）胃益脾”；“湿为重浊之邪”文中写成了“温为重浊之邪”，改为“湿（温）为重浊之邪”。对通改的异体字，各书后统一附录以明示。

以上诸条或有疏漏不当之处，如有发现，恳请读者指出，便于重印时更改。

王咪咪

2014 年 8 月 22 日

内容提要

《内科医案》分为上下两册，依照中医的常规分类分为七大类：一、伤寒温病；二、脾胃诸病；三、肾病诸症；四、肝病诸症；五、血症；六、虚证并内伤杂症；七、以治法症状命名的疾病，共记录了600余例医案。

一、伤寒类：下设14小类与伤寒相关病案。收录依据是病案中标有伤寒病一词，可以讲是作者对伤寒病的定位。大的病案有近代名医陆渊雷先生的医案，一例病案就有十几诊之多；小的病案只有几行字（从名家医案，或从专栏医案中截选而来）。

温病类病案也是如此，是由不同病因、不同表现的一组温病医案组成。

暑病并不属伤寒、温病一类，只是暑与温在病邪上有相似之处，故归并一类，而其中的春温、风温、秋温、冬温、伏暑、疰夏等均是典型的中医病名，在书后的名词简释中均做了注释。

二、脾胃诸病：脾胃病是最常见的一类疾病，脾与胃，一脏一腑，同为后天之本，其所患病证均为消化系统各病，如脾虚、脾泄、脾阳不振、胃脘痛、胃逆及腹痛、腹满等症。其所选的医案也是期刊中所载医案，体现了那一时期这一类疾病的中医治疗特点。

三、肾病诸症：这一类疾病的划分是依据肾的功能划分的。肾的功能主精、主水，所以滑精、遗精阳痿、淋病、癃闭、胀病等均在此列。

四、肝病诸症：因肝的功能较多，和其他脏腑关系密切，在本册医案中所列的肝诸病不下三四十种，除肝脾诸症、肝胃诸症、肝胆诸症外，还涉及肝风、肝气、肝逆、肝郁及肝主筋所致各种病证。

五、血症：搜集到的医案有吐血、呕血、血箭、血蛊等，病案虽不多，但也反映了治疗各种血症的不同方法。

六、虚证并内伤杂症：内科医案中所见虚证很多，在很多疾病中都会有虚的表现，但虚并不是病，而只是一个证。这种虚证可表现为年老枯槁、气血两虚，以及体虚、中虚、虚烦等。内伤杂证，是将一些分在各脏腑都不太合适的中医病证归为一类，如寒热证、热证、阴结、结胸证等。在杂证中有病，亦有证，基本上是依据中医的对证治疗。

七、还有一类疾病是以“治法或症状命名的疾病”。在本册的说明中曾提到这次疾病分类原则上是以医案作者对病症论述的定性来分类的，如“戴阳证”、“热极似寒证”、“虚寒似厥证”等；还有一些是以治法概括医案。虽然从治法上亦能分析出大约是何病，但从中医的角度也无须强分，且从治法上看其用药与辨证，再看病症表现，使读者对病案的认识也是有启发作用的。

又如一些名医对疾病的分析也值得一提，近代名医陈良夫在“颖川医案”中有数例治疗湿温病的方案，其在病证分析中讲：“湿邪化热，症名湿温。其为病也，轻则传痦，重则传疹。……湿温新起，须客表里、三焦，再则因温邪不从外达，必致里结。”并提及吴又可治湿温为病，专主汗、下、清三法，大旨不外宣通表里，疏达三焦，以引邪外出。另外，名医治病也并非全是大方，其中以西瓜汁治湿温一例，就很值得一读，“长夏患湿温病，天生白虎汤，就西瓜去渣，以汁灌之。”

近代名医王一仁先生记述了这样一个故事：在西医治疗中配合一些汤药，西医表面上不反对，背地里则不让正常服用，以致病情加重，在这里既看到了中医的力量，也看到了中医的困境。王一仁先生曾说：“西医之学说，在《灵》、《素》中莫不应有尽有，不过术语不同，因同道中不解术语，遂疑彼之所有，我或无之……”，“足譬诸算学代数用一、二、三、四自得出，用1、2、3、4亦算得出；用天地万物代得出，用A、B、C、D未尝代不出也”。足以说明近代的医家已能很客观地来看待中医和西医的成就和作用了。

在本册医案中，如秦伯未医案、谢利恒澄斋医案、王一仁的临证笔记等，都是期刊医案的连载，且都是名家医案。在这套书中，根据分类需要，将这些连载医案分类于各册相应位置，使之既可看到这些名家的专长一面，也可把同一类病的诊断病案放在一起，更便于对比学习。再一类如思补山房医案、灵兰书室医案等也都是连载的专栏医案，这些医案大约占了所摘录医案的50%，另外50%则选自建国前50年中60余种中医及相关期刊中刊登的各类各种形式的医案。

期刊病案比较散乱，尤甚规律可循，经这样分类，对常见病、多发病、中医善治的疾病，尤其是一些疑难病证都做了大体的展示，希望这些医案能使读者受益。

王咪咪

2012年8月25日

目　录

一、伤寒温病

1．伤寒

伤寒

郑先生　七月三日

病五日，大便闭，小便短赤，头眩胀，胸闷欲呕，日渴甚，脉洪大而弦，舌白，病证是伤寒，幸为尚浅，当不致十分棘手。

柴胡二钱　枳实二钱　山栀三钱，炒　鲜藿香三钱　淡芩二钱　赤芍三钱　川连五分　六一散四钱，包　姜夏四钱　川军钱半　厚朴一钱

二诊：七月四日

热颇减，大便三次，却只少许汁，无清粪，腹肌仍挛，胸闷甚，舌苔微黄，脉濡不数。

柴胡二钱　川连五分　枳壳二钱　赤芍三钱　熟附块二钱　姜夏四钱　藿梗二钱　桔梗一钱　炒山栀三钱　厚朴钱半　谷麦芽各二钱，炒　赤苓五钱　六一散四钱，包

三诊：七月五日

热起落，小便少，口渴甚，饮多又作呕，此明是五苓散证，但舌中心作嫩黄色，却不合病情正轨。

赤猪苓各四钱　桂枝一钱，后下　柴胡二钱　枳壳钱半　茅白术各二钱　茵陈三钱　青蒿二钱，后下　泽泻四钱　山栀三钱炒　草果钱半

四诊：七月六日

得五苓散热渴俱减，小便亦利，离药稍久，渴复作，今日舌苔较正，脉搏大，当合白虎再进。

生石膏八钱，打碎　赤猪苓各四钱　炒山栀三钱　炙草一钱　肥知母三钱　泽泻四钱　小朴一钱　粳米一撮，包　茅白术各二钱　川桂枝钱半，后下　柴胡二钱

五诊：七月七日

湿本难遽去，夜热高，其末次饮药约在午夜，至天明热降，惟睡即大汗，此须止。舌仍湿腻，脉仍濡。

茅术四钱，生用　泽泻四钱　草果二钱　银花三钱　浮小麦四钱　厚朴钱半　桂枝一钱后下　常山二钱　夏枯草三钱　赤猪苓各四钱　陈皮二钱　六一散四钱，包　煅牡蛎一两，先煎

六诊：七日十六日

病后停药旬日，精神颇好，惟食饮未复。今日忽恶寒发热，腹中雷鸣，下溏便，今热渐低，脉浮大，舌白润，喜热饮。

厚朴钱半　黑附块二钱　太子参三钱　炙草一钱　姜夏四钱　桂枝一钱，后下　陈皮二钱　生姜铜元大四片　茅白术各钱半　赤白芍各钱半　谷芽二钱，炒

病者寓大通路培德里四号，邀诊时病势颇剧。先后六诊而疾除，因向病家索得旧方，录刊于此。诵穆谨识。

（《中医新生命》1934—1937年1—31期　陆渊雷医案）

伤寒

有章姓者，八月间患伤寒，汗淋如雨，面色㿠白，微畏风，入夜寒热俱作，不稍思饮食，医投以小柴胡去人参不效，诊其脉濡细而迟，右手滞浮，舌苔白腻，小溲或赤或

清。余曰：此伤寒也。邪在太阳、少阳两经，遂用柴胡桂枝汤加佩兰、神曲、谷芽芳香和脾之品，两剂而淋汗大止。夜间寒热亦不复作，转为身热不退，胸闷头晕等症，乃少阳之邪，从阳明而解之象，作湿温治而愈。

（《中医杂志》10期　诸文宣　希斋临证笔记）

伤寒

前邮政储汇局副局长徐九君辞职后任事北平，其夫人陆，因伤寒未健复，留沪调养，寓愚园路岐山邨。本就医于福民医院，院医未许出院，其友杨小姐谓西医不善治伤寒，竭力主张出院，杨与弟妇朱同事，因弟妇邀诊，身热已退，除微咳疲困外，无他证候，与蒌贝养荣汤一类之药，健复甚速。既而发眩运，与苓泽剂，辄稍已，一夜眩运大作，几不可堪。往诊之，脉甚浮大，颜色惨苦，不能语言，疑为心脏肥大，因旁无亲属或他女子，不便袒视胸廓，问其左乳下比右边较高否，点头示是，真心脏肥大也。乃与苓桂术甘加真砂、煅牡蛎。明日复诊，已起坐言语如常。云前读书中学时，好运动，遂得心悸证，左胸之高，亦已发现多年，不知其与眩运相缘也。嘱间日常服前方，日久可以得愈，服方果不复发。夫福民医院为日医之佼佼者，西医诊病，例须检查全身，乃住院许久，竟不知其患心脏肥大者，何也？按此病往往无自觉证，其重者，除左胸高张外，见贫血及类似浮肿之证，中医谓之黄胖，苓桂术甘加龙牡，治黄胖之方也。徐夫人虽不见浮肿，而贫血殊甚，服养荣汤多剂，体力日佳，而贫血之色依然，若非眩运脉浮大，竟不知是心脏肥大，以中医诊视，轻易不袒其体故也。航政局长赵君，与徐君友善，同寓一宅，体格强盛，少疾病，一日感冒，发高热，头疼骨楚恶寒，虽在暑天，汗甚少，因鄙人治徐夫人得效，遂亦邀诊，见其有呕意，与葛根加半夏汤，一剂遂愈。市医多谓夏日不宜麻桂，妄也。

（《中医新生命》1934—1937年1—31期　陆渊雷医案）

伤寒内陷

始由发热恶寒起见，继则表不热而里热，口干不欲饮，四肢逆冷，脉沉苔腻，加之呕恶呃逆，大便不实。外邪由太阳而陷于太阴，不得泄越，阳气被遏，胃阳不宣也。脉沉非表，为邪陷于里之症，四肢逆冷，经所谓阳气衰于下，则为寒厥是也。伤寒内陷之重症，姑拟四逆汤加减，通达阳气，和胃降浊。

淡干姜　丁香　川桂枝　六神曲　炙甘草　柿蒂　熟附子　制川朴　陈皮　仙半夏　熟谷壳　生姜

（《上海医报》1931年51期）

伤寒

李清源病伤寒，头痛、项强、背板、身疼，但恶寒而不发热，服发散药亦不汗。予诊之，脉来甚弦，泛泛浮指。余曰：此乃阴亏，不能作汗，以九味羌活汤去生地、黄芩，加当归八钱，一服汗透而解。余仿景岳归柴饮立意，治阴虚不能作汗，每用必效。三载以来，不下数百人，然则归柴一方，虽非立自仲景，而其奏效之神，盖亦大有可传之处矣。

（《中医杂志》4期　李冠仙　仿寓意草）

伤寒

妻祖黄含美，庚辰会试，患伤寒极甚，适其时家君薄游都门，乃与诊治，舌黑刺高，壮热妄语，神思昏沉，奄奄一息，此为邪热内盛，亢阳外焚，脏腑燔灼，血遂沸腾，斑将出矣。遂用生地、黄连、元参、麦冬、丹皮、知母、甘草，投一剂而斑现，再剂而神清，三剂而舌刺如洗矣。

（《中医杂志》4期　李用粹遗著　王雪楼录　旧德堂医草）

伤寒

燕京礼垣房之麟，患伤寒五日，病势困殆，伊亲在太医院者七人，莫能措手。延家君救之，诊脉人迎紧盛，右关洪大，神思若狂，舌苔微黑，此邪热怫郁，神明昏冒而如狂，亢阳煽炽，火极似水而舌黑。炎炎蕴隆，将成燎原，若弗凉血，火将焚矣。取灯视其胸，果有红斑，遂用化斑清火之品，一服顿愈。

（《中医杂志》4期　李用粹遗著　王雪楼录　旧德堂医草）

同乡季仲文伤寒治验

予于十月二十日晨起，同乡季仲文病，延予诊治。发热头痛，遍身疼痛不已。初意为太阳证，诊其脉不浮坚而大，且转侧身重，因不敢妄用麻黄汤。然遍身疼痛，则固太阳表证也。因用浮萍、独活、藁本、荆防之属，一剂微汗，而热不解，常觉心下痞硬。予遵仲圣不敢轻下之诫，连用五仁及枳实等，昼夜大转矢气，每转则心下略宽，然痞硬不稍减，因念仲圣服调胃承气汤转矢气者，可与大承气汤。是日诊脉更洪大，口甚渴，数引饮，阳明胃实之象显然，予因用大黄三钱，芒硝三钱，枳实二钱，制小朴一钱，早服汤剂，日昃始下。痞硬似消减，脉亦较和，惟热仍不解，且多口苦咽干之象。予曰：此邪传少阳也。明早诊视，病者云腹中胀甚，而口益苦，咽益干。予曰：此为大柴胡汤症。予赴医校归，当为书方，已而日暮归，则已大下。予意大下后气机必松，而身之疼痛，及口苦咽干如昔，是夜引饮特甚。明早诊视，身疼痛不减。予曰：此太阳表证未罢也。当用桂枝汤，未及服药，日晡时大汗出。予曰：此自汗而愈之吉征也。因停药，自始病至此已第七日矣。明早再诊，口苦益剧，病者言终日饮汤，渴不止。予曰：此少阳木火上炎也，因用柴胡三分，淡芩五分，生草三分，姜制半夏一钱，加以天花粉、丹皮等，服后一时许，作呕，久之吐出黄水甚苦，而口苦咽干之症顿除，病者甚乐。予诊其脉，较前益和，是夜有寒热不甚，得微汗解，然头痛甚剧，明早予书一方，药系防风、荆芥、独活、藁本、浮萍，令其浓煎熏之，务令头上汗出乃止。予日暮自医校归，病者正在大汗，问其何时得汗？病者曰：予正在蒙首熏药，不知何以汗出也。是晚予未书方，明早予遵仲圣常自汗出，为营和卫不和之训，用桂枝一钱五分，白芍钱五分，生草一钱，生姜三片，红枣十二枚，一剂得微汗，而身之疼痛减，发热自汗之症象除。是症也，前后十日，凡易五方，按之病象脉诊，与《伤寒论》所载三阳证，直如印板文字，予特序而存之，以为读《伤寒》、《金匮》者劝。

（《中医杂志》1期）

谦斋医案

曹左　伤寒一候，与麻黄汤，身半以上得汗，恶寒头痛，骨楚均散，太阳将罢矣。惟日晡仍有微热，胸部郁烦，脉数舌黄，核诸仲景条例，颇有内传阳明之势。盖素患咯红，津液不足，《金鉴》所谓伤其阴则从阳明阳化之证多，以太阳阳明递相传也。拟予清宣法。候正。

粉葛根八分　全瓜蒌三钱　连翘壳三钱　黄郁金钱半　淡豆豉三钱　炒知母三钱　川贝母二钱　净银花二钱　黑山栀钱半

活芦根五钱

复诊：热退身凉，胸开烦止，脉数未静，舌黄中干，此大邪解而余热不清，津液内夺也。体虚证实，能安稳渡江，殊属万幸，拟清热生津法善其后。

鲜石斛三钱　肥玉竹三钱　黑山栀二钱　炒枯芩钱半　大麦冬三钱　净连翘三钱　天花粉三钱　活芦根五钱　肥知母三钱　净银花三钱

（《中医世界》廉斋医案 1931 年 2 卷 11、12 期）

陆渊雷医案

陆世兄　发热，脉舌无他，耳中痛，平时食多而不作肌肤，今所病是感冒少阳证。

葛根二钱　赤芍二钱　生白术二钱　柴胡钱半　桔梗钱半　建曲三钱　桂枝一钱　枳壳钱半　陈皮二钱　元散三钱，包　生姜铜元大三片

又诊：有耳痛差，热夜退，晨作咳多痰，神色自好，据此改方。

柴胡钱半　杏仁三钱　甜葶苈一钱　青蒿三钱　陈皮二钱　象贝母三钱　藿梗三钱　苏子三钱　前胡一钱　紫菀三钱

（《中医新生命》1934—1937 年 1—31 期　陆渊雷医案）

彭秩阶医案

宜宾周孺人，伯寅先生之配也。偶寒入少阳，现头晕目眩，寒热往来，胸口气滞等症，斯时苟得名手施治，不过以小柴胡汤转少阳之枢，则诸症悉去。奈时医震于胸口气滞一语，一再施治不愈，加入沉降等香以降其气，遂致邪气下陷，添出胸胁苦满、腹胀痞鞕之症。盖以少阳居半表半里之间，苟不能使外邪枢转而出，积久化热，亦必传腑转入脏，

而为心烦悸惊胸胁痞鞕等症。况以药降之使邪热下陷乎，然犹未已也，病家以前医治益增剧，再易一医。医者以为血气凝滞，又施以破气破血之药，一服而腹胀如鼓，骤添痞块四五，有长如手臂者，或大如碗，呻吟之声上彻屋宇。或谓奔豚，或谓息奔，或谓气血之痞，议论既纷，治法亦歧，而病益成坏症矣，至是乃求治于余。诊其脉弦大牢实皆具，知其邪郁火盛，伤及脏阴也。主以奔豚汤，得药稍缓，越日仍旧，自念奔豚汤之力尚微，乃以升降散主之，一服而病减，再服而声息，病势虽减，他医又在其室矣。查病人有水饮者，眼下固起卧蚕，病气者，眼下亦起卧蚕。某医谓眼下有卧蚕，且现心下悸，胁下支满，肠鸣悠悠如走水等症，此为水饮，非十枣汤不治。服药后克伐太过，精血尽伤，遂现干咳气喘，力微汗出，骨蒸，子午潮烧，腰脊疼痛等症。又以气痞而兼痨瘵矣，又乞余施治。余曰：至此更不能求速效，盖以欲治其痞，则伤及生命；欲扶其弱，则益增热邪。乃以生鹅血送自制玉枢丹，和其肝胃，以为治痞之先导，以自制中黄汤，调其饮食，以益其精血，俟其元气既固。余以五泻心及小建中、炙甘草等方，出入加减。按法施治，竭一年之力，而生机始固，复半年而体魄乃安。

去疾按：语云，病来如山倒，病去如抽丝。观此益信，然而为医者难矣。

（《神州国医学报》1卷4期）

阴寒直中三阴

族某之了，年九岁，今夏六月望日，适在大伏中，忽患但寐不语，不思饮食，时呼身痛，神识模糊，五六日未更衣，与以西瓜即饮，不与亦不思。诊得寸口脉浮数，关尺沉细，舌白苔微黄。余曰：此阴寒直入三阴，夹食滞为患之重证也。但寐不语，即伤寒证，少阴病但欲寐也。不思饮食，寒客太阴，乏运化之权。时呼身痛，寒踞厥阴，寒凝而筋不舒也。五六日未更衣，谷食为阴寒固结，中无阳化，而腑气不得下运所致。神识不清，乃寒浊上扰心阳之故。与以西瓜即饮，经所谓阴盛则格阳于上也。以寸口脉现浮数，关尺沉细尤显，舌白苔微黄，阴寒格阳无疑。拟四逆，合二陈，加淡吴萸、砂仁、川朴、枳实、木香、香附、半硫丸等，以行阳破阴，从通腑气法治之，服后不久即便解神清，次日诸恙若失。

(《中医杂志》14、16期　吴冠廷　治验笔记)

彭秩阶医案

大关胡寿生，余挚友也。辛丑冬，余以事过重庆，时寿生方为天顺祥、李耀廷先生司笔札。素知余研究医学，访余于旅舍，凄惋而言曰：年来神昏气散，肢体怠惰，头眩目晕，不能自持。虽与朋友相晋接时亦常渺渺冥冥，如丧魂魄，死期迨迫矣。余曰：何不速治？寿生曰：近年来参茸燕桂不离于口，而竟无效，非必死之证乎。余曰：治大病，非必参茸燕桂也。寿生亟出手请诊，察其脉，两寸两尺并皆虚数，两关隐伏不现，即微一现，亦如游丝，真不治之症也。盖两关为中气，必与尺寸相通，乃能运中枢而奉生身。今两关不见，上下不通，中枢不运，其能久乎？寿生不知余意，惟敦促开方，因以小柴胡加味主之，以启少阳之生气，然不能遽信其有力也。越日，寿生来，自谓精神陡长，诧余方见效之速，复请医治。再诊其脉，两关虽现，而斜亘于中，虽觉有转机，仍不适然于心也。因再以逍遥散加味主之，此非寻常之实脾舒肝，亦仍启少阳生气之微意也。迨连服二剂，两关之斜亘于中者，遂相顺接，而与尺寸相应，乃欣然向寿生曰，病可为矣。后以复脉、大小建中、天雄散等剂收功。自此精神强健，至今为蜀中之名宦焉。

（《神州国医学报》1卷4期）

厥阴伤寒

常熟署刑席沈鲁翁之仆人某，始因深冬受寒，猝然寒热身痛，某医以消导发散药两剂，后即少腹气冲撞心，心中疼热，面红咽痛，夜间烦躁，呕吐痰涎黏腻，盈碗盈盆。据云，已有六七日，腹痛上冲，即有欲厥之状。鲁翁邀余诊之，备述病情。余曰：厥阴伤寒无疑矣，无怪发表攻里俱罔效也。脉虽细弦，尚有微浮，兼有太阳未尽之表证，少腹气撞胸脘欲呕，呕吐黏涎甚多，心中疼热，咽痛面红烦躁，厥阴证已具。阳气被寒外格，拟当归四逆汤加吴萸、生姜加味主之。立方：当归三钱，桂枝钱半，白芍二钱，细辛四分，半夏二钱，姜川连四分，吴萸四分，炙草五分，通草一钱，大枣六枚，先煎，化仲景乌梅丸三钱，连滓服下。以平肝安胃而止厥。再服前方汤药，散寒，照方服两剂，诸症悉减。再以仲景黄连汤法，吞乌梅丸，加减出入三四剂，病去六七，后以小建中加参椒梅等加减，服十余剂而愈。此症若因咽痛面红烦躁，而服清凉必死。即浮泛不中病之方，亦难保全。柯氏云：有是病即有是方，洵不诬也。

（《国医杂志》7集　荆溪余景和听鸿甫著　孙鸿孙　诊余集）

症犯厥阴

壬辰二月，余治常熟青龙巷口钱姓妇，始因肝气寒热，他医进以破气消导发散，而致呕吐，气上冲心，由下焦上升，即昏厥不知人事，气平则醒，邀余诊之。余曰：呕吐气上冲则厥，此是风邪犯于足厥阴肝经，破气温中，俱无益也。当以乌梅丸三钱煎化，连滓服，服后呕吐即止，气冲亦平。再调以平肝降逆之剂，二三剂而痊。大市桥孙姓妇亦脘痛，气冲胸膈，则肢厥神昏，呕吐额汗，余以乌梅丸三钱煎化服之，气冲厥逆渐平，后服仲景黄连汤加吴萸，三剂即痊。大市桥孙姓妇亦脘痛，气冲胸膈，则肢厥神昏，呕吐额汗，余以乌梅丸三钱煎化服之，气冲厥逆渐平，后服仲景黄连汤加吴萸，三剂即痊。此二症皆春天少阳风热之邪，误服破气消导、寒凉等品，而入厥阴者，所以病入于里，徒事发表消导无益也。

（《国医杂志》7集）

正太阳伤寒证

江左（年卅岁，安徽）舟卧袭风，头痛项强，恶寒发热，无汗，脉弦紧，舌白，此正太阳伤寒证。宜麻黄法：

净麻黄　桂枝尖　大杏仁　炒广皮　炒防风　薄荷梗　仙半夏　生姜

伟按：江南地潮而温，正伤寒少，此藜藿体，所以一服即解。汗出热退，而能食矣。

（《神州国医学报》1—5卷　张汝伟　临床一得录）

伤寒阳明表实证

周右（年廿四岁，镇海）饱食感风，发热作呕，欲吐不出，烦躁逾恒，无汗，脉滑数，苔黄腻。宗伤寒阳明表实，用栀子豉法。

淡豆豉　山栀仁　焦枳实　焦神曲　大腹皮　大连翘　莱菔子　黄郁金　姜竹茹　老苏梗　葱白

复方：去葱豉，加炒蒌仁、光杏仁。

伟按：第一方服后，表邪退而呕恶止，大腹痛，欲便不得，改方服后，便解即愈。此种平淡之方，本无记录价值，但对于伤寒方面，我诊实少，爰摘录一二，以留鸿爪云。

（《神州国医学报》1—5卷 张汝伟 临床一得录）

退思轩治验医案

民国十五年周右，因其夫病亡，悲忧成疾，内伤心脾，外感冬寒。阅前医之方，专以透发不解，已成伤寒坏症，阖家恐惶靡常，族兄蓉馆，邀余诊视。诊得六脉心肾甚虚，肝弦而大，肺濡脾弦，膲部浮洪，且左部有歇止之象，身热寅卯剧，心悸口干，面虚唇焦。症属血枯肝旺，脾湿内蕴之征，舌苔燥腻底厚，鄙拟以引血归脉去湿，翼膲清络，脉如能转和，可望愈也。方用：

西归身三钱　丝瓜络钱五　生白芍四钱　天花粉三钱　炒柏子仁四钱　白茯神四钱　盐陈皮七分　茜草根五分　炒扁豆三钱　带皮苓三钱　川石斛五钱　焦远志七分　淡竹叶三钱　银柴胡钱五　干荷叶边三卷

次日，六脉左部歇止已愈，心部略振，肾部未起，肝弦肺虚，脾膲稍和，昨夜身热，见瘥，心悸已止，舌苔渐化，中间脱皮。今天曾解大便，有瘀积，乃平素郁结之故，病在心脾，肝肺因是而发炎也。再以养阴清肠，益心理脾为主。方用：

西归身三钱　生白芍五钱　丝瓜络二钱　带皮苓四钱　炒柏子仁四钱　白伏神四钱　银柴胡一钱　泽兰一钱五　茜草根五分　天花粉三钱　炒扁豆四钱　霍石斛二钱　焦远志七分　淡竹叶三钱　盐陈皮五分　鲜枇杷叶三张

三日，六脉心部仍虚，右肺脾弦数，午后身热，口腻而燥，再以前方佐疏肺为治。方用：

西归身三钱　生白芍五钱　丝瓜络二钱　带皮苓四钱　炒柏子仁四钱　青黛　茯神四钱　茜草根五分　天花粉三钱　炒扁豆四钱　钗石斛五钱　焦远志七分　淡竹叶子三钱　嫩白薇钱五　橘白一钱　银柴胡钱五　干荷叶边三卷

后以仲圣复脉汤去桂枝、姜、枣，加远志、茯神法。西洋参钱五，火麻仁三钱，麦冬钱五，远志一钱，炙黑小甘草五分，橘白钱五，干地黄三钱，白茯神苓各三钱，蛤粉炒阿胶二钱，服五帖而愈。

（《神州国医学报》3卷10期　陈启成）

阴极

林阿排　苔焦口燥，昏迷嗜睡者，少阴阴亏也。脉微唇枯，两脚厥冷者，厥阴阴竭也。厥少合病，是热病之传至极点也，皆为急症，如不用釜底抽薪之法，则莫能挽回危机。且仲景云：少厥极热，应当急下，以存津液，姑拟一方，以冀万一，谨请鸿裁。

生地黄五钱　牡丹皮二钱　大元参一两　贡麦冬六钱　生石膏一两　锦大黄五钱　肥知母四钱　金钗斛三钱　天门冬三钱　紫雪丹八分

（《中医世界》3卷16、17期；7卷3期　临症医案）

伤寒两感

贺右　伤寒两感，夹滞交阻，太阳少阴同病，恶寒发热，头痛无汗，胸闷腹痛拒按，泛恶不能饮食，腰酸骨楚，舌白腻，脉象沉细而迟，病因经后房劳而得，下焦有蓄瘀也。虑其传经增剧，拟麻黄附子细辛汤加味，温经达邪，去瘀导滞。

净麻黄先煎去白沫，四分　熟附片钱半　细辛三分　赤苓三钱　仙半夏三钱　枳实炭一钱　制川朴一钱　砂仁八分　延胡索钱半　焦楂炭三钱　两头尖钱半，酒浸泡　生姜三片

二诊：昨投麻黄附子细辛汤，加去瘀导滞之剂，得畅汗，寒邪已得外达，发热渐退，腹痛亦减，惟头胀且痛，胸闷不思纳食，脉象沉迟，舌苔薄腻，余邪瘀滞未楚，阳气不通，脾胃健运失司，今制小其剂而和化之。

川桂枝六分　炒赤芍钱半　紫苏梗钱半　云茯苓三钱　仙半夏二钱　枳实炭一钱　金铃子钱半　延胡索钱半　制川朴八分　大砂仁八分　炒谷麦芽各三钱　生姜二片

（《中医杂志》1—12、14—16期　丁泽周〈甘仁〉　思补山房医案）

伤寒临证笔记

《内经》有两感伤寒之说，必其表里俱伤，内外同病，脏精先耗，继感外邪，以故不免于死。否则一年之间，风寒暑湿燥火之病，所见甚多，而至死者甚少也。赵君楠之弟，家住罗店，于今秋因江浙战争，该地距浏河近，逃避来沪，途间受拉夫之惊，到沪即发寒热，入夜神志即欠聪慧，腑气不行。赵君亦知医，用表里双解之剂，腑行略畅，而寒热不退，烦渴特甚，夜睡亦安，有时谵语，待邀余诊，已历一候余矣。形体消瘦，寒热不解，按其脉浮而弦滑，舌苔焦黄色，漱水不欲咽。余谓病未离表，将传阳明，防其鼻衄，用柴葛解肌之剂，连服两剂，毫无动静，且云体痛。形肉既瘦削，自言少腹痛，视之干瘪，并带硬满之形，唯心烦口渴依然，肌肤灼热，仍觉形寒。余投桂枝白虎汤，服后病情一如未服药时，而形体日瘦。余欲技穷，后延丁师黄师，病卒不

救。此谓非两感症耶，而《内经》之言，益信然矣。世俗谓两感，只言夹阴房劳，实未尽《内经》之旨也。

（《中医杂志》3—5、10—17期　王一仁　临症笔记）

两感重症

杨右　脉象浮弦，汗多如雨，恶风发热不解，遍体骨楚，少腹痛拒按。舌苔薄白而腻，病从房劳经后而得。风入太阳，皮毛开而经隧闭，蓄瘀积而气滞阻，即两感之重症也。亟拟温经达邪，祛瘀消滞，以冀应手乃吉。

川桂枝八分　白芍半钱　清炙草六分　熟附子钱半　云茯苓三钱　砂仁八分　焦楂炭三钱　五灵脂钱半　两头尖酒浸包煎，钱半　生姜二片

此症一剂而愈，故录之。明日以桂枝汤加和胃之品调之。

（《中医杂志》1—12、14—16期　丁泽周〈甘仁〉　思补山房医案）

瘀血伤寒案

吴鸿寿，盐城人，五十余。向作舂米，素有宿伤，辛酉葭月廿六诊。身热旬余，胁痛，痰多，吐血两次，色紫有块，神糊不清，他医告辞。余诊脉细数而涩，舌红，腹肌紫点如斑，腹脐按之觉痛，溲红无汗。寒邪夹伤络，故血上下溢，犹恐血再上冲，照夹血例，达邪祛伤宣络，导瘀下行。葱豉、荷叶、旋覆、新绛、生香附、橘络、桃仁、归尾、茜草、刘寄奴、雅连、干漆炒、紫菀、红萝卜，另石菖蒲二分，广郁金五分，三七四分，赭石七分，雄精二分研末，服一剂得汗。热减谵语止，瘀从便解，色黑如漆。原方加䗪虫五分，西藏红花一分，以行血通瘀，又一日而安，此夹瘀神昏之一证也。

（《如皋医学报》1930年）

伤寒夹房劳案

病者：孙观澜，年三十四岁，住西河头孙思泉香作。（原文）已巳葭月廿三诊。

病名：伤寒夹房劳

原因：素体阳虚多痰，已已冬至，寒暑表廿一度，当日入房，下虚，先数日自办龟板胶一斤，每日化食，且食荤腻，便解溏薄，烟体本六七日方便解也。

症候：仅二日寒热，寐中糊语，四肢厥而不暖，神情颓唐。

诊断：脉紧左大，苔略干微炲，阳虚房劳伤寒，兼有蕴痰食积。当时其岳母磨成四磨汁一钟欲用，急止之。

疗法：温经达邪，涤痰化积，益元安神。

处方：川桂枝五分　白芍二钱　北细辛叁分　宋半夏三钱　盐水炒陈皮一钱　远志肉八分　抱木茯神三钱　采芸麹，别直参须四分，秋石二分拌，生姜二片。服药后，半夜便解痰积，登圊不及，以粗纸承之，清晨再解，糊言即减。出汗觉冷而热退。附外治，肉桂二分，研麝香二厘，放脐内，膏贴。

廿四改方：去生姜二片，北细辛改去二分，加野于术三钱，煨术香一钱，煨姜一片。

结果：痊愈后，劝其止服龟胶，另疏扶元振阳、奠中化痰之膏方，预后乃康。

（《神州国医学报》1933年1卷12期）

夹阴伤寒治疗记

庚辰之夏，五月上旬，时届更深，余已就寝，忽闻叩门声甚急，细诘之，乃老友陆介甫君之店伙也。问以因何深夜来此，彼答以实缘吾世兄陆辛根者，身抱重恙，势在垂危，师特命吾前来邀请先生代为救治云云。余思救急扶危，乃医者之天职，况又以介甫君情面难却，遂允其请。至其家，闻病者呻吟之声达于户外，视其面色惨淡，烦躁不宁之状，有非笔墨所能形容者。诊其脉细欲伏，或有或无，少腹胀痛而硬，遍体汗出如雨，四肢逆冷，大有厥脱之势。细询病起之由，云系房后受寒，始延某医医治，服药数剂，未见大效。迄今近旬，病势有增无减，恳请救治云云。余见其痛苦之状，及其母坚求之情，恻隐之心油然而生，当谓病家曰，此夹阴伤寒之重症也。病势至此，十难救一，今姑以西法治其标，中法治其本，安危听诸天命可耳。遂为注射强心剂以增心房之搏动，再为注射止痛剂，以解其少腹之疼痛，经注射后约半钟许，诸恙即次第减轻。余曰：此不过治其标耳。若欲根本解决，须速觅白鸽一只，及顶上麝香二分，将麝香放入脐眼，再将白鸽剖开，兜于脐上，以布扎好，俟一昼夜，白鸽必色黑腐臭，此即病毒外出之征也。讵病家以少腹已不胀痛，他恙亦皆减轻，未能照办，翌日入晚，病又反复如前，遂又邀余往诊，当即为伊注射强心剂，病又轻减。余曰：此病倘一再反复，决无生望。今日必须以鸽麝外罨，庶可早脱苦海，其世兄有名利生者，亦陆介甫之学生也。其为人作事，有坐而言，起而行之概。闻余言，遂亲至同德堂药号兑杜字香二分（每两六百元），一面着人至协和米行，觅取白鸽一只，不数分钟，鸽麝毕集。余乃亲为如法罨好，及返寓时已夜半矣。嗣后闻经用外罨法，一夜安眠达旦，不数日，诸恙均告痊愈。后蒙介甫君送来针费洋十余元，诊金俟后补报。原以陆辛根抱病日久，囊橐告罄，歉仄之愆，尚祈原谅云云。余曰：医乃仁术，挽救重症，固吾辈分内事也，岂计区区之锱铢哉。苦辛根诚拮据者，针费请勿给可也。介甫君一再允，余始受之。余方以如此重症，竟幸挽回，内心异常愉快，殊知常理，竟有与事实相左者。谚云：以恩服德，以仇报怨，此常情也，亦公例也。又云：受恩不报非人也。负辱不报，无耻也，今竟有知恩不报而反诋毁，忘张恩而反报李仇者。此次陆某病愈后，与某医悬额，乃一确证也，抑一怪事也。且也陆某为某医印发传单，内有云：余抱伤寒重症，中西医均告束手，后延某医诊治，一剂知，二剂已，大吹大擂，神妙无比。余初见此传单时，以为陆某者，或另有其人，的闻乃余治愈之陆某也。舆论均抱不平，有促余向伊交涉者。余曰：事实胜雄辩，鱼目岂混珠，彼之倒行逆施，失却天良，与我何尤。

（《复兴中医》2卷1期　周云樵）

阳明湿有余蕴

程左（初诊）身时夹热，是阳明湿有余蕴，动或憎寒，又属肺气不肃，八旬大便不调，肠胃血液未始非虚，兼之肺胃有热，腑结腹痛，乃属意中。其肢体艰于转侧，右胁更隐隐作痛。究系阳明络脉空虚，不能束筋骨以利机关，肝升太过，肺降不及，有以致诸也。脉来得五至有余之数，关部左弦，右更不柔，舌苔渐白，连尖淡红，宜清泄肠胃为先，平肝肃肺次之。

霍山石斛三钱　茜根炭二钱　黛蛤散五钱　旋覆花钱半　经霜桑叶三钱　通草八分　冬瓜皮三钱　云伏神三钱　巨胜子三钱　全瓜蒌四钱　丝瓜络三钱

二诊：湿郁蒸热，乘阳明之气燥，而扰及血络，痛自肢体，走移右手指，艰于伸屈，脉数右甚，宜宗黄古谭先生法，缓缓图功。

全瓜蒌六钱　红花八分　甘草节一钱　茜根炭二钱　野赤豆三钱　路路通五分　黑芝麻五钱　丹皮二钱　驴皮胶二钱　大豆卷四钱　忍冬藤一两　竹沥一两冲

三诊：屡进清火涤痰，兼以开郁通络之剂。诸患告愈泰半，惟语言乍清乍涩，乍明乍昧，一时未得遽静。脉左转濡小，乃营阴虚矣。右关数于诸部，为胃热有余也。病程久而虚，夹痰夹火。机窍未得灵动耳，图治兹以滋养为本，再以宣泄之品佐之。

西洋参一钱　猪心血拌丹参钱半　煅紫石英四钱　陈胆星八分　元参三钱　猪胆汁拌枣仁三钱　连心麦冬三钱　雅川连三分　原细生地五钱　金箔两张，捣　抱木茯神三钱

（《幸福报》1930年284期）

曹师颖甫徐姓妇阳明病治验

徐姓妇，上海小西门屠肆妇也，年三十余。五月间患病，其初起病状不可知，既而发热，汗出不解。延他医治之，投以银翘、桑菊之类，数剂不应，辗转无策，乃求治于余。按其脉大有力，知其为阳明症，询其大便若何？屠者曰：初病便不能食，日饮米汤，今不饮食者。三日、五、十日不大解矣，心下痛不可忍。汤药入口即吐，余思邪入阳明，即化为热。热邪熏蒸外达，故发热汗不出，热伤津液，则不能滋润肠胃，而肠中之宿食，悉变燥屎，故延至五、十日之久不大便，所以不死者，以日饮粥汤，胃气尚存也。心下正当胃脘部位，肠胃中五、十日不通，势必因瘀热下壅，而上攻胃脘，故心下痛不可忍，细按症情，显然当用承气

汤。然其为病，始则大渴引饮，继乃入口即吐。察其病由，殆由燥结在脘下，所饮之水，不能与之融化，停蓄中脘，又为燥热上攻，因变呕逆，此下燥上湿之症。《金匮》云：病人欲吐者，不可下之，此为新病宿食，在膈上者言之也，与此症原自不同。然非先降其逆，则承气汤入口即吐，何由借荡之力，而肃清中下乎？因本《内经》热因热用之法，而以吴茱萸三钱，稍加川连，先煎冷服。盖吴萸性温，最能降逆平呕，既能破除湿阻，于中下之热，又为同气相得，不致抵触。稍加川连者，所以制吴萸之太过，乃药入咽半时许，便觉吐止逆平。然后用生大黄四钱，枳实三钱，川朴三钱，先煎芒硝二钱冲服，一剂而得，燥屎甚多，皆坚硬苍黑，凡三四行，继以溏薄。次日延余复诊，则已起坐啜粥，不复如何之狼狈矣。

（《中医杂志》15　虞舜臣）

记袁姓太阳证治验

予日在西门内中医校，无暇为人诊治，故出诊之日常少。光华眼镜公司有袁姓少年，今岁八月卧病，四五日昏不知人，其兄将送之归，延予诊视以决之。余往诊，日将暮。病者卧榻在楼上，悄无声息，楼上纵横四五榻，余就病榻询之。形无寒热，项背痛，不能自己转侧。予诊其脉，右三部弦紧而浮，左三部不见浮象，按之则紧，予虽知为太阳伤寒，而左脉不类，时其兄赴楼下取火，少顷至。予曰：乃弟沉溺于酒色否？其兄曰否。惟春间在汕头颇荒荡一月，宿某妓家，挥霍甚巨。予曰：此其是矣。今按其左脉不浮，殆阴分不足，不能外应太阳也。然则其舌苔必抽心，视之果然。予用葛根二钱，桂枝一钱，麻黄八分，白芍二钱，炙草一钱，红枣五枚，生姜三片。予语曰：服药后微汗出则愈，若不汗则非予所敢知也。予恐其精液不足，不能达汗于表，令其药中用粳米一酒杯。予遂归寓，明早其兄来，要予复诊。予往诊之，六脉俱和，询之病者曰：五日不曾熟睡，服药得微汗，不觉睡去。比醒时身体甚舒展，亦不知病之何时去也，随要予开调理方。予曰不须调理，静养二三日足矣。闻其人七日后即往汉口云。

（《中医杂志》1期　曹尹甫）

陈氏子阳明证治验记

陈氏子，潮洲人，生于上海。因家焉，业烟纸于上海之无锡路，朴而勤，甲子除夕，寒雨，竟夕不寐，元旦，于门首设摊卖杂物。饭至，忍饥不食，比食，冷矣，强进两盂，稍稍不快，入夜背寒头痛，明早强起，仍于门首摊肆作小勾当，入夜形寒益甚，便发壮热，眉间阙上痛如劈，如是者六日，痛稍定，延张某治之，投以荆防合桑菊，凡三易方而病如故。医者日此，此伤寒重证，当往平桥路治之。平桥路者，张龙朋所居，医之族祖也。病家将往，会族人陈式榜视疾。曰：何不延曹颖甫治之。病家踌躇未决，是日洞泄十余行，黑色，汗出而壮热不解，泄止，热势如故，乃延曹治之。诊其脉滑，大有力，舌苔黄糙而厚，大渴引饮。问其母曰，夜中安静否？答曰，终夜神昏，所说都不可解。曰，是矣。病情虽经洞泄，而阳明实证仍在，非经大下，则汗不止，热不清，所以转为洞泄者，由于魄汗不从表解而陷于里，阳明之热方炽，不能容湿邪并居，乃迫而暴注于下，此即《内经》所谓暴注下迫，皆属于热也。伤寒少阴下利色纯青，主以大承气汤者，与此正同。方用生川军四钱，芒硝三钱，川朴三钱，枳实三钱，一剂而下三四行，汗止热退，乃改用白虎汤加减，二剂而安。盖此证初觉形寒，即当用麻黄解表。失此不治，传入阳明，乃病阙痛，壮热无汗，渴饮谵语等证，洞泄后诸证仍在，故知为大承气汤证也。要知伤寒一证，先当辨明在经在府，果其渴饮潮热谵语，即当从万物归中土无所复传之例。若因洞泄之故，泥于阳明不从标本而从乎中，势必误从太阴寒湿主治，而用四逆、理中辈，为祸不旋踵矣。

（《中医杂志》14期25、3）

少阴下利坏症治验案

病者：友人董省吾内侄黄君，年二十余岁，住广德城南街，五圣弄口。

病名：少阴下利。

原因：身体瘦弱，结婚后，未及一年，即患咳呛。痰中带血，屡治未愈。忽于本年四月中旬，感冒外邪，发热不退，二便不调，渴而思饮，他医投以滑利寒凉等品，病转剧，虽更数医，而所用方药，皆如出一辙。延至二旬，始召余诊。

症候：脉沉微细数，舌边赤红，舌中苔厚黄燥，唇焦而渴，咳呛声暗。腹疼下利，粪色老黄，其气臭恶，小便短赤，目光无神，午后发热，次晨始退，身重而疼，神昏呓语，两足厥逆。

诊断：合病因证状参之，乃春温误治，邪陷少阴之坏症也。夫瘦弱之体，大都阴虚，兼之新婚，房劳必甚。《内经》云：冬不藏精，春必病温，即此意也。既患温邪，初当辛凉透表，顺其性以利导之，乃前医不此之图，而以滑利竭阴，寒凉克制，以致温邪陷入少阴。考少阴上火而下水，火气上炎故渴，水气下流故利，心火内炎故呓语，肾水内涸故小便难。温邪内蕴，阴气被竭，故有午后潮热，脉沉细数，舌边赤红，舌苔黄燥等见证。

疗法：以黄连阿胶汤加龙牡救逆法主之。

处方：小川连一钱五分　贡阿胶三钱　化龙骨五钱　生牡蛎五钱　生白芍三钱　西归身二钱　大寸冬一钱五分　西贡潞一钱五分

次诊：前方进二帖，利止，咳平，脉变滑数，唇润渴解，惟舌色、潮热、腹疼、仍如前。此乃阴气渐复，温邪未化，痰结上焦之故，谨以清里化痰品治之。

次方：贡阿胶二钱五分　小川连八分　生白芍三钱　生甘草一钱　粉丹皮一钱五分　西归身二钱　鲜生地三钱　大浙贝二钱

三诊：原方又服二帖，热解、疼止，舌色亦退，转增自汗胸窒，夜不安卧等症。此乃温邪化汗而解，正虚于内，邪窒于胸之故，谨以栀豉汤加味主之。

三方：西香豉三钱　生山栀二钱　生甘草一钱　生绵芪一钱五分　西贡潞一钱五分　鲜生地三钱　大寸冬一钱五分　生白芍三钱　西归身二钱

效果：前方进一帖，诸恙咸瘳，饮食渐进，乃改用清养品，以善其后。

（佚名）

伤寒入阴案

病者：杨若美，年二十六岁，住小辛村。

病名：伤寒之少阴证。

原因：色欲过度，元阳不足，寒邪传入少阴。

症候：初起一定之恶寒发热，头疼无汗，经医发汗不愈，五六日后，饮食不入，卧床不起，下部寒冷，仍头疼身疼。

脉象：微细，不浮不沉而微紧。

处方：麻黄附子细辛汤。

效果：一剂痊愈。

说明：人身之器官，何处薄弱，即何处易于受邪，色欲过度，必致肾虚，风寒方可直传少阴，加之以肾脏虚寒，故下部寒冷。

（《医学杂志》82 期）

临证录（厥阴之极）

许某　神呆舌僵，厥阴之阴已极，目吊唇反，少阴之火将尽，脉散无神，肢厥如冰，症势危殆，一发千钧，但恐鞭长不及马腹，且鄙人才学疏浅，见识有限，尚希敦请高明，勉与安宫一枚，以提其神，暂延时刻。

蜜银花三钱　赤小豆五钱　煎汤送牛黄安宫丸一枚服。

（《中医世界》1934 年）

渴

伤寒邪气在表则无渴，邪气传里，则热耗津液，是以能消水也。法曰：身热为热在表，引饮为热，在里。故伤寒热病本末身凉不渴，及小便不黄，脉为数者，未之有也。夫渴者，热伤津液于内，故欲引饮以助阴袪热也。热甚则能多饮，而旋饮旋渴，胃虚则但欲热汤而畏寒饮。若阴盛阳虚，上迫而为假渴，则渴不能饮。勤饮不能咽，若强饮一二口，顷即吐也。温病热病，一发即烦渴引饮，以伏气自内变热而发也。中暑，则热伤心包而熏肺，亦土烦渴。伤寒荣卫俱伤，汗不得出，则烦躁而渴，邪犯膀胱及胃府，与夫三阴热证，俱有烦渴。朱氏曰：脉浮而渴属太阳，有汗而渴属阳明，自利而渴属少阴，至于厥阴消渴，饮水不止，则又热之甚矣。太阳表邪伤肺，水饮不散，干呕发热，喘嗽而渴，小青龙方见咳嗽去半夏加栝蒌根；热邪传里，则烦渴引饮而脉数，小便不利为犯本，五苓散方见发热。阳明经病壮热自汗，鼻干目疼，烦干自利，葛根汤方见恶寒。若腑病内实，蒸蒸潮热，燥渴饮水，大便闷者，三承气选用。少阳脉弦，口苦咽干，发热而渴，心烦喜呕而渴。胸满胁而渴，去痛而渴。心下痞满而渴，往来寒热而渴，并宜小柴胡汤去半夏，加栝蒌根。舌上胎白，苓半加葛根，干燥更加栝蒌根。表未解腹满便闷，用大柴胡汤方见发热。凡先不渴，服发汗药而渴，及先呕后渴者，皆为欲解。先渴后呕，为水停心下，此属饮家。小半夏茯苓汤方见头汗兼眩悸呕哕，赤茯苓汤方见呕吐。凡发汗吐下后，口燥咽干而渴，此津液衰少，肾水不升，虚火上炎也，竹叶石膏汤方见烦热。下利脉数而渴，饮不能多者，防圊血白头翁汤方见下利。凡传次阴经热证，口燥咽急，心下鞕痛，急下之。若直中阴经寒证，口不燥，咽不干，而喉中自渴，不能卧，脉沉者，急温之。故少阴病，心烦自利而渴，小便色白者此下焦虚寒，故饮水自救也，真武汤方见恶寒。若面赤烦躁，身反热而口渴者，此阴盛格阳也，白通加猪胆汁，方见下利。凡冬月发热头疼，二三日即咽痛而渴，名曰冬温，阳旦汤即桂枝汤加黄芩三钱加葳蕤、桔梗。温病发热而渴，黄芩汤方见鼻衄加栝蒌根、芦根汁。若有暴感客邪，加葱白、香豉。热病渴欲饮水，口干舌燥者，白虎汤方见恶寒。背微恶寒者，加人参。咳而呕渴心烦，小便不利，猪苓汤方见呕吐。少阴温热，二三日便口燥咽干，大承气汤方见下症。或里热燥甚，怫郁躁烦，留饮不散，大渴不止，则腹满高起，痛不可忍，但呕冷涎，大渴不能饮，饮亦不能止其渴，喘急闷乱欲死，大承气汤乘热下咽，其渴立止。似无病人，须臾大汗而解，往往有不利而汗出者，以邪随汗之宣通，故不利而愈也。时疫舌上白胎而渴，白虎汤，舌根渐黄至中心者，凉膈(方见凉膈)双解，甚则解毒合承气下之。舌上胎黑而润，渴不能饮者，必呕血，犀角地黄汤（方见鼻衄）加大黄。热病汗下之后，烦渴欲饮水者，少少与之，是谓以法救之。渴不止，频频与之。切勿按摩中脘，恐成水结胸也。温病热痢，烦渴不解，往往得水，或服黄芩石膏等寒药，浃然汗出而解者，正为肠胃燥热，不能祛散邪气，忽然凉水寒药，助其胃气，祛其邪气，因得汗出而解，非伤寒发表不远热之谓也。经曰：渴欲饮水，少少与之，但以法救之可耳。若不识病情，但闻病欲饮水自差之句，微渴而强与之饮，变证百出矣。

（《国医杂志》3卷　沈国章　伤寒备要）

蓄血

伤寒太阳病，当汗不汗，则热瘀在里，血为热搏，结而不行，蓄积下焦而不散也。大抵胸胁小腹鞕满，以手按之痛，小便不利，乃气滞不行而为溺闷。若干呕咳引胁下痛者，为水饮，五苓十枣证也。若小便自利，大便黑亮，其人如狂者，为蓄血，桃仁承气代抵当时选用。太阳病不解，其人如狂，血自下者愈。若不愈，桂枝汤。已下脉数不解，消饮善饥，六七日不大便者，此有瘀血也，抵当汤。若产后感冒，或停食，瘀血不行，腹胀喘逆，此血化为水也，下瘀血汤不应，急加人参干漆灰。阳明病其人善忘，大便黑，胸中痛不可近者，蓄血也。犀角地黄汤方见鼻衄加大黄。然溏腻如漆者为蓄血，若黑燥如煤者，为燥结，非蓄血也。蓄血证，有舌苔边白中黑而极薄润，必无干燥焦黄者，以血属阴无大实热故也。凡蓄血证，两目必现黄色，如上焦蓄血则如狂，下焦蓄血则喜忘，总由热邪内结也。下尽物乃愈。

代抵当汤：生地　归尾　山甲各三钱　绛香钱半　桂心一钱　桃仁二钱　大黄三钱　芒硝八分　上八味，水煎温服。如血老而甚，去归地，加蓬术一钱五分。

夫抵当汤，治蓄血之圣药也。惜无虻虫、水蛭，有方无药，坐视斯症之困毙，诚有不安于心者，故录代抵当汤，破血逐瘀，起沉疴以安衽席。

案：茅圣庸伤寒又八日，神昏舌黑，身热腹满，两目大眦黄色，前医俱以火治，危困已极，终事俱办，已经易箦，邀余往视，询其左右，前未昏迷时，曾喜忘否。彼家不明“喜忘”二字。余云“喜忘”者，即易忘也，彼曰有之。诊其脉，微而沉，余以此证乃属热结中焦，蓄血瘀于胃，畜血证也。用桃仁承气汤，下紫黑血块五六十枚，下后臭汗如洗，次日神清热退，更用犀角地黄汤而愈。

案：曹维周令政，始先恶寒，继则发热，至半月后，似狂非狂，不时昏愦，前医误认动气，惟用伐肾邪，清神志等药，日益增剧，体削肉疴，视其两大眦色黄，脉沉而伏，小便自利大便微黑，蓄血证也，用代抵当汤。下干黑血如麸炭，而神气少清，再服再下，如此四五日，下尽黑物而愈。

（《国医杂志》3卷　沈国章　伤寒备要）

身痛

伤寒身疼脉浮，则为太阳表证。以寒气袭于经络之中，故恶寒无汗，而骨节烦疼也，必用麻黄汤。辛热发散，则寒去而身疼除。若自汗脉浮缓者，则腠理开泄，虽发热而身不痛，故宜桂枝汤，伤寒身疼，而见尺脉迟弱者，此为气血本虚，不可骤表，当先用黄芪建中汤方见恶寒温之，然后发表可也。伤寒八九日，风湿相搏，身体疼烦，不能转侧，不呕不渴，脉虚浮而涩者，桂枝附子汤，若其人大便鞕，小便自利者，桂枝去桂加白术汤，有汗后身疼脉迟者，此阳气虚也，新加汤。有发汗吐下后，身疼不休，表证不解者，仲景必与桂枝汤，以汗吐下后，津液内耗，虽有表邪，止宜桂枝调和荣卫，不可复用麻黄也。有太阳表证具，而身疼头痛，脉不浮而沉迟无力者，此真阳内虚，不能胜任麻黄，当与四逆汤温之。有里证身疼者，乃直中里证，非传经里证也。若传经里证，则属热，热主血行，又何身痛哉。然直中身疼者，寒气其入于里，阳已内衰，不能外通，而气血凝滞，故令体痛，宜急温之。凡有头痛发热，而身疼如缚者，表证也。无头痛发热，而身痛如杖者，直中也。有少阴病，脉沉，手足寒，身体痛，骨节疼，口中和，背恶寒者，附子汤方见潮热。有少阴病，下利清谷，而身疼痛，急当救里，然后治表，太阳中风，复因伤湿身痛者，麻黄加术汤。汗后脉沉迟而身痛血虚也，黄芪建中汤。

桂枝芍药生姜人参新加汤

桂枝三钱　芍药四钱　甘草二钱　人参三钱　大枣一枚　生姜四钱　水煎温服。

身疼痛者，血虚无以荣身也。脉沉迟者，血虚无以荣脉也，故宜桂枝以保心气，心主血也。加芍药以资经血，加生姜以宣通经脉，加人参以滞补血液生始之根源，曰新加者。于古方之中，又从己意新加之也。

桂枝附子汤

桂枝三钱　附子一枚　大枣三钱　生姜二钱　甘草二钱　水煎温服。

桂枝附子去桂加白术汤

白术四钱　甘草三钱　附子三钱　生姜三钱　大枣一枚

上五味水煎温服，其人身如痹，半日许，再煎服，服三剂。其人如冒状，勿怪，此因术附并走皮肉，逐水气而未得除，故使之尔。法当加桂四钱，此本一方二法也。

伤寒八九日，当阳明少阳主气之期，不解而复感于风湿，与寒三气杂至，今而相搏，是以身疼剧而烦也，地之湿气，感则害人筋脉，故不能自转侧也。温气中于下，无上达之机，故不呕，湿气淫于内，无火热之化，故不渴。浮则为风，涩则为湿，风湿伤其正气，故脉浮虚而涩也，用桂枝附子汤，壮火之气，以制阴湿。若其人大便硬，小便自利者，乃脾土受伤，津液不能还入胃中，宜去解肌之桂，加补之术。

（《国医杂志》3卷　沈国章　伤寒备要）

肺病患伤寒治验

徐洄溪曰：救得一分津液，即救得一分人命。陈修园曰：吾读《伤寒论》十年，只知养津液三字，盖津液为人生之至宝，我人治病，务须审慎顾虑，勿使耗伤，则药力方能运输于病所，蒸动元气，托邪外出，疾病自愈。而尤以今时三吴之人，禀赋弱，阴液不充者，为益当顾虑。是以治此邦柔弱之质，虽有外感，而麻、桂、柴、葛、姜、辛、羌、防等，温燥升阳之物，终须稍忌而不可轻用。有正以肾阴薄弱，肝阳易动，恐扰及龙雷之焰，反致一发难收，闪电震雷，崩山撼岳而不可制也。

徽人江嘉泉者，业商，寓申日久，设永兴祥京广杂货店于沪西漕河泾镇中市，年将不惑，面白体胖，患咳嗽痰血，气短乏力等肺病，已逾五载。诸医调治，虽稍有痊愈，未能铲除病根，去岁十一月三日，到申办货，稍觉劳顿，回时天晚，路途感冒，即遍体畏寒，翌晨（四日）寒噤战慄，不思纳食，亟请诸医诊治，多谓真伤寒证，用荆、防、姜、桂、厚朴等，辛热刚燥之品，服后厥冷更甚，近以烈火不暖，盖以重裘不温。至五日，诸医仍谓寒邪直中，用前方加减，午后即壮热神昏，自汗淋漓，血如涌泉，多紫黑色，鼻扇气促，谵语不休，呃逆频作，面赤口渴，势颇危殆，家人惶急，与鸦片吸食，并以吉林参煎服。汗与血虽稍敛，复增胸痞腹痛，饮水呕吐等症，延至六日清晨，求余诊察。舌起白煤，中间灰燥，边尖碎裂，唇焦齿黑，脉来细涩如毛。余谓之曰：此先天不足，肝阳上扰之疾，肺病之人，阴虚火亢，肺金乏其清肃之令，无权以制木，故时有木火刑金之症，此时滋水以灭之，重镇以压之，犹虞不逮，而反大开门户，再用巨扇以扇之，于是风乘火势，火借风威，适以助周郎之一炬，而曹公丰万之兵，终鲜噍类矣。且鸦片系劫阴之物，人参非治病之药，非但无益，而有大害，遂急以莱菔捣汁饮一大碗，以夺人参之力，继以藕汁、梨汁、蔗汁、芦根汁、麦冬汁、茅根汁、鲜生地汁、鲜金石斛汁之甘寒频灌，用以培养肺胃之阴，而润燥清热，止血生津。方用绿毛封斗（即霍山、石斛之一种，惟价格昂贵，故不敢多用，而只能暂用也）一钱，另煎冲入。并加入诸汁中频灌，煅石决明一两，龙、牡、龙齿、龟板、礞石、磁石、黛蛤散各六钱，丹皮、玳瑁各四钱，麻黄根三钱，白芍三钱，生姜打五味子六分，服后汗止呃稀，神志略清，热势稍退，七日去封斗、麻黄根，加朱砂拌连翘、茯神、花粉等，而神清热减，胸膈舒而呕吐愈，鼻扇稀而血溢止，呃逆亦定，惟带泛恶。八日去龙、牡、决明，加沙参、玉竹、炒阿胶等，热势轻淡，面部时赤时白，咳呛频吐白沫，惟夜半至天明，不得安睡，口渴益甚。余思肝阳稍藏，诸恙渐减。九日后，即去诸汁灌饮，用沙参、玉竹、二冬、二母、花粉、连翘、远志、龟板、白芍、生地、当归、阿胶、旋覆、代赭、礞石、磁石、苏子、蛤粉等，加减出入，如是三四日，而热清恶止，气机稍舒，咳稀痰厚，惟胃纳未旺，脉象细软，舌苔光滑。余思肺恶燥而脾恶湿，清金太过，伤及脾阳，乃易柔润镇逆之品，改以木、藿、砂、蔻、陈、半、佩兰、佛手、代代沉香、六曲，芬芳鼓舞之物，另用金石斛、土炒天生术代茶饮。二剂而胃纳旺，痰涎稀，后服香砂六君子汤，去甘草，加当归、白芍、生地、首乌、蔻壳、苏子、绿萼梅等，调摄气血之剂，诸恙悉愈。至十一月下旬，接服膏方，身躯渐强，精力日增，数年旧病，霍然而愈。江君感德之余，赠一著手成春之匾额云。余谓江君之病，能速愈而又铲除病根者，在信医不疑，故得尽施其术，无所顾忌。而余则始终以保养津液为急务，使脏腑之阴液充盈，自能祛邪外出，不为人患，姑志之，以备治肺病患伤寒之借镜云尔。

（《国医杂志》11、12、14 期　张益谦　管蠡医话）

表里兼病

郭左　风伤于表，热伤于里，寒热几几，大便不通，小溲亦不和，表里兼病见症也。兹复角弓反张，口噤齿断，神识尚清，窃思角弓反张，厥则昏不识人。此症见端，知不为厥而为痉，亦与肝风有别，仲景金匮已首列之矣。治之大承气有急回春之妙，经旨昭昭，若舍别求，亦何异喧客夺主哉。姑先古哲之训，拟大承气法，获效乃吉，否则防其歧变。

生大黄酒洗，五钱　川厚朴姜制，一钱五分　枳实炒，二钱　净芒硝溶化，和服四钱。

复诊：服大承气汤，欲便而愈痉，便后而痉愈，热邪之内甚可知，此时惟头眩心悸，胆怯善惊。拟方清养胃气，兼涤痰涎，以靖余分可也。仍望不生枝节。

大麦冬三钱　法半夏一钱五分　瓜蒌皮三钱　太子参一钱　川贝母二钱　炒谷芽一钱五分　天花粉三钱　省头草一钱五分　竹沥半杯　和服。

（《中医世界》2卷12期、3卷14期　瞿冷仙）

阳毒

东门外木商黄姓，温病误表不得汗，邪热郁于肌表血分，周身遍发锦斑，继起脓泡，破流脓水，躁烦大渴，舌干红无津，咽痛便秘，脉见洪数，此名阳毒。予进化斑汤合犀角地黄汤，加竹叶煎服，服二帖，诸症均减，脓泡亦渐次收敛，再加蒌皮三钱，大便亦通。继用养阴调理之品，未旬日而愈。查此症患者甚少，先严百泉公临症数十年，仅见阳毒一次。予年六十余，亦始治黄姓阳毒病，此虽不经见之症，然治之稍不如法，辄有生命之虞，可不慎诸。

（《中医杂志》6期　鹤山书屋临症笔记）

镜寿先生治验录

《伤寒论》一书，乃仲圣当时救误著论，随症立方，本无一定之次序，见症治症，不必拘时令及一日太阳，二日阳明之传变，症至何经，即用何经之方药，天机活泼，自然中肯。

丁巳冬月初六夜，郭某邀诊伊二媳，当日午后得病，胸中冷痛，四肢厥逆、轻筋，舌强不能伸。左脉沉，右关尺细迟，舌苔满白，此乃太阳寒邪，深入厥阴，为用当归四逆加吴萸生姜汤。原方一剂，厥回而安。

注：观此可知伤寒传经之变通。

冬月廿七日，毛姓男，廿余岁，脉右关沉弦，舌苔黄，夹食伤寒，口噤发狂，不语，面赤，为用大柴胡汤加芒硝，两剂大便通而愈。

孙姓男，廿余岁。秋初因家人患病，赤足连坐三夜，忽然寒热，两目视不见物，抬来就诊。细询其由，始悟，乃寒邪由长直中三阴，囊缩，为用麻黄附子细辛汤，一剂得汗而愈。

注：寒邪中入三阴，观此可知四时皆有伤寒。

徐某冬月伤寒，发热有汗，为用桂枝加葛根汤，一剂平，后食馄饨停滞，又被他医误治，昏厥发狂，五日不大解，舌苔黑，神情如见鬼状，与鬼言约廿八日死。佥欲以雪水灌之，余为诊此症，非解表清里，不足挽回，为用大柴胡汤，一剂下黑粪，热退神清而愈。

郭某腊月伤寒，寒热有汗，喘嗽、神昏、谵语，余为用葛根汤去麻黄，加半夏、广皮，一剂神清，惟呕喘未平。伊延疡医阮某，诊云：乃伏暑，用香薷、厚朴、枳壳等下降之剂，一剂喘平，以为神奇。再服喘急痰壅，坐卧不安，危甚。又来求治，为用小青龙汤，一剂平，嘱服两剂，伊仅服一剂，至正月中，转成肺痈，吐脓血，面色青黑，为用桔梗一钱五分，生甘草一钱，银花一钱五分，苡仁三钱，红枣三枚，数剂而愈。此轻可去实法也。

庚子正月初，郭妇患喘嗽，月余卧床不起，面目俱黄而微肿，为用苓桂术甘汤，加干姜、五味，一剂而病无进退，改用真武汤，一剂知，二剂愈。

洪妇十二月初得伤寒，三阳合病，脉浮大，舌苔白凝，上罩微黄，发热、汗出如雨，怯风。八旬老人，阴分已虚，卫阳不固，为用人参白虎汤，加元参、麦冬一剂，汗止人安，次日即能行动如常。

（《中医杂志》6期　吴仰之录　新安镜寿先生治验录）

伤寒

十二月八日　马君初诊。

病伤寒已届两旬，而外热迄未解，大便又溏薄，近两天更属神昏谵语，脘部气促，有咳呛、肺不肃清之现象。检查迭投方药，既进辛温干燥之剂，而又需苦寒滑泻之方，若云伤寒何能投此？其寒既认温热，更不应投诸辛燥之品。因此认病不确，毫厘千里，诚令人不解之至。现在寒邪深入肺络，发致咳呛乞促之候，伏邪恶内陷，故有神昏谵语之象。已成危病更复杂，视其面色皖白带青，切其脉象细数而浮，舌苔又属白腻有津，舌尖并无芒刺，鼻孔又不干燥，按病参证，确系伤寒失过，已转内陷之危象。援救之计，速宜宣肺达寒，宽中豁痰，以资万一，是否有当，还希教正。

炙麻黄三钱　生石膏二钱　北细辛五分　仙露半夏二钱　甜杏仁一钱半　炙桂枝一钱半　淡附片一钱半　白毛化橘红去毛，五分　陈枳壳一钱半此药只熬头煎，不必煎第二次，惟须缓缓作分三次温服。视其审色略安，伏邪恶外达，再行第二次设法，又及。

按：不应投辛燥，何以投桂、附、细辛？既云寒邪恶内陷，则生石膏何以列入。方法庞杂，首尾两端，盖明于责人者也。

十二月八日夜戌时　二诊

病伤寒已两旬，症候三阳经均见，即太阳、阳明、少阳是也。外热未退，以及或盛可减，与乎咳呛不能应声，此皆太阳与少阳经之明征。其神昏谵语，中脘痞闷，以及耳聋失聪，此亦阳明与少阳之合并之明征。今天日间急投麻黄附子细辛汤出入，未及八小时，其药性已转，咳呛之声较实，痰略松，神志亦有清楚之时，清时且能识人，昏时仍有谵语，昨夜丑刻，大便竟溏泻两次，其色黯，其质黏，此系肺气不肃，使伏邪内陷之凶候。今刻复诊，脉象右三部较日间略粗大。左手仍细数而略有力，舌仍有津，苔腻白而厚，既有转机之象。今昔对比，夜再当宗前方，佐以救阴法，以观明日如何，左方候教正。

大熟地三钱　炙麻黄三钱　炒牛蒡一钱半　炒银柴胡一钱半　白毛化橘络五分　仙露半夏三钱　淡附片一钱半　西秦艽二钱　炒白芍五分　炒川芎一钱　炙紫菀一钱　甜杏仁一钱半　炒枳壳八分　炙粉甘草八分

今天切脉，左三部较昨已粗又浮，右三部亦转浮大滑数矣。舌尖之苔较薄，根苔尚厚兼糙，面色已转红润，鼻梁上黑黯色亦减。今晨大便一次，其色仍如酱，惟外热已减，咳痰之声已应。惜乎未得大汗，寒邪深缠诸阳之络，病愈两旬，本元大伤，其谵语未息，昨夜烦躁未眠，若能照今昨之症候，大有得转康壮之兆。其神昏谵语未息者，实因真阴耗散，水不以涵养木源，使肝木郁而失疏，以致魂魄不相依赖，水火更无相济，又兼寒蕴肺脏，金水又失子母之衡，种种现症，均属伤寒。

（《昌明医刊》1932 年）

类伤寒

江北盐阜一带，地近海滨，居民感湿素重。若或受风寒，每发寒热如疟，两胯间必结核肿痛，或腹亦痛，俗呼为发寒湿，实即方书所谓类伤寒之一种。壬子春，阜宁李辅忠知事邀予诊病。予留阜时，该处以症乞治者，日有数人，用柴胡桂枝汤合五苓加味，以散寒利湿，服之无不立效。考四方水土不同，所患之病亦各异，如江北之类伤寒，及江南之软脚病，皆其明证，此近今西医所以有易地疗养之说也。

（《中医杂志》6 期　鹤山书屋临症笔记）

2. 温病

温病

温病延久不解，郁热上蒸于脑，头部作痛如劈，颈项强痛，舌红苔黄，脉象左弦滑，脘闷气阻，症势甚重。先清肝热，以解郁邪。

羚羊角一钱　左金丸五分　川贝母三钱　全蝎尾三分　竹沥夏一钱半　嫩钩尖四钱　刺蒺藜四钱　全福花一钱半　大豆卷四钱　杭白芍三钱　紫背齿六钱　广玉金二钱　川枳壳一钱半

（《医界春秋》谢利恒先生医案）

藕香室医案

徐左　温病，渴甚热甚，面赤脉洪大，拟白虎汤加芦根。

生石膏一两　知母三钱　米仁四钱　荷叶一片　紫雪丹五分　芦根一两

（《中医新刊》6、7期　沈仰峰遗著　男良卿录）

温病发狂验案

族弟媳杨氏，年念岁，民九年三月患温病七八日，壮热头痛，渴冷饮，因居于乡僻，举家皆病，无人照料。一日遂发狂詈骂打人，忽而登坐神棹，乡俗以为被坛神相仆作祟，顷间奔赴河中饮水，因神经昏乱，竟失足仆水中，仰卧如醉，幸水浅，仅将身淹湿。邻人赶至抬回，数刻清醒，脱然而愈。乡风每患传染病，记定七日发汗，业斯道者，不明表里阴阳，用药逼汗，殒者不少，其真阴欲竭，内热如焚之际，正宜得冷饮以济之。殊病医者，凡病皆忌生冷，戒之最严。病者苦索无已，尚不知所以投之，苟得良医察实病情，以石膏、大黄治之，其效如神，又何须拘禁于生冷哉。

温病初起验案

曾易科念五岁，民十三年三月初五，患春温病，身热头体痛，不恶寒，渴冷饮，脉浮数，舌白尖绛，质赤而焦，以麻杏石甘汤一剂汗出霍然。

麻黄三钱　生杏仁四钱　石膏八钱　生草三分

按：温病忌发汗，此则温病初起，尚有表邪，内热虽重，得此辛凉解表，石膏救阴，故一汗而愈，毫不伤阴。倘以辛散解表，则汗后身反灼热，病势愈重矣。

时疫阳明腑症案

昔诊一谢妇，四川会理人，年十八岁，患温疫症二日。身热而渴不恶寒，脉来弦数，舌白如积粉，以达原饮加石膏主之。一剂稍效，二剂加大黄，其父略知医，竟将大石膏减去。再诊则舌黄谵语，二便秘结，胃实胸满，即拟以承气白虎凉下之，仍不敢服。遂流鼻衄不止，流出鲜红，稍冷即凝成块，约二三大碗许，壮热饮冷。后延某医主以四逆汤，且云恐气随血脱，如系热证，其血流出后，必不能成块，亦不敢服。复来问余，即告以服后必殆无救。如是热极之症，即余素喜姜附，尚不敢轻试，更有不明阴阳冒昧过余者乎，仍主以大剂凉下。

石膏二钱　大黄泡水一两　枳实　厚朴各六钱　知母六钱　芒硝三钱　生地五分，泡水　寸冬四钱

服之血止，大便始通，神识清，身热约退六七，再剂二便通畅，脉静身凉，仍渴冷饮。后以人参养荣汤，每剂加石膏五钱，大黄二钱，如此五剂而痊。

（《神州国医学报》吴佩衡　吴氏医案）

温病治验记

温病在体强之人其愈速，体弱之人其愈缓。因体强之人正气旺，邪不敌正，可望战汗而解。体弱之人，正气馁，正不胜邪，邪气淫佚，不可胜论。同乡柴姓子，才十龄，健于游戏，晚自塾归，患身热腹痛。予初以食滞夹表医之。次日复诊，脉洪数，壮热自汗，夜有谵语，口渴舌微黄质绛，颇似湿温初起，乃改用豆卷、益元散、郁金、连翘、芦根、枳壳、朱茯神、淡竹叶、桔梗、山栀，诸药服后迨晚神识昏糊，谵语心烦，一似邪入血分，咸为惊惶。予遂急用安宫牛黄丸化服，庸知次晨病若失，嬉游如故，此病来亦速而去亦速。总由正气尚强，犹能作汗驱邪也。后月余，有一乡人亦患湿温二十余日，化热伤津，舌焦黑，耳聋，微有搐搦，神昏谵语，急来求诊，遂勉为悬拟一方，鲜生地、鲜石斛、西

洋参、京玄参、芦根、连翘、川贝、石膏、竹叶、菊花、钩藤等，再加至宝丹一粒，化服。去后历无音信，予疑其不救矣。数月后，其人登门道谢云：得药后，辄神清思食，调养数日而愈。二病皆所亲历，以病重而愈速，故并记之。

（《中医杂志》10）

温病

发热六天，汗泄不畅，咳嗽气急，喉中痰声漉漉，咬牙嚼齿，时时抽搐，舌苔薄腻而黄，脉滑数不扬，筋纹色紫，已达气关，前医累进羚羊、石斛、钩藤等，病情加剧，良由无形之风温，与有形之痰热，互阻肺胃，肃降之令不行，阳明之热内炽，太阴之温不撤，有似痉厥，实非痉厥，即马脾风之重症，徒治厥阴无益也。当此危急之秋，非大将不能去大敌，拟麻杏石甘汤加减，冀挽回于万一。

麻黄　杏仁　甘草　石膏　象贝　天竺黄　郁金　竹沥　鲜竹叶　活芦根

此方服两剂身热减，气急平，去麻黄、石膏，加桑叶、菊花、连翘、花粉等品，调治而愈。

（《上海医报》1931年51期）

温病吐泻

病者：宁津友人迟俊三之儿媳，年二十二岁，于季秋得温病。

病因：其素日血分不调，恒作灼热，心中亦恒发热，因热喜启窗牖为风所袭，遂成温病。

证候：初受外感时，医者以热药发其汗，汗出之后，表里陡然大热呕吐，难进饮食，饮水亦恒吐出，气息不调，恒作呻吟，小便不利，大便滑泻，日数次，其舌苔薄而黄，脉象有力而不实，一分钟百一十至，摇摇有动象。

诊断：其胃中为热药发表所伤，是以呕吐，其素日阴亏，肝肾有热，又兼外感之热，致小便不利，水归大肠，是以作泻，其舌苔薄而黄者，外感原不甚剧，（舌苔薄亦主胃气虚）而其热则已入阳明之腑也。其脉有力为实，而摇摇且数者，阴虚兼有外感实热之脉，恒如此，且其气息不调，或亦脉象摇摇所致也，宜治以滋阴清热，上止呕吐，下调二便之剂。

处方：生淮山药一两　滑石一两　生杭芍八钱　生怀地黄六钱　清半夏五钱，水洗三次　碎竹茹三钱　净青黛二钱　生麦芽三钱　鲜茅根三钱　连翘二钱　甘草三钱　生姜三片

其煎汤一大钟，防其呕吐，可分三次温饮下，若无茅根，不可代以干者，宜将生麦芽多加一钱。

方中之义：山药与滑石并用，一滋阴以退热，而能固大便。一清火以退热，而善利小便。芍药与甘草并用，为甘草芍药汤，仲师用之以复真阴，而芍药亦善利小便，甘草亦善补大便，汇集四味成方，即拙拟之滋阴清燥汤也，以治上有燥热、下焦滑泻之证，莫不随手奏效。半夏善止呕吐，然必须洗净矾味（药房中清半夏亦有矾），屡洗之则药力减，是以多用至五钱。竹茹亦善止呕吐，其碎者为竹之外皮，津沽药房名为竹竹粉，其止呕吐之力较整者为优。至于青黛、生姜，亦止呕吐之辅佐品也。用生麦芽、鲜茅者，以二药皆善利小便，而又善达肝木之郁，以调气分也。用生地黄者，以其为滋补真阴之主药，即可为脉数动摇者之要药也。

复诊：将药煎服一剂，呕吐与滑泻皆愈。小便亦利，脉象不复摇摇，仍数而有力，其表里之热稍退，气息仍似不

调，舌苔仍黄，欲重用石膏以清其热，犹恐大便不实，拟再投以清解之剂。

处方：生怀地黄一两　玄参八钱　生杭芍六钱　天花粉六钱　生麦芽三钱　鲜茅根三钱　滑石三钱　甘草二钱

共煎汤一大钟，温服。

三诊：将药煎服后病又见轻，其家人以为病愈，无须服药矣。至翌日晚十点钟后，见其面红，精神昏愦，时作呻吟，始知其病犹未愈。及愚诊视，夜已及半，其脉左右皆弦硬有力，数近七至，两目直视，其呻吟之声，似有阻隔不顺，舌苔变黑，问其心中何如，自言心中热甚，且觉气息不接续。此其气分虚，而且郁阳明胃腑之热，又炽盛也。其脉近七至者，固为阴虚有热之象，而正气虚损，不能抗外感之邪热者，其脉亦恒现数象也，拟用白虎加人参汤，再加滋阴理气之品。盖此时大便已实，故敢放胆治之。

处方：生石膏五两，轧细　野台参六钱　知母六钱　天花粉六钱　玄参六钱　生杭芍五钱　生莱菔子四钱，捣碎　生麦芽三钱　鲜茅根三钱　甘草三钱

共煎汤一大碗，分四次温饮下，病愈不必尽剂。

效果：将药分四次服完，热退强半，精神已清，气息已顺，脉象已较前缓和，而大便犹未通下，因即原方，将莱菔子改用二钱，如前煎服，服至三次后，大便通下，其热全退，遂停后服。

愚用白虎加人参汤，或以玄参代知母（产后寒温证用之），或以芍药代知母（寒温兼下痢者用之），或以生地黄代知母（寒温兼阴虚者用之，寒温热实下焦气化不固者用之），或于原方中加生地黄、玄参、花粉诸药，以滋阴生

津，加鲜茅根、鲜芦根、麦芽诸药以宣通气化，初未有加莱菔子者，惟此证之气分虚而且郁，白虎汤中加人参，可补其气分之虚，再加莱菔子，更可理其气分之郁也。至于莱菔子必生用者，取其有升发之力也。又须知此证不治以白虎汤，而必治以白虎加人参汤者，不但为其气分虚也。凡人外感之热炽盛，真阴又复亏损，此乃极危险之证，此时若但用生地黄、玄参、沙参诸滋阴之药，不能奏效，即将此等药加于白虎汤中，亦不能奏效。惟石膏与人参并用，独能于邪热炽盛之时，立复真阴。此仲师制方之妙，直有挽回造化之权也。观拙著《衷中参西录》三期六卷，所载治愈寒温诸案及五期五卷，论白虎汤及白虎加人参汤之用法，则于此理益晓然矣。

（《医界春秋》1931年　志诚堂医案）

温病

天津公安局科长康国屏君之幼女晓卿，年九岁，于孟秋得温病。

病因：因得罪其母，母欲挞之，惧藏楼下屋中，屋窗四敞，卧床上临着，因被风袭，遂成温病。

证候：初得病时，医用温药发之，遂神昏不语，后经中西医多位治十二余日，病益加剧。医者见病危至极点，皆不出方。继延愚为诊视，其两目上窜，几不见黑睛，精神昏聩，毫无知觉，身体颤动不安，时作嗳声。其肌肤甚热，启其齿，其舌缩而干，苔落微黄，偶灌以温水或米汤，犹知下咽，其气息不匀，间有喘时，其脉数逾六至，左部弦细而浮，不任重按。右部弦细微浮，重诊似有力，大便旬日未行。

诊断：此外感之热久不愈，灼耗真阴，以致肝脏虚损，木燥生风，而欲上脱也。用药清其实热，滋其真阴，而更辅以酸收敛肝之品，庶可救此极危之证。

处方：生石膏二两，轧细　生怀地黄一两　生淮山药六钱　野台参四钱　净萸肉一两　甘草二钱　煎汤两钟，分两次温服下。此方若不加萸肉，即白虎加人参汤，以生地黄代知母，生山药代粳米，以治当用白虎汤，而体弱阴亏者，为愚常用之方。而兹则又加山萸肉一两者，藉之以收敛肝气之将脱也。

复诊：将药煎服后，目睛已不上窜，身体安稳，嗳声已止，气息已匀，身体不复颤动，而仍不能言。大便亦未通下，肌肤犹热，脉象数较愈，而仍似有热，遂即原方，略为加减，俾再服之。

处方：生石膏两半，轧细　生怀地黄一两　野台参四钱　净萸肉六钱　天冬六钱　甘草二钱　煎汤两钟，分两次温服下。

三诊：日服药一剂，连服两日，热已全退。精神较前明了，而仍不能言，大便犹未通，间有努力欲便之象，遂灌肠以通其便。再诊其脉，六部皆微弱无力，知其所以不能言者，胸中大气虚陷，不能上达于舌本也，宜于大剂滋补药中，再加升补气分之品。

处方：生淮山药一两　大枸杞子一两　沙参一两　天冬六钱　麦冬六钱　生箭芪三钱　野台参三钱　升麻一钱　桔梗一钱　煎汤一钟半，分两次温服下。

效果：将药煎服两剂，遂能言语，因即原方中去升麻，减沙参之半，再加净萸肉、生麦芽各三，俾再服数剂，以善其后。

（《神州医药学报》1933年1卷1、2、3期　志诚堂医案）

温病阳明燥实案

身热一候，无汗咳嗽，喉有痰声，神识不清，腑气不行，舌苔干燥而色白，脉象弦滑而带数，此无形之风温，蕴蒸气分，夹有形之痰浊，互阻肺胃，风燥伤肺，肺气不降，则咳嗽有痰。温邪伏胃，阳明热盛，故腑气不行。症延一候，胃阴已伤，是以舌苔干燥色白，风痰留恋，是以脉象弦滑带数，辰下邪气还在鸱张，虑其化火入营，致有痉厥之变，亟宜清温达邪，清神涤痰，润肠通腑，和胃生津，表里两顾之意也。

全瓜蒌切三钱　生甘草八分　粉丹皮二钱　鲜竹茹二钱　江枳实一钱，同炒　元明粉后入，钱半　黑山栀二钱　川象贝各二钱　带心连翘一钱　粉葛根钱半　淡豆豉三钱　天花粉三钱　鲜竹叶心二钱　活芦茅根各一两　白萝卜汁冲一两　地栗汁一两

（《中医杂志》5期）

温病积食

病者：陈娘娘，女，四十余岁，住北洋浜。

症状：发热一星期，胸痞作恶，疼痛拒按，便行不畅，烦躁欠安，脉弦滑数，苔黄腻，小便赤，渴欲饮，前数日曾一度痉厥。

诊断：温病夹食，中阻胃脘。

治法：消滞通便解热。

处方：制川军四钱　左金丸八分　瓜蒌仁四钱　枳实片二钱　花槟榔四钱　南楂炭四钱　广玉金二钱　青陈皮各钱半　朱茯神四钱　姜半夏三钱　豆卷四钱半　牛蒡二钱

经过：服一剂，大便得畅行，胸痞疼痛遂除。惟身热未退，咳嗽不宣，小便赤浊，改拟宣化淡渗剂而愈。

按：本病愈后因饮食失节，又复发热胸闷，经治未增剧。

（《复兴中医》2卷4期　巢亚丰）

内科温病夹尸气案

朱梦符家女婢，壬戌正月十一，形寒身热，呕吐不止，头昏，咳痰见血，颧红口臭，越日延诊。脉左数右较浮，舌红苔黄，述知其家一男佣，以吐血毙。前夜是婢经彼卧处，陡觉寒凛头昏起病，询悉冬寒煤炉甚旺，伏气留于肝胆，因惊尸气而作。清肺降胃镇乙木，安心神为法，豉、栀、连翘、银花、竹茹、竹黄、枳实、茯苓、川连、黄芩、茜草、丹皮、茅根、苇茎、莱菔、枇杷叶，另熊胆一分，雄精一分，辰砂一分，金箔一张，研细末，灯心汤下。令其先服煎剂，不吐续服。一剂而热退、呕血均止。其家诧为神奇，确感尸气，故易发易愈。越数日骏良之妻患病邀诊，知此婢仅疲倦耳。

（《如皋医学报》1930年）

温病痉厥神昏

邹翁（元诊）温病痉厥神昏，耳聋烦躁，脉象带糊，舌光且燥，真阴大伤。风阳扰动，势恐虚脱，姑拟大定风珠，以冀弋获。

生熟地各三钱　剖麦冬二钱　灵磁石四钱　京川贝钱半　生鳖甲三钱　五味子七粒　炒驴皮胶二钱　生白芍钱半　左牡蛎三钱　炙甘草一钱　龟板胶三钱　鸡子黄一枚

二诊：病势减去其半，而心神尚有恍惚，脉形右细左弦，且少神韵，究系真阴未复，相火未衡，痰火亦未清静，症恐反复。

别直参须一钱　京川贝钱半　抱木茯神三钱　生白芍钱半　大生地三钱　糯稻根须一两　带子青蒿三钱　左牡蛎四钱　煅龙

齿三钱　炙磁石三钱　地骨皮三钱

（《幸福报》285、286期）

近代名医医案一脔

温病延久不解，郁热上蒸于脑，头部作痛如劈，颈项强痛，舌红苔黄，脉象左弦滑，脘闷气阻，症势甚重，先清肝热，以解郁邪。

羚羊角一钱　左金丸五分　川贝母三钱　全蝎尾三分　竹沥夏一钱半　嫩钩尖四钱　刺蒺藜四钱　金福花一钱半　大豆卷四钱　杭白芍三钱　紫背齿六钱　广郁金二钱　川枳壳一钱半

（《中医世界》1卷3期　谢利恒先生医案）

温病发痉案

病者：王左，年三十余，住姜樊乡。

病名：温病发痉。

原因：素有肝阳，庚午六月十六日，因有要事，步往安丰镇，旅行途中，经过板桥，陡闻犬吠而惊。

症候：初起即头疼，周身壮热，时而惊撮，至次日即有拘挛抽掣之状，渴嗜饮水，大便干燥。

诊断：脉象弦数，舌苔厚白，兼有花黄，此上年亢旱成灾，人感乖戾之气，藏伏于肝，积久化热。猝因外感之热，引动其肝经风火，上冲脑部，致脑气筋妄行，失其主宰之常也，即今西学所称脑膜炎之症名也。

疗法：以桑菊、荷芥、藿豉、花粉等辛凉疏风为君，丹栀、银钩、竹叶等清泄肝胆以佐之。

处方：苏薄荷一钱五分　荆芥穗一钱五分　淡豆豉一钱五分　广藿香一钱五分　南花粉三钱　霜桑叶一钱五分　甘菊花八分　粉丹皮一钱五分　黑山栀一钱五分　济银花一钱五分　钩藤钩二钱　卷

心竹叶卅片

复诊：转增渴嗜饮水，四肢拘挛抽掣，急进白虎汤加味，平肝退热，以清热肺胃。

次方：生石膏先煎，一两　肥知母三钱　生甘草一钱五分　白粳米一勺　钩藤钩四钱　苏薄荷一钱五分　石决明先煎，四钱　白蒺藜三钱

另服安宫牛黄丸一粒。

三诊：渴饮稍减，大便未行，四肢拘挛如前，哕吐酸水，仍仿前方，进退图之。

三方：生石膏先煎服，一两　肥知母二钱　生甘草一钱五分　白粳米一勺　钩藤钩四钱　石决明先煎，五分　白蒺藜三钱　川雅连八分　羚羊角五分，磨汁和服　另服至宝丹一粒　紫雪丹三分

效果：初剂无效，至二日二剂服后，渴饮稍减，至三日三剂服后，抽掣止，拘挛舒。又服一剂，大便乃行，热亦退净，后以平肝清肺之品，调养十数日乃痊。

（《中医世界》3卷15期　翟冷仙　碧荫书屋新医案）

慧振医案选存

汪苏君年逾六十，耳聪目锐，步履矫捷，逾少年自谓导引术而笑人之未能摄生也。春间身忽撄疾，肤热口渴，渐不能兴讳，恐人知有造访者，均托词外出。日久疾甚，呃逆连声，体大颓惫，始大惧，乞诊于予，问其疾已二十余日矣。面目俱赤，呼吸声粗，腹满舌燥黄，脉象沉实，不大便已两旬，小便短赤，有时神昏，窃谓此阳明温病也。症以舌苔脉象、腹满及目赤、溲赤，依法须下。但年老病久体气自虚，未敢纯用大承气等峻剂，而承气之枳、朴亦虞辛燥一面，尤须顾其津液，拟方如下：

熟大黄　元明粉　生甘草　黄柏　川连　元参　细生地　麦冬去心煎成，加生姜汁数茶匙。上方本承气法而稍加变通，合以增液，取其泻中寓补，以元明粉代替承气之芒硝，亦取其力稍逊，均为年老体衰计也。又以小便短赤，故利用连柏之苦以通火腑，而增液之元参、冬地尤堪保津，并兼去血结积聚，微点姜汁欲其宣通胃气，以代枳朴之用（于诸凉药中着此少许当不嫌其温）。盖热结既久，原须大承气之急下，虽以体虚未敢遽用，然仍师其意而冀收其效也。至呃逆自由实热壅塞所致下之，则里气得通而可愈矣。

午后服药深夜腹微痛，旋见矢气呃渐稀，黎明大便下结粪多枚，继下溏粪均极臭，呃止熟寐，鼾声已不粗，肤热亦渐戢，至午始醒觉腹饥，啜薄粥少许，尚思再进因曾切嘱不可多食，故未敢饱。复诊脉已小软，舌苔亦化，自称病已见瘥，更为拟方如下：

鲜石斛　麦冬去心　细生地　元参　沙参　玉竹炒　加冰糖一钱同煎。

上方以下后邪解，亟宜清养胃阴，且既下之后，关于承气等峻剂不可再尝，故仅取增液而参以益胃之法，盖以邪少正虚，但予滋阴便可涤邪，故主以大队补阴也。服两剂日渐见愈，就原方酌为增减，并以西洋参等补正，遂渐康复。

老友剑秋沈潜好学而夙性高亢，从政多年，劳心过度，偶因事至感不快而强抑其怒，突患心跳之病，日夕不宁。先就诊某医，医曰：此心脏病也，为处方服之罔效，转觉胸闷乃就诊于予。候其脉浮而数，且兼咳嗽。予曰：得无兼有外感乎。曰新感风寒，昨晚觉恶寒发热，今犹头痛。予曰：金匮之法当先治卒疾，而后及痼疾也。为拟方如次：

防风　薄荷　桑叶　桔梗　牛蒡子　橘红　杏仁　淡豆豉　葱白

越日复就原方，略为增损，服二剂，新感已因解表而瘥，惟阴分未复，肝阳尚亢，而心气则弱，拟以育阴和肝兼养心气，处方如下：

醋香附　朱茯神　生白芍　鲜生地　鲜石斛　醋青皮　醋代赭　姜川朴　石决明

连服三剂，据云颇见效力，惟亟须远行，嘱其守原方，再服多剂，而别越数年。去冬复相见须发皆苍，形容消瘦，曰：别后奔走衣食，未能尽守君嘱，仅服数剂，因心已不跳即停服，偶因故触发亦仅微跳即止。不料近年迭遇空袭奔驰，与惊悸交加而事又多拂逆。某次空袭连续数日夜蛰，处洞中疾乃大发，甚至手足与颈均大颤动，舌突缩短，噤不能声，经一时许，舌始渐复，而心跳益剧，当剧跳时坐卧不能，气下沉几不续，虽深夜亦必起而微步，方觉略舒。就西医打针服药多时，虽渐见好而心跳终不能止，稍一不慎即又剧跳出，所服药水方乃三溴水也，为镇静神灵之剂。按其脉左关见虚，似由心气不足，及营血衰弱。气虚则易惊，血虚则易悸，故其人易于惊恐而性亦渐觉暴躁。在西说似为神经衰弱与贫血并见，在中医则为怔忡。惟三溴水多服伤胃，而此病又非一二剂所能奏效，拟以养营通络膏方如下：

当归身　甘枸杞　茯神　生黄芪　熟枣仁　熟地黄　女贞子　山楂肉　远志肉　净枣皮　淮山药　泽泻　加蜜炼膏，早晚开水冲服一羹匙。

约半月服讫。复请诊，云：心跳已渐不急，深夜睡醒时亦不剧跳，爰就原方增损如次：

甘枸杞　茯神　莲子连心　生黄芪　熟枣仁　熟地黄　女贞子　龙眼肉　胡桃仁连皮　白果仁　潞党参　加蜜熬膏服如上。

嗣据称病已大减，面部亦见丰满，又将远行，因嘱常服龙眼膏，即龙眼十分，西洋参、冰糖各一分，合熬成膏，似颇适于神经衰弱之贫血症，且使其客中服食也。

温病治法本宜清热寒凉之品，而切忌辛温之剂，但亦有例外。曾治一温病，前医用尽寒凉，病反增剧，试于凉药中，佐以热药，竟获奏功。盖人之脏腑有阴阳虚实之不同，阳脏多用凉药无妨，阴脏虽温病亦不宜纯用寒凉，兹将所治之病录案如下，明知不可为训，然事实如是，亦可见病态万变，气禀各殊，贵在临机通变也。

予戚周君忽患春温，医用辛凉之剂，服之转重，见中焦病症，迭服白虎、清营、紫雪丹等，热势益炽，烦渴倍加，谵语闷乱，舌苔芒刺。医又以新加黄龙汤屡下之，便解而不解。予往视之，面色青黑，目不了了，唇动手搐，似已入厥少二阴证。窃谓须分利通阳，不宜用海参等阴滞之品滞塞阳气。阅前方海参、生地均以两计，阿胶八钱，知前药已凝塞于中，亟须用利水通阳之剂。已解之时，前医正用大小定风珠及鸡子黄等汤。予言不售，越三日，病势危急，深夜召予往视，肺脉已脱，余脉细数无力，烦躁心慌，身强肢厥，唇齿尽黑，牙关紧闭，汤水不下，心惧其不可为矣。其家人强予立方，予曰：前医云，何曰医言不下必死，视其方则硝黄等药也。予曰：病可下而脉不可下，奈何无已，姑尽人事而听命于天可也。即用升麻二两，酒炒热拭，熨两腮不移时，牙关竟开，随用猪苓汤加黄连、木通服之，至次日早膳后病见稍苏，欲小便，家人以瓦盘盛之，须臾小便成粉，然躁渴仍不解，乃用麻油一两煎滚，离火入蜂蜜一两，和匀分二次服，次日晨候竟大便泻下黑臭恶物，神渐清，惊厥亦止。但大渴饮热，少温即吐，脉沉细而数，似见下消之症，盖坎中之阳气为凉药所遏，阳不输津，故大渴不止。因用崔氏八味丸将桂附略加重，并加五味、红枣服之一剂而渴止，再剂热亦退，随换养阴润燥之剂，竟幸获瘥。

慧振曰：温病可用热药者绝少，必于久服凉药不愈者，审其脉证，方可试之，否则不可轻试也。

友人余君夏夜患霍乱吐泻腹痛转筋，次日更剧，四肢厥冷，冷汗不止，大渴烦躁，喜冷饮，饮已即吐。医正以连芩竹茹等处方，予适至其他登门造访，其家人以病告，并请诊之。舌白六脉皆伏，目陷、音哑。窃念烦渴饮冷，固似热证，但饮已即吐，且舌白不黄，口不黏腻，似属寒象，因细询病情，知曾服青麟丸，病顿增剧，乃决其为寒证，亟须救阳，否则不治。前医所处方不能用也，拟以四逆加吴茱萸、木瓜煎成冷服（因喜饮冷之故）。尽二剂肢厥获和，脉亦起，知阳已回，口虽仍渴，但已不喜冷饮，喜饮沸汤，是寒象已显呈矣。阳既回复，且吐泻甚而津液伤，不宜再用刚燥之品，尤须顾全津液，即将姜、附删去，加以黄芪、石斛等品，数剂而瘥。

（《医药导报》47、1　慧振）

温邪逆传心包络案

鲍德辉　年三十余　信广东香山县

季春因公外出，回时热甚，以冷水洗澡后，头痛无汗，呛咳恶风，舌干思饮，叠医未愈。渐昏谵语，循衣摸床，病两旬而势几不可为矣。余到时，病者已移正寝，昏愦不知人，不语如尸厥，唇舌尖纯绛，肌微热，脉细数，左寸较大。余曰：此真所谓温邪逆传心包络也。医者初不风温兼治，甚则沉腻潜阳，不先顾上焦津液之竭。陈平伯引喻氏热邪极盛，三焦相火最易内窜心包，闭塞络脉，惟驳其过用辛香开散，温燥与热斗，立见其败。且谓无形之心神，为热邪蒸围，非有形闭塞，补引薛生白炼雄黄、牙硝一法，其方昉于《游宦纪闻》，余谓有形闭塞，则西说心房停歇矣。此则热邪走窜，熖乱神明，病在无形之热气可无疑义，但此不兼痰，宜安宫牛黄丸研细，以银花、薄荷水开灌，此方芳香，化秽浊而利诸窍，以咸寒保肾安心，以苦寒通泻火府，乃兼用法也，分次用三丸，次日用紫雪丹二服，共二钱，温水俟冷调下。用牛黄丸者，由外入内，紫雪丹者，由内达外，另频与以水磨犀角尖，膻中者心主之宫城，正欲尽力解其围困耳。三日，病在神醒，脉数大，舌深绛，胸翳，肌乍寒乍热，烦渴微汗。吴氏谓温邪不解，每留恋膜原，即系胸胆膈膜，心肺又同居膈膜之上，去路即从来路也。《伤寒论》内外，而以少阳为中枢；湿热论上下，而以膜原为中枢。症与书对，亦何忍卑之而别持高论耶。药拟软柴胡、知母、鲜芦根各三钱，鲜薄荷三片，射干、竹叶、卷心连翘心、郁金、苏梗、佩兰叶、牡丹皮、卫茅各二钱（卫茅一名鬼箭羽，苦寒，通经络。堕胎，杀虫祛祟。徐洄溪医案用之以射鬼，其说甚怪，但北方者形似棕色树根无效。广东者形似黑色树须，能通血热，凡瘫疔夹色等痛用之殊佳）。五日间，热先退胸舒，烦渴未止，有汗脉洪大，加入丝瓜络、连心麦冬各二钱，石膏亦能清肺，故用五钱，此类药与前药酌换，约半月，病去其大半，乃以西洋参、连心麦冬各一钱，五味子五分，元参二钱，兼五汁饮温服以润之。再用鲜生地四钱，旱莲草、女贞子各二钱，阿胶珠钱半，此时宜润下以制上炎，约十余日，共治已月余矣。

病者痊，余因思韦姐丈润生前案，误于攻滋寒热杂投，医者睨视雄谈，高则高矣，其如对于书，惟其名未惟其实。何此病初亦未善清通，以致逆传，天地之大德曰生，至贵之重器曰命，似未便掉以轻心，刚于执拗也。

（《三三医报》1925年3、3）

脾阳不畅

余左　温为阴邪，本属无形之气，脾为湿郁，难司决渎之权，阳气不能运行，湿浊因而盘踞，起于少腹布于中宫，致脘腹胀痛，食不运化，皆脾阳不畅之故耳。拟芳香醒胃法治之。

广藿香一钱五分　佩兰梗一钱五分　西砂仁研后下，八分　广木香八分　炒茅术一钱五分　制川朴七分　上广皮一钱五分　制半夏一钱五分　炒茯苓三钱　宣木瓜三钱　熟附片三分　六神曲炒三钱

（《中医世界》2卷12期、3卷14期　翟冷仙）

碧荫书屋医案

高左　温邪化热已延八日不解，表实则热不清，里虚则泻不止，入暮神识模糊，甚则谵语。舌苔灰黄而腻，脉息细数而沉，症势甚险，谨防昏陷之变。

金银花二钱　净连翘二钱　川贝母一钱五分　淡子芩一钱五分　川雅连四分　飞滑石三钱　粉葛根二钱　粉丹草五分　左牡蛎三钱　鲜芦根尺许去节

（《中医世界》4卷20期　翟冷仙）

阳不潜藏　温邪直入

胡右（元）无端病发痉闭，脉浮数，由阳不潜藏，温

邪直入所致，拟与宣窍法。

苏合香丸一粒，研冲　枳实二钱，炒　炒牛蒡三钱　川郁金钱半　杏仁泥钱半　鲜石斛　菖蒲四钱　带叶苏梗三钱　焦轴二钱，包　土藿香三钱　焦山栀三钱　连翘壳二钱　生姜三片

复：清窍已开，而邪已化热，故身热脉数无汗，凉解为宜。

鲜石斛四钱　葛根钱半　炒枳壳钱半　大力子钱半，炒研　羚羊角四分　活水芦根一两　淡豆豉三钱　连翘三钱　光杏仁钱半　全瓜蒌三钱　焦山栀三钱

窍开神清，热从汗解，而脉尚弦数，咳嗽口渴，舌黄，清解肺胃是务。

京川贝钱半　前胡钱半　辰茯神三钱　淡条芩二钱　连翘壳三钱　鲜石斛三钱　苏子钱半　全瓜蒌三钱　橘红络各钱半　淡豆豉二钱

（《幸福报》283 期）

温邪致神明内乱

顾左壮（元诊）温邪由口鼻吸受，首先犯肺，逆传心胞，震动君主，清窍既蒙，神明内乱，舌色尖绛，谵语神昏。两手时有振动之象，延将作痉，症颇棘手，亟宜清营开窍立则，以冀有松是幸。

犀角尖三分　带心连翘三钱　纯钩钩三钱　鲜生地四钱　辰灯心五分　牛黄清心丸一粒　辰茯神三钱　黑元参心三钱　人中黄三钱　通草丝一钱　鲜扁石斛四钱

二诊：前投清解营分一法，已得热减神清，惟仍脘闷口渴，营热虽减，而气分之热未清，必有白瘖外透，拟清解气分为宜。

羚羊角三分　京川贝二钱　通草一钱　鲜石斛三钱　鲜苇根煎汤代水　光杏仁钱半　天花粉二钱　连翘三钱　人中黄三钱

沈妇（元诊）体素肝旺，春令地中阳升木火化风，上引巅顶，脑热从清窍泄越，甚于左者，以肝胆从左而升也，隧道气痹，结肿有形，耳窍亦流脓水，急宜清火开郁。

羚羊角四分　通草八分　淡条芩钱半　泽兰二钱　石决明三钱　夏枯草二钱　橘红钱半　苦丁茶二钱　焦栀三钱　赤白芍各钱半

二诊：前拟清火开郁，已得喉通热减，面上肿热渐退，惟耳下依然木硬，此仍宜清解气分，无取外散，专事内通。

真滁菊钱半　霍石斛二钱　生白芍钱半　毛茹菇三钱　苦丁茶二钱　银花三钱　夏枯草三钱　丝瓜络三钱

温邪入营

乌桥西首公安局长周君公藩寓所前门，有叶男子，年二十岁，患温病，身热两旬余，屡更医，无一效，驯至神昏谵语，彻夜不寐，下利便血，日十余次，形瘦，杳不知纳，家贫甚寒，周君乞为诊视，脉弦搏甚，问之诺诺否否，神志昏甚，手足颤动，痉厥之兆已显，视其舌绛干。处方用鲜生地、鲜石斛各一两，炒银花八钱，花粉、元参各三钱，余药如象贝、桑叶、菊花、竺黄、郁金等，又紫雪丹五分，冲服，两剂后，转机，前后共进养津增液之剂，不下十帖，舌润脉和，便血谵语已止，神清，进厚粥碗许。后感冒风邪，转咳呛脱肛，此由病后肠肺气虚之故，初因微寒微热，用荆芥梗、炙草、远志、象贝、桔梗、硬橘梗、橘络、苡仁、荷叶，继用补中益气去柴胡、白术，加白芍收功。

（《国医杂志》8、9集）

舌强不语治愈案

忻县卢家窑村，郭氏子，年一十八岁，偶得温病，初日为口干，舌燥时觉思饮，因水不便，终未得饮，饭即未尝绝食。次即身热、头昏、呕吐，喜投热处，继即头痛腹疼，面赤、身热、口渴、气粗。末为神昏神迷，两唇扇动，舌强不语，大小便闭，舌苔厚腻，六脉洪数，以口干舌燥，时觉思饮者，热邪内炽，精液枯极之征兆也。身热，头昏，喜投热处者，热邪内壅，体温过高，易感寒邪，故有恶寒之象也。头痛，腹痛者，肠中之结滞也。面赤，身热，口渴，气粗者，皆热邪之作祟也。两层唇扇动者，内热生风之现象也。舌强不语者，热伤心阴，心阳独亢，舌乃心之苗，其故不语也。小便闭者，肠胃液枯，粪之燥结也，六脉洪数者，热邪内炽之脉象也。法宜清热、凉血、通便、救液。方用：

犀角二钱　连心麦冬三钱　连翘三钱　银花二钱　生地三钱　元参二钱　生石膏八钱　川黄连钱半　郁金二钱　川军四钱　芒硝二钱另冲　灯心一钱　竹叶二钱

上药水煎，先煎犀角数十沸，服时另加生梨汁五匙。

又定襄县智村，郭某，年三十二岁，亦思温病，问其初期，亦有发热、恶寒、头疼之经过。及诊时，已无此症，且无神昏、便闭、腹痛之病。但是舌强不语，脉象均见平和，惟左寸独见洪数，问其口渴，而首应之。因与前证，大同小异，故处方，亦稍为增减。

犀角二钱，先煎数十沸。

竹叶二钱　生石膏三钱　生地钱半　元参二钱　栀子钱半　郁金钱半　连心麦冬二钱　连翘二钱　黄连一钱　灯心一钱

服药后，半日即言语如常矣。详于此病，备凭左寸洪数之脉象，及舌强不语之症候，诊断而施治之。今幸治愈，因其神清，不知果能称为温病否。

（《医学杂志》91 期）

湿温

温邪化热，劫液耗津，鲜有不神昏谵语，甚或动风者。然亦有热极津枯，至死而神精清爽。予目视一同乡姓石，年方弱冠，于八月间患湿温，自热不清，在西医院治疗，徒服药水，内热益甚，以至舌焦枯萎缩，中有天然裂纹，齿垢有血斑，颐肿耳聋，大便秘结。西医以皮管通之数次，病势益剧。待余获讯探望，已形容枯槁，望之可畏，乃为之毗入广益中医院中，延丁师甘仁、曹师尹甫、及薛逸山、余继鸿诸先生，皆所见略同。重用养阴，如西洋参、知母、鲜石斛、鲜生地等药，连服十余剂。奈胃被火灼伤，已失其运化本能，药一下咽，非上变为痢，则下而为尿，只觉其痰与小便其多，口舌仍毫不回润也，且不思食者匝月矣。知胃气早败，大肉又脱，故卒底不救。予事后思之，香岩论温热有言卫之后方言气，气之后方言营，营之后言血，此病殆逗留营分者。因初起失表，渐及五气，又不清气，乃陷入营。西医又不知透热转气，致热在营分，未与清营养阴，坐待津液枯舌烂，内水已亏，既无外水以救，初则取之胃液，胃液涸，则消铄肌肉之液，肌肉干槁，则取之肾液。肾液竭则骨髓全枯，所不死者，仅存一息之微气。阴血既绝，孤阳不生，故临殁时，只叫胸中无气，喘促以终。若云其邪在气分，则身上无汗，劫液亦不如此速，许其邪在血分，则心包络必须受邪，无如此灵明态度，今可决其邪在营分，而益信香岩，此言非九折肱者不道也。

（《中医杂志》12 期　严苍山　陶斋医学随笔）

温邪失达内陷营分

曹幼　伏邪以外达为顺，内陷为凶，始起身热神烦，里邪原有外达之机，昨忽冷如冰，目直视而无泪，冷汗淋漓，神志昏昧，脉沉便秘，苔黄厚，此温邪失达，内陷营分，阳气不行于四末，有内闭外脱之势。《内经》所谓厥深病亦深，即此候也。恐狂脱之象，在指顾间，殊为棘手。姑拟辛凉开泄主治，俟其肢暖，再商治法。候商

犀角　紫草　郁金　鲜斛　菖蒲　山栀　元明粉　枳实　益元　赤芍　至宝丹研送

二诊：昨进开泄以达蕴热，肢末已暖，虽似吉象矣，然神烦如狂，目仍直视，体热无汗，便秘口渴，脉滑数，舌苔糙厚色黄，温热之邪，内逼厥阴，加以腑气不通，有形之邪，不得下夺，古人所谓有热有结是也。虑其内风旋扰，而有狂厥之象，未可信为稳妥也。勉再以凉透伏热，参通腑主治，必得汗畅便行，庶里邪得以外达，未识如愿否。

犀角　豆豉　山栀　鲜斛　郁金　连翘　元明粉　枳实　花粉　丹皮　紫雪丹四分

三诊：两进凉开清透之法，肢暖脉起，自汗已畅，遍体疹点密布，神烦即减，当是佳象。惟有热、有结之症，全赖表里均通，庶无反复，今便尚未行，苔黄根厚，身热未能退净，温热伏邪，充斥于内，未尽外达，当再以清泄参通腑主之，必得便通热退为吉。

犀角　豆卷　鲜斛　山栀　郁金　连翘　花粉　元明粉　生军　枳实　紫雪丹　益元散

（《中医杂志》5—10期　陈良夫　颖川医案）

温邪化火

赵左　温邪易于化火，始病便不畏寒，邪热烁津液，凝聚为痰，阻于胸中清旷之地，胸闷气喘，发热愈甚，脉滑数，舌绛、苔黄垢腻。阅前医所用之方，多苦寒之品，如柴、葛、芩、连、知母、栀、柏、紫菀、苏子等剂，已进十服，乃反增剧，虑其苦寒太过，苦能化燥，燥必伤阴，温邪最虑阴伤，不易平复，且此症经十余日不解，舌见红绛，邪已离表分而入营分，徒清气分之热，必致无功。询腑行燥结，已八日未更衣，乃用豆豉、山栀、银花、连翘、生川军、生石膏、天花粉、明胡、瓜蒌、丹皮、茜根、郁金、天竺黄等品，一剂喘减，再服便通。病势已去大半，即用原方进退，后因口渴，以鲜石斛、鲜芦根代茶而安。

（《中医杂志》二期　王鞠仁　临证笔记）

温邪肾咳

经云：五脏六腑，皆令人咳，不独肺也。非肺咳而治肺，药必无效。王姓年已五旬向外，素食阿片，患春温，经世医曹寿芝治愈，惟咳未除，调理月余，终不见效。咳甚时曾吐血数次，曹辞之，令就他医。余观其咳时少痰，声深长而不畅，腰背局脊如钩，既而诊脉，独见左关涩而尺稍数，此肝肾阴虚之咳，自非肺药可治，为用砂仁拌炒熟地、女贞子、黄柏、山药、丹皮、泽泻、麦冬、五味子、丹参、茜根等大剂饮之，四服而安。

一妇年三十余，先因呕血失调，后乃患咳，脉见左关尺皆数。此龙雷之火上腾，因以致咳也，前方熟地易以生地，加知母饮之而效。

（《国医杂志》10期　鲍东藩　世美堂笔记）

藕香室医案

卢左　温热，口渴，大汗，身热，面赤，脉洪大，宜竹叶白虎芦根。

生石膏一两五钱　知母三钱　生甘草一钱　荷叶包粳米一撮　芦根一两　竹叶百瓣

（《中医新刊》6、7期）

记温毒症传里用大黄石膏之治验

世兄钱铸铁，患温毒，初起即投以普济消毒饮，服后其肿仍然，连进三服，不但效果全无，反而头面俱肿，口渴烦闷，大解六七日不行，遂于消毒饮内，加生大黄六钱，生石膏八钱，天花粉四钱，服后下黑粪甚多。一剂知，而二剂已。其戚某君，儒而知医者，见方中用大黄、石膏之品，窃笑且非之。谓温毒用消毒饮，乃一定不移之法，从来未闻有用大黄、石膏之说。呜呼，此读书泥于古法，而不知权变之言也。且阳明之脉入鼻頞，又阳明之脉荣于面，今此症头面俱肿，口渴烦闷，大便六七日不行，显系温毒传入中焦阳明之象，此际而不用大黄、石膏，则大黄、石膏将用于何时？前服消毒饮而不效者，治其半而遗其半故也。至于温毒初起，邪在上焦，而未入里者，即原方中苦降之芩连，亦宜审慎而用之。况峻下质重之大黄石膏乎，然医者之于药，何好何恶，惟贵乎当之是求，若遵信古人太过，泥于成法，而不知化裁，诚如孟子所云，尽信书，则不如无书，甚矣哉，读书之难也。

（《中医杂志》10期）

临证录（瘟毒）

陈左　瘟毒之邪郁于肠胃，热灼液枯，肠胃发火，胃酸燥结，故大便八九日不通，便秘多日，内热愈炽，阳明之里热沸腾，少阴之君火不遏，故潮热口渴，头汗淋淋，热郁于表，即发疹。毒伏于里，即腹痛。缘以初失凉解，养痈长疽，刻下上焦之热正盛，当用釜底抽薪之法，如大便通利，则上焦之热自解矣。

川大黄八钱　肥知母七钱　粉丹皮二钱　小生地五钱　麦门冬八钱　黑元参一两　生石膏四两　金银花一两　连翘肉三钱　至宝丹一枚冲　该方连服三剂。

又诊：脉平身凉，肠热已除，苔润渴止，胃火已降，余邪传于脾经，故胸痞窒满，阳热伏于脑海，故头痛晕眩，清太阴之邪，则脾气畅达，而胸痞窒满可愈。泻阳明之热，则脑宫清醒，而头痛晕眩立止，此为治本之法也。

川黄连二钱　枳实二钱　瓜蒌五钱　陈半夏二钱　肥知母四钱　石膏二两　甘草一钱

（《中医世界》1934 年）

湿淫寒胜案

病者：朱乃康年三十岁，文学士，瑞金县人，住南昌市。

病名：湿淫寒胜。

原因：素来畏寒，六月夜间因少穿衣服觉得寒风袭人而起。

症候：头额沉闷，如布裹之微痛，肌肉寒甚，汤火不能热，厚衣不能温，逢风则四肢发热，腹胀痛溏泄。

诊断：脉迟而濡，迟为寒，此湿淫于内，寒水胜之。经曰：膀胱之脉，起于目内眦，上额交巅，是动则病冲头痛，头囟项痛。经曰：因于湿，头如裹，今太阳寒水无形之气，夹外感之寒邪，内淫之湿气，逆而上行，故头额沉闷，裹而痛也。张隐庵曰：寒湿合病，阴专其政，阳气退避，土令不及，风反胜之。盖脾统四肢，脾主湿，膀胱主水，今脾被寒水凌侮，风木克制，则脾自失主张，不能统束四肢，则四肢独治。四肢者阳也，风亦阳邪也，两阳相搏，故逢风则四肢发热也。肌肉寒者，水胜土也。经曰：人有身寒，汤火不能热，厚衣不能温者，素肾气胜，以不为事。盖膀胱水府也，脾土也，脾主肌肉，膀胱之水，反胜脾土，故寒在肌肉间也。经曰：脾脉入腹，是动则病腹胀溏泄，腹脾之郛郭也。今太阳有形之寒水，灌输于脾，与脾脏内郁之湿气相融，水湿并合，留聚于中，与感寒邪相搏，故腹胀痛也。湿溏也，泄水也，腹中淤聚之水湿，溜大肠故溏泄也。《内经》所谓湿气内郁，寒迫下焦者也。

疗法：湿淫于内，治以苦热，佐以酸淡，寒淫所胜，平以辛热，佐以甘苦。

处方：玉桂一钱　桂枝一钱　白术二钱　苍术二钱　茯苓一钱

复诊：服前方四剂，寒热由汗出退清，胀痛泄溏，由小便清利而止。但头如裹，胸腹温温液液，此脾中有形之寒水虽退，而无形寒水之气未除，仍于前方加减。

丹方：玉桂一钱　白术二钱　苍术二钱　茯苓一钱　草果仁二钱

效果：服前后两方，共计八剂而愈。

（《医界春秋》67、68、70—72期　谢寿梅　生春医馆验案）

湿温

汪先生　病十日已来，身热汗多，泄泻清水，胸腹时闷，舌尖绛而无苔，脉濡而大，此湿温已成，不能速愈。

葛根三钱　厚朴炒一钱　藿梗二钱　川连五分　茅根二钱　佩兰二钱　淡芩二钱　苡仁五钱　柴胡钱半　姜夏三钱　赤苓四钱

（《中医新生命》1934—1937年1—31期　陆渊雷医案）

湿温发疹表里未和

沈左　湿邪化热，症名湿温。其为病也，轻则传疟，重则传疹，治之之法，叶氏论之最详。一则曰湿温初起，须究表里三焦；再则曰温邪不从外达，必致里结。吴又可治湿温为病，专主汗、下、清三法，大旨不外宣通表里，疏达三焦，以引邪外出。王氏孟英又有阳明伏邪，须假大肠为去路之说。王清任复有温邪内发，先营后气之论，皆所以发明温症原因，而为后人所取法也。据述初起形寒身热，后遂不寒而热，经七八日，而热势不甚亦不解，汗微苔灰，稀见疹点，又得畅解，色红带黏，正属温热伏邪，分达表里，均是佳兆。惟疹不透，而身热依然，神倦嗜卧，诊得脉象左滑数，右手沉数，验苔底腻中糙，上罩微灰，胸次仍见红点。拙见是湿温之邪，尚未透达，郁遏于阳明营分，不得速化。表里之气，未得宣通，三焦仍然阻滞，蕴邪虽有外达之象，究未能尽从外出。所幸津液未伤，热邪不致内结，轻清透达，尚易为力，不过湿温传疹，譬如抽蕉剥茧，层出不穷，此症邪伏营分，又必假道于气分，而出表更需时日，王氏所谓先营后气者是也。爰宗英氏汗、清二法，投以宣达清泄之品，引邪外出，望其疹透苔薄，庶无迁变，至下法则非所宜矣。未识是否，录方于左，以备采择。

大豆卷四钱　黑山栀三钱　紫草茸钱半　广郁金钱半　滑石四钱　金石斛四钱　连翘三钱　桑叶钱半　枳壳钱半　甘黄八分

芦根五钱　竹叶廿片

（《中医杂志》5—10期　陈良夫　颖川医案）

湿温

郑左　湿温十六天，身灼热，有汗不退，口渴欲饮，烦躁少寐，梦语如谵，目红溲赤，舌红糙无津，脉象弦数，红痦布于胸膺之间。此温已化热，湿已化燥，烁火入荣，伤阴劫津，有吸尽西江之势，化源告竭，风动痉厥之变，恐在目前，亟拟大剂生津凉荣，以清炎炎之威，冀其津生邪却，出险入夷为幸。

鲜生地六钱　天花粉三钱　川贝母二钱　生甘草八分　粉丹皮二钱　冬桑叶三钱　银花八钱　白薇五钱　羚羊片八分　朱茯神三钱　连翘带心三钱　茆芦根各一两　鲜石斛四钱　鲜竹叶卅片

二诊：湿温十八天，甘寒清解，已服二剂，舌红糙略润，津液有来复之渐，身灼热，口渴引饮均减，夜寐略安，佳境也。红痦布而渐多，目白红丝，小溲短赤，脉数不静，少阴之阴已伤，水不济火，荣分之热尚炽，木火升腾，前方既见效机，毋庸改弦更辙也。

原方加西洋参五钱，鲜藕四两。

三诊：湿温三候，温化热，湿化燥，迭进生津凉解，身灼热大减，寐安，梦语亦止。红痦满布，荣分之热，已得外达，脉数不静，舌转光红，小便黄，七八日未更衣，阴液难以骤复，木火尚炽，余燔未净，仍拟生津泄热，佐通腑气，虽缓下，亦寓存阴之意。

西洋参五钱　冬桑叶二钱　天花粉二钱　白薇五钱　鲜生地四钱　粉丹皮二钱　川贝母三钱　生甘草六分　鲜石斛四钱　朱茯神三钱　郁李仁三钱　麻仁四钱　活芦根一尺

四诊：湿温二十二天身灼热已退，寐安神清，红痦布而渐化，腑气亦通。舌质红，苔微白，脉象濡软而数，精神疲倦，小溲淡黄，谷食无味，邪退正虚，脾胃鼓舞无权，今拟养正和胃，寒凉慎用，虑过犹不及也。

西洋参米炒五钱　朱茯神三钱　川石斛三钱　生甘草五分　通草八分　瓜蒌皮二钱　广橘白一钱　川贝母二钱　北秫米三钱

（《中医杂志》1—12、14—16期　丁泽周〈甘仁〉　思补山房医案）

湿温

裘左　湿温八天，壮热有汗不解，口干欲饮，烦躁不寐，热盛之时，谵语妄言，胸痞泛恶，不能纳谷，小溲浑赤，舌苔黄多白少，脉象弦，温情脉脉而数，阳明之温炽甚，太阴之湿不化，蕴蒸气分，温布三焦，有温化热、湿化燥之势，症非轻浅，姑拟苍术白虎汤加减，以观动静。

生石膏三钱　肥知母钱半　枳实炭一钱　通草八分　制苍术八分　茯苓皮三钱　炒竹茹钱半　飞滑石三钱　仙半夏钱半　活芦根一尺　荷梗一尺

二诊：今诊脉洪数较缓，壮热之势大减，稍能安寐，口干欲饮，胸闷泛恶，不能纳谷，舌苔腻黄渐化，伏温渐解，而蕴湿犹留中焦也。既见效机，毋庸更章，参入芳香淡渗之品，使湿热有出路也。

熟石膏三钱　仙半夏钱半　枳实炭一钱　泽泻一钱　制苍术八分　赤茯苓三钱　炒竹茹钱半　通草八分　飞滑石三钱　鲜藿香　鲜佩兰各钱半　荷梗一尺

三诊：热退数日，复转寒热似疟之象，胸闷不思纳谷，且有泛恶，小溲短赤，苔黄口苦，脉象左弦数，右濡滑，此伏匿之邪，移于少阳，蕴湿留恋中焦，胃失降和，今宜和解枢机，芳香淡渗，使伏匿之邪从枢机而解，湿热从小便而出也。

软柴胡八分　仙半夏二钱　酒黄芩一钱　赤苓三钱　枳实一钱　炒竹茹五钱　通草八分　鲜藿香　鲜佩兰各钱半　泽泻五钱　荷梗一尺

（《中医杂志》1—12、14—16期　丁泽周〈甘仁〉　思补山房医案）

湿温

杨左　湿温七天，身热有汗不解，午后入夜尤甚，口苦而干，渴不多饮，脉濡滑带数，舌苔薄腻，伏邪蕴湿，逗留膜原，少阳阳明为病，前进达原宣化不应，今拟柴葛解肌加味。

软柴胡八分　清水豆卷四钱　仙半夏钱半　六一散三钱　粉葛根五钱　赤苓三钱　六神曲三钱　泽泻五钱　甘露消毒丹四钱

二诊：服药两剂，身热较前大减，胸脘不舒，纳减少寐，余邪湿热未楚，胃不和则卧不安也。脉濡滑，苔薄腻微黄，今拟芳香淡渗，以靖余气，更当避风节食，不致反复为要。

清水豆卷四钱　佩兰叶钱半　仙半夏钱半　炒枳壳一钱　广藿香钱半　赤茯苓三钱　炒秫三钱　炒麦芽四钱　通草八分　益元散包三钱　佛手八分　甘露消毒丹四钱

赵童　湿温已延月余，身热早轻暮剧，有时畏冷背寒，热盛之时，谵语郑声，渴喜热饮，小溲短赤，形瘦骨立，纳谷衰微，舌质红，苔薄黄，脉象弦而数，白瘖布而不多，色不显明。良由病久正气已虚，太少之邪未罢，蕴湿留恋膜原，枢机不和，颇虑正不敌邪，致生变迁。书云：过经不解，邪在三阳，今拟小柴胡合桂枝白虎汤加减。本虚标实，固本去标为实。

潞党参钱半　软柴胡一钱　生甘草五分　仙半夏二钱　熟石膏三钱　赤茯苓朱砂拌，三钱　炙远志一钱　川桂枝八分　通草八分　泽泻钱半　焦谷芽三钱　佩兰叶钱半

二诊：进小柴胡合桂枝白虎汤加减，寒热渐退，谵语亦止，白痧而渐多，脉象濡数，苔薄黄，太少之邪，已有外达之势，口干不多饮，精神疲倦，谷食衰微，正气已夺，脾胃鼓舞无权，今拟制小其剂，扶正祛邪，理脾和胃。冀胃气来复，自能入于坦途。

潞党参钱半　银柴胡一钱　生甘草五分　云苓辰砂拌，三钱　仙半夏二钱　青葛根钱半　广橘白一钱　佩兰叶钱半　白薇五钱　川通草八分　生熟谷芽各三钱　姜一片　枣三枚

（《中医杂志》1—12、14—16期　丁泽周〈甘仁〉　思补山房医案）

湿温

俞左　湿温五天，身热不解，有汗恶风，遍体骨楚，胸闷泛恶，不能饮食，舌苔腻布而垢，脉象濡迟，伏温夹滞，互阻中焦，太阳表邪郁遏，太阴里湿弥漫，清不升而浊不降，胃乏展和之权，邪势正在鸱张，拟五苓合平胃散加减。

川桂枝八钱　赤猪苓各三钱　泽泻钱半　清水豆卷四钱　制川朴一钱　陈皮一钱　半夏一钱　制苍术一钱　枳实炭一钱　六神曲三钱　鲜藿梗　鲜佩兰各钱半

（《中医杂志》1—12、14—16期　丁泽周〈甘仁〉　思补山房医案）

湿温

朱孩　湿温已延月余，身热不退，腹疼便泄，大腹膨胀，面浮体肿，舌薄灰黄，脉象濡数，纹色青紫，已逾气关。某专科投以银翘、芩连、滑石、通草、楂曲、鸡金、苓

术等，意谓疳积成矣。惟按脉论症，此三阳之邪，已传入三阴，在太阴则大腹胀满，在少阴则泄泻体肿，在厥阴则腹痛肢冷，卫阳不入于阴则发热，水湿泛滥横溢，则遍体浮肿。小孩稚阳，病情若此，犹小舟之重载，覆沉可虑，今拟真武、理中、小柴胡，复方图治，冀挽回于什一。

熟附片八分　炒干姜五分　炒白术钱半　连皮苓三钱　陈皮一钱　炒潞党一钱　软柴胡五分　清炙草五分　川椒目十粒　砂仁八分　大腹皮二钱　六神曲三钱

二诊：服理中、真武、小柴胡复方以来，腹胀满，肢体肿，均见轻减。泄泻亦止，佳兆也。惟身热晚作，乳食少进，口干欲饮，脉纹色青紫，已回气关之内，脉仍濡数无力，是阴盛格阳，真寒假热，切勿因身热而即改弦易辙也。仍守原法，努力前进。

原方加嫩白薇一钱。

三诊：肿胀十减七八，身热亦觉渐退，惟神疲形瘦，谷食少进，水湿已化，正虚困顿，脾胃阳衰，鼓舞无权也。仍守效方出入。

原方去柴胡，加焦谷芽三钱，佩兰梗钱半。

按：此症疑似之处，最难辨别。认定三阴见象，投以温药，故能无虑也。否则再进寒凉，必致邪陷阳越，而不起矣。

（《中医杂志》1—12、14—16期　丁泽周〈甘仁〉　思补山房医案）

湿温

邹女　湿温九天，身热、午后尤甚，口干不多饮，头满且胀，胸闷不能食，腑行溏薄。舌苔薄腻带黄，脉象濡数，左关带弦，温与湿合，热处湿中，蕴蒸膜原，漫布三焦。温不解则热不退，湿不去则温不清，能得白痦，而邪始有出路。然湿为黏腻之邪，最难骤化，恐有缠绵之虑，姑拟柴葛解肌，以去其温，芳香淡渗，而利其湿。

软柴胡八分　葛根钱半　清水豆卷三钱　赤苓三钱　泽泻五钱　银花炭三钱　连翘二钱　鲜藿香　鲜佩兰各钱半　神曲三钱　大腹皮二钱　通草八分　草荷叶一角　甘露消毒丹包，四钱

二诊：湿温十二天，汗多身热虽减，而溏泻更甚于前，日夜有十余次之多，细视所泻之粪水，黑多黄少，并不臭秽。唇焦齿垢，口干欲饮，饮入肠鸣，小溲短少而赤，舌边红，苔干黄，脉象左濡数，趺阳之脉亦弱，此太阴为湿所困，清气下陷。粪水黑多黄少，黑属肾色，是少阴胜、趺阳负，明矣。况泻多既伤脾，亦伤阴，脾阳不能为胃行其津液，输运于上，阴阳津液亦不上承，唇焦齿垢，职是故也。书云：自利不渴者，属太阴。自利而渴者，属少阴。少阴为水火之脏，为三阴之区。少阴阴阳两伤，上有浮热，下有虚寒，显然可见，脉证参观，颇虑正不敌邪，白痦不能外达，有内陷之险，欲滋养则碍脾，欲温暖则伤阴，顾此失彼，殊属棘手。辗转思维，惟有扶正祛邪，培补中土冀正旺，则伏邪自达，土厚则虚火自敛，未识能弋获否。

人参须一钱　米炒于术二钱　清豆卷四钱　云苓三钱　生甘草三分　淮山药炒三钱　炮姜炭三分　炒扁豆衣三钱　炒谷芽　苡仁各三钱　干荷叶一角　陈仓米一两

煎汤代水。

三诊：湿温两候，前方连服三剂，泄泻数次已减。所下粪水，仍黑黄夹杂，小溲短赤，口干欲饮。齿缝渗血，舌边红，苔干黄，脉象泻数，尺部细弱，白痦布于胸膺脐腹之

间，籽粒细小不密，伏温蕴湿，有暗泄之机，然少阴之阴，太阴之阳，因泻而伤，清津无以上供。泻不止，则正气不复，正不复，则邪不能透达，虽逾险岭，未涉坦途也。仍宜养正崇土为主，固胃涩肠佐之。

吉林参一钱　米炒于术二钱　生甘草三分　云苓三钱　炒淮药三钱　炒川贝二钱　禹余粮三钱　炒谷芽三钱　橘白一钱　炒薏仁三钱　荷叶一角

四诊：湿温十七天，泄泻已减七八，粪色转黄，亦觉自秽，太阴已有外运之渐，白痦布而甚多，色亦显明，正胜邪达之佳象。口干而腻，不思谷食，睡醒后面红，稍有谵语，逾时而清，脉濡数而缓，舌质红，苔黄。良由气阴两伤，神不安舍，余湿酿成痰浊，留恋中焦，胃气呆顿。今拟七分扶正，三分祛邪，虚实兼顾，以善其后也。

人参须八分　炒于术钱半　炒川贝二钱　云苓神辰砂拌，各三钱　远志一钱　炒淮药三钱　橘白一钱　炒谷芽　苡仁各三钱　清水豆卷三钱　佩兰钱半　清水枇杷叶二钱

（《中医杂志》1—12、14—16期　丁泽周〈甘仁〉　思补山房医案）

湿温

哈妇　湿温匝月，身热壮，汗多畏寒，胸闷呕吐，纳食不进，烦躁懊侬，少腹胀痛拒按，溺时管痛。小便不利，口干唇燥，渴喜热饮，舌苔白腻，脉象左弦迟而紧，右沉细无力，据述病起于经行之后。阅前所服之方，栀豉二陈、泻心、八珍、金铃子散等剂。推其病情，其邪始在太阴阳明，苦寒迭进，邪遂陷入少阴厥阴，清阳窒塞，蓄瘀积于下焦，膀胱宣化失司，烦躁似阳，实阴躁也。阴盛于下，格阳于上，若再投苦降，则邪愈陷愈深矣。惟拟吴茱萸汤加味，温

经逐湿，理气祛瘀，冀其转机为幸。

淡吴萸六分　熟附片八分　赤苓三钱　连壳蔻仁八分　焦楂炭三钱　姜半夏二钱　砂仁八分　陈皮八分　延胡索一钱　五灵脂钱半　两头尖钱半　泽泻一钱　生姜两片

二诊：两进吴茱萸汤，呕吐烦躁，均已轻减，少腹胀，痛亦松，反加大便溏泄，有七八次之多，寒滞有下行之机，中焦有来复之渐。体征：身热依然，口干唇燥，渴喜热饮，苔腻稍化，脉仍弦迟。勿可因口干唇燥，即改往易辙，虽有身热，可毋庸虑。但使卫阳能入于阴，则身热自除矣。仍守原法更进一筹。

原方去生姜、连壳蔻仁，加炮姜炭六分，炒白术一钱。

三诊：呕吐溏泄已止，少腹胀痛亦减大半，惟小溲不利，溺时管痛，唇燥口干，不多饮，脉象寸关濡滑，尺部涩迟，是蓄瘀蕴湿，留恋下焦，膀胱气化无权，脾不能为胃行其津液，浸润于上。症虽转机，还当谨慎，今制小其剂，加入通关滋肾之品，使蓄瘀蕴湿，从下窍无出。

吴萸四分　仙半夏二钱　熟附片八分　赤苓三钱　陈皮一钱　炒白术二钱　炮姜炭四分　清炙草四分　砂仁八分　琥珀屑六分　通天草五钱　滋肾通关丸包煎三钱。

诸恙十减七八，小溲亦利。惟纳谷衰少，神疲肢倦，唇口干不多饮，苔转淡黄，脉现濡缓，是脾胃两伤，运化失常，今拟醒脾和胃，而宣余湿，隔一日服一剂，仿经旨大毒治病十去其八，小毒治病十去其六，毋使过之伤其正也之意。

炒白术二钱　云苓三钱　清炙草五分　陈皮一钱　仙半夏二钱　大砂仁八分　焦谷芽五分　省头草五钱　绛通草八分　通天

草五钱　生姜两片　红枣四枚

（《中医杂志》1—12、14—16期　丁泽周〈甘仁〉　思补山房医案）

湿温

巫左　湿温症已延月，寒热时轻时剧，口干不喜饮，腑行溏薄，初由伏邪湿热，蕴于募原。少阳枢机不和，太阴为湿所困，清气不升。阅前方参附、龙牡、姜桂二陈等剂，温涩太过，致伏邪无路可出，愈郁愈深，如胶似漆，邪遏化热，湿遏化燥，伤阴劫津，化源告竭。气逆而促，神糊谵语，所由来也。舌苔黑糙而垢，有似少阴热结旁流，急下存阴之条。无如脉象左弦细促数，右部虚数散，复无燥实坚满之形，安有可下之理。阴液枯槁，正气亦匮，厥脱之变即在目前矣。勉拟增液生津，以救其焚，亦不过尽人力以冀天眷。

西洋参三钱　朱茯神三钱　天竺黄钱半　嫩钩钩后入，三钱　大麦冬二钱　柴贝齿三钱　银柴胡钱半　枳实炭八分　霍石斛三钱　川贝母二钱　清炙草四分　炒竹茹钱半

时左　初病喉痧治愈之后，因复感停滞，酿成湿温，身热有汗不解，临晚畏寒，入夜热势较盛，天明即觉轻减，已有三候。口干不多饮，小溲短赤，逾时有粉汁之形，苔薄黄，脉濡数，素有失红。阴虚体质，迭进清温化湿之剂，其热非特不减，反加肤肿足肿，脐腹饱满，面浮咳嗽。细推病情，太阳经邪未解，膀胱腑湿不化，久则湿困太阴，健运无权，湿为阴邪，易于化水，水湿泛滥，则为肤肿足肿，中阳不行，浊阴凝聚则为脐腹饱满，水湿逆肺，则为咳嗽面浮，格阳于外，则身热不退也。恙热已入险境，岂可泛视。今拟五苓加味，温开太阳而化水湿，勿可拘执阴虚体质，而畏投

湿温

郑左　湿温十八天，初起身热，继则不热，两颧红赤，小溲自遗，时时欲寐，舌灰薄腻，口干不欲饮，脉沉细无神，此邪陷少阴，肾阳堙没，龙雷之火，飞越于上，戴阳证也，殊为可虑。急拟温经扶正而潜浮阳，未识能得挽救否。

潞党参五钱　龙骨三钱　煨益智钱半　炙远志一钱　熟附块三钱　牡蛎三钱　清炙草五分　炒于术钱半　鹿角霜五钱

冯左　湿温三候，身热有汗不解，胸痞泛恶，脐腹作胀，两足痿软不能步履，苔腻脉濡，湿邪自下及上，自外入内，盖脚气之重症也。若加气喘，则危殆矣。急拟逐湿下行。

清水豆卷四钱　陈广皮一钱　制苍术一钱　制川朴一钱　仙半夏二钱　枳实炭二钱　赤茯苓三钱　淡吴萸五分　大腹皮二钱　木防己二钱　陈木瓜三钱　生苡仁四钱　生姜三片

（《中医杂志》1—12、14—16期　丁泽周〈甘仁〉　思补山房医案）

湿温

王幼　湿温伏邪，已十六天，汗多潮热，口干欲饮，白痦布于胸腹之间，八九日未更衣，脐下按之疼痛，舌红绛，中后腻黄，脉象沉数，迭投清温化湿之剂，诸症不减。良由伏邪蕴湿化热，由气及荣，由经入腑，腑中宿垢不得下达也。吴又可云：温病下不嫌早，导滞通腑为主，清湿凉荣佐之。使有形之滞得下，则无形之邪自易解散。

生川军二钱　元明粉钱半，后入　枳实一钱　生甘草五分　冬桑叶二钱　粉丹皮二钱　青蒿钱半　嫩白薇钱半　京赤芍钱半　青荷梗一尺　活水芦根一尺

复诊：昨进导滞通腑，清荣泄热之剂，腑气已通，潮热

渐减，白痦布而不足，口干欲饮，舌中腻黄渐化，脉濡数无力，阴液暗伤，余热依恋气荣之间，清津无以上供。今拟生津清化，佐入和胃之品，尚须节食，恐多食则复，少食则遗之弊。

天花粉三钱　霜桑叶二钱　粉丹皮钱半　京赤芍半钱　朱茯神三钱　青蒿梗半钱　嫩白薇钱半　通草八分　六一散三钱　青荷梗一尺　生熟谷芽各三钱

（《中医杂志》1—12、14—16期　丁泽周〈甘仁〉　思补山房医案）

湿温

周左　湿温月余，身热汗多，神识模糊，谵语郑声，唇燥口干，不欲饮，谷食不进，舌苔干腻，脉象沉细，此湿邪久困太阴，陷入少阴。湿为阴邪，最易伤阳。卫阳先于分护，则汗多，浮阳越于躯壳，则身热，神不守舍，则神糊，与热入心胞者，有霄壤之别。动则微喘，肾气不纳（细）也。十余日未更衣，此阴结也。脉证参合，正气涣散，阴阳脱离，即在目前矣。急拟参附回阳，龙牡潜阳，苟能阳回神定，庶可望转危为安之幸。

别直参二钱　熟附块二钱　左牡蛎三钱　大砂仁八分　仙半夏二钱　炙远志钱半　花龙骨三钱　朱茯神三钱　炒枣仁三钱　北秫米三钱　浮小麦四钱

二诊：两进参附回阳，龙牡潜阳，汗收神清，阳气有内返之佳境。口干渴喜热饮，纳谷衰少，精神困顿，十余日未更衣，腹内微胀，并不拒按。苔干腻，脉沉细，阳不运行，阴气凝结，肠垢不得下达，犹严寒之时，水冰而地拆也。险岭虽逾，未入坦途，再拟扶正助阳，温通腑气。

别直参钱半　熟附块钱半　朱茯神三钱　炙远一钱　炒枣仁

三钱　仙半夏三钱　陈广皮一钱　大麻仁四钱　郁李仁三钱　火麻仁三钱　焦谷芽四钱　半硫丸二钱

外用蜜煎导法。

三诊：服两剂后，腑气已通，余恙如故。原方去半硫丸、郁李仁、火麻仁，加炒于术。

（《中医杂志》1—12、14—16 期　丁泽周〈甘仁〉　思补山房医案）

湿温

费左　湿温三候，初病足背湿结毒起见，腐溃不得脓，疮旁四围肿红焮痛，寒热晚甚，梦语如谵，前医迭投寒凉解毒。外疡虽见轻减，而加呃逆频频，胸痞泛恶，口有酸甜之味，不能饮食，渴不欲饮，口舌糜腐，小溲短赤，脉象濡滑而数，良由寒凉太过，湿遏热伏，热处湿中，胃阳被困，气机窒塞，已成坏症。议进辛以开之，苦以降之，芳香以宣之，淡渗以利之。复方图治，应手乃幸。

仙半夏二钱　淡吴萸一分　郁金五钱　通草八分　清水豆卷四钱　枳实炭一钱　川雅连四分　姜竹茹五钱　柿蒂五枚　鲜藿香五钱　佩兰五钱　鲜枇杷叶三张

二诊：连服辛开苦降，芳香淡渗之剂，呃逆止，泛恶亦减。胸痞嗳气，口舌糜腐依然，口有酸腻之味，身热起伏无常，小溲短赤，脉象濡数，湿热为黏腻之邪，最难骤化。胶阻于中则胸痞嗳气，熏蒸于上则口糜酸甜，三焦决渎无权，则小溲短赤，白疹不现，邪无出路，前方既见合度，循序前进，以图后效。

仙半夏五钱　左金丸五分　清水豆卷四钱　通草八分　枳实炭一钱　炒竹叶　茯苓皮三钱　鲜藿香　鲜佩兰各五钱　柿蒂五枚　枇杷叶五张　滋肾通关丸五钱

三诊：呕恶止，痞未舒，口舌糜腐亦减。白疹渐现，伏邪湿热，已有暗泄之机。十余日未更衣，小溲短赤，身热临晚似剧，脉濡数，申酉为阳明旺时，阳旺腑垢不得下达，三焦之余湿，一时未易清澈。再守原法加入通幽润肠之品，腑垢得去，则经中之余热，自无形默化也。

仙半夏四钱　川连四分　青葛梗五钱　白薇五钱　清水豆卷四钱　全瓜蒌四钱　郁李仁三钱　大麻仁三钱　枳实灰一钱　炒竹茹五钱　鲜佩兰四钱　滋肾通关丸五钱

四诊：腑气已通，诸恙均平。今且调其胃气，宣化余湿，更当节饮食以杜反复。

南沙参三钱　青葛根五钱　白薇五钱　清水豆卷三钱　鲜佩兰五钱　仙半夏五钱　江枳壳一钱　竹茹五钱　通草八分　生熟谷芽各三钱　鲜枇杷叶四张　滋肾通关丸五钱

（《中医杂志》1—12、14—16期　丁泽周〈甘仁〉　思补山房医案）

湿温

有一徐姓老妇，系汪如松之姊，患湿温化燥，三候不得大解，燥热神昏，胸前拒按，舌苔干黄起芒，左脉已闭，温邪与燥粪，胶结于中，势极危险。当向汪君云：此症大满大实，非用承气兼外治不可，与其坐而待毙，不如背城一战，但成败利钝，非可逆睹。病人之孙年幼不能作主，奈何？汪君云：衣棺已备，余当自任，坚请施治，遂用酒炒大黄三钱，风化硝一钱五分，佐以西洋参二钱，以顾肺液。银花三钱，栀子一钱五分，连翘、枳壳、橘络、芦根，外用小雄鸡一只，剖开，入当门子五厘，绑胸骨尽处，随下浊垢酱粪甚多，鸡内臭不堪言。次日复诊，舌灰而干，人事稍苏，脉弦滑，阳明腑气未净，改进生脉，兼通腑气方。用西洋参、知母、麦冬、石斛、银花、火麻仁、竹叶、芦根等，续下浊垢粪若干，人事较清。入夜间有谵语，胸仍拒按，系痰与滞未清，再用瓜蒌、贝母、枳实、姜汁炒竹茹、玄参、鲜石斛，引以莲子心，加更衣丸三钱，同煎。余症渐平，复以沙参、鳖甲、花粉、贝母、地骨皮，退其余热，以扁豆衣、玄参、地骨皮、沙参、麦芽、滑石、芦根、荸荠、淡海蜇调理而愈。此症转机非易也。

南门口，窑货摊，马姓子，年二十余，患湿温证，拖延二月，请余往视。病者秽浊喷人，额汗唇焦，面赤眼红，鼻息煽动，身热绵绵，由天明重至午后，气凑动则喘咳，苔尖赤，中灰，脉细数，寸微，关弦，余向伊父云，邪深化燥已极，邪火灼肺，液损津伤，肝火已升，故热由寅卯重至午后。肝风将至，须用紫雪丹，迟则不救。君父云：我夫妇年均花甲，只此一子，务请先生救治，言时声泪俱下，余不忍坐视，令购紫雪丹二分，芦根一两煎汤先服，再以鲜生地、麦冬、知母、蛤粉、石斛、地骨皮、银花、花粉、茯神、灯心、荷叶筋等投之，神倦安眠。次日热平，鼻煤渐退，气凑喘咳亦定。用原方，去紫雪，加石膏、粳米，诸症渐退。遍身现出白痦，余以沙参、青蒿、鳖甲、蛤粉、川贝、花粉、银花、丹皮、赤芍、茯神、芦根、滑石等，与之连服两剂后，用和胃益津，轻清调理而愈。

（《医学杂志》89期　王养初　临证笔录）

临症经验

绍兴人宋鹤，年三十余岁，长夏时患湿温症。奈家徒四壁，囊乏一钱，耽延多日，前来请予。见其壮热神昏，不省人事，满口焦黑，如同煤炭。予对病家云：病人命在呼吸，你家无力服药，如何得了，踌躇再四，只有用天生白虎汤，或可挽救一二，遂嘱病家买雪藏大西瓜一枚去渣，以汁灌之。得能下咽，可以畅量饮之，次日复诊。热除，人事清醒，满口黑色退去大半，嘱渠仍饮西瓜汁，数日痊愈。苟能切中病情，何妨独出心裁，天下万物，莫非药材，予言洵不诬也。

《内经》云：得谷者昌，失谷者亡。东垣云：人有胃气则生，无胃气则死。凡病以胃气为主，脉亦以胃气为主，如无胃气，生命堪虞。然伤寒证中，有除中一症，大便洞泄，胃口大开，反胜平日，而性命莫保。除中者，中气除去，欲得谷气以自救也。卒之救不胜救，性命依然莫保。亦有痨病家，不乏胃口如常，并非个个胃败，而忽然溘逝，亦属数见不鲜。更有无病之人胃纳甚佳，猝然身故。《内经》云：大气入于脏腑者，无病而猝死是也。所以《内经》、东垣之言，有时亦不足定人生死耳。

（《神州国医学报》2卷1期　陈青云）

湿温时疫

病者：曾焕奎，男性，年三十九岁。住丹良勿拉瓦埠街后之住宅，业小商。

病名：湿温时疫兼嗽血。

原因：据述于廿九年十一月十三日，起初感觉四肢酸软，头痛，自购服也氏薄罗，服后数时，仍踏脚车载杂货往园丘照常营业，以后逐日病仍发，自再购加当片，服后亦退。如斯反复三四日，病已加重，即就诊埠之一中医无悬牌者。三二日间，连诊数次，其处方药是麻黄、桂枝、防风、薄荷、羌活、独活、川芎、白芷、柴胡、荆芥、甘草、川贝、知母、石膏、生芍、天花、麦冬等出入加减。至十九日不但寒热头痛未退，而胸痛嗽甚，兼咯出鲜血颇多，其后每嗽咯出必兼血，迨二十日中午延余诊视。

症候：身面黄瘦，四肢酸痛，有时厥冷，头部胸部则常热，且痛，口渴，恶食，嗽急，咯出必带鲜血。

诊断：脉沉弦数，舌微紫，苔薄燥黄，脉证合参，断为湿温误治，转成肺燥。

治法：宜内外兼治，外治从俗治毛丹法，内服当以泻热清血，兼理嗽之剂。

处方：桑白皮四钱　川黄连二钱　枯黄芩三钱　福藕节四钱　麦冬五钱　枇杷叶钱半　花粉四钱

另先以田三七四分，川黄连二分研细。温滚水调服，隔三小时。再服蚺蛇胆三分，再隔三小时可服药汤。又另以桑白皮、生薏仁煎作饮料，并嘱每餐可服麦片。上方嘱服一剂而病者因服后诸症皆减，翌日自再购服一剂。

次诊：廿二日，病者自搭电车抵敝处就诊，其脉无力，而恶寒发热皆退。口不渴，血亦止。仅轻微之嗽，而身体乏力耳。窃以此病能获速愈，实出意料之外。盖曾君之病，乃湿温过服辛温，而迁延日久，已现正虚邪盛，殊为危候。治之以苦寒，为急则治标之法，本未敢期其必效，且当时观病者所处斗室，透风过甚，虽有妻室，然须抚养数位小孩，对于调护病者自不能周也。

次方：湘百合四钱　甘杏仁五钱　明玉竹三钱　蜜冬花四钱　生薏仁八钱　桑白皮三钱　蜜兜铃三钱　日服一剂，连服二剂。

并嘱嗣后调养可服燕窝或白鸭，而近数日间，不可操过重之工作为要。

（《复兴中医》2卷4期　杨钦仁）

伏温加湿

徐右　伏温夹湿，陷入厥阴，神识昏糊，牙关紧闭，四肢逆冷，唇燥而焦，胸闷呕吐，饮食不进，湿热酿成浊痰，互阻中焦，胃失降和。脉沉细而数，苔灰黄，况素体阴亏，肝火内炽，更兼怀孕，颇虑殒胎，危笃之症也。仿经旨有故无殒，亦无殒也之意。拟四逆散加减，冀陷入之邪，从阳明而解为幸。

银柴胡一钱　炙远志肉一钱　炙僵蚕三钱　仙半夏五钱　九节石菖蒲八分　净蝉衣七分　枳实炭八分　炒竹茹五钱　嫩钩钩三钱　清水豆卷二钱　广郁金五钱　薄荷叶八分　淡竹沥一两　姜汁三四滴冲服。

二诊：昨进四逆散加减，神识渐清，呕吐亦止，虽属佳兆，无如牙关拘紧，齿垢无津，里热口干，胸闷气粗。按脉沉细而数，良由阴液已伤，津无上承，陷入之温邪，未能透达。痰热胶阻肺络，肺失输布之权，况怀麟七月，胎气亦伤，虽见小效，尚不足恃也。今拟生津达邪，清神涤痰，未识能得转危就安乃幸。

霍石斛三钱　炙远志肉一钱　川贝母二钱　清竹油一两　清水豆卷三钱　鲜石菖蒲八分　瓜蒌皮二钱　嫩钩钩三钱　黑山栀五钱　洋竹茹二钱　枳实七分，合炒　洋枇杷叶三张

三诊：神识渐清，呕吐渐止，牙关拘紧亦舒。齿垢无津，咳呛咯痰不爽，里热头眩，按脉濡滑而数，是阴液已伤，津少上承，陷入之邪，有暗泄之机，厥阳升腾，痰热胶阻肺络。肺失输布，怀麟七月，今太阴肺经司胎，胎热乘肺，肺气愈形窒塞，虽逾险岭，未涉坦途，再宜生津达邪，清神涤痰，冀望精胜邪却为吉。

霍山石斛三钱　炙远志肉一钱　霜桑叶三钱　清水豆卷三钱　鲜石菖蒲八分　滁菊花三钱　黑山栀二钱　鲜竹茹二钱　光杏仁三钱　川贝母二钱　瓜蒌皮二钱　嫩钩钩三钱　鲜枇杷叶三张　皮竹油一两

四诊：神识已清，津液渐回，里热亦减，而呕吐又起，不能饮食，口舌碎痛。腑气不行，脉象左弦数右濡滑，此湿火上升，痰浊未楚。肺胃之气不得下降，能得不生枝节，可望渐入佳境，仍宜生津和胃，苦降痰浊。怀麟七月，助顺胎气。

川石斛三钱　川贝母二钱　炙白苏子五钱　水炒川连三分　金瓜蒌四钱　旋覆花五钱　仙半夏五钱　鲜竹茹二钱　生熟谷芽三钱　干芦根一两　清炙枇杷叶　柿蒂十四枝　橘白一钱

五诊：呕吐已止，口舌碎痛亦减。胸脘不舒，饮食少进，神疲。右颧赤色，脉象软滑无神，怀麟七月，阳明少阴阴液已伤，痰浊未楚。厥气乘势横逆，再宜少食益阴柔肝，助顺胎气，而化痰浊。

川石斛三钱　抱茯神三钱　广橘白一钱　生白芍二钱　川贝母二钱　炒竹茹二钱　仙半夏五钱　瓜蒌皮二钱　生熟谷芽各三钱　干芦根三节一两　清炙枇杷叶　春砂壳四分

六诊：呕吐止，口舌碎痛亦减，惟纳谷不香，颈项胸膺发出白瘖，伏邪湿热，已有外泄之佳象。口干不多饮，舌质红，苔薄腻，脉象濡滑而数。阴伤难复，浊痰未化，津少上承，怀麟七月，胎前以清热养阴为主，再宜养阴宣肺，和胃化痰。

川石斛三钱　抱茯神三钱　熟谷芽四钱　净蝉衣八分　清水豆卷三钱　佩兰梗五钱　光杏仁三钱　陈广皮一钱　清炙枇杷叶二钱　象贝母三钱　竹茹炒五钱　干芦根一两　去净蝉衣　吉林

参须八分

仅按此症为阴虚，温邪内陷。若遇时医，见神识昏糊，而大进犀羚，则邪遏不达而毙，或见四肢逆冷，而任投姜附，则阴液涸竭而亡。况怀麟七月，恐其胎气受伤，用药最为棘手。而夫子初诊，即认定为热厥，投四逆散以能之，继又速进养阴清（法）热之剂，使内陷之邪，由脏转腑，由里达表，卒使病者得庆更生，其识见深矣。治安幸至门墙，弥殷钻仰，谨录录，受业朱治安志。

（《中医杂志》1—12、14—16期　丁泽周〈甘仁〉　思补山房医案）

湿温内陷心包

费左　湿温内陷心包，激动肝风，身热肢冷，神昏谵语，喋喋舌卷囊缩，筋脉抽掣，痉厥内闭外脱，大势已成，脉至沉细而数，阳病阴脉，危症毕具。勉拟息风涤痰，宣窍一则，以尽人工。

吉林大参一钱，煎汤调服　牛黄安宫丸一粒分冲，去腊壳研细　淡竹沥一两，调服　局方紫雪丹四分，分冲　鲜细石菖蒲根一钱，捣汁

复诊：温邪内陷心包，神昏谵语，渴不欲饮，小溲色赤，舌绛而短，气络不舒，脉来弦数。拟以宗步前法，略为损益其制。

吉林大参一钱，另煎冲入　川贝二钱　天竺黄一钱　带心连翘二钱　镑犀角六分　鲜细石菖根一钱　捣汁冲淡竹沥一两五钱　鲜扁藿山石斛各二钱　净银花钱半　羚羊片一钱，二味另冲　牛黄安宫丸去腊壳研冲，一粒　川郁金钱半　粉丹皮钱半

三诊：病情如前，肝风内张，口眼㖞斜，脉象弦滑而急，亟宜清心熄风，安神为治。

廉珠粉六分　犀牛黄末一分　分三次调服。

四诊：素体心肾两虚，心体不足，心用有余，加以感受湿温，伏邪始扰阳明，身热作潮，继则逆传心包，神昏谵语，甚且激动肝风，烦躁欲痉。前拟进清心涤痰、熄风之品，服已神识清慧，语言亦清，惟营阴被夺，骨酸节疼，口渴脉象浮滑而弦，治宜清热存阴。

吉林大参五分，另煎　霍石斛钱半　真滁菊一钱　天竺黄一钱　连心麦冬钱半，分吞　廉珠粉四分　经霜桑叶钱半　橘络一钱　带心连翘二钱　川贝母二钱　净银花钱半　炒竹茹二钱　玳瑁边钱半

五诊：温邪伤阴，阴液内涸，热陷心包，肝风内动，骎骎乎有燎原莫遏之势。昨拟进扶元达邪之品，服已神思渐清，风阳亦靖，诸恙皆平。惟蕴热内盛，阴液被夺，余波之潮未清，口舌干燥欲饮，神烦不得安寐。此属余热未清所致，脉来弦滑而数，舌绛，中焦尚宜清热存阴。

西洋参一钱　川贝二钱　带心连翘钱半　经霜桑叶钱半　羚羊片六分　霍山鲜扁石斛一二钱　粉丹皮钱半　益元散三钱，荷叶包　镑犀角二分，二味另煎　橘络钱半　净银花二钱　黑山栀钱半　鲜竹茹钱半

六诊：今诊脉静身热亦瘥，惟余热内蕴，心火内炽，神烦头晕，夜少安寐，口渴苔黄，此属热病阴液被夺，心肾失交使然也。拟以清热养液，以交心肾。

西洋参一钱　川贝三钱　廉珠粉二分，分吞　经霜桑叶钱半　方通草二钱　连心麦冬钱半　京杏仁三钱　真滁菊钱半　鲜竹茹三钱　霍石斛钱半　橘络钱半　粉丹皮钱半　枇杷叶一两，煎汤代水煎药

七诊：痰热阻留，肺胃未清，清肃失司，咯痰欠顺，神烦少寐，脉象软滑，治宜清热肃肺。

南沙参二钱　藿石斛一钱，另煎　橘络钱半　冬桑叶钱半　川贝二钱　鲜竹茹钱半　苋麦冬钱半　京杏仁三钱　白茯神二钱　廉珠粉二分，分吞　方通草三钱　真滁菊一钱　枇杷叶八钱，二味煎汤代水

（《中医杂志》16期　王香岩著　沈仲圭录　桂馨庐医案）

湿温症验案

一诊：湿温两旬有余，邪已传入阳明、少阳两经。寒热有汗不解，耳聋失聪，口渴时饮不多，唇燥觉干，脉象滑数，舌苔黄腻，小溲短赤，湿遏热伏，邪恋不彻也。宜以化湿清热治之。

清水豆卷二钱　淡黄芩钱半　肥知母二钱　梗通草钱半　陈佩兰二钱　连翘壳三钱　赤茯苓三钱　鸡苏散四钱，包　香青蒿钱半　黑山栀三钱　杏苡仁各三钱　粉丹皮三钱　淡竹叶五十张

二诊：投以淡渗化湿清解涤热之剂，颇合病机，寒热渐减，耳聋较聪，口渴亦稀。惟唇尚干燥，小溲仍然不多，湿热内蕴，留恋不化也。大便解而复塞，腑热燥结所致，脉象弦滑，苔糙而腻。仍守原意出入。

陈佩兰钱半　粉丹皮三钱　黑山栀三钱　白茯苓三钱　香青蒿钱半　连翘壳三钱　肥知母钱半　鸡苏散四钱，包　嫩白薇钱半　淡黄芩钱半　蒌皮根各三钱　梗通草一钱　元明粉三钱，另冲服

三诊：湿温蔓延匝月，形瘦气衰，真元已乏。迭进清化湿热之品，伏热虽由里而外达，然晚热仍炽，温邪尚不能彻，热炽盛者，乃湿遏气不化也。白痦续透，腰腹为多，胸膺隐约，大便已解黄黏垢粪，此乃邪热之出路，症势虽重，

实属转机之象。不过汗多如雨，且有酸臭之味，是卫不能固表耳。拟再予芳香化湿泄热法。

陈佩兰钱半　连翘壳三钱　黑山栀三钱　嫩前胡一钱　香青蒿钱半　肥知母钱半　杏苡仁各三钱　蒌皮根各二钱　广藿梗二钱　酒条芩钱半　陈广皮一钱　白通草八分　浮小麦三钱　糯稻根须五钱

四诊：迭进芳香化湿清热等剂，晚热较轻，口渴仍喜热饮，湿浊弥漫而不化。白痦透达已齐，寐则汗多，乃阴不敛阳卫不固表耳。脉象濡滑，苔糙罩灰而腻，尚是胃中湿蕴未化也。宜以再从原意进取。

陈佩兰钱半　酒条芩钱半　蒌皮根各钱半　青盐半夏钱半　香青蒿钱半　连翘壳三钱　杏苡仁各三钱　白通草一钱　广藿梗三钱　肥知母钱半　陈广皮一钱　云茯苓三钱　嫩前胡钱半　浮小麦三钱

五诊：晚热已退，白痦亦回，口渴亦稀，惟纳谷不多，胃醒而未开。寐则汗泄，表卫不固，阳气外越所致，脉象和平，舌苔罩灰而腻，湿遏未能尽化耳。宜以芳香悦脾而化余蕴之湿，以冀胃纳渐增，可望健痊矣。

陈佩兰钱半　生熟苡仁各三钱　焦六曲三钱　广藿梗二钱　炒扁豆三钱　谷麦芽各三钱　香青蒿二钱　土炒白术二钱　云茯苓三钱　青盐半夏钱半　陈广皮一钱　光杏仁三钱

按：此症初起，势亦不盛，乃更医数人，迭进各法。始失乎表，继误于攻，于是症日以甚，迨二候外，经予诊治，始终以芳香轻灵之品，透热渗湿之法，调治月余，得以告痊，病者为予姻弟胡君廷剑也。

（《医界春秋》1930年70期）

湿温治验

舍亲林衡甫之公子，病起三日，身热不退，胸脘痞闷，大便闭结，小溲短赤，溺时茎痛。脉象左部弦数，右部濡滑。此暑湿熏蒸，弥漫三焦，不得从表而解。以连翘、银花、山栀、浮萍、赤苓、石斛、竹茹、郁金、通草、苡仁、陈皮、木通、芦根、车前草，进二剂，失于看护，得汗不多，邪仍难解。复加神昏谵语，舌质淡红，尖生芒刺，根带灰色，乃暑湿之气，有化火入营之势，即以前方去银花、山栀、竹茹、郁金、通草、陈皮、苡仁，加羚羊角、滑石、泽泻、蝉衣、象贝，嘱一服。次日痞点满布，谵语略平，神昏亦减。惟舌质变绛，芒刺依然。茎痛得减，盖伏邪虽有出路，而炎炎火势，尚难静熄，有燥津之虑，再于前方去羚羊角、浮萍、滑石、泽泻、木通、象贝，加犀角、山栀、豆豉、牛蒡、橘红、生地、花粉、梗通服一剂，红疹亦露，诸病恙获松。然炉中炭火，终难倏灭，后于清营保津方中，依病情之变迁，调理匝月，遂即告痊。

（《中医杂志》11期）

湿温症治

纪夏玉峰先生女公子湿温案。

夏玉峰先生，上海红十字会会长也，女公子年十四，肄业上海清心女中。二十年十一月十九，忽寒热三四日不退，校医以其热达华氏一百另三度，乃送之归。先延他医诊治三次，改延本师，今录其前后诸案，为同仁研究湿温之一助。

夏历十月初二日　丁君初诊

秋温伏邪，夹湿夹滞，阳明为病，气机不和，身热四天，早轻暮重，闷闷不舒，头痛且胀，口唇干燥，舌黄腻。

脉濡滑带数，虑其增剧，急宜疏邪宣化。

清水豆卷四钱　薄荷叶八分　嫩前胡钱半　粉葛根钱半　赤茯苓三钱　江枳壳钱半　桔梗钱半　光杏（仁）三钱　连翘壳三钱　鲜竹茹三钱　干芦根一两去根　采云曲三钱

夏历十月初四日　二诊

汗出不彻，身热减而未退，便下溏中夹硬，且得燥矢五六枚，脘腹疼痛，虽轻未止，环唇青色，小溲浑赤，舌苔黄腻边红，脉象弦滑带数，头痛胸闷，伏温夹滞，蕴蒸阳明为病，经邪不解，腑浊未下，还虑缠绵，再拟解肌远邪，消导滞积。

粉葛根三钱　清水豆卷四钱　薄荷叶八分　淡黄芩二钱　朱茯神三钱　江枳壳二钱　光杏仁三钱　地枯萝四钱　瓜蒌仁三钱　象贝母三钱　鲜竹茹三钱　炒银花三钱　白茅根一札，去心

十一月二十三日　三诊

身热五天，虽得微汗而仍不解，口干引饮，环唇色紫而黑，舌边红苔黄，脉弦滑带数。脘痛闷，小溲热赤，头痛且胀。秋温伏邪，夹滞蕴蒸，阳明为病，温乃热气，滞属浊积，两者相合，虑其化火化燥，急宜辛凉解，和胃导滞。

粉葛根二钱　薄荷叶八分　金银花二钱　带心连翘三钱　朱茯神二钱　江枳壳钱五　鲜竹茹二钱　地枯萝四钱　瓜蒌仁三钱　光杏仁三钱　象贝母三钱　霜桑叶三钱　白茅根两札，去心

十一月念五日　章次公初诊

据证的是湿温。凡湿温症在一候以前，宜疏泄。一候以后，即当从清热化湿着意。今脘际苦窒，渴不欲饮，大便燥，热高于日晡以后，拟吴氏达原饮加柴胡者，以其具有退

热泄下、通彻表里之功也。

春柴胡二钱　炒黄芩二钱　制小朴一钱　杭白芍二钱　肥知母二钱　煨草果钱半　花槟榔二钱　生甘草七分　炒莱菔缨四钱

念六日　二诊

昨进达原饮加柴胡法，大便已行，但热时起时落，热起时心中懊侬。病人所苦，以此为最。但湿温之热，非比温病，温病之热散之、清之。若在湿温，未必能退。医者但能使其热不再高张，在湿温之第二候，亦非易也。今用苦寒燥湿，芳香化浊，并进辅以利水之品，使其湿与热有外出之路。

制小朴一钱　泔苍术二钱　川雅连六分　炒黄芩二钱　赤猪苓各三钱　生山栀四钱　甘露消毒丹五钱包煎　朱灯心三分

念七日　三诊

耳聋口渴，夜间谵语一两声，热达四十度，以病之时日计，渐入极期。故有以上症状，此为证所应有，不足虑也。处方仍守芳香化浊，苦寒燥湿原意，而略略偏苦寒以清肠消毒。

制小朴一钱　制半夏三钱　制苍术二钱　川黄柏剉细末，冲服，钱半　川黄连六分　苦参片一钱　赤猪苓各三钱　连翘壳三钱　生山栀四钱　朱灯心三分

念八日　四诊

昨蒙训，以得湿为主，清热为辅，仅按渗淡利湿，为治疗温症之正轨，今即从此着手。

绵茵陈三钱　淡黄芩三钱　川厚朴一钱　生熟米仁各三钱研后下白蔻仁八分　制半夏四钱　川雅连八分　连翘壳三钱　生山栀三钱　粉甘草钱五　茅芦根各五钱，去节

念九日　五诊

药后小便通畅，热度如旧，苏医所谓邪恶已由气入荣，故坛训以凉血见示。今日处方，不外三大端：一清凉荣分，消除肠毒，至于渗利小便，乃其余事。

捣汁冲鲜生地一两　粉丹皮二钱　京赤芍三钱　淡黄芩三钱　川连八分　益阴散包，四钱　车前子包，三钱　此药日夜尽两剂。

三十日　六诊

热度低减一度，咳嗽痰黏，略有血丝，前次所以不治咳，以侧重于热，无暇兼顾，今热减神静，当兼治咳。若不治咳，则此种咳嗽，足以引起呼吸器疾患。如气管炎，甚大至肺炎重症，不可不先事预防也。

鲜生地七钱　麦门冬四钱　川浙贝各三钱　粉甘草三钱　赤白芍各三钱　苦桔梗二钱　瓜蒌另吞三钱　六神丸八粒

一日　七诊

热又增高半度，但病才不以为苦，故现在侧重治咳。又其热低减后，复又升腾，乃是此症之所习见，可勿虑。

生杭芍五钱　麦门冬四钱　川象贝各三钱　苦桔梗二钱　肥知母三钱　云赤苓各三钱　粉甘草一钱　白茅根一札去节

二号　八诊

痰中血已止，惟热度高涨，大便闭，小溲短赤。今当治其主证，咳为副证，故置之。

绵茵陈三钱　真茅术二钱　制小朴一钱　黄芩三钱　川雅连八分　赤猪苓各三钱　福泽泻三钱　凉膈散包煎，四钱　隔六小时再服六神丸六粒。如不大便，再买凉膈散三钱入煎。

三号　九诊

凉膈散七钱许，入芳香化浊、苦寒燥湿之剂内服，服后得黏腻而黄之大便，凡四次，但热度依然高涨，两颧发赤，脉搏不见迟弱象，是凉膈散仍可予服。外用石膏之钙质保护肠膜，兼强心脏。苍术以化浊，芩连以燥湿，猪苓、泽泻利小便，清之、利之、导之，使其病毒外出，庶乎面面俱到。

生石膏一两五钱，打极细末先煎，生苍术三钱，粉葛根二钱，麦门冬四钱，天花粉四钱，黄芩二钱，川黄柏一钱半，云猪苓各三钱，生甘草一钱，六神丸每服六粒。

五号　十一诊

今日热度四十零，脉搏九十六，起落甚实。热虽高，心脏无问题，苔根厚腻，不渴不饮，温与湿成相持之局，仍予燥湿清温法。

生苍术四钱　生常山三钱　煨草果三钱　淡子芩三钱　苦参片三钱　赤猪苓各三钱　飞滑石包，四钱　车前子包，四钱

六号　十二诊

湿温延今十九日，热时弛时张，在治疗之历程中，凡清温燥湿，渗利小溲，清肠通腑，生津退热，种种汤剂，俱已遍施，而其热终不退。本来湿温之热，不至相当时期，极不易解，故其热既无术使其低减，则亦不必勉强应用退热剂。现在只有仍用苦寒药扑灭肠中菌毒，芳香药化其湿浊，所谓化其湿浊者，兴奋心脏，不致衰歇而已。

真茅术四钱　川朴根钱半　黑山栀四钱　制半夏四钱　川雅连六分　苦参片三钱　赤猪苓各三钱　车前子三钱，包

十二月六日晚　陆君

热病十九日，发烧耳聋，神志不清，口唇溃烂，大颧色赤，脉浮虚无力，此温邪久羁，真阴将竭之危候也。治宜三甲复脉法。

炙鳖甲一两　败龟板一两　生牡蛎八钱　西洋参二钱　杭白芍六钱　麦冬六钱　阿胶珠四钱　川贝母四钱　金石斛四钱　酒炒芩三钱　大生地八钱　炙甘草二钱　酸枣仁二钱　干荷梗二尺

次公按：陆医谓病人口唇溃烂，不合事实。病人颏下因手指挖破而流水，继则蔓延溃烂，病人两鼻孔不时以指挖之，家人以棉花浸水拭之，棉花有血迹。

十二月七日　徐君

六脉数弦而滑，湿热留滞少阳，以致言语神昏，舌干唇焦郁闷烦躁，大便难解不畅，小便红赤，烧热久阴大伤，宜清少阳邪热，青蒿鳖甲汤加味治之、酌之。

按：肺炎症，口之周围易有小瘰。

鲜青蒿后入，三钱　生鳖甲煎去泡碎，四钱　生知母三钱　大生地六钱　生栀子三钱　麦门冬五钱　连翘心三钱　金银花三钱　川郁金二钱　粉甘草三钱　淮小麦五钱

备注：徐医以午前诊，病家因待予商酌，故迟至下午四时尚未服药。比予至，脉细数而乱，心烦不宁，为往日所未有，虑其心脏衰弱，因劝病家一面服药，一面延西医诊断心脏是否衰弱。是日适逢星期日，西医多不在诊所。予乃以友人邓君源和荐，邓至已七时有半，心脏确已衰弱，且听诊上左肺有水泡音，断为肺炎症。但属何种肺炎，尚待化验，遂取病人唾出之痰，送朱仰高验之。翌日报告是格鲁布性肺炎，痰中有肺炎菌，连锁状球菌，淋巴球加多，白血球加多，盖肺炎重症也。

当邓先生诊断病者肺部有炎症，而心脏业已衰弱时，乃为病人注射两针。一为退热剂 Omnadine（亚梅乃亭），一为强心剂 Gadamin（加德明）。其时在午后八时半许，施治之

后病势不见退减，烦躁不宁，至于彻夜。病家对吾曹遂有所怀疑，病家之亲友，有推荐马介翁者，病家从之。比马至则谓症属伤寒，非湿温也。今录其方案如次。

按：湿温易与肺炎并发（咳嗽者甚多）。湿温愈久，则脸苍白憔悴。若颧赤潮热，是肺炎。若口傍疹，则是葡萄疹，益知是肺炎。

（《昌明医刊》1932年）

湿温重证

谢君，年约四十余岁，北方人，身体魁梧，得热病，闻初起恶寒发热，无汗，口不渴，经医与以温药，如干姜、白术等，胸中烦热异常，口大渴，大便不通者六日，舌苔腻而微黄，身上赤斑隐隐，小便黄，脉有力，微咳嗽（本不咳，服药后始咳），经黄俊贤君介绍来诊。余思上证用白虎已足，承气尚非其时，苟能胃热减退，津液克保，则大便不通而自通矣，因与下方。

生石膏八钱　知母三钱　黄芩二钱　黄连四分　山栀三钱　粉甘草三钱　饭米一撮　薄荷一钱　蝉衣八分　连翘一钱五分　丹皮二钱（有无瓜蒌，已记不清）

方中薄荷、连翘、蝉蜕之用，因其尚有项微强之表证，故以此疏解之，尚时贤张锡纯氏法也。服后而胸中烦热口渴均除，夜眠甚安，减石膏二钱，再服一剂，痊愈。

不意彼愈后，不知摄养，任意食肉饮酒，病又复发，延他医诊治，凡十余日，服药甚多，病日见沉重，其家属哀恳俊贤君邀余再往诊治。视察之下，热不高，不怕冷，胸中烦热异常，气不平，身重，两腿疼痛（前医与以活络丹、桑枝等，服后更甚），舌苔满布，白腻而润，脉似沉缓，头眩，夜间潮热，盗汗甚多，大便不通，惟腹不拒按，神志不甚清楚，周身起红块，因思此证苔腻而润，非下不可，而下又恐其虚脱，因予下方。

太子参二钱　丹皮三钱　银花三钱　全瓜蒌三钱　锦纹军制，一钱五分　玄明粉一钱，冲　黄芩二钱　川连四分　山栀三钱

服后病大见转机，大便一次，舌苔由白腻而转黄，不若此前之满布，胸中已不烦热，神志清楚，能坐，口觉渴，夜间盗汗全无，因更予下方。

太子参一钱五分　当归二钱　绵纹军制，一钱五分　玄明粉一钱，冲　川朴八分　全瓜蒌三钱　栀子二钱　汉防己一钱　黄芩一钱　粉甘草三钱　薏苡仁二钱　左金丸大约四分或六分，已记不清吞服（左金丸之用，因其时有酸水上泛）。

上方系调胃承气合黄龙汤而加大量甘草者，服后胸中安适，舌苔由深黄变为微黄，且湿润，热已退，惟夜间药后四小时（即夜十一点），病者腿部觉酸痛，阵阵跳动，周身又起红块，一点钟后，腿部跳止，甚觉安适，声音已洪大如常人，惟小便黄，咽喉微痛，口酸，因予下方。

银花四钱　紫草三钱　丹皮二钱　粉甘草一钱　全瓜蒌三钱　荆芥炭二钱　芦根一根　锦纹军制，八分　玄明粉六分　大麻仁五钱

药后大奏功效，腿痛减轻，亦能动转，精神甚好，晨间吃粥二碗，周身红块大发，舌苔仍黄，脏腑似无病，惟四肢微酸痛，身体笨重而已矣，因更予方（方从略），服后腿仍酸痛。

隔四五日，俊贤君来，谓谢君夜间四点钟忽发疟疾，间日一次，已来二次，因往视之，咳嗽泛恶胸闷，余断为此是

类疟之证，非疟，胸脘闷，系有食积之故，处方如下。

枳实八分　竹茹一钱五分　栝蒌实二钱　川连四分　半夏一钱五分　没药二钱　晚蚕砂四钱（因其手足关节疼痛）　大豆卷三钱　焦茅术一钱　广郁金一钱　吴茱萸一分

上方为小陷胸加味，服后疟即未来，胸脘舒，泛恶止，咳嗽轻，惟手足关节仍痛，因与以方，内服外洗，并嘱其静养，差后，谢君送一纯银大银盾一座，题曰：令我回生。

此证愈后，俊贤君问曰，此非湿温乎？余曰：然（二十四年四月四日记）。

（《医界春秋》116 期）

师俭堂验案录

沈　男二十六岁　先夏至日为病温，温邪夹湿，外达膜原，阴阳分争，曾发间疟。复因起居失慎，饮食不节，外又感邪，内又停食，引动余湿，直犯膻中，遂致狂躁烦冤，妄言妄笑，虽红疹白痦，相继发现，而邪未尽泄，内火召风，风升扰络，机窍不灵，变生痉厥。甚则牙关紧闭，贲门窄小，汤饮难咽，得汗颇多。热炽于里，舌质红，苔薄白，脉左弦数，右关濡小，病由少阳、阳明传入手足厥阴，大沸风旋，最易闭脱。勉拟芳香宣络，介类熄风，风从火化，定风即能清火。

至宝丹一粒　远志肉　鲜菖蒲　朱茯神　制天虫　蝎尾　桑叶　钩勾　石决明　犀角尖磨冲，四分　鲜生地　翘芯　银花　用金器一具煎汤代水。

二诊：湿温由胆胃内隐心肝，风木鸱张，灵机蒙昧，见证牙关紧闭，手足强直，驯至汗多肢厥，汤饮难咽，其现象至为危险，自投芳香宣窍，介类息风，风木旋平，虚灵不味，已得吞咽复旧，言语如常，痉搐牵强等症亦已相继退舍。但胸膺疹痦过多，头额亦经密布，时或躁烦，阳明津液被热灼所伤，舌质绛刺，苔白少津，脉象少数，两关较弦，正虚邪实，气血两燔，拟用犀角地黄合人参白虎，是气营两清法。

犀角磨冲，四分　鲜生地　丹皮　西洋参各一钱　生石膏六钱　知母　甘中黄　抱茯神　石决明　银花　翘心　远志肉　桑叶　竹卷芯

三诊：疟后继以疹痦，湿温伏气，当已分道而驰，然纠缠至半月之久。阳明津液焉得不伤，况其间曾经痉闭，病已犯及心肝，夫心生血肝主筋，血不荣筋，经隧有时酸楚，阳明脉燥，大便一候未通，致毒火无下达之机，阴液不能来复，消渴虽减。舌质尚绛剥少津，热度已低，两腑数象渐退，右手和缓，左关沉按尚弦，厥阴风木未平，清窍犹蒙，故耳聋失聪，纳食式微，阳明生气未旺，调治之法，宜甘寒存阴以通大腑，佐清毒火，而平风木，但仲景有食复、劳复，诸戒，故饮食起居尤当加意。

西洋参一钱　霍石斛一钱　火麻仁　银花　桑叶　知母　瓜蒌仁　池菊　甘中黄　天花粉　鲜生地　茯神　焙丹皮　竹卷芯　生谷芽

李　男三十九岁，湿火上熏阳络，先曾咯血，下灼阴络，复患尿血，肺病及肾，气陷不升。从此气坠溲频，大便后重，胃纳虽强，肌肉渐消，咳嗽虽减，痰或带血，苔色白腻，脉弦沉数，水亏火炽，瘀热未清。治宜补北泻南，参以升举下陷之气，是谓俯仰同调法则。

大生地　龟板　知母　黄柏　生牡蛎　淡苦参　泽泻

丹皮　桃仁　茯苓　旱莲草　仙鹤草　怀牛膝　另服补中益气丸三钱。

二诊：《内经》云：中气不足，溲便为之变，所以后重溲频，溺管酸痛，不能专责诸肾水之亏，湿火之旺。前方于滋水泻火之中，忝以补中益气之属，投剂以来小便频数，已得减去其半，即溺管之痒，溲中之浊，亦较减于前。然由咯血变成尿血，积瘀未必澄清，夹痰扰络，左肋忽然抽前，咳嗽较剧，痰出无多，大便未畅，频转矢气，按脉依然沉弦而数，两尺欠藏，君火内动之证，苔尚腻白，必有温邪蕴伏其间，由实转虚，虚中夹实，调养得宜，庶可渐入佳境。

大生地　知母　黄柏　龟板　甘草梢　泽泻　怀牛膝　上西珀三分，冲　丹皮　橘络　川贝　杏仁　茯苓　另用补中益气丸五钱，药送下。

三诊：咳血原为肺病，下消自属肾亏，母病及子，亦传变之常也。然自去冬迄今此长彼消，金伤水涸，阳无阴恋，五志内燔，熏灼阳明，消烁肌肉，以致形神瘦削，动辄烦恼，驯至上热下冷，骨蒸自汗，脾胃乏消磨之力，纳减便难，肺金无肃降之权，痰稠火逆，饮邪乘泛，时或吐酸，脾土渐伤，曾经肢肿。舌苔渐薄，水谷之湿已转燥化火，脉来沉细，两手关位较弦，土败木乘，传变又进一层，调治之法，亟须养阳明生生之气，藉以培土运脾，务使纳食加餐，再商善后。

北沙参　茯苓　扁豆衣　川斛　橘红　川郁金　川贝　香谷芽　砂仁　八月札　玉蝴蝶子　穞豆衣　水炙竹茹

（《医界春秋》1930年47期）

湿温验案

郑左，年二十二，肄业南昌师范学校，素禀颇弱，深秋患感，夜间发热汗少，头痛口渴，喜热饮，不能食，有时作呕，腹中不舒，稍震动亦觉难任，神情困倦，小便深赤，手指微凉，舌苔黄厚而津干。医用小柴胡加减，病不少衰，四五日后，渐形沉重。十月六日，午后一时，脉六七至，沉弱，体温37.3度，证属湿温而露虚象，处方荆芥穗、赤小豆、生地黄各三钱，茵陈蒿、苦杏仁各二钱五分，西洋参、黄芩、槟榔、升麻各二钱，厚朴一钱五分，甘草八分，二剂。

八日，病渐解，面色清，小便尚赤，腹中仍不宁帖，大便三日未解，食物则呕，舌根苔黄，津液已复，蜷卧疲极，不能起坐，虽未进食，而喜甘寒水果，午后二时，脉58至，沉缓而虚，体温37度。知其全身机能衰弱，宜用温补，而肠部毒质未净，胃中亦有余热，应先与微下，再投温补，方无流弊。处苦参二钱五分，锦纹大黄酒炒、风化硝各二钱，川厚朴一钱五分，水煎服。所以用苦参者，盖此物为肠热病制酵杀菌药，功同黄连，而性稍弱，故分量亦稍重，斯时揣知其元气尚堪一泻，是以用此方为除恶务尽之计，俾便一意温补也。服后溏泻二次。

九日，面色萎黄，小便澄赤，口味极淡，时吐浓痰，微有呕意，舌色复常，午后二时，脉54至，沉弱，体温36.8度，处仲景附子汤加味，于潜术炒黄四钱，炒白芍三钱，熟附子、石柱参各二钱五分，野茯苓二钱，吴茱萸、炮姜各一钱五分，水煎，守服二日。

十一日来寓就诊，云腹中舒畅，眠睡安稳，小便略淡，微呕亦止，惟口淡不食，时吐浓痰，疲倦已极，察其色，白睛均带微黄，舌清无苔，体温37度，惟车中颠顿之余，脉增至80至，稍洪滑，知不足凭，仍处于潜术炒黄四钱，石柱参三钱，天生苓、炒白芍各二钱五分，炙甘草二钱，熟附子、制半夏各一钱五分，广陈皮去白一钱，守服二日。

十三日，诸证大减，胃气渐复，精神较旺，小便略淡，舌苔稍带深黄，津微干，并言左腿麻木，已逾一月，脉52至，虚悸，处于潜术炒黄四钱，熟地黄三钱，西洋参、当归身、酒白芍各二钱五分，炙甘草、熟附子、制半夏各二钱，广陈皮一钱五分，服二日。

十七日，已自行停药二日，复来求诊，则诸证痊愈，溺淡舌清，脉76至，左强右弱，惟左腿尚麻木，处台党参、五加皮各三钱，于潜术炒、绵黄芪、炙当归身、牛膝、白芍各二钱五分，桂枝尖、北秦艽、制香附各二钱，鸡血藤膏二钱五分，守服三日停药，并告以休养六七日，值霜降节过后，方无反复之虞。

此证再诊后，即露少阴证象，而卒以补奏功。余比年经历伤寒一类之证，治愈与不起者，虚证均属不少。谚所谓伤寒偏死下虚人，余今为烈，岂末劫人民，未病先虚耶。可知薛张值明祚渐衰，叶徐当清运方盛，故习尚各自不同，洄溪病随国运之论，诚属通识。独怪时流日诊百人，仅恃轻淡为枕中鸿宝，抑又何也。惜不得起潜斋诸人于九原而一质之。又按今之所谓湿温者，施治多不出大论范围，但宜融会古今，因证用药，故余不欲使古今治法，画若鸿沟也。

湿温似疮

余右，年二十七，生育二次，复娠七阅月，盛暑席地而卧，处暑后七日，患热病，经八九日益剧，每午后一时，热渐高，向晚而极，夜十一二时后稍退，仍较高于平时，热解时，微汗出，医用芩、连、知、地、栝、贝之属，证无进退，病名不能确断。

八月一日，午后二时，脉95至，洪数，体温40度，口渴冷饮，稍畏风，头眩畏光，微哕不食，大便通，小便赤热，腹微痛，舌地鲜红，苔薄黄。余沉思疑为湿温似疟。若按西医论证，似为恶性间歇热，兼肠窒扶斯之混合传染，但舌苔不甚秽浊，是否为湿温，尚未能确断，而热象间歇，则呈多日，遂处生牡蛎四钱，因《本经》牡蛎主伤寒寒热，温疟洒洒，故以为君，生地四钱，青蒿、金银花、天花粉、竹茹各三钱，川贝母、知母各二钱，黄芩、广陈皮各一钱五分，甘草八分，水煎服。是夜稍安，次日再作服。

三日，午后二时，脉93至，稍形虚数，体温39.5度，口尚渴，犹作哕，腹不痛，大便微泻，昨夜半后，汗出热暂退，忽振寒十余分时，晨起复热，略畏风，胸腹间出白色水泡疹，即清代诸师所称白痦者，中含水液，不见枯燥，至此热渐稽留，无甚间歇，始知混合肠窒扶斯之毒方成熟也，然病势险急，妊娠已七月有余，只得仗孕妇生机旺盛，援有故无殒之义，而按证用药，遂处生牡蛎、生石膏各四钱，生地黄五钱，青蒿梢、金银花、竹茹各三钱，荆芥穗、知母、连翘各二钱五分，川贝母二钱，广陈皮一钱五分，粉甘草一钱，水煎。

四日，午后一时96至，洪数而稍沉，体温39.7度，热觉烙手，白痦略收，口渴饮冷，胸膈痞塞，小便短少，大便未解，舌绛，苔深黄而润，处：

生石膏　生地黄各五钱　玄参　知母各三钱　瓜蒌霜二钱五分　黄芩二钱　锦纹大黄炒一钱五分　黄连一钱　粉甘草八分　水煎，微温服，夜间水泻三次。

五日午后二时，脉 95 至，虚数，体温 39 度，口渴略减，咽喉枯燥，舌苔灰黄而润，食物欲呕，小便如陈香油状，赤黑而澄澈，白痧仍透明，处：

生石膏　生地黄各五钱　玄参　知母　天花粉各三钱　车前子　六一散各二钱五分　黄连　黄芩各二钱　广陈皮一钱五分　水煎。

六日午后，脉象体温如昨日，口已不甚渴，小便尚如前，自本日以后，大便遂转燥结，夜睡颇安，日间渐恶烦扰，耳微聋，软口腭稍烂，恐其将现脑证，则更棘手，处：

生地黄四钱　白芍　玄参　丝瓜络　炒枣仁各三钱　金银花二钱五分　川贝母　瓜蒌霜　牛蒡子各二钱　建菖蒲一钱五分　甘草梢一钱

七日，耳聋咽痛略减，舌苔较薄而黄润，小便如昨，解时溺道热痛，心中烦热，白痧仍现，午后二时，脉 92 至，洪虚，温 39.5 度，处：

杭白芍　玄参　寸冬　土茯苓　丝瓜络各三钱　生地黄　赤小豆各四钱　金银花二钱五分　炒牛蒡　川贝母各二钱　建菖蒲一钱五分　甘草梢　黄连各三钱……（略）

（《国医公报》1935 年 2 卷 10 期）

湿温症

余治虹口一湿温症，初病寒热有汗，身重，继则神糊识昧。某医用清营分药，如生地、石斛、丹皮、淡豆豉、黑山栀之类。其案言热入心包，故用药如此，服后初无动静。两日后，寒热不扬，人如沉醉，其脉模糊不清，舌红苔白，口不渴饮，此阳为阴遏，浊气弥漫上焦，故神情如醉如痴也。欲化其浊，必通其阳，乃用附子、桂枝、薤白、川朴、柴胡、苏藿梗、陈皮、半夏、云苓、泽泻等，连服两剂，寒热始扬，白苔渐化。阴药如小人，鬼蜮含沙，伤人于不觉。凡习吴鞠通书，多喜用滋阴之剂，实病家之劫也。不知药无善恶，中病称良。有毒者不特附子、川乌，即参、地、甘、术，皆足杀人，念之哉。

（《中医杂志》3—5、10—17 期　王一仁　临症笔记）

湿家大气下陷

章翁，与余有戚谊，年逾花甲，素豪饮，前年患痹，经余以自制药末为之愈。丙子季夏又患他疾，步行为艰，仍邀余诊，服化湿蠲秽之方二剂，无起色。再诊，左手寸口关上均无脉，重按似有蛛丝抵指，幸尺脉沉部尚有根，此大气下陷也，右则寸关弦滑，则痰湿内蕴也。而舌苔淡白，连连叹息，欲呕不呕，左胁痞痛，往来寒热。夫叹息欲呕，为气陷之象，胁痞寒热为肝郁之象，治宜小柴胡以舒肝，佐桂芪、桔梗以升气，又恐下焦衰虚，不任升举，故又加知母，俾与黄芪相协，而成膏泽优渥之功，则张寿甫先生之创律也。余则宜醒脾化湿破痞之品，服一剂，居然见效，连服四剂痊愈。方录如下：

生上芪一钱　肥知母一钱　嫩桂枝八分　苦桔梗一钱　茅柴胡一钱　法半夏二钱五分　淡芩八分　西党片一钱　生牡蛎一钱　生杭白芍一钱五分　霞天曲一钱　广藿梗七分　扁豆花八分　炒谷芽二钱

（《神州国医学报》邵餐芝　诊尘零影）

湿温似疟案

梁宓　年四十四　任京师地方检察厅长

湿温似疟症

梁君卣铭，夙夜在公，慎乃将事，固真心而劳于案者，赴友人筵，宴归，不三日，遂病。

余往诊，时在初秋，君睡于床，头重不能举，渴不欲饮，乍寒乍热，有微汗，频作吐，大便溏，舌苔黄白相兼，脉弦滑。余曰：此湿温，非疟也。王士雄论湿温，引薛生白说，此病中气实则在阳明，中气虚则在太阴，邪在二经之表，多兼少阳三焦，邪在二经之里，每兼厥阴风木。病先因食滞，加以奔走公事，外感于风，论湿病，成雨雾蒙袭。或地气蒸腾，本有由外而受者，亦有不尽由于外受者，胃滞而水谷不能尽化，留即成湿。现外受风热，与内湿相引，肺胃不和，故频从作吐，湿下溜，故大便溏。湿热交蒸，故舌苔黄白。湿内留，故渴不欲饮。胆胃同处胸廓中部，运化功用相需而成，故中气滞，而少阳经气亦不能条达自如。郁甚而上逆，乘之以风，故头重如石也。似疟非疟，宜疏风兼肃清阳明少阳之郁也。

以甘露消毒丹改用汤剂，滑石、绵茵陈各四钱，藿香梗、射干、连苕、木通各钱半，石菖蒲、远志、神曲各一钱。白蔻仁、薄荷各七分。去芩、贝，加法夏二钱，白芷、厚朴各钱半，佩兰叶二钱。又软柴胡三钱，知母二钱，以疏运阳明、少阳，服一剂，病减，次日能起坐于床，乃以旧稻谷三钱易神曲。第三剂去软柴胡、白芷，加竹茹二钱，大腹皮三钱，甘草三分，芒果核二枚，金钗斛、苡仁各三钱，荷梗五寸，西瓜翠衣钱半等，服下。至第三日能会余于客座，至第四五日，能会余于地检厅。至六日便不用服药，君告余曰，公事正忙。经中西药未愈，阻搁月余，幸公愈之甚速也。但当时有疑用柴胡升动少阳，虽愈必发喉症者，余知其过泥于温热禁例，因辨明柴胡有二，北柴胡形似老树根，转枢直升；软柴胡形似竹叶，亦入阳明、少阳二经，而性止轻扬，配知母，治似疟非疟甚效。银州柴胡，形似党参，清降近于石斛，不过微有疏性耳。君愈幸无他患，论者始嗡然无疑。

（《三三医报》1925 年 3、11）

湿温（肠炎肺炎）

欧生国，年七岁，欧谭惠然董事长之子也。于今年五月间患湿温，在立夏前，故不得谓之伤寒，亦不能称为春温，初邀西医诊之，不愈，成慢惊状，乃邀余诊。余曰：此真湿温，湿在脾络，脾不能运输津液，所以肠鸣而肺闭，火热不退，应泻肺清肠，渗湿退热，服一剂后，无甚效验，然惊搐已止。次日，西医复来，谓中医湿温慢惊，都不根于学理。令渠移入某医院中住，服西药后，而热度愈高。日夜在百度以上，且时高时落，无法可退，乃用冰块置其腹中，寒气入腹，遂成腹水状（臌胀）。如是一星期，形神甚应，西医谓病已不救，希望甚微，其母兄懊悔不置，仍邀余治。余与其兄案霖驾东亚医院，见西医复用冰，余乃退出，既而脉搏渐微，又弃去。方请余入，余切其脉者皆弦濡，惟心肺沉弱，而心脏尤甚，西医谓肠炎、肺炎。余曰：肠炎是大肠虚热，肺叶失呼吸作用。彼曰是，又云：腹中有水。余曰：此系湿入脉中，血排脉外，彼又曰是。余曰：此症虽危，尚有挽回希望，应通肠以退炎，引血以归脉，肠通则肺开，血利则湿去，肺开则毛细管（玄府汗空）启，湿去则肝回管平。彼云：先生切脉，何以如是之精。余曰：此所谓统系之学也。西医见症甚明（有器械故），而苦于无药治疗，又知形为知神，只晓得寒则用热，热则用寒。中医诊病之能，先在于切脉，次在于配方，切脉者，心理之学，配方者理化也。彼云：中医之精，固如是乎。余谓：中医固有精者，亦有未精者，但其学说在于统系，所谓标本气化也。乃以金石斛、柏子仁、带皮苓、天花粉、桑白皮通肠厚肠，泻肺去湿。当归身、茜草根、黑芥穗、苏梗引血归脉，加泽兰、甘草以和之。且成澈上澈下之功，一剂遂有转机。余读《华国杂志》，陆锦燧君中西医较论而好之，惜未克举出实用见症，因记此一案，以为同道勗，使作《灵素商兑》者，莫谓秦无人也。

欧生国服余方剂，不过药水一杯耳（系粹华配来）。当日病已大有转机，欧董事长听余之嘱，拟即移出。商诸西医主任，西医谓心脏尚未复原，不能移动（此是真语）。汝霖兄复来询，余曰：然则再住院一二天可也。不料西医对余，面是而腹诽之，余原嘱其服二剂，所以余次日未去，西医竟使用其无谓之职权，止家属不得再服余药，自用樟脑油注射（此犹中国江湖医生芩连不投，改用姜附）。注射二次，病症复变，比余未诊之前，更为危险。第三日早晨，余尚未起，欧君扣门，唤余起床，余问来何早也。欧君曰，生国昨夜又剧矣。余谓岂路上受风乎？曰否，未搬回家。余曰：何故？欧君曰西医不允，因述所言。余曰：然则今天为何？欧君曰：烦先生去切一切脉，可搬与否？余曰，西医既有是言，谅非无因。只有与渠办交涉，住院而不诊耳。遂与欧君驾车而往。余入，西医又引注射，回首见余，面大赤，目锐露，此在他人，必怒而出。然余受欧家之托不忍，小不忍而误大事，乃起逊于门侧，俟其手续既毕，乃就诊脉，果然大变。余有戒心矣。时欧董事长方与渠办交涉，谓自入院以来，病不减轻而日加重，院不听移，复不能任。又不听我服中药，我今日无论如何，必移到别人医院，还我自由。西医无语，既而曰，肝热耳，病甚危。如董事长不放心，试服中药一日，何如？欧董事长少之。又曰：二日何如？欧董事长又少之，余急进曰：先生许余二日，可矣可矣。西医面稍和，时门外观者甚多，皆窃窃私议。惟一德医，则对余似有相当之敬礼（可见真西医程度较高）。三数看护妇，则因表同情于董事长之故，似亦表同情于余。余既得院主许可，乃立处一方，其方案如下：

脉案：前日心搏脉小，今日心搏脉位（脾沉肝大），显系湿入脾之大络（脺或曰胰腺）。转入肝脉管，遂渗入胆囊，将胆汁冲出，所以肝叶张举，凉药不宜，热剂更逆。应输胆以潴汁，注血以柔肝，兼引血以宁心脏，免与心囊（心包络）脱离，渗胰腺之湿，而保护津液（明汁）。（原文）

方剂：龙胆草　姜黄连各五分　当归身　炒白芍各五钱　茜草根一钱　朱茯神五钱　丝瓜络二钱　金石斛　天花粉各六钱　茯苓皮　泽兰叶各三钱　小甘草一钱。

西医阅余方毕，大惊骇彼虽不懂中药，然脉案中互相注明，彼固明白一半，未明白者只有一半也。殆下午一时服药水，三时则面黄唇燥舌白，腹胀手搐等皆除，脉搏亦平。按西医之学说，在《灵》、《素》中莫不应有尽有，不过术语不同，因同道中不解术语，遂疑彼之所有，我或无之，又因无人指示，乃成两橛。余之得知其术语者，因余清季读书浙师，曾习博物一科三年也。是譬诸算学代数用一二三四自得出，用1234亦算得出，用天地人物代得出，用ABCD，未尝代不出也。

（《中医杂志》11期　陈无咎　医垒笔记）

湿温

常熟灵公殿杨府，一小使周姓，无锡人，年十八九。壬午七月间病后，至八月间，又劳碌反覆，发热面红，脉沉气促，有汪姓医以为虚阳上脱，服以参附，热更甚，脉更沉，汗出不止，邀余诊之。以脉沉面赤气促论之，却似戴阳。视其正气，断非虚脱。太常杨公曰：虚实惟君一决。余曰：待余再诊，方可直决。再诊之，面目俱红，口中气臭，小便短赤，脉沉滞而模糊不清。余曰：此乃湿温化热，被参附阻于气机，热郁不能分泄，逼阴外出，故反汗多气促。杨公曰：实热有何据？余曰：仲景试寒热，在小便之多少赤白，口中臭气，断非虚热，温凉执持不定，必致偾事，若不用寒凉药，症必危矣。杨公不能决，余即书黄柏、木通、栀皮、郁金、苡仁、通草、苓皮、竹叶、滑石、杏仁、藿香，令服之。明日复诊。热退汗止而神倦，余即以香砂、白术、二陈之类令服之。杨公曰：昨寒凉，今温燥，何也？余曰：湿温症热去湿存，阳气即微，再服凉药，必转吐泻，昨以寒淡渗热，今以苦温化湿，服三剂，湿亦退，后服香砂六君五六剂而痊。症非危险，若执持不定，因循人事，仍用参附，不死何待。

曹秋霞，即余习药业之师也，颇知医理。庚申孟河城陷，粤匪蟠踞，避乱于太平洲。其母年逾六旬，发热不休，面红目赤，进以芩栀等，热甚不解。再以生地、石斛大剂寒凉，其热更甚，彻夜不寐，出汗气喘，症已危险，邀吾师诊之。吾师曰：治病宜察气候土宜，此处四面临江，低洼之乡，掘地不及三尺，即有水出，阴雨日久，江雾上腾，症由受湿化热，湿温症也。如物受潮，郁蒸化热，当曝以太阳，其湿一去，其热自清。进以寒凉，是湿蒸之热，沃以凉水，添其湿，即助其热矣。《内经》云：燥胜湿，寒胜热，湿淫所胜，平以苦热，以苦燥之，以淡泄之，进以茅术二钱，干姜一钱，厚朴一钱，赤苓一两，苡仁一两，黄柏钱半，猪苓三钱，桂枝一钱，车前，二钱，滑石五钱，必须多服尽剂，方以退热。病家因热甚，不敢服。吾师曰：热而为烦，渴而不饮，舌苔黄腻而润，脉来模糊带涩不利，皆湿热之明证也。若再寒凉，必致发黄，或吐呕，或下利，则不可救药矣，促而饮之。日晡时，饮尽一大碗，至天明，热退身安，即能安寐。吾师曰：五方异治，地有高下，湿温一症，风高土燥之处，未曾见惯，苦燥温热之品，内有味淡泄热，苦寒化热以制之，即丹溪二妙法也。虽重剂亦无妨，有几分病，进几分药，并非孟浪乱投重剂也，盖药必中病而已。

（《国医杂志》7集　荆溪余景和听鸿甫著　孙鸿孙　诊余集）

湿温案

病者：林左，年二十余，住姜樊乡，务农。

病名：湿温

原因：夏月湿阴在内，炎暑蒸外，人感是气即病。戊辰六月十七日，林某往田工作，猝遇大雨而起。

诊断：脉沉小而滑，舌苔厚白，不渴面黄，时而发赤，伏气在阳明太阴，中气实则病在阳明，中气虚则病在太阴。

凡二经之表病多兼少阳三焦，里病多兼厥阴风木，此乃伏邪在于太阴也。

疗法：清之则湿甚，燥之则热甚，润之则黏腻难解，汗之则昏迷，下之则洞泻不止。拟杏、蔻、苡、通、滑、朴、半、苓、陈皮、旋覆、竹叶、枇杷叶等味，轻开肺气，气行则湿行，湿行则病已。

处方：飞滑石绢包，三钱　白通草一钱　粉甘草三分　白蔻仁研后下，六分　光杏仁三钱　薏苡仁三钱　川厚朴一钱　制半夏一钱五分　云茯苓三钱　陈皮一钱五分　旋覆花绢包，一钱　青竹叶卅片　枇杷叶刷去毛，三钱

复诊：原方

三诊：前方又进三剂，服后诸状息减。便行苔退，继用醒脾和胃，诸药调理之。

三方：炒神曲三钱　制川朴七分　炒枳壳一钱五分　制半夏一钱五分　云茯苓三钱　砂蔻衣各七分　广藿香一钱五分　六一散绢包三钱　秫米三钱　鲜石斛三钱　南花粉三钱　青荷梗去刺，尺许

效果：一候内服三剂而汗透热微，后仍进前方三剂，便行苔退，继用和胃醒脾清肺诸法。约三星期，其病乃痊愈。

（《中医世界》3卷15期　翟冷仙）

湿温医案选评

湿温症中西治疗比较之结果。社会人士恒以此症为国医之擅长，究国医治此症视西医优越之点何若？国医自身，有无定法可以遵循？此种问题，恐非保守的旧医、轻灵的苏医所能了然。与如第成之。爰竭二月之力，搜集古今人治此症之医案，加以评断，是者是之，非者非之。使西医有所借鉴，同道不再迷惘，则区区之微意也。徐衡之志。

选案一　黄醴泉

张姓，湿温表热不扬，形寒未彻，红疹满布，舌苔浊腻，胸脘窒塞，便秘溺赤，里热已炽，脉宜洪大，而反沉滞。是湿邪郁遏，未可径投凉剂，止应芳香化浊，宣通气分。

炒香豉二钱　炒牛蒡三钱　霜桑叶三钱　光杏仁三钱　广郁金一钱五分　焦栀皮一钱五分　生苡仁三钱　茯苓皮三钱　广藿梗一钱五分　焦枳实五分　白通草一钱　白蔻仁五分　带须葱头一个，后入

节录张山雷平议：此湿温初步，表寒未罢，里热已结之一定治法，盖形寒未撤，感邪尚在表分，而胸脘窒塞，舌苔浊腻白，虽邪在气分，要知湿痰互阻，中州已是实结。再合之以便秘溺赤，则里热炽盛，具有明徵。惟湿邪蕴热，正当先用芬芳振动清阳，助脾健运以苏湿困，必不可早与寒凉。徒冀撤热，须防凉药滞化，反以碍脾胃而助湿邪肆虐。势必愈结愈甚，况此症之形寒未罢者乎。红疹已发，正宜因势利导，开肌腠以宣气分，而佐以芬芳气药，开泄中土之室，使以淡渗分利，泄导于下。选药同周匝，应有尽有，正如初写黄庭，恰到好处（录湿温病“古今医案平议”）。

再诊：表热渐显，形寒已解，脉至亦轩豁流利，舌苔黄腻，底质色红，入夜颇有谵语，红疹满身，邪热渐入营分，胸满未甚舒展，最防内陷神昏之变，再以分泄透邪，开痰邪而清郁滞。

炒香豉三钱　霜桑叶三钱　光杏仁三钱　陈枳实八分，与淡竹茹二钱同炒　广郁金一钱五分　干九节菖蒲七分　象贝母三钱　炒淡芩一钱五分　茅根肉三钱　白通草八分　飞滑石三钱　茅花八分

大竹叶十片

节录张山雷平议：前方辛凉解表，芳香宽中，湿温之邪，留恋气分者得之。必无不应之理，果也。湿渐开泄，而热势昭著，脉起而舌转黄腻，郁塞阴霾。至此盖已化其七八，其胸满未尽舒展者，则尚有痰滞，湿已化热，故以栀、芩、贝、杏与枳、茹、郁金昌阳，双管齐下。疹痦色红营热宜清，茅根、茅花无嫌遏抑。其入夜之有谵语者，乃气火炽盛，上激冲脑，而神经失其灵敏之职，俗谓热入心包，诚非病理，醴泉此案，置谵语不问，惟以开泄清宣，疏通痰结，庶几中脘宣展，气火自降，于脑神经之病理，极为合拍。固不在仲景三承气例中，而亦非如俗子之自附于叶派者，至宝、牛黄，香窜太过，反以扰动气火，助其升阳，抑且引贼深入，开门延寇，然后知醴公手笔，真是不凡。

评：黄氏两案，观其论治，尚大致不谬。用药则未能尽善，第一诊表热虽不扬，但形寒尚在，是表证未罢。表证未罢者，法当解外，无论伤寒、温病、湿温，解外之方法，虽各自为而解外之定例，俱不得违反。第一方用炒香豉、炒牛蒡、霜桑叶以解外，太嫌薄弱，邪无从出，热度高涨，前之形寒者，今仍但热不寒，解表未能得力，内热当然炽盛，于是血行迅速。昔脉之沉滞者，俄倾间，乃轩豁流利矣。鄙意不如以粉葛根、荆芥穗易炒豉，较为贴切（葛根最少四钱）。

衡之近日遇有湿温症，外有表邪，苔腻胸满，好以柴葛并用。盖柴葛虽不能发汗，然而疏导少阳，使上焦得通，津液得下，其人濈然汗出。若表寒未罢，而里热已结，则柴葛更属妙品，何以言之？《千金》、《外台》柴葛多作坚瘕积聚药用，日本近滕氏研究柴葛，其有解热及泄下作用，则柴葛却有推荡之效，用其通便祛浊，稳当无比。然而环观今日之中医界，半多不学无术之流，殊不足与语此也。

第二诊处方用药，视第一方更不若，病者舌质已红，夜有谵语，仍炒香豉霜桑叶是务，已属无聊，广郁金、干九节菖蒲之何益？自叶派有神昏谵语，为痰浊蒙蔽心包之说，从此广郁金、九节石菖蒲，遂为神昏谵语必不可少之点缀品，实与病如风马牛之不相及也。

余如贝母、茅根肉、茅花、滑石、通草，均不着边际，用之无益，去之无损。总之黄君亦是寻常医工，张评阿私太甚，今改拟两方如下。

（一）中川朴一钱　生山栀三钱　粉丹皮三钱　肥知母二钱　京赤芍二钱　凉膈散四钱　如口干，多给开水。

（二）银花三钱　赤苓三钱　鲜竹茹一钱五　连翘三钱　枳壳一钱五　佩兰叶一钱五　山栀三钱　香青蒿一钱五　莱菔缨四钱　凉膈散四钱，包

多服开水之法，其理由为伤寒杆菌，在肠内繁殖后，排出一种毒素，吸收体内，随血液而循行各部，侵害各部组织，故伤寒证重险时期，发生昏愦谵语，皆此种毒素为祟。多饮开水，既能冲淡血液中之毒素，减少其侵害能力，并使此种毒素，易于排泄，不致久贮人体。

（《自强医学月刊》12期　章成之）

水湿治愈

按今年阳明君火岁会，上半年春夏阳升气候，发泄之际又值燥金司权，火不平木，六月初乃逢东海洪水浊流，非独闽省之受重大损失，且扬镇各沙洲一带无不被其影响。居民被灾于岸顶或寄于高墩，致感水中阴湿加以骤临，绵雨天气

泄而内气郁，贫穷者加之穷愁潦倒，逐日怀思。富贵者虽无此忧，而俗言财大躯弱，此两等贫富之人既受水灾，无不浸感。然感而受病非与早年理法雷同，今来医为水灾阴邪投以燥剂通阳，予亦此理想应验者甚多，盖不克见，湿而投燥法，设有阴不足而徒劫其脾胃之阴肠之黏液，如之效者罕矣。余志六月初旬有扬州赵君子清始患肚腹阴痛，延医诊治，日日增剧，点药无灵后，予友在扬服贾介绍于予诊视。乃时其患者非肚腹阻胀，兼又头浮脚肿，周体皮肤光亮，加由扬州来此，予居和扬州之地就诊跋涉，微须劳碌，气粗扇鼻，势如朝露。予察其形即要推手缘因，远道而来，未克有拂他意，后与患者曰：汝恙何日起？见病对曰：已有十数日，予后切脉，脉者来初浮不耐按，沉及关部大，大则病进，右部关微，寸劲关微者土弱也，木来相克之理。土虚不能生肺，肺气不展，金不平木，肝阳并扰以致上中两焦皆病。后予询曰，大小解有否患，对曰，大小解所有微未，其色若何？大解色黄而稀，小溲色黄而重浊。予曰：湿本为重浊有质之邪，有来必有去路，但有从外而来者，但有从内而生者，从外而来雾、露、雨、湿，从内而生脾阳之不运也。然雾露雨湿亦必由地气上升而致，其中最紧要临症望闻问切，神圣功巧。实由水灾而患，况前师调治小便未能通畅，夫治湿最重先利小便，不利小便岂能治湿乎？非湿不能开道，且久而生郁，究不卜他医，存何高见也？予按症切方，投以五皮饮以皮行皮上，半能汗泄下，半能利小便，加苏子定喘汤以降气利肺，开（闻）胃益脾以通治节两剂。隔日复诊，其脉左关稍缓，右寸微平，腹胀虽然如故，气息平喘，止头部浮肿觉消。盖头为诸阳之首，阴邪不能上逆，亦非风邪而然，只前劳碌而患又视苔黄根滞，前方减去苏子定喘法，增入木香、蔻衣、猪苓、通草、薏仁、泽泻等法开上焦结滞，利中州水湿，始一剂服，见大解稀而转溏，一日三四次，解后腹宽病者即欲饮食。又问：予其治病之验若何速乎？予对曰：此症非伤寒一汗即解，温邪一凉即安，最属绵延。今恙见效，又喜饮食，盖食知味必且胃中阳升，食入能知运纳，亦必脾阳转输。又云：得土者昌，失谷者亡，此乃造化，二天不可得者，嘱取萝卜切丝以作小菜食，汤粥三碗一餐，一日三四餐后，拟健脾益气，白术、南沙参、归身、白芍、山药、扁豆等炼蜜为丸，不满弥月而愈矣。后蒙患人赠予堂匾，术可回天，是以蒙诸君热心载报，提倡中医药。予亦不揣冒昧，敢将草野之文谨登此报，尚希法鉴教我幸也，畅也，毋任翘仰。

（《神州医学学报》3卷6期　苏竹坡）

白瘖症治处方例

湿温系夏秋间流行之时症，为广义伤寒之一种。是症病灶蔓延日久，变症亦多，吾人以“湿温”二字之字面解之。“湿”者在大自然言之，为水蒸气，在人身言之，为黏腻之邪。“温”本为“热”之轻者，为氤氲之气，然酝酿日久，亦能郁而化热，是症过表则伤津，过清则助湿。温之则助热，攻之则陷邪。是症治法，必须适合“湿温”二字折衷兼顾，以辛凉透达，芳香化浊行之，方庶无虞。

白瘖为湿温之附症，大抵在湿温病期一星期后即可发现。白瘖为湿温转延病毒向外推出之症象，本症都发现胸膺间，为水泡样透明之小粒。绵蔓甚多，以手摸之，即可触觉。然此物因作白色，与皮肤本色不甚差异（皮色白者更难觉出），故检查时必须借光线明朗以辨识，然有因其颗粒甚为细微，惟见胸膺间毛孔慓状，而发白样水晶色彩者，即为白瘖欲出之现象，以药汗之，白瘖即能随汗而出矣。

湿温初起症状，系寒热持续，汗出齐颈而还，胸脘痞闷，咳嗽泛恶，肢体重者，胃呆不思纳食，湿（温）为重浊之邪，温为熏蒸之气，互为氤氲肺胃之间，上焦空旷之野，变为云雾之乡，故胸脘痞闷为湿温病始末之显证，共重浊熏蒸之气氤氲不宣，故汗出剂颈而还，及于肢体，故觉身重不舒，咳嗽为肺脏推邪之自然机能，泛恶及胃呆，系胃家刺激之反应。在此期间，治法当以疏解宣达为一贯疗法，处方如后：

清水豆卷二钱至四钱　杏仁二钱至三钱　苡仁二钱至四钱　蝉衣六分至一钱　象贝六分至一钱　仙半夏钱半至三钱　前胡一钱至钱半　蔻仁五分至一钱　桔梗一钱至钱半　梗通三分至六分　竹茹一钱至二钱

上方服后即有使之透达出汗之效能，须连续二三剂，使其白瘖显出，然后再以和胃泄化以善其后。

湿温白瘖之顺症。因如上述之情形下，约四星期左右即可向愈。此为必然之病期，病人无须着急，病期中咳嗽、便泄，不思纳食为必有之证，无关大事，纳食一项，务须绝对禁忌荤腥油腻，不消化之食物，亦宜禁绝不服。

然有白瘖出后，身热不退，入夜烦躁，口渴不多引饮，便溏热臭，苔白微黄，脉形细数，此为湿热酝酿，下浸大肠，而气液未伤，治宜清泄。处方如后。

葛根二钱至三钱　连翘二钱至三钱　香谷芽三钱至四钱　黄芩一钱至钱半　山栀二钱至三钱　竹茹一钱至钱半　竹叶廿张至卅张　黄连四分至七分　橘白络各钱半　白蔻仁五分一钱　赤猪苓各三钱　先煎

石膏四钱至一两。

湿温症有因汗出过多，转延为高热不退，神识昏糊，脉象洪数，舌色干绛者，此乃津液耗伤，变为温热劫阴之症，治宜大剂清气育阴。处方如后。

羚羊角片二分至一钱　天花粉二钱至三钱　飞滑石三钱至五钱　鲜石斛二钱至三钱　肥知母二钱至三钱　活水芦根四钱至一两　鲜沙参二钱至三钱　鲜生地三钱至五钱　鲜荷梗一尺　牛黄清心丸一粒　寒水石四钱至一两

湿温变症甚多，病期亦长，治不适病，变端叠出，上列三端为湿温最显见之各证，贡之以备病家临床一助耳。

(《中国医药》1卷6期　严志清)

湿温病

予自石姓病故后，颇得经验。九月中旬回里时，有王姓者，患湿温病，亦将匝月。更多医无效，邀余往诊。观其神色清瘦，前枚齿燥，耳重听，身热心烦，舌本微有腻，苔质干绛，夜不安睡，合眼则梦语如谵，醒则神识清爽，口渴不多饮，脉细数，沉部稍虚，左关带弦，小便黄色，大便不爽，微有咳嗽，汗出不多。阅前方用银翘散有之，白虎汤者有之，偏治咳者有之，用犀角者亦有之。予思此病乃热耗心液，肝阴不足，卧则魂守于肝，夜时阴气用事，阴虚则肝魂不靖，故谵语少寐，非热入心包之谵语可比，身热心烦，乃血虚能生内热，血不养肝，则肝燥易怒，非实热内蕴之故，决定此症邪在营分，与石姓病同。惟石姓不思谷食，大肉已脱，舌焦萎，是津液枯涸已极，今此病能思食，肉未脱，知犹可挽救，乃慰渠家属无须惶急，遂拟鲜生地、鲜石斛、西洋参、京玄参、粉丹皮、鲜菖蒲、朱茯神、酸枣仁、大白芍、鲜芦根、福泽泻，进一剂而谵语减，得少寐。次日更方，视舌本无腻苔，探原意易大生地，去石斛，加当归、秫米、郁李仁，如此加减，五剂而热退身凉，安眠口润，诸恙悉平，善后方为处六味汤加味。

（《中医杂志》12 期　严苍山　陶斋医学随笔）

寒暑湿滞

陈左　夏月阳外阴内，偏嗜生冷，腠理开发，外邪易袭。骤触疫疠不正之气，由口鼻而直入中道，以致寒暑湿滞，互阻中焦，清浊混淆，乱于脾胃，胃失降和，脾乏升运，而大吐大泻，挥霍撩乱。阴邪锢闭于内，中阳不伸，不能鼓击于脉道，故脉伏不能通达于四肢，故肢冷两足转筋。一因寒则收引，一因土虚木贼也。汗多烦躁欲坐井中之状，口渴不欲饮，是阴盛于下，格阳于上，此阴躁也。形肉陡然削瘦，脾土大伤，谷气不入，生化欲绝，阴邪无退散之期，阳气有脱离之险，脉证参合，危在旦夕间矣。拟白通四逆加人尿猪胆汁意，急回欲散之阳，驱内胜之阴，背城借一，以冀获效。

生熟附子各三钱　淡干姜五钱　炙草一钱　姜半夏三钱　吴萸七分　川连三分　赤苓四钱　陈皮一钱　木瓜五钱　童便一杯　猪胆汁冲服三四滴

复诊：吐泻烦躁均减，脉伏肢冷依然，加炒潞党参四钱。

（《中医杂志》1—12、14—16 期　丁泽周〈甘仁〉　思补山房医案）

风温袭肺案

病者：东台潘鳖镇丁海山。

病名：风温袭肺。

原因：素体阴虚，春日督促佃人挖掘田中木槽，因感暴风所致。

症候：寒热，咳喘，倚息，无汗恶风，入夜烦懊不眠，当午热甚，胸闷气促，口渴头疼，症经三日，势甚披猖。

诊断：脉右浮缓，左弦数，苔腻而黄，此内热有素，复感风温袭肺，痰涎乘机上扰也。

疗法：麻杏石甘，辛凉解肌，加以化痰利膈之品。

处方：蜜炙麻黄　杏仁　石膏　白芍　清半夏　炒牛蒡子杵　花粉　柏子仁　茯苓神　生甘草　白茅根

二诊：热退有汗，喘定神安，头爽，略能进粥，惟胸闷仍然脉浮数略退，再以前方加减。

处方：杏仁　麻黄水　炒大白芍　石膏　半夏　苏子泥　炒蒌仁杵　柏子仁　花粉

三诊：陡怒气升，病势反复，汗多咳喘不眠，苔退舌红，阴液已伤，宜戒恼惩怒，免生意外。

处方：杏仁　大贝　石斛　石膏　苏子泥　清半夏　炒蒌仁　花粉　橘红　柏子仁　绿萼梅　兰叶　玫瑰花　竹茹

四诊：服药后，胸次顿开，自言觉内蕴之热，丝丝从皮窍外达，清爽异常，咳喘大定，眠食俱安，脉已柔和，苔黄腻退净，大见转机。

处方：仍照服原方一帖。

五诊：风温退后，内阴已伤，肺移热于大肠，大便两旬不解，眠食皆安，并不胀闷，时有热意，当从育水行舟，无须猛烈攻下，使水足舟行，自然更衣。

处方：原方加雪羹、生地、元参，去半夏。

效果：照方一服而大解调畅，各病均愈，身体渐健。

善后：常用雪羹当茶，忌食辛辣及烟酒。

（《医界春秋》64期　王锡光　守素斋验案）

风温热入胃腑案

欧阳可经姻兄之母刘氏，年六十余，住广东香山县，风温热入胃腑症。

欧阳太姻母，气体素强，春末偶感风热，喉痒作嗽，适值喜筵，饮食肥腻，遂胸翳贯痛，医者或柴葛楂朴，或补中益气，或四物芩连，后医自谓叶王正脉，投以元参、沙参等润药，病至昏瞀，直书宜速办后事，聊尽仁人孝子无已之心。姻兄惶急，求治。辞不获已，乃往。病者僵卧于床，诊之，脉果不至，然察其色沉滞，唇裂强开其口，仅见舌尖，枯燥深黄，呼吸俱阻，偶作嗽，声如在瓮中。问其二便，小水仅通，不更衣者，已二十日。余曰：此风温兼食滞，邪入胃腑，胃家实也。夫温热有伏邪，由内而出，有时邪，由肺而受，外受者传心胞为逆，传阳明为顺，而传入阳明者为独多。阳明者，两阳合明，温热之邪，易与阳明之热相搏，其人必恶热，不恶寒，热邪已传入里，勉筹救治。惟大承气汤，先通胃腑，胃通庶有希望耳。

方用：厚朴三钱，炙枳实二钱，水三碗，先煎二物去滓，留下一半。内酒洗大黄二钱，煮至水一碗去滓。内研细芒硝二钱，煎一二沸服。邹润安引柯氏之说，解释各承气汤。曰：《本经》首推大黄通血，再以《六微旨大论》亢则害，承乃制参之，则承气者，非血如何？夫气者血之帅，故血随气行，亦随气滞，气滞并波及于血，于是气以血为窟宅，血以气为御侮，遂连衡宿食，蒸燔津液，悉化为火，此时惟大黄能直捣其巢，倾其穴。气之结于血者，散则枳朴遂能效其通气之职，此大黄所以为承气也。服之，果大便得下。次日再诊，起坐于床，脉现浮数有力，舌苔略润。余曰：下后津液得存，脉证如此，邪宜外解，上求诸手太阴其可乎。

方用苏梗二钱，前胡二钱，甜桔梗钱半，面炒枳壳钱半，甘草六分，炒莱菔子钱半，另加芒果核二枚，此即参苏饮去参、苓、陈、夏、干葛、木香，加莱菔子、芒果核，疏达兼以清消也。三日后，脉转长大，有汗作渴，以竹茹二钱，鲜杷叶三片，建兰叶三钱，紫背天葵钱半，丝瓜络、谷芽、郁金各二钱，知母四钱等渐入生石膏，由四钱至两许，甘草五分，约半月后，竟不用补而痊。

可经姻兄，方建筑大厦，少缀园林，拟奉萱堂，迁居颐养，未落成而太姻母病重，情尤惶急，迨病痊迁入，安处至二十年，已度八十余岁矣。

（《三三医报》2卷19期）

风温

赵家湾沈长龄之母，年四十五岁，于癸亥季冬，感受风温，身热如燔，按之灼手。发际肿痛，焮红光亮，势将起疱，胸脘痞闷，咳呛不畅。脉象滑数，舌苔干糙，口渴无寐，病经三日，邀余往诊。余曰：此即大头瘟也。须防内陷心包而致昏糊，处方用：

白蒺藜三钱　僵蚕三钱　鲜生地一两　薄荷三钱　蝉衣一钱　生石膏七钱　银花三钱　甘草五分　知母三钱　丹皮三钱　黑山栀三钱　辰连翘三钱　象贝母四钱　黄芩一钱五分

服后，身热得退，咳呛已爽，惟头部痛虽减，而肿势依然。翌日转方，去蒺藜、生地、甘草，加牛蒡子三钱，同打，鲜沙参四钱，上川连七分，讵知服此二剂后，听信巫者妖言，此非大头瘟，乃土神作怪，须谢土神，不必服药。越四日，复来邀诊，至则病者头大如斗，面部起疱，目鼻难分，牙关紧闭，身热复盛，切脉细弦而数，舌绛苔布薄腻，家人莫知所措。余曰：依余诊断，大头瘟无疑，当守前法进步治之，惟现象若是，迟恐鞭长莫及，急投：

羚羊角开水摩冲，四分　鲜生地一两　鲜沙参七钱　白蒺藜三钱　僵蚕三钱　生石膏一两五钱　知母三钱　银花三钱　桔梗一钱　辰连翘三钱　象贝母四钱　蚤休四钱　辰茯苓三钱

翌日转方，则牙关得利，已能言语，热势渐退，即去羚羊角、蒺藜，加竺黄片一钱五分。服二剂，再来转方。肿退疱瘪，愈其大半。惟有鼻衄，再将原方去桔梗、僵蚕，加丹皮三钱，藕节炭三钱，服二剂全愈。

编者按：大头瘟宜用普济消毒饮，生地、石膏、不宜早用，恐温邪遏伏，病反不解。

（《中医杂志》13期　朱竹荪　忠仁医庐笔记）

风温

辛未春，家君患风湿，自服藿、朴、陈、半，反壮热无汗，咳嗽引肋骨而痛，痰色凝黄，语言重浊，心中懊侬，舌苔黄腻，口渴咽痛，头面动脉怒张，六脉浮数，右甚于左，症为风温犯肺，肋膜发炎。胁痛痰凝，是其征也。宗辛凉轻清法，用黑栀、豆豉、桑叶各三钱，薄荷叶一钱，浙贝、杏仁、连翘各二钱，蒌皮、牛蒡各钱半，鲜竹叶二十五片。一服汗出热退，惟余痰凝胁痛，去栀、豉、薄、翘、竹叶，加冬瓜子、生薏苡、鲜枇杷叶各三钱，石斛二钱，一剂而瘳。是春此病流行，俗医误投辛温，喘汗更生，再认肾阳不潜，

重用桂附磁铅，无不下咽立毙，可慨也已。

（《中医世界》7卷4、5期）

风温

病名：风温，己巳年上旬。

病者：吴孟琴之叔，年二十余，黄州人，住沙市孝子巷口，谦益花庄内。

症象：据说初起恶寒发热，头痛口渴，继壮热不退，烦躁不安，便结溲赤，迁延两旬，阅前方，始用桑菊、银花，其后一派甘寒，因见转甚。伊帮吴伯华君，始力荐余治，谓常过从。见罗君诊暇，手不释卷，想阅历甚多，必有鉴别，不负所望。

原因：因仲春气候乍寒，失于调节，乃为寒邪所伤，秘塞汗孔，兼以体丰气壮，卫气不得疏泄，郁而为热。医不用麻杏石甘，泄外清内，急逐其邪，俾从汗解，乃过信吴学说，始用轻清，继用甘寒，滋腻留邪，酿成长热不退。

诊断：此时壮热不退，良由里热亢进，观其渴冷、便结溲赤可知，然苔白中黄，脉浮而洪，表邪尚未尽解，若专用苦泄，诚恐邪引内陷，仍疏其表，又恐愈助其热，乃权其表里轻重，莫若表里双解，尤以荡热为急。凉膈散加味，斯为合宜。孟琴见方有硝黄，谓前经便血，若再用下，岂不又累血出，且病已兼旬，恐难胜任，意请更方，余谓前虽便血，亦由热刺微细血管，肠脏亢进。

疗法：大黄、芒硝咸寒软坚，竹叶、薄荷辛凉泄表，栀芩涤其肺胃，银翘清其头目，佐以芦根之甘凉，使以黄连之苦泄，以助上药之不及，再以甘蜜之缓，留连膈上，下不剧烈，则邪去而正亦无伤。

处方：水竹叶三钱　连翘壳三钱　炒栀子三钱　川黄连一钱　金银花四钱　酒子芩三钱　生大黄三钱　玄明粉三钱　粉甘草二钱　苏薄荷钱半　鲜芦根八寸　白蜂蜜三匙，冲

二诊：药服两次，速泄数回，果杂微血，肤表凑凑有汗，苔色转赤，热度略减，派仍如前，心烦不宁，尚见渴冷，据此现象，势已转机，惟燎原之火，未即剧除，此时方当。

二方：生石膏一两　炒知母三钱　杭寸冬四钱　大生地六钱　犀角尖一钱　连翘壳三钱　水竹叶三钱　鲜芦根八寸　黑玄参四钱　粉甘草一钱

附识：次日因余应诊赴城，来延未遇，由是五日其疾进退不知，正惑间，适伯华命价延诊伊内，余当询价，前病愈乎，抑有他变乎？何数日无音？价言，因前延先生适城，停药一日，次日其疾顿变谵语昏沉，摸床寻衣，举室惶恐，不得已乃延西医（此沙市最喧哧有名之西医院）打针两日，愈甚，昨又经西医听筒审察，言肠已腐，势不可生，业已辞退，现备棺衾以待云云。余窃患此疾，经余药两剂，日见起色，何以数日剧变如此，终不释然。乃谓价曰：俗谓医不叩门，然医以治人为天职，故古之良医，每不请自去，是否可治？我愿一观，汝归告之，当急速来。

三诊：窃查病至神昏，经中西医认识，均视为莫大之重症，故一经见此，便多委为不治。然以余之经验所得，苟其人之生元未尽，津液尚存，而治得其法，亦每有获愈者，即以此症观之，症虽危险，尚有可治者六：（一）齿虽燥而舌液未干。（二）身虽热而温度已平。（三）呼吸和。（四）脉搏缓。（五）无痰声漉漉，无大汗凑凑。（六）肌肉未脱，

两目有神。综此数点，其治可必。至神昏何也？热此理，在吾国学说上亦有争执之点，因吴鞠通辈祖述叶氏，谓心不受邪，胞络代之，胞络受热，遂致神昏。一时风靡全国，至今不衰，惟陆九芝，力攻其妄，言温热以阳明为渊薮，胃热波及于心，是为主动，考之西说，则又谓脑之迷走神经，为延炽所致。查迷走神经生理，乃属脑神经第十对，起于延髓而终于胃部，是与陆氏所论相合。西人又谓心脏衰弱，亦常有此，则又与叶吴之说不差。然则歧说纷纭，莫衷一是，果脑病耶，抑由心胃病耶，但以余临床实验，胃热用白虎，肠结则用承气，谵语无不立愈，是陆说较长。惟舌赤液少，而便不甚结，用牛黄至实，亦有获效者，乃叶吴之说，亦未可厚非。是症不全属脑，不全属心胃，治心治胃，尤在鉴别其症候，何部侧重，斯为有得也。今据此症，正是水不济火，心脏亢进，承气峻烈，既非所宜，牛黄辛泄，又不可用。惟查少阴篇中，鸡子黄汤乃为此症不移之特效。按鸡子黄，时贤张锡纯谓含有副肾髓质之分泌素，有交水火之机能，佐胶芍育阴，芩连泻火，再加紫雪宁神，菖远开窍，面面俱到。谓肠已腐烂，乃彼曾闻前日肠经下血，继见神昏，无法可治，聊作谢责之辞。如果肠腐，必有脓垢可见，今大便又两日未通，腐烂何从说起，不料堂堂之西医，而有如此之诊断，宁非可笑。至若与其坐而待毙，曷若饮药，犹可得生，君能俾我重任，尽我所长，其效必跋足而待矣。

三方：川黄连三钱　酒子芩二钱　东阿胶四钱，烊化　生白芍三钱　石菖蒲二钱　远志肉三钱　紫雪丹一钱，冲　鸡子黄每枚生冲

效果：午后服药一次，入暮便得安枕，次晨神识亦清，

惟口燥不时思饮，改用竹叶石膏汤，去半夏，加花粉、西洋参，两剂，后继以朱砂安神丸、参汤送服，张斌以天王补心丹而痊。但此病虽愈，尚有一故事可述。当其神清后，数日不便，病者屡求攻下，余谓食入则胃实而肠虚，食下则肠实而胃虚，新陈代谢，原有自然，今兼旬未食，且又攻下数次，肠中宿食已无，现病稍愈，饮食少进，便安从来。若徒逞快一时，岂不虑反伤元气，后患何堪？余力坚持，听其自便，果又一日而便始下，似犹是先硬后溏。若无主见，专殉病者之请，有不功败垂成？此等虽是小节，医者不可不知也。其后孟琴果服余见，而赞叹不置云。

燮元按：年来每见西医，一闻病者唾吐稠痰，即谓肺烂；闻发热便血，即谓肠腐，委为不治。而病家一听斯言，不啻视若司法官下一宣告死刑书，为铁案不移，遂惶恐莫名，束手待毙，殊知彼委不治，而由国医治愈者，已数见不鲜。是见我国人之不谙医学常识，任人宰割，良可悲也。曾记今春吾川乡长，白君少玉之次公子，甫四龄，因看电影受惊，旋家即作热腹疼，初延国医治之，未效。甫半日又改他医亦然。次日乃延西医，一连数针（但未悉何药），转甚，再延审察，言肠已断，不可治疗。于是中西束手，果不一日殇。惜此症余未临视，未悉其状，彼谓肠断，是否真确？且由何而得知？亦不可解决之疑案也，附于篇末，以质高明。

（《上海医报》1929 年　四维斋医验集）

诊断笔记

己未年四月，又诊王锦霞戚，汪氏子之火逆变痉症。其孩年十二，原患伤风、发热、微寒而渴，医投燥烈不效，复施推拿，灸以艾火，遂变为角弓反张，项强不俯，筋脉拘急，动则扯痛，不能转侧，面赤目红，头汗蒸热，皮肤干糙，大便不调，小便短赤，脉弦直而强，舌薄赤而燥，合病因脉证参之，此火逆变痉症也。夫风温为阳邪，最忌辛香燥烈，助阳灼液，乃医者不察，既施辛燥，复灸以火，邪无从出，火气内攻，消灼津液，筋失其养，而拘急反张等证起矣。风火相扇，风因火势，火借风威，风火上冲，而头汗蒸热，面赤目红等证起矣。两阳相熏灼，则皮肤干糙矣。所幸邪在躯壳经络之间，未干脏腑。势虽沉笃，究无谵语摸床等坏症，尚属可治，谨拟龙牡水族之物，抑亢阳以下交于阴，佐羚犀兽之物，清火邪以安于阳，加麦冬、花粉生津液，葛根、竹茹清络舒筋，甘芍养阴，竹叶熄风，正潜阳降救逆法也。方用：

化龙骨五钱　生牡蛎五钱　羚羊角剉屑，八分　大寸冬二钱　炙甘草钱半　天花粉二钱　青竹茹二钱　丝瓜络三钱　粉葛根二钱　生白芍二钱　鲜竹叶十片　连进四剂，病愈泰半。乃去龙、牡、羚、犀、葛根、竹叶，加银花、菊花各二钱，党参、鲜斛各三钱，扶正清邪。又进二帖，病已全瘳矣。

（《三三医报》2卷21期　广德钱存济）

冬温

叶先生　冬温，神昏谵语，皆前医误表之故，邪在心胞，即宜开中。否则内闭脱，大便闭，面赤，得药则吐，宜忌甘药。先以牛黄丸以开其中，后与大承气汤，以攻阳明实热。

生大黄三钱　元明粉三钱　枳实二钱　川朴一钱

（《中医新刊》6、7期　藕香室医案　沈仰峰遗著　男良卿录）

冬温喘逆

病者：周益仙祖母，年逾八秩，青浦县珠薱乡人，现迁居城内县后街张宅。

病名：冬温喘逆。

原因：古稀之年，脏真衰弱，感受冬温之气，肺不肃降，发为喘咳气逆。

症候：呼吸气促，喘息不宁，卧不着枕，身热，头额多汗，咳痰不快，大便秘结，喉舌干燥。

诊断：脉尺虚右寸关动数，舌根粗糙尖红，肾脏气弱，阴虚阳浮，不司藏纳，上逆为喘。盖肺主出气，肾主纳气，一脏失司，出纳失职，今温邪扰酿，最有喘逆之变。

疗法：以摄固下真，上病当实下焦，仿金匮肾气法主之。

处方：蛤粉炒熟地三钱　北沙参三钱　旋覆花二钱包　沉香片四分　山萸肉一钱五　淮山药二钱　生赭石五钱　茯神三钱　肥牛膝盐水炒，三钱　大天冬二钱　京川贝二钱　知母三钱　紫胡桃二个　二帖。

二次诊治：原因：立春节后，天气暴热，又感温邪，骤发喘厥。

症候：精神疲乏，呼吸不利，咳嗽喘息，身热时熇，阳亢火升，头额多汗。

诊断：脉数时中止，名曰促脉，乃阴虚津涸之征也。越昨邀予诊治，予适因有事往松，改请某医诊治，见其呼吸喘逆，断谓年迈之人，阳气衰微，恐有暴脱之变，随书参附回阳之剂，急进之。喘息益甚颧红火升，急邀予诊，予谓阴虚阳亢，喘逆痰升之病，况感受春令之暴温，清火滋阴之药不暇，再投益火之剂，反助其势而病益剧矣。

疗法：急以壮水之主，以制阳光意。

处方：京元参三钱　元武板五钱　肥牛膝三钱　旋覆花二钱，包　西洋参一钱　蛤粉　熟地四钱　伽南香摩三分　生赭石五钱　天冬三钱　肥知母三钱　戈半夏八分　抱茯神三钱　五味子四钱　二帖。

二诊：身热已清，喘息平顺，咳嗽痰鸣，胸部觉闷，脉滑而软，舌质红润，再以清降。

二方：西洋参八分　川贝母二钱　伽南香三分　仙露夏钱半　旋覆花二钱包　叭杏仁三钱　野郁金一钱　栝蒌仁三钱　海浮石三钱　肥知母三钱　玉苏子三钱　天冬二钱　白冬仁三钱　枇杷叶二大片　三剂。

效果：第二病，第一方用壮水之主，以制虚阳之浮越，喘降火平，病随药而去，第二方，改用清金，顺气化痰，三剂而告痊。

（《医界春秋》58期　袁跃门　大德医室验案）

肝气郁结冬温

病者：河南省长途汽车营业部石主任葆荪。年三十余岁，住小南门内本营业部。

病名：肝气郁结，兼冬温病。

原因：脾脏素弱，肝阳易郁，为其远因，公务烦劳，又感时邪，为其近因，遂于甲戌之冬，病丁该部。

病状：头部晕痛，起坐较甚，呕恶泛饮，冷食加剧，微热憎寒，二便如常。

诊断：舌苔白腻，尖边俱红，右关脉濡而细，左关似弦而径，尺部无力，寸部较扬，此必肾劳过度，心营暗耗，脾胃之津过于消散，肝胆之气易于郁结，适值外感，而寒热呕恶一时并发莫制也。

疗法：肝喜条达，故用楝实、翘、郁，以疏肝解郁。中土素弱，因取扁、苓、薏仁以和胃健脾，共以为君；菊花能明目而治头风，藿、茹可化浊而止呕恶，用以为臣；且佩、薇与菊花同煎，可令外感之邪悉由毛孔而出。牛、贝与茯苓并进，能使郁滞浊气，皆从二便下达也。

处方：炒楝实八分　青连翘二钱　广郁金钱五分　白扁豆三钱　云白苓一钱　生薏仁三钱　杭白菊四钱　广藿香钱五　碎竹茹三钱　佩兰叶三钱　东白薇六钱　炒牛子钱五分　川贝母三钱　水煎服一剂。

次诊：服药以后，寒热减而头痛除，左脉柔而右如故，惟呕恶未减，纳谷不多。爰守前方，减去佩兰、白薇，另加半夏、降香，再进一剂（处方略）。

三诊：左手脉象，已趋缓和，右手关部，仍嫌细滞，舌上腐苔未去，呕恶泛饮少愈，是各病俱已告痊。胃气尚未来复，亟加橘络、麦芽，顺气和胃，而善其后（处方略）。

效果：一剂知，三剂愈，后其夫人及其少君与侄少，相继罹病，咸为治愈（案另详）。

（《医学杂志》92 期　王景虞　临床验案）

伏邪冬温

病者：河南农工银行文书科何主任之夫人，年约三旬，时住山货店街路东。

病名：伏邪冬温。

原因：肝胆夙有内热，胁腹素有痞气，汗后当风，倏尔罹病，由民言报社长黄醒民先生之介绍，冒雨来召予诊。

病状：发热恶寒，头痛身困，咳嗽呕恶，腹中胀闷。

诊断：舌苔粉黄，尖边赤绛，两脉弦数而驶，左关右寸独径，因告之曰，伏邪冬温也。盖伏邪内炽，则成灼热，身困为运动神经被灼。头痛乃肝胆伏火上炎，咳嗽频仍，明系内热未达，肺金制节失司，呕恶腹胀，必为温邪鸱张，肝脾两脏相凌也。

疗法：辛凉芳香以解表，苦辛通降以净里。

处方：东白薇六钱　炒芥穗二钱　佩兰叶二钱　杭白菊六钱　广木香一钱　广橘络二钱　川贝母四钱　炒楝实二钱　粉丹皮四钱　大力子二钱　吴萸连三钱　炙杷叶二钱　杏仁泥二半钱　水煎服。

效果：服药后，浑身微汗，旋即痊愈。

（《医学杂志》92期　王景虞　临床验案）

冬温误治案

肺热津亏，理宜燥渴，昨诊并不口渴，显系肺虽燥热，脾胃仍有湿邪遏伏，所以流化湿邪，俾清津可以上承，喻氏所以有流湿可以润燥之谈也。无如风化为火，尽壅于肺，累进清肺育阴，竟如杯水车薪，热循肺系内犯胆中，以致时时谵语，火郁于内，发现于外，则两颧发赤，唇口朱红，红极发紫，脉数竟在六至以外。此时治之，清金泄热存阴，因属定理，殊不知火从风化，其热也，釜中之火也。其风也，釜底之薪也，蒸热之势稍散，釜底之薪未散，薪在即火在，所以日前历历转经，仍云不能把握者为此，刻下脉数，气口虽属带浮，按之似属少阴，如欲解散其风，而撤其薪以缓燎原之势，救者自知不逮，不得已再拟清肺饮合清宫汤，以尽绵力。

犀尖磨冲，五分　连翘心三钱　麦冬连心三钱　赤茯苓、神各二钱　川贝母二钱　光杏仁三钱　广郁金一钱半　北沙参五钱　桑白皮炙，二钱　枇杷叶去毛，一两　白茅根一两　濂珠三分　川贝四分　二味研极细末，先调服。

原注方后云：刻下所怕肺热循系入心，心肺同病，气喘神昏，便是危境，或偱前日如救肺例之类，治之当效。何以不续使水来制火耶，曰舌腻白不渴，如湿盛生痰，更难措手，不得已而退步，非临阵而畏缩也。又此症乃冬温绵延入春，久不愈，盖被庸工用白菊四钱，川连至五钱，五味子至二钱，至惊声而病更剧，惊蛰阳动也。初用喻氏清燥救肺汤，后用竹叶石膏汤，前案已遗失，故附志于此。

（《上海医报》51 期）

冬温

去腊鄙人治九十铺接路巷口一徐姓妇人，生产一二日，陡患温症，先请西医李星阶诊治，三日连打九针，不特无效，病日加剧，遂至温邪内闭，热壅三焦，故肢掣瘛疭，痰潮神昏。据李医云，此痰既降不下去，即无法诊治，不如早办后事为妙，病家闻言，惶恐万状，连夜请鄙人诊视。诊其脉数，望其面赤，神昏如醉，抽掣不安，此乃温邪闭入心胞络中，何可以祛痰为要？热清则痰自定，西医言不可治，我包以一药见功，随用安宫牛黄丸一粒，服之则神清气爽，抽掣自宣，次日服诊，用清络宣窍药，内加去瘀之品，二三剂竟收全功。若听西医，不竟坐以待毙乎。

（《上海医报》1931 年 59 期）

藕香室医案

叶先生　冬温，神昏谵语，皆前医误表之故，邪在心胞，即宜开中。否则内闭外脱，大便闭，面赤，得药则吐，宜忌甘药。先以牛黄丸以开其中，后与大承气汤，以攻阳明实热。

生大黄三钱　元明粉三钱　枳实二钱　川朴一钱

（《中医新刊》6、7期　沈仰峰遗著　男良卿录）

冬温下利

沙溪侯某子，去冬患感，继而便溏，延同镇罗丽主治之。见其下利甚勤也，投以补中益气汤，及禹粮石、石榴皮等，下利果止。忽小便不禁，昼夜百余行，胸痞泛恶，复延严志拯治之，亦同乎罗医之见。罗医且谓病已胃阳上冲，必难救药，疏一方真人养脏汤与服，病益剧，始延余诊，切其脉，数而有力，惟时欲歇止。余曰：此症原属冬温，下利为热邪自寻出路，解其肌表，清其里热，一二剂可愈，何至遗患若斯？夫人之得生存于世者，全赖大气之能流行耳。今医者徒知见病治病，不问病之虚实寒热，一味补涩，遂使热邪禁锢不解，枢机壅痹不行，危症蜂起，而犹以为未足，岂欲将人身五脏六腑、十二经脉，一一塞住，始为能事哉（原文）。且小便出于足太阳膀胱，膀胱为州都之官，气化出焉。夫主气化者，为手太阴肺，肺气壅闭，治节不行于膀胱，膀胱太阳之府，有开无阖，此后便之不禁，不亦宜乎。其余种种见症，亦无不由于枢机塞室所致。至于胃阳上冲一语，更属不解。疏方用石斛、贝母、花粉、兰草、元参、丹皮、蒌皮、川连、栀子等，后疑病重药轻，恐不济事。余曰：药贵对症，乃克去病。古云：重病有轻取之法，此症是也。非敢藐视人命，故将奴婢之药塞责也，果一服即效，逾旬而安。

（《中医杂志》12期　孙秉公　寄瓢室医案笔记）

冬温火旺

冬温内受，咳嗽唇揭，又复大啖羊肉，竟如火上泼油，骤然音哑，而乳蛾宿恙，又乘隙剧发，甚至物咽俱阻，脉细数，左弦，苔少舌红，气液不足，内热火旺之体，极易动红，且防胀闭。

黛蛤散三钱半　乌元参钱半　人中白钱半　粉丹皮钱半　杭菊花钱半　冬桑叶钱半　粉甘草五分　薄荷头八分　淡竹叶钱半　大杏仁三钱　紫马勃八分

（《中医世界》1卷6期　常熟张蕴石先生）

春温

瞿右　春温二十余日，化而为热，曾经神识昏糊，鼻疮齿板，进西瓜汁而稍杀，今按七日未更衣，小溲短而不畅，身肤不热，人静欲寐，脉躁如丝，舌绛起糜，乃阴液欲涸，元气大伤之候。虽有邪热，不得复用石膏之重坠，黄连之苦燥，大黄之泻下。否则邪去而人亦随脱矣，仅甘寒柔润之品，可以扶元，可以退热，较为相宜，拟方候正。

西洋参五钱　北沙参五钱　京元参五钱　鲜皮斛五钱　鲜生地五钱　大麦冬五钱　五味子一钱　肥知母三钱　生甘草一钱　粳米一撮

复诊：昨投甘寒柔润大剂，神识渐清，腑气得行，舌缩能伸展，身重能转侧，口糜稍退，痰涎亦降。乃津液渐回，元气能固，有似久旱之得甘霖，未始非佳兆也。但虚人多变，苟能不生枝节，方许转危为安，斟酌制方仍候乡贤正之。

西洋参三钱　北沙参三钱　大麦冬三钱，辰砂拌　北五味五分　生鳖甲一两　鲜生地五钱　连翘壳三钱　嫩白薇三钱　生甘草五分　濂珠粉三分吞

（《中医世界》1930年2卷9、10期　秦伯未医案）

春温坏症

冯逸民年二十四岁，以冬伤于寒，潜不即发，伏于肌腠，郁而成热，迨至春阳司令，感触新邪而发，初起即发热恶寒，头痛无汗，医以麻桂杏防等开泄之品与之，服后，旋即汗出，而寒热不撤，反增头目晕眩、舌干咽燥等证。另更他医，复以桂枝等疏风之品与之，服后汗泄不止，热亦不退，起生憎寒，神疲气索，颧红苔焦，齿垢目阖，寐则呓语郑声，有时循衣摸床，逞现一派阴液将亡、正气将残之危象。按其脉细数无力，察此证初起，法宜清解，微透其邪，该医不知，过用开泄之品，耗阴劫液，阴弱之体，势不能支，以致阴证发生，危机环迫，所幸真阴虽枯，肝气未动，若内风扰乱，往往一厥即脱，迫不及救，虽扁、和复生无所措手。为今之治，宜壮阴救水，先贤云“存得一分阴，退得一分热”，济阴即所以救本，本固再作滋方润之策，疏方：

怀熟地六钱　淮山药五钱　润元参五钱　甘枸杞五钱　真阿胶三钱　鲜石斛三钱　花龙骨三钱　左牡蛎四钱　别直参钱半　代赭石三钱

方剂诠解：本方属地玄杞大润之品，峻复其真阴，复以真参复气以配其阳，惟参之性，补而兼升，以治阴虚上脱。喻氏谓有气高不返之虞，故以赭石之质重者以镇之，龙骨牡蛎存阴止汗，阿胶滋坎填离，石斛秉水石之菁，滋胃肾而益脾阴，使阴复风息之病势方入坦途。

连服二剂，夜分稍静，呓语郑声均减，汗亦渐敛，惟津液未复，周身灼热，焦苔略退，舌绛依然，是病势已见转机，不过救阴难期骤功，若汩汩浸沃，不难水到成渠，复以前方加潜滋肝肾之品。

润元参四钱　怀生地四钱　女贞子四钱　生山药四钱　丹皮三钱　鲜石斛三钱　生龟板四钱　花龙骨三钱　左牡蛎三钱

连服二剂，汗敛热蠲，诸恙均减，惟是虚体骤难复元，常觉精神萎惫不堪，心旌摇摇欲脱，此皆元真大虚，精神不固之为患耳。因将参加至三钱，山药加至一两，二剂之后，精神渐复，胃纳已展，后以滋养法调理而痊。

（《光华医药杂志》2卷6、7、8、10、12期　怀葛斋验案）

温病初起

曾易科念五岁，民十三年三月初五，患春温病，身热头体痛，不恶寒，渴冷饮，脉浮数，舌白尖绛，质赤而焦，以麻杏石甘汤一剂汗出霍然。

麻黄三钱　生杏仁四钱　石膏八钱　生草三分

按：温病忌发汗，此则温病初起，尚有表邪，内热虽重，得此辛凉解表，石膏救阴，故一汗而愈，毫不伤阴，倘以辛散解表，则汗后身反灼热，病势愈重矣。

（《神州国医学报》2卷6—10期　吴佩衡　吴氏医案）

春温伏邪救误案

王念恒　年四十，住北京鼓楼后街。

王君官法曹，性刚直，忧时之士也。辛酉春，京师大疫，君病甚，与余长子元梓同事，余应请往视之。时唇面深赤，舌干，发热，大汗淋漓，额汗珠渍手，上气狂喘，呆视不识人，脉浮数，其家人罗列医方。余曰：现流行病虽有白喉、红疹、吐泻霍乱发现，而君无疫状，乃冬令伏邪，乘春气之升扬，而发为温病也。药初倚达原饮、人参败毒散，继以柴、葛、檀、藿诸香燥洄升开，热灼阴竭，连误十日危犹幸焉。《内经》谓冬伤于寒，春必病温。系冬不藏精，春必病温，仲师亦有伏气温病篇，解经者谓上条是寒邪化热，下条不藏精，不止淫欲。凡劳神苦形，摇其精爽者皆是。故生长化收藏，宜保养以豫发生之本，否则逆四时之气，病发于他时。礼云：君子春夏养阳，秋冬养阴，养其本也。余则谓精，固是睾丸下精囊之精，而运诸上下内外以存养者，亦曰精。神以存养即曰藏。当寒威凛冽，外束肌表，自觉胸热口干，不必饮酒围炉，体燥者已伤其精液，非一定外感于寒也。湿热病家，谓温邪由外吸入，伏邪由内发出，俱主诸肺。鼻通于肺，肺者皮毛之合也。皮应天，显万物之大表也。君初病，皮热头刺，干咳微渴，并不鼽嚏恶风，故命曰伏邪。仲师曰：若发汗已，身灼热者，名曰风温。本指内风，火升风扰，即使兼外风，亦只可甘凉带辛以导之，奈何全是燥涸升开耶。今救阴止汗，但因其肩抬胸满，发热未过，不敢用沉腻药。向肾阴浪图压塞。因拟清骨散加减，用银草、柴胡、旋覆花（布包）、紫菀茸鲜叶各二钱，鲜枸杞根、生牡蛎、知母各三钱，盐水泡透，黄连一钱，柿蒂三枚，一帖汗少。去黄连，加白薇钱半，三帖气定热退。至五日面色不纯赤，举首见余，瞿然曰：今始知世伯之日来救我也。脉转洪大，汗多引饮，又用小剂白虎三帖，病退能行，汗渴止，口味淡，舌白脉濡，拟六君去陈术，用高丽参钱半，云苓、法夏各二钱，甘草三分，加葳蕤、淮山药、胡桃肉、冬青子各二钱，制首乌三钱，砂仁四分，煎成，和服珍珠母粉钱半，上调肺胃，下养肝肾，约十帖，以善其后。

此症治已两旬，身始康复，交情自此弥厚矣。

（《三三医报》3卷3期25、8）

春温发痉治验录

辛未年终，余旋里度岁，后因一二八战事关系，不能骤回，是年冬春之交天气寒燠不定，虽津液降雪，亦闻雷鸣。冬行夏令，春行秋令，欲藏反泄，宜生转肃，清明前后，吾乡温病大作，蔓延全邑，死亡接踵，经余治者，无不全活。谨此将案分述数则于下。

余从侄媳，素惯藜藿，年轻力强，清明节夫妇扫墓归，妇取粉点尽量食之。晚仍照常用饭，饭毕即猝倒不省人事，牙关奇紧，呼吸急促，邀余不遇，转请某医诊治。初用辟瘟丹，连灌三粒，不应，继用至宝丹、苏合丸、紫雪丹及大队寒凉，如石膏、知母、竹叶、灯心、鲜地、元参、银、翘、桑、钩、竹沥、竺黄之类，服至三日，非惟毫无转机，且形神顿削，僵卧濒死，改延家叔，认为不治，辞不立方。余诊其脉，伏而不出，开关验苔，淡黄厚而垢腻，外证时时太息，身热不扬，鼻煤唇焦，目瞑项强，手足微牵，便闭不语，因语病家曰，病起饱食之后，邪热有所依附，无殊资敌以粮，急则治标，法当克化，破其坚壁，贼必四散，散则不难追踪杀之矣。然证象如此险恶，恐药力未及，而生命告终。倘得苟延十余小时，余信必有转动，方用苍术、厚朴、枳实、姜夏、神曲、焦楂、黄芩、豆豉、青陈皮、谷麦芽等。上午进药，至晚果神识清醒，能诉痛苦，乃病家以为此方有功，当夜私自再服，次日复诊。脉细不数，舌剥鲜红，中有一绺黑燥裂血，舌强不利于言，目赤神爽。余曰：刚燥太过，热烁津液，舍脉从证，育阴清热为是，一剂而便大通，再剂而舌灵润，三剂而胃能纳，因家道式微，不再服药，竟于短时间内恢复康健。

屠姓妇嫁夫未久，一日归宁，猝然牙关紧闭，手足抽搐，当延就地某医诊治，谓为脑膜炎。处方用银翘桑菊之类，加牛黄至宝丹，服后牙关渐展，而手足妄动，狂乱谵语，时见鬼神。医云：此热入心包也。原方加竺黄、紫雪再服，卒无小效。其父母以为此必鬼神凭藉，故汤药不灵耳，即以渔网裹护病人，乘夜私逸，刀枪殿后，送回夫家，以远邪魅。讵病人经此磨折，妄狂益甚，及邀余诊，已届一候。脉右洪大滑数，左弦数，身热面赤，目赤怒视，苔黄干燥，唇焦渴饮，彻夜不寐，六七日不更衣。余曰：温邪与阳明燥气合化，胃家实也。今贼犯中土，烈焰冲天，苟无斩关夺门之将，则津液怕立涸之虞，前医方药，看似力量雄厚，其实离敌甚远，何曾抵抗，故徒见其害，不见其利。为今之计，急宜下夺，方用鲜生地、鲜石斛、生大黄、元明粉、白知母、连翘心，经桑叶、嫩钩钩、天花粉、生竹茹等，一剂而燥粪时下，再诊狂乱不作，而妄语仍有，神识已清，而脉势未静，理宜一鼓荡平，不使余烬复燃，原方去明粉，加甘草以缓大黄直趋之性，令留中搜邪，翌朝又得大解一次，三诊脉当洪数有力，间作谵语，略事加减，大黄减去三分之二，隔日又下燥烂杂矢甚多，遂脉静身凉，安寐思食，再为调理数剂而康。

（《国医杂志》6期　王行三）

春温发痉治验录

梅右　当午夜初觉，自言头痛肢麻，言犹未已，遽尔发痉，延及天明，来请余诊。余至，病人豁然苏醒，其证形寒身热，神情瞀乱，烦躁多言，卧起不安，面目微赤，耳微似聋，欲呕不得呕，皮黄薄苔，脉来细数，考其宿舍，住于湖滨，周围蓬壁而多罅漏，可见居室不密，夜眠被褥失检，邪风乘隙而入，而其人又系冬不藏精而伤于寒之辈，猝罹外邪，无异导火线，致引动伏邪而发病。余用蔓荆、薄荷、荆芥、杭菊，以驱散外来之表邪，蝉蜕、钩钩、连翘、桑叶、豆豉、栀子、木通、灯心以开泄内出之伏邪。一剂无所进退，再剂耳聋复聪，呕止，身但热不寒，渴喜冷饮，右手脉势渐大，大便自遗。凭脉察证，邪已干及阳明，阳明属胃，称为阳土，乃温邪必传之所，古人所以谓为成温之渊薮也。但温邪至此，顺而非逆，邪未积聚，可清而已，改投加味竹叶石膏等，亦两剂而身热大退，神志顿归宁静，再为清热养阴而愈。后十余日，因不守余戒，任意啖果品过多，食腥腻太早，傍晚忽头旋眼花，四肢麻痹，筋脉微急，两手虽握，状欲发痉，复延余诊，验苔灰白垢腻，按脉沉清。余曰：此肝脾郁滞而聚湿停痰也，与以涤肝畅中疏痰之剂，一服即平。嘱勿再贪口腹，遂无复波折云。

陈左　业农，终岁勤动，某日力耕之后，顿时寒起四末，肢麻头痛，转瞬间牙关紧闭手足拘挛，人事不省。当时所谓脑膜炎之名，固已谈虎色变，妇孺皆知，慈善家预制急救时病药水，广为施送，几成家家咸备，以防不测。故病家先将药水自行设法灌下，一面即延邻近该处之某医诊治，讵某医胸有成见，相对斯须，丸则至宝苏合，汤则银翘桑菊，知觉旋告回复。但一波初平，而吐泻又起，某医崇尚时名，以为脑膜炎三字，顾名思义，其为热病可知，是则吐乃火上冲，泻系热下逼，故恣投竹叶、石膏、知母、元参、鲜地、栀子、黄连、黄芩，经三昼夜，而吐泻不止，势臻危殆，尤可怪者，拟加羚羊犀角矣，谓非此实不足以挽狂澜而拯逆流。幸二物值昂，病家疑莫能决，遂请余诊。余至，病人时欲吐泻，而已无所吐泻，额上微汗，微热微渴，语言懒怯，苔色黯黄而润，脉象虚弦无神。余曰：吐泻之来，本由中焦寒热混乱，脾胃升降失职使然，今至三日之久，其脏腑之消耗已钜，虽有贼邪，自必随之俱去，此理虽常人亦明，现在当维护胃气。余以局方六和汤加减，即党参、白术、陈皮、茯苓、姜夏、藿梗、白芍、薏米、炙甘、生姜，一剂遂定，后为调理数日乃瘥。

魏右　清明日游春归来，时已暮色苍茫，正与家人团叙之际，忽觉恶寒头痛，旋即呕吐清水，一呕而痉，月夜来邀余诊。身热不扬，口噤项强，肢冷面尘，手足瘛疭，诊脉颇难根据，余断为此乃既中风冷，又感时气，盖其时天气暴寒暴热，瞬息数变，而病人病前自述所游，又系深谷巉岩间，自易受岚瘴之气。经云：诸暴强直，皆属于风，风者善行而速变，今夹不正之气，由皮毛侵袭，由口鼻吸受，故其为病，外内皆闭。先以通关散触鼻，屡触不嚏，但牙关略驰，遂用肘后葱豉汤加蔓荆、苏叶、生姜等味，服后温覆取微汗而醒。复诊身形若有寒热，四肢微感不仁，头略眩晕，胃腹微满，有时泛泛欲呕，苔间白黄，带腻嫌厚，脉有弦象，胃不思纳，知其表解而里未和，改用苍术、厚朴、腹绒、豆豉、枳壳、陈皮、茯苓、栀子、黄芩等，加紫金片少许，一剂而安，两剂而起居如常矣。

（《国医杂志》8期　王行三）

春温发痉治验录

詹某　年近弱冠，家于旷野，茅屋数椽，四无人烟，平日风宿雨餐，寒暖不均，当其有事西畴之时，适值时病流行之际，劳役过度，六淫易侵，忽于夜间头痛肢麻，未几发痉，不久即自苏醒。但身发盛热，妄言妄见，烦乱不宁，业经某医诊治三日无效，末延余诊，斯时病人颐颊肩臂等处，遍起紫块，或细长如指，或成块如粟，身热烙手，目赤喜闭，手足浮动，频频饱呕，神识入于半迷状态，自言头痛如破，胸闷不舒，口干不欲饮水，二便通调，诊脉缓大，验苔白厚，似干而腻。索阅前医诸方，尽是生地、元参、银、翘、膏、知、竹叶、钩藤、大青、蒌仁等凉润之品。余曰：此火热为空气郁遏，不得畅达使然，岂可滥用寒凉。经云：火郁发之，方用栀、豉、芩、连、厚朴、陈皮、杭菊、连翘、牛蒡、知母、桔梗、薄荷等从里透表，以为疏散，连投两剂。呕平热轻，神识顿爽，紫块干缩，渐渐如痘疮结痂，惟睡中尚多妄言，渴欲思饮，苔中间深黄不燥，边尖白腻，脉象带数，原方厚朴易腹绒加花粉再服。次日其兄至余处转方，谓身热愈降，头痛甚差，烦闷悉减颇能安眠，且思饮食，问余可啖糜粥亦尚未可啜，盖他医治此症，开口热病，动手凉药，或愈后病人既不戒口，医又嘱其恣啖梨蔗，以致寒热交作，往来如疟，反反复复，卒归夭亡，余已数观不鲜矣。其兄聆余言，即携余方配药回家，次日彼又忽忽来，谓昨日吾弟索食，吾母已稍进糜粥，并在某处乩坛内求得乩方一剂，即行煎服。先生之方，本今日与服，只以昨夜吾弟神情又转烦乱，片时不曾合眼，特请复诊，余往诊毕。取乩方与某医方相对，少去石膏、大青，多出桂枝、生姜，悻悻然谓其母曰，妙哉仙也。彼实非仙惟余乃仙，不信请看今日服药如何，仍拟初方去厚朴、桔梗、薄荷，加竹茹、花粉，是夜果得酣睡，烦乱俱解。信余之心遂决，再诊三次，身热尽退，紫块疮痂陆续消脱，独不思饮食，苔变白腻，厚滞不去，脉仍浮大，比前无力，改用苍白术、苏、藿梗、腹绒、米仁、陈皮、茯苓、泽泻、谷芽、枳壳、甘草等，理脾和胃，数剂霍然。

楼幼 伶仃孤苦依叔为生，一日头痛身热，卒然牙关紧闭，角弓反张，当请李某诊治。肢体虽已恢复自然，但五六日来，身发烧，烦渴引饮，大便不通，不食不寐，继延同族某医，始则清导肠胃，热度较低，渴饮略减。某即改用辛凉轻剂，以致养痈遗患，病经半月以上，邪热转炽。余因事至其地，其叔闻讯，乘便邀余，目睹病儿形容憔悴，时时叫唤，烦扰不安。唇焦裂血，素饮不休，身壮热，溺短少，便多日不行，舌苔干黄，脉右滑数，左细数。细检楼某诸方，知其初治甚善，惜乎心粗胆怯，一下不敢再下，欲以轻剂缓缓图功。谁知功未至而害立见，余一面用生军、生栀、生甘等以导积热，一面用沙参、麦冬、生地、花粉等以养津液，二者同时并进，此即兵家剿抚之意也。连投两剂，燥结续续微下，热退渴止，五脏安和，胃能思纳，饮食调养，不药而愈。

（《国医杂志》8、9期　王行三）

诊断笔记

民国己未年正月，诊视张修臣子。春温夹食症，其孩年十二，原患伤风、发热、头痛、自汗、不寒而渴。余投以麻杏甘石汤，加薄荷、银花，一剂乃愈。后因不戒于口，误食鲫鱼半碗，其症复作。他医进以辛火燥，病转剧，复邀余诊，见其目肿如桃，头痛如劈，烦躁谵语，大渴引饮，潮热自汗，小便短数，大便不通，胃胀拒按，舌绛苔燥，脉象滑实，合病因脉证参之，此胃实证也。夫外邪初解，胃气必虚，正宜清淡滋养，以生津液，乃不戒于口，恣食荤腥，停滞于胃，复进辛燥，助阳耗液，食积胃中，得阳明燥化，致胃经所统属之地，皆结实不通。何以见？盖目肿头痛者，阳明燥火上冲也，烦躁谵语者，胃气不和，燥邪昏乱神经也。大渴引饮者，胃津竭而求救也。潮热者，阳明旺于申酉，实则得旺而剧也。自汗者，津液外泄也，小便短数，津液下趋也。大便不通，胃胀拒按者，胃有燥屎也。既属阳明内外皆实，理宜急下，以泻悍热之气，而救将绝之阴，以大承气汤原方，先煎枳朴，继纳大黄，次入芒硝，盖取生者气锐而先行，熟者气钝而和缓之义。欲使芒硝先化燥屎，大黄继通地道，而后枳朴除其积滞，即所以通泄大肠，而上承热气者也。进一剂，下燥屎数十枚，诸恙霍然，乃令勿药，以米饮调之，一周而痊。

（《三三医报》2卷21期　广德钱存济）

王询刍又一案

以下十三诊，系京沪铁路车长高永春胞弟（永年）之方案，病属春温晚发，误于西医起始未经清泄化邪，即用开便下泻之法，服蓖麻油等泻后，邪从内陷，痰火积浊，搏结不解，驯致神昏谵语，舌黑干燥如鳞甲状，唇裂结血瓣，所异者，危险如此，并不口渴欲饮。盖湿温舌黑其苔如霉，用药必须辛苦温开，此症系属气燥津伤，与阴伤液涸者不同，所以方中只有存津息炎之语气，无育阴填液之表示，所用者完全清气火透泄之品，无味厚质重滋阴之药，又因其浊结不解热陷于中，遂用推荡攻破之意，寓入其中，渐渐转危为安；倘误用滋厚浊味，定能助桀为虐，而转不救，可不慎乎。治病之要，第一要认明病之原委，气燥津伤，阴伤液涸，见症中只隔一线之辨，切不可含糊而忽诸焉，用特志之，以存后来者注意。

一诊：伏温春发，未表解而选开便，邪机内陷，留着阳明胃肠之间，热郁不透，懊烦难名，唇燥，苔微黄夹灰，脉右关滑数沉着，左浑似数，有时形寒，未离于表者，还从解表透里主之。

清水豆卷五钱　薄橘红一钱　香白薇三钱　连翘三钱　焦枳壳一钱　光杏仁三钱　仙半夏三钱　粉前胡八分　生薏仁四钱　薄荷叶二钱　扎入活芦根中二两，去节刺孔

二诊：温邪未经表解，而先开便下达邪机内陷，蕴结不化，胸腹懊侬，而有谵妄之作，昨投透里清宣，稍得以汗，略作以咳，右脉沉数，舌苔中剥，边垢浊腻；拟开上宣中，分解痰浊之阻闭，再观动静。

豆豉卷三钱　广郁金三钱　盐橘红钱半　炒葛根八分　枳壳一钱　炒黄芩二钱　盆菖根一钱半　太乙丹包煎二锭　杏薏仁各二钱　活芦根去节，一两五钱　红灵丹二分　拌蒌皮二钱

三诊：进解表透泄，开浊顾津，得汗而形寒解，谵语不除，口渴不欲多饮，舌苔前半光绛如镜，两边垢浊，灰黄不净，小溲不多，津伤气弱，湿浊化热之邪，留恋在中，脉息右较浑糊，左弱不扬，病情尚在险关，出外就医，冒风感冷，殊非所宜，急急保津化气，寓以清神明，淡化湿浊，当希高明候正。

鲜铁石斛五钱　朱连翘四钱　栝蒌皮二钱　西洋参四分　玳瑁片二钱　知川贝母三钱　块滑石六钱　佩兰梗二钱　活芦根一两　鲜竹叶卅片

四诊：温邪夹浊，沉伏中下两焦，胃液枯耗，心肝阳炎，昨投保津淡化泄浊，右脉之数度较减，左糊较明，但舌前半光绛之色尤深，扪之毫无潮意，根后苔呈黑色黏贴，神志尚未清明，喉有痰滞，涕多鼻窍不利，肺胃气液不化，清旷失展，胸闷不快。左揆右度，保津以利气化，宣中泄浊以远燥烈，虚实照顾，右左逢源，庶有转机之望。聊尽绵力，以冀幸吉。

川霍石斛各三钱，先煎　盐水炒川连三分　方通二分包　西瓜子肉三钱　老天竺黄一钱八分　枳壳炒蒌皮二钱　竹油炒枳实七分　菖蒲根四分　炙白苏子三钱　佩兰梗三钱　盐橘红一钱二分　炒枇杷叶五钱，去毛包　竹沥五钱　荷花露四两，冲煎　蔷薇露三两，冲煎

五诊：温邪液涸，浊热搏结不解，气不旷达，胸闷嘈杂频作，神志不爽，痰滞较轻，语言舌掉不灵，中后灰黑之苔稍薄，前之绛光色较淡，扪之仍无津润之意，脉右关滑中寓数，左弦数显明，由此观之，腑阳浊热尚甚，阴津不得布化，邪机尚在出入之间，还宜保津增液，利气泄浊，通畅内府之展化，为目前之计。

鲜霍石斛各三钱，先煎　广郁金三钱八分　清炙枇杷叶六钱　方通二分包　朱连翘壳三钱　姜炒川连三分　炙苏子仁四钱　盆菖根三寸　枳壳炒黄芩二钱五分　童木通一钱八分　真马宝末，一分石斛汤先过下　礞石滚痰丸二钱　扎入芦根中六钱，刺孔

六诊：续投保津增液，宣利气机，开泄湿浊之凝聚，通和内腑热势，谵语间时仍作，口渴不欲饮，唇燥，舌之前半光已退，绛赤起裂，扪之稍有潮意，中后黑，苔不贴紧而转松堆，懊侬胸闷依然，细测症情，津液稍回，浊热搏结未

解，清为浊遏，神志不能运展，三焦气化不利，溲赤便少，脉形之数度减低。扬清抑浊，流展气机，存津却热，而畅神志，不可缓也。

鲜金石斛六钱　磨槟榔汁六分　菖蒲汁一钱五分　炒黄芩二钱五分　天冬二钱　扎川连四分　盐水枳壳实钱半　蔻仁研滑石，四钱　鲜枇杷叶去毛，包，八片　省头草四钱　粉猪苓三钱　红灵丹二分　拌瓜蒌壳三钱　黛灯心六分，入芦根中八钱

七诊：温邪陷后，化火伤津，浊邪锢结不解，胃与肠展化不得如职，清被浊遏，津不能升，神不旷达，是以唇燥舌光干，而苔焦黑，口不欲饮者，是此故也。昨投抑浊扬清，磨化中停滞气，存津却热，热势起伏而作，便泄溏污，并不腹痛，溲赤，神志不爽，寝则谵语，寤则清明有序，书云，见燥而热不扬，中有滞结邪郁之故，脉息右手中见滑数，左弱浑糊，当此之时，泄化和阴，开浊流利，清阳以通神明，尚在亟亟也，再方以观消息。

紫雪丹三分　炒枳壳一钱五分　大腹绒四钱　朱连翘四钱　竹沥半夏三钱　川贝母一钱五分　桑叶二钱　盐橘红一钱二分　方通三分　包苏叶三钱　广郁金三钱　盆菖根三寸　枣儿槟仁三粒　薄荷一钱　扎入芦根中刺孔一两五钱　茅根肉去心二扎　灯草三分

八诊：叠方保津泄化，清神明以消积浊，无如气燥津伤，不易骤回，中府热浊搏结，胃气之展化失职，浊碍其清，蒙被窍络，神志不慧而谵语间作，胸闷不饥，大便解而不多，小水仍赤，三焦气化，受酌营分亦被热蕴，病机正在进退之间，脉息右关滑中有力，左三部虚软寓数，舌前半干绛无津，是后黑苔，燥如鳞甲；清气存津，芳香涤浊，通化阳明，分利三焦，犹在当务之急。

紫雪丹冲三分　生石膏五钱　全瓜蒌四钱　鲜生地渣五钱　知川贝母三钱　方通包苏子三钱　铁皮斛三钱　朱连翘四钱　竹叶卅片　盐夏三钱　滑石五钱　童木通二钱　枳实导滞丸四钱　活芦根去节二两　荸荠肉三个

九诊：昨方投后，大便已解两次，曾见黑色之粒块，肠胃积垢，虽下未尽，以手按之，脐下不和，小水仍赤，谵语未息，胸闷犹然未畅，脉息左手已渐向和，右关之脉，数象略减，舌上津回不足，黑苔稍稍脱化。药已中肯，乘势荡邪，正在此时，存津清热，宣畅中都，以明神志，未可缺也。

鲜洗生地六钱　广郁金一钱半，磨冲　炒车前子五钱　鲜铁斛三钱　朱拌山栀仁三钱　方通包鸡苏散五钱　西洋参八分　木香槟榔丸四钱　活芦根去节二两　蔷薇露八两，冲煎　万氏牛黄丸一粒，匀三次化服　雪羹汤代水煎药。

十诊：经云：寒之而热者，取之于阴，热之而寒者，取之于阳，叠方大剂，存津泄热，甘寒和阴，透泄于上，导滞以下，大便溏黑，小水红赤，谵语依然諁諁，神明内蒙，心肝之火与痰浊混合在中，盖言发于心，所以然也；证延两候有半，表热时有起伏，烦躁则欲掀衣露胸，内火之盛，可见一斑，时有咳嗽，还是邪机之泄路，舌苔前之干绛，已布微薄苔，中后之干黑略化灰色，然脉息弦数甚著，邪火仍炽，非寒凉清化，曷克解其围，保津固阴，犹在亟亟，清心辟蒙宣浊，亦不能缓，如此邪深热陷，重围叠叠之状，焉能小剂不锐之方敷衍误事，仍拟大剂续进，以夺重围，备方候正，明眼注意，背城借一之计矣。

鲜大生地六钱　鲜大青叶六钱　朱连翘四钱　盐橘红钱半

嫩子芩二钱　鹅白薇四钱　知川贝母三钱　玳瑁片二钱　方通草包套　胆星钱半　生山栀仁三钱　鲜菖蒲根六寸　活芦根四两　嫩竹叶五十片　竹沥六钱冲　礞石滚痰丸四钱，包煎

十一诊：昨方大剂背城一战，救气燥之津，挽阴伤之液，兼清泄通明，开痰化浊，投后谵语大减，便解尚见黑污，溲红较淡其半，胸次稍畅，惟起伏之热仍有，咳嗽间时而作，顷诊右脉数，力退半，左关尺尚有六至，舌上黑苔边化中存，尖布微白，扪之无津，由此观之，急宜续进补防，消弭余炎，以冀津回液化，生机勃发，庶克渐入坦途矣。

鲜大生地五钱　鲜大青叶四钱　大腹绒三钱，洗　盐橘红钱半　知川贝母三钱半　朱连翘三钱　佩兰梗三钱　焦子芩二钱　嫩白薇三钱　嫩竹叶卅片　活芦根一两五钱，去节

十二诊：昨方减其制而消灭余炎，凉营却热保津，舌苔之黑垢全脱，新布粉白薄苔，津已回润，寒热微作，谵语入暮间作，溲未清，便溏色灰黄，上带咳嗽，温邪深陷转达之征兆，左脉之数已平，右手弦而少胃，大病初愈，最宜撙节起居饮食也。

川石斛三钱　连翘壳三钱　天花粉三钱　鲜竹茹二钱　盐橘红一钱二分　山栀壳二钱　鸡苏散四钱　焦子芩一钱八分　生薏仁四钱　赤芍苓各二钱　鲜枇杷叶五片，包　糯稻根须五钱

十三诊：大病初退，气液交伤而未复，炉烟虽熄，灰中余烬未灭，寒热虽不起伏，里热犹存在营分，谵语已辍，溲未清而且少，大便两日未更，口稍渴，齿之血瓣舌之黑苔俱脱，虽布薄苔，而少津润之意，脉息沉软弦数，重按方见，当此之秋，还宜养阴凉营，助理气化，扫除余氛，再图善后调治之计。

鲜生地三钱　赤芍苓各二钱　滑石块五钱　鹅白薇三钱　瓜蒌根三钱　元参心二钱　生薏仁五钱　川石斛三钱　竹沥半夏二钱　生谷芽三钱　鲜枇杷叶三片，去毛包

（《现代中医》1卷12期、2卷1期　光璧录）

治案一则

明年春，乡友程筱第延去看其外甥媳戴姓之病，患春温月余，神气尚不昏，舌干黄起刺，体瘦悴不堪。肌肤皱剥如枯蜡，大腹饱满拒按，不食，不能多饮。脉细软无神，重按若有力，口气极臭，大便不行已久，小溲点滴如沸汤。愚思大承气失下证也，然其人倦悴之甚，欲进黄龙汤，又恐不稳。忽忆及吴尚先生法，仿其意，以白虎汤加西洋参、鲜生地、鲜石斛、清竹沥、鲜荸荠汁，为汤内服。外用生军、玄明粉各四两，枳实三两，煎汤一镬。入浴盆中，浴而浸之。冷则重煎，或再易之，如法两日。大小二便齐下，腹软人畅。安卧半日，后乃以白虎汤、甘露饮二方随机调理而愈，五十日起床。

（《中医新生命》3号　蔡子模）

五弟秋温症奇验

丙申八月，适史门长姑母病温疫，神识不清，结胸拒按，医家以其素有失血旧疾，不敢开泄。余谓有病则病当之，岂能顾虑待毙，用小陷胸约为小剂，数服而愈。家叔味愚公以不时往省，正值大解，为粪气所伤，遂病发热头痛，市医宋误认感冒风寒，处以参苏饮，倍加归、芎、羌、芷，辛温发散重剂，遂致竭阴增剧，命余诊视，改用辛凉，连进二服，热减头不甚痛，公以病未尽除，咎药无大效，遂不愿服。间药二日，遂大发热不休，又命余进剂，一服后战汗而

病少瘥。公又不服药欲俟自复，越日遂卧起不安，心中懊侬，短气而喘。余拟栀子甘草豉汤合黄连阿胶鸡子黄汤减成小剂与服。老人既不高兴，诸弟亦迟疑不决，终以再战而汗不出，热痰入心而逝。呜呼！始误于辛温发散，继误执不药，中医岂非命哉。数日后公之长子蔚元遂染疫大病，余处以银翘散加减见轻，以汗出未透，不接服药，数日后热复大作，欲得冷饮，啖西瓜水，入则吐，鼻出血点时咳，余为拟用生地四钱，丹皮二钱，阿胶三钱，牛蒡一钱，淡竹叶二钱，元参二钱，花粉四钱，豆豉一钱，知母一钱五分，代赭八分，水萍五分，栀子钱半，川贝二钱五分。蔚元亦曾粗读方书，见方不敢即服，后以病势益急，欲别延医议方，以淫雨泥泞载道，雇肩舆又仓猝无赀，不得已始服余方。未服时烦躁无暂刻安，服后即得安寝，汗出而愈。据蔚元自述，服药后心中烦热顿除，又自多服暖水以助药力，遂安然睡去，汗后复诊脉静身凉，食遂大进。惟合眼时复神惊，又为就原方去阿胶、牛蒡、竹叶、水萍、豆豉、贝母、知母、代赭、栀子，减元参一钱，花粉二钱，添橘红五分，石斛三钱，牡蛎三钱，龟板二钱，钩藤五分，法夏五分，秫米一撮，一服后遂安眠如常。

（《中医世界》4卷21期　世美堂笔记）

秋湿伏暑

何女一诊：秋温伏暑，延今三候，初起吐血、衄血，继则身灼热无汗，热盛于夜，谵语妄言，口渴欲饮，七八日未更衣，舌焦糙无津，唇色紫暗，脉象弦滑而数，红白疹虽现即隐，咳呛，痰内带红，良由伏温由荣及气，由里及表，表未得汗，仍传于里，里热炽盛，少阴之阴被劫，津无上潮，阳明经热，未得外解，腑中燥矢不得下行，腑热熏蒸心胞，神明无以自主，手指震动，肝风欲起，痉厥之变即在目前矣。急宜生津解肌，下则存阴，表里两治，以望转机。

鲜生地六钱　天花粉三钱　熟石膏三钱　川贝母三钱　茆芦根各一两　京元参三钱　薄荷叶八分　生甘草五分　枳实炭一钱　鲜石斛四钱　粉葛根一钱　全瓜蒌四钱　元明粉钱半，同捣　鲜竹茹二钱　清宁丸三钱，包

何女二诊：投生津解肌下则存阴之剂，已服两帖，微微得汗，腑垢已得下行，所下之垢，色紫黑甚畅，灼热略衰，谵语亦减，而咳呛咯痰不出，痰内带红，耳聋失聪，口干欲饮，舌糙黑已减，脉尚弦数，唇焦而裂，此少阴阴液已伤，阳明伏暑化热，灼津液而为痰，痰阻肺络，清肃之令不行，木火升腾，扰犯清窍，虽有转机之兆，尚未敢轻许无妨。今拟人参白虎汤，合清荣增液汤加减，清营凉气，清肺化痰，能有精胜邪却，可望出险入夷。

西洋参钱半　鲜生地五钱　肥知母二钱　连翘壳三钱　鲜竹叶三十张　生石膏打四钱　京元参三钱　川贝母三钱　粉丹皮二钱　生甘草八分　鲜石斛三钱　朱茯神三钱　枳实炭八分　活芦根一尺

何女三诊：人参白虎汤、清营增液汤，又服二剂，灼热已减其半，神识亦清，舌焦黑已退转为红绛，脉左弦数，右濡滑而数，睡则惊悸，耳聋口渴，咳呛咯痰不爽，痰中夹血，津液有来复之渐，暑热有退避之势，余焰烁液为痰，胶阻肺络，木火升腾，扰犯清空，合脉论证，已有出险入夷之佳象，再议生津泄热，清肺化痰。

西洋参钱半　肥知母钱半　冬桑叶二钱　朱茯神三钱　芦根一尺　生石膏三钱　天花粉三钱　粉丹皮二钱　川贝线三钱　鲜

藕四两　生甘草六分　青蒿梗钱半　白薇钱半　生石决八钱

何女四诊：身灼热已去七八，惟咳呛咯痰不爽，口中不多饮，痰中之血两日不见，耳鸣失聪，脉左弦小而数，右濡滑而数，舌绛红，肾阴胃液难复，木火易于上升，余焰未尽，肺金清肃之令不行，况值燥令燥，从火化火，未有不克金也。再以甘凉濡润，生津泄热，清肺化痰。

西洋参钱半　生甘草八分　桑皮钱半　桑叶钱半　生石决八分　朱茯神三钱　天花粉三钱　肥知母钱半　丹皮钱半　嫩白薇钱半　北秫米三钱　冬瓜子三钱　活芦根一尺　枇杷叶露四两

（《中医杂志》1—12、14—16 期　丁泽周〈甘仁〉　思补山房医案）

伏暑秋温

荣左一诊：伏暑秋温，发热两候，早轻暮重，烦躁不寐，梦语如谵，鼻衄痰红，口干欲饮，大便溏薄，色黄汗泄不多，舌质红苔黄，此伏暑化热，蕴蒸阳明之里，阳明者胃也，胃络上通心胞，胃热上蒙清窍，心神不得安宁，故烦躁少寐，梦语如谵也。鼻衄虽曰红汗，究属热迫荣分，逼血而妄行也。脉象左弦数，右滑数，参脉合证，阴液暗伤，邪热猖獗，颇虑传入厥阴，致神昏痉厥之险，急宜甘寒生津，清解伏暑，异荣分之热，能得从气分而解为幸。

天花粉三钱　朱茯神三钱　粉葛根钱半　鲜竹茹二钱　益元散包，三钱　金银花五钱　酒炒黄芩一钱　冬桑叶二钱　连翘壳三钱　川雅连五分　白茅根三札

荣左二诊：昨投生津清温之剂，身热略减，夜寐稍安，鼻衄亦止，而口干欲饮，胸闷懊侬，难以名状，汗泄不多，舌质红苔黄，脉数依然，良由温暑之热，仍在阳明之里，未能达到气分，势欲蒸发白痦之象，阴液暗伤，无作汗之资

料，还虑增剧，温邪有汗而再汗之例，仍宜甘寒生津，解肌清温，意望精胜邪却，始能入于坦途。

天花粉三钱　粉葛根五钱　粉丹皮二钱　鲜石斛三钱　清水豆卷四钱　鸡苏散包三钱　熟石膏三钱　冬桑叶二钱　连翘壳三钱　鲜竹叶三十张　活芦根一尺，去节　北秫米三钱，包

荣左三诊：连进生津清温，服后热势反增，渴欲引饮，饮后得汗甚畅，白痦布于胸腹之间，至天明时热势始减，胸闷渐舒，脉数稍和即是精胜邪却之机，既已获效，仍守原法扩充。

天花粉三钱　生甘草六分　连翘壳三钱　鲜石斛三钱　白薇钱半　生石膏三钱　仙半夏钱半　川贝二钱　通草八分　竹叶三十片　白茅根两根　北秫米三钱

荣左四诊：身热大减，汗泄溱溱，白痦密布脐腹之间，伏暑湿热，已得外达，惟咳痰带红，睡醒后口舌干燥，神疲肢倦，小溲频数不爽，溺时管痛，脉象濡数不静，舌质淡红，此阴液已伤，木火易升，肺金化源，受伤不能下，及州都阳明之蕴热尚留连为患也。仍拟竹叶石膏汤加减生津液，以滋化源，清阳明而息余焰。

西洋参钱半　朱茯神三钱　川通草八分　芦根一尺　生石膏打三钱　川贝母二钱　粉丹皮二钱　北秫米包三钱　竹叶三十张　生甘草六分　天花粉三钱　冬桑叶二钱　滋肾通关丸钱半，包煎

荣左五诊：身热已退，白痦密布甚多，口舌干燥亦减，伏暑之热，有肃清之渐，而小溲尚未爽利，咳痰色黄，肺象濡数无力，舌淡红，肺胃余热，留恋气化不及州都也。仍拟甘寒生津，养胃清肺，以善其后。

西洋参钱半　朱茯神三钱　冬桑叶二钱　冬瓜子三钱　活芦

分，另煎和服　均干姜一钱　益元散三钱　法半夏钱五　生苡仁三钱　五爪橘红一钱　方通草八分　灯心二分

三诊：入晚未有壮热，大便只下二次，咯出痰涎颇多，胸部亦觉宽畅，邪从吐汗而解，病象渐退佳征。爰处温胆加味，以祛痰宣肺而肃留热。

连翘壳三钱　酒黄芩钱五　象贝母二钱　宋半夏钱伍　绿毛橘红钱二　赤苓三钱　飞滑石三钱　杏仁三钱　炒枳壳钱五　二青竹茹去屑，三钱

四诊：各恙已退八九，尚有余邪未净，仍步原法增删。

瓜蒌皮三钱　象贝母二钱　炒黄芩钱五　江枳壳钱五　宋半夏钱五　橘红钱五　方通草八分　焦山栀钱五　黄郁金钱五　二青竹茹三钱

（《医学杂志》70、89期　张泽霖　植林医庐验案）

湿热蕴张

湿热蕴张不化，跗肿退而复进，小溲色赤，大便热溏，脉濡数，舌腻黄，再与清化。

制茅术三钱　地骨皮四钱　炙桑皮二钱　茯苓皮五钱　川黄柏三钱　楮白皮三钱　五茄皮三钱　怀牛膝三钱　川萆薢一钱　细生地六钱　细木通五分　生苡米一两　海桐皮二钱

（《国医杂志》1933年6、11、12期；1934年6—11期　澄斋医案）

湿热熏蒸心脾

朱左　廿岁。

原因：多食酒肉生冷，内积湿热，外受暑热，内外交炽，热极暴发。

病形：弃衣而走，号叫怒骂，二便癃闭，脉数而洪大有力，苔厚而糙色，黄罩灰。

诊断：阳明湿热，熏蒸心脾，受热乘心，则神魂失守，乘脾则横暴刚强。经云：阳明病则欲弃衣而走，登高而呼。秦越人云：重阳者狂证，系实热，治宜清凉。

处方：先用紫雪丹四分，开水冲服　刨犀角四分　辰麦冬二钱　淡芩二钱　知母二钱　飞滑石三钱　枇杷叶二钱　生石膏三钱　木通钱半　甘草节一钱　灯心七支

次诊（病状）神志已清，热势尚盛，口臭喉肿，齿龈溃烂，衄衄牙宣，脉象滑大而数，苔厚而糙灰，色退而黄。

诊断：口为胃窍，脉上齿夹鼻，阳明湿热内盛，故口臭，喉肿齿龈溃烂，阳热郁积胃中，衄衄牙宣，治宜清阳明湿热。

处方：鲜生地三钱　枇杷叶三钱　飞滑石三钱　绵茵陈二钱　麸枳壳　知母各二钱　淡芩二钱　粉丹皮钱半　升麻四分　盐水炒车前三钱

三诊（病形）热势减轻，喉龈衄齿，各证均瘥，大便不下，小溲短赤。

诊断：火势瘥而肠胃均未清热，留滞防再熏蒸，治宜清降。

处方：鲜生地三钱　飞滑石二钱　小川连八分　油当归三钱　盐水炒川柏八分　木通钱半　天花粉二钱　枳壳钱半　知母二钱　元明粉二钱　瓜蒌三钱　盐水炒川连三钱

四诊（病状）大便已下，小溲渐清，脉虚苔薄而化，四肢酸痛，气逆欲吐。

诊断：大热解后，余热未净，虚羸少气，虚热上逆，欲作呕吐，治宜以幸寒散余热而止气逆，佐以益肺安胃。

处方：北沙参三钱　剖麦冬二钱　淡竹叶三钱　仙半夏二钱

煅石膏二钱　炙草六分　粳米一撮　生姜一片

（《医界春秋》5—12期　嬾园新医案）

中宫湿热分传表里

陆右　中州湿热，其传化本无一定，熏蒸出表则为疟，急迫下达则为痢，此固必然之势也。前进宣表疏里之法，表热递去，而便薄转痢，其色黏白，腹痛里急，或登圊而反不能解。脉沉弦，苔花腻，纳食杳然，此属中宫湿热，阻遏气机，欲达而未克速达使然。惟痢症以能纳为吉，今纳食不旺，拙拟清疏中宫，参醒胃为治，望其纳增，庶无反复。

金斛四钱　新会白钱半　蔻壳六分　六曲四钱　枳壳钱半　青皮钱半　滑石四钱　槟榔钱半　赤苓四钱　佛手八分　佩兰八片　车前二钱

复：咳不离肺病，肺气以下行为顺，肿喘之后，咳呛不净，气易逆而脉仍滑，湿疖频发，此气分湿痰，肺失顺降，宜理风以化湿痰。

藿梗钱半　赭石四钱　贝母三钱　紫菀三钱　蛤壳四钱　橘红钱半　法夏钱半　云苓四钱　米仁四钱　猪苓钱半　姜茹钱半　冬瓜子四钱

（《中医杂志》5—10期　陈良夫　颖川医案）

湿热两感

杨左　初　常熟　湿热两感，风邪外袭，形寒身热，鼻塞痰多，尤苦者，目不交睫已二日夜，进安眠之品，而精神更清，脉濡苔白，此由湿处热中，蒙蔽清阳所致，断非麻醉神经，及宁神镇心所可治，宜化湿和中，理气导赤法。

紫川朴　穹白术　姜半夏　新会皮　北秫米　炒苡仁　赤猪苓　地枯萝　益元散　车前子　鲜荷叶　姜竹茹

二诊：服药后，即得安寐终宵。形寒身热全蠲，愉快莫可名状，惟余热入肺，咳窒不爽。痰吐腻黄，略有耳鸣，苔薄腻，宜再宣肺蠲痰，仍参前意。

土炒穹术　北沙参　姜半夏　大杏仁　川贝母　炙紫菀　炒广皮　朱茯神　生浮石　生蛤壳　刺蒺藜　苦丁茶　北秫米，一两代水煎。

汝按：此方服二剂，咳止痰清而痊愈。当病者求治之初意，只须求卧能安。曾服西药，极强烈之安眠片多量，而不能合目如故。余方不致意宁心镇降，仅用内经半夏秫米汤重量，而竟如仙丹，可见古方之妙用矣。

（《神州国医学报》1—5卷　张汝伟　临床一得录）

湿盛痰多

严左　常熟，古稀有二之年，体仍丰腴臃肿，湿盛痰多，然而中气已伤，今夏湿热泛滥，脘中痞满，身热形寒，大便溏泄，日夜数十次，自服燥湿之品，脘愈痞而泻益剧，身热高而溲涓滴。苔白腻尖露，右脉弦硬不柔，此膀胱气化不利，湿郁热伏之故，宜仲景苓桂术甘意加味治之。

制川朴　穹白术　广藿梗　川桂枝　保和丸　广郁金　云茯苓　益元散　车前子　白蔻仁　鲜荷叶　冬瓜子皮

二诊：前进通阳泄化之法，洞泄大减，小便亦通，脘痞解而胃纳馨。形寒无而热净，所谓诸恙霍然。不过病去太速，诊脉有代至之象，高年肝肾已亏，风火有摇摇之势，未可俱谓乐观，转方扶脾健胃，以生脉为要。

元米炒沙参　土炒于术　云茯苓　生淮药　炙甘草　生谷芽　北秫米　福泽泻　冬瓜子　炒枣仁　橘白络

三诊：昨书扶脾健胃之方，原以病去治本为图，乃病者谓暑必夹湿，恐甘能满中，补以滋湿，疑而未服，不料下午少腹宿有之痃癖，猝然大痛。大汗淋漓，惶急无措，殊不知昨日之代脉，肝肾之气已漓，案中早有明言。今大便反坚，舌化尖绛，高年湿去阴伤，夏月尤甚。总以补养为佳。

土炒党参　土炒于术　炒白芍　云茯苓、淡吴萸同打　炙甘草　黑櫓豆　福泽泻　橘白络　冬瓜子　炙竹茹　盐水煅牡蛎

汝按：此方服后，代脉已和，精神振作，能起坐进饭矣。最奇者，当痃块大痛之时，其子至大仙堂（相传遗狐仙颇著灵异）求仙方，方上亦参术草芍桂枝数味，乃惊以为神，而悔不服第二方。云大痛黏汗，系咎由自取，深表歉忱云。

（《神州国医学报》1—5卷　张汝伟　临床一得录）

脾气夹肝气

吴晴椒夫人得异疾，每于梳头后，胸乳间便发紫斑，心中殊觉不适，约一二时，斑退心定，病已十余日矣。邀予往诊，余曰：何不早梳？曰早梳亦然。何不迟梳？曰迟梳亦然。诊其脉，皆沉象。按之两关，则左弦数，而右滑数。予曰，此乃脾气而兼夹肝气，左沉弦而数者，脾气郁而肝阴亏也。右沉滑而数者，脾气郁而湿热不宣也。脾主健运，肝主调达，今多抑遏不畅，故土受木制，湿热相郁，而脾失宣化之功。梳头时两手齐举，而脾气得以上升，湿热乘机而亦随之以升泄，故心殊不适，而外发斑点。梳头后，两手下垂，则脾家湿邪仍流于下，故病象顿除，而其实病之巢穴犹未破也。疏运其肝脾，调畅其郁结，热透湿化，则病自退矣。予进以补阴益汤，以熟地柔肝，山药健脾，柴胡升麻，醒脾解

郁，陈皮、炙草、归身调和中土，数剂而愈。病后更服数剂，遂永不复发。

（《中医杂志》4期　李冠仙　仿寓意草）

寒热之后小溲便数

郭小　寒热之后，小溲频数，汁如米泔，溺时管痛，头汗淋漓，脉濡数无力，良由先天不足，湿热下注，气虚不能上升，阳不卫外而为固，脉虽濡数，而面黄神疲，唇色淡白，因思东垣有甘温能除大热之言，乃重用潞党、白术、黄芪、当归、白术，兼入升清化湿草稍、滑石、陈皮、升麻、柴胡、瞿麦、萆薢，并加浮小麦敛汗，果然一剂汗止。再服小溲有约束之权，连服连效，饮食加增，神精渐旺，小儿父母偕来，喜笑几欲破口，余心亦弥乐也。此症宜加滋肾通关丸更效。自注

（《中医杂志》二期　王鞠仁　临证笔记）

3. 暑病

暑湿

李左　恣食生冷，夜贪凉爽，暑湿内蕴，新凉外束，以致恶寒憎热，不得汗出，头身作胀，胸脘作闷，渴不喜饮，时作烦呕，治宜清暑和胃，表里分治。

滑石　扁豆　前仁　粉草　香薷　藿香　柴胡　酒芩　川朴　建曲　草果　姜枣

（《中医世界》4卷21期　何恒道堂医案　倪翼之录）

暑夹湿症

尤左（元诊）暑必夹湿，化热化痞，依然身热，胸闷，脉象弦数欠利，舌苔中黄。此邪留于气分，尚难宣达，宜清泄之。

羚羊角四分　杏仁钱半　焦六䊩二钱　枳壳钱半　连翘三钱　云茯苓神各三钱　鲜石斛三钱　通草一钱　川郁金钱半　淡芩钱半　橘红钱半　活水芦根一两

二诊：白痦已现，而仍肤热气逆，烦躁鼻红。诊脉弦动，往来未得停匀，苔黄尖绛，此温热由卫入营，肝火激引，阴不胜阳，谨防昏痉之变。法宜地黄汤合人参紫雪丹，以冀化疹则吉。

犀角尖五分　赤芍钱半　根生地三钱　白茅根四钱　鲜石斛三钱　连翘心三钱　别直参须八分　紫雪丹五分　丹皮钱半　黑元参三钱　纯钩钩三钱　辰茯神三钱　陈青蒿三钱　鲜稻叶一把

三诊：前拟营卫两解，热达汗多，疹痦齐见，转危就安，第脉形洪数，身热口渴，左足湿毒红肿，火毒内留，兹以清解，佐苦降立法。

暹犀尖三分　银花三钱　玉泉散三钱　连翘三钱　鲜石斛三钱　大青三钱　根生地三钱　羚羊角四分　青蒿三钱　人中黄三钱　丹皮钱半　辰灯心五分　拌川连六分　大力子钱半

四诊：诊脉洪数已减，大便已通，是火有解围之兆，身热气粗仍然，疹痦有余未尽，法宜肃肺清胃，以冀邪之外泄。

鲜石斛三钱　银花三钱　生赭石三钱　家苏子钱半　知母钱半　羚羊角三分　鲜竹茹一钱　玉泉散三钱　橘红钱半　金沸草一钱　辰茯神三钱　川贝一钱　炙桑皮钱半　鲜芦根一两

五诊：热减脉和，疹痦亦尽，惟苔光而欠润，不食不便，此温热蒸伤阴液也，清养为宜。

西洋参钱半　净银花三钱　剖麦冬钱半　根生地三钱　地骨皮三钱　霍石斛三钱　天花粉三钱　生白芍钱半　白莲肉三钱

广橘红一钱　粳米一撮

（《幸福报》290、291期）

藕香室医案

舒师母　病后饮食不调，又兼暑湿，腹中痛，大便溏，脉微数，拟藿朴五苓散。

藿香二钱　川朴一钱　猪茯苓各三钱　赤苓三钱　泽泻三钱　生茅术二钱　桂枝一钱

（《中医新刊》6、7期　沈仰峰遗著　男良卿录）

暑湿热积滞

章左　五十余岁（常热）暑湿热积滞，由胃肠而达，先患溏泄，继患痢下，一日三四十次。因宿有嗜好，体质素虚。经余初诊，进疏解化滞之品，次数减而较畅，复经西法注射杀菌针，便泄忽然而止，然神倦胃呆，苔质堆厚黄糙，脉来双弦，尚恐再痛再利，余邪正未清也，再用通泄法。

制厚朴　地枯箩　广郁金　六一散　姜川连　枳实炭　炒赤芍　车前子　酒炒淡苓　带子腹皮　炒苡米　鲜荷叶

汝按：此症中西并治，互有其长。因若不注射，未必能截然而止。若不经此方疏化，则余邪未必能遽清，而不再作。此方服二剂，竟得燥矢少许，胃开湿化，再用轻宣和胃之力，再剂而痊愈。

（《神州国医学报》1—5卷　张汝伟　临床一得录）

暑湿夹食肝脾气滞

钱左　脾属土，喜燥而恶湿，肝属木，喜湿而恶寒，脾主一身之肌肉，肝主一身之筋络，素患脾泄，昨因食冷，便又溏薄，次数频而少腹隐痛，形瘦神疲，肢酸嗳气，泛泛欲呕，诊得脉形濡细，苔腻舌淡，此为暑湿内蕴，又复食冷，抑遏其蕴结之邪，遂致脾运又乖，木气侮其所胜，当以运中泄木主治，觇其进止。

冬术　小朴　六曲　滑石　赤苓　佛手　米仁　法夏　陈皮　木香　泽泻　车前

（《中医杂志》5—10期　陈良夫　颖川医案）

冒雨暑湿治验

毛左　江北人也，年约四旬余，以苦力为生，于六月二十六日，冒雨后即寒热头痛，身热无汗，至二十九日来诊。余察其脉象濡弦，舌苔糙腻，大便六日不解，小溲短赤。余曰，此乃冒雨时风，邪遏袭太阳之表，暑湿郁于阳明之里也，凡染者气必夹湿邪，暑为阳邪，湿为阴邪，暑湿交阻蒸化为热，而治理亦最难。若投凉剂以清暑，则湿益盛而化为寒，必转便溏痞满冷汗等症。若用温剂以燥湿，则暑益炽而化为火，必转唇焦舌黑口渴等症。今遵河间表里双解法，清暑化湿兼而用之，遂与天水散、香薷、荆芥穗、薄荷叶、藿香、佩兰、青蒿、薏仁、茯苓、通草、蒌皮仁、生大黄、鲜荷叶等味。越日来诊，则大便已通，汗出热退，即于前方去香薷、大黄、加广皮、枳壳，再服一剂而痊矣。此症若侧重一边，则有偏清偏燥之弊，故记录治法，以与同道一商榷焉。

（《医界春秋》张赞臣）

暑湿（潘清泉先生医案）

彭（元诊）体本先天不足，肝肾阴亏，相火易动，无制于前矣。谓里虚者表不固，夏令暑湿之时邪，乘隙内伏，至秋感受新凉，引动伏邪，化热由膜扰及少阳，蒸伤气分，故始起寒热如疟，继则但热不凉，耽延多日化痦。伏邪不得尽从气分泄解，以暑湿为氤氲黏腻之邪，非若风温之一汗可解，一凉可清。扰攘已久，阴分受伤，相火勃动，由火化毒，曩有脓耳复发，肿延耳后，毒如鸱张，今从耳窍穿溃，脓多肿减，理宜热退阴回，而仍有热势，尚头项作痛，筋脉冲不调，舌质光绛，连腮起腐，脉形弦数，间有咯痰带血，色紫性沉，咳嗽甚兼呕恶，此阴伤不复，火动不衡，致伤血络，血从外溢。肝胆之火升太过，肺胃之气降不及，筋赖血养，血热则筋失荣养矣。脉证互考，肝肾之阴告亏，肺胃之邪未净，于是投以清解乎，抑投苦降耶。窍思剑关苦拒阴平非汉复有也。拙拟清热养阴为主治理之，是否请政。

上霍石斛　京川贝　净银花　鲜冬二生地　元参　黛蛤散　淡秋石　天麦冬　广橘红　纯钩钩　赤白二芍　知母　夏枯草　鲜竹茹

二诊：症系阴分素虚，肝阳不潜。兼时温扰动肝胆之木火，遂发耳聋，肿延耳外，脓从内溃颇多。其火毒非轻浅可比，前进清热养阴方法，已得二便通调，是谓小效，何尔，以肝与大肠相通，治肝不应当治阳明，亦即釜底抽薪之义也。是以咯血渐除，耳痈之脓毒已减，痦不续起，舌绛转变淡红，质亦润泽。此营热有退舍之兆，真阴有回生之机。诊脉左之弦数，右尚弦滑，且有寒热，随头之眩晕起见，时起时平，良由先天素虚，水不涵木，木火未平，变化风阳旋扰，阳升无制，至令营卫不和。经云：诸风掉眩，皆属于肝。又云：厥阴为病，苦寒热，即此之谓也。要肝平先当清热，以肝脏内寄相火，非清不宣耳。症势已见松机，仍宜清热养阴为主，镇逆息风为辅。是否呈政。

鲜根二生地　纯钩钩　嫩青蒿　粉丹皮　真滁菊　地骨皮　霜桑叶　上霍石斛　净银花　石决明　东白芍　明天麻　生铁落

（《幸福报》287、288 期）

暑湿

吴江徐君访儒，体素康强，今夏因奔走劳顿，暑湿伏于筋骨，至秋病中风跌卧，旋发寒强热，舌强语謇，神识昏糊，左腿温毒红肿，有似酿脓，不知痛痒。丁师谓为类中伏温外症，三病聚于一身。其邪脉弦滑而代，重按如无，继则渐沉渐小，神明终不清明，以至于死。中风症昏不识人，口舌难言，为邪入脏腑之征，余已见四人，皆不救。

（《中医杂志》3—5、10—17 期　王一仁　临症笔记）

何恒道堂医案

李左　恣食生冷，夜贪凉爽，暑湿内蕴，新凉外束，以致恶寒憎热，不得汗出，头身作胀，胸脘作闷，渴不喜饮，时作烦呕，治宜清暑和胃，表里分治。

滑石　扁豆　前仁　粉草　香薷　藿香　柴胡　酒芩　川朴　建曲　草果　姜枣

（《中医世界》4 卷 21 期　倪翼之录）

寒邪外束表里不宣

顾左　身热畏寒，经一月余，而症象无甚增减，自汗不澈，咳痰见红，脉弦滑，苔腻黄。论其内容，本属暑湿合邪，熏蒸出表，惟询得原因，系由甫经身热，即被电扇迎凉，遂致淹缠匝月，此必内热外寒，格拒于表里所致，姑从宣表清里并主之。

陈香薷六分　豆卷　滑石　霜叶　杏仁　山栀　枳壳

紫菀　法夏　橘红　竹茹　元胡粉二钱　原文

（《中医杂志》5—10期　陈良夫　颖川医案）

痰湿

马左　夏伤于暑，以荣为舍，秋冒风凉，与卫并居。凉者阴邪也，阴欲入而阳拒之。阴并于阳，则阳虚而阴盛。阴盛则寒，暑者阳邪也，阳欲出而阴格之，阳并于阴，则阴虚而阳盛，阳盛则热，是以先寒栗鼓颔，而后壮热头痛，依时而作，汗出而解，日日如是，已有两旬之久。胸闷不思饮食，舌苔腻布，脉象弦滑，弦为少阳之脉，滑为痰湿之征，邪伏少阳，痰湿阻于募原，无疑义矣。今拟清脾饮加减，和解枢机，蠲化痰湿。

软柴胡一钱　仙半夏二钱　酒黄芩一钱　制小朴八分　煨草果八分　细青皮一钱　生甘草四分　六神曲三钱　鲜佩兰二钱　生姜一片

（《中医杂志》1—12、14—16期　丁泽周〈甘仁〉　思补山房医案）

暑湿互扰阳明

泄泻：陈　暑湿互扰阳明，又加瓜果伤脾，脾胃不和，肠鸣泄泻，次数甚多，脘闷腹胀，口苦溺赤，脉右弦滑。治宜和中导滞。

生米仁　扁豆衣　半夏曲　白蔻仁　车前草　广藿香　煨木香左金丸五分拌　赤苓　焦六曲　制小朴　新会皮　木猪苓　泽泻

或用胃苓汤原方亦可。

（《中医杂志》11、14、15期　非非子录　凌晓五医案）

退思轩治验医案

民国十一年五月，老北门薛某，感受暑湿，初起身热恶寒，胸闷气郁，痰多口黏，此时治以清宣之品，如青蒿、香薷、佩兰、扁豆衣、茯苓、连翘、象贝母、鸡苏散、荷叶等，自可向愈。某医误进桂枝等辛温之药，致灼液动风，危症层出。友人程君邀余诊视，见其身热口燥，右胁疼痛，气升不降，喘促有音，时有谵语，彻夜不眠。舌苔黄腻边绛，脉左弦数尺濡，右弦滑，乃温热灼液，痰湿阻中，邪入厥阴，恐有痉厥之变，宜清厥阴之火，滋少阴之水，佐泻心攻痞法，以挽救之。方用：

细生地四钱　元参二钱　麦冬三钱　牡丹皮二钱　人中黄二钱　知母二钱　鲜苇茎一两　川黄连八分　炒枳实一钱五　炒黄芩二钱　生白芍五钱　益元散四钱　钩藤五钱　鲜荷叶二角　紫雪丹三分

冷开水调服，次日厥阴之火已清，神昏谵语遂止，痞结之痰见化，气逆喘促皆平。惟肾阴大亏，胃阴枯涸，中焦暑湿痰火留恋不解，舌中黄腻苔，脉左濡数，右弦滑。

再拟前方加减：

细生地四钱　元参五钱　麦冬三钱　牡丹皮二钱　人中黄二钱　知母二钱　鲜苇茎二两　川黄连五分　炒枳壳一钱五分　炒黄芩一钱五分　生白芍三钱　益元散三钱　鲜竹茹四钱　陈皮一钱　鲜荷叶二角

三日温邪渐解，肝伤内动，头眩，泛呕，口干，潮热，脉象弦滑而濡，更以桑丹温胆，清泄暑湿为治。

桑叶三钱　牡丹皮二钱　元参三钱　知母二钱　天花粉三钱　鲜竹茹四钱　陈皮一钱　鲜苇茎一两　益元散四钱　炒枳壳一钱三分　清甘草八分　炒黄芩一钱五分　生白芍三钱　青连翘三钱　薄荷八分　鲜荷叶二角

二剂后诸症悉愈。

（《神州国医学报》1卷5期；2卷2、3期；3卷10期；5卷3期　陈启成）

暑邪致病

叶左　感受暑邪，暑必夹湿，初因饮食不谨，邪痰与食滞交阻，病在肺胃，发热咳嗽，入夜更甚，胸痞腹痛，二便不调，小溲点滴全无，脉滑左濡细。某医药多用清凉，如蒌仁、杏仁、花粉、青蒿、石斛、枳实、路路通、泽泻、赤苓、猪苓等，热并不减，二便愈结，腹痛且胀。迨余诊视，见其舌白而腻，口角生疮，此脾胃虚火上炎之征，再服凉药，变象必有甚于此者。询其口渴，而喜热饮，中寒可知，乃用正气散，苏藿梗、陈皮、半夏、赤苓、枳、桔、神曲、楂炭、腹皮、杏仁、蔻仁、苡仁、泽泻等，厚朴用二钱，一剂二便通畅，原方进退，三日平复。凡湿滞交阻，化湿宜兼消滞，否则小便愈利愈结，归咎于药，药不任咎也。

（《中医杂志》2期　王鞠仁　临证笔记）

验案二

徐先生　风热蕴于肌表，暑湿郁乎膜原，神疲胃呆，肠鸣口渴，虚汗绵绵不止，卧后烦热，夜寐时有谵语，脉象右虚弦带数，左沉数，舌苔光红薄腻，脉症不和，谨防加剧，惟理肺退热，未知然否。

金银花　生鳖甲　巴杏仁　盆蒲根　广郁金　淡青蒿　象贝母　赤茯苓　广橘红　净蝉衣　六一散　苏荷梗

二诊：前投之剂，共服十剂，身热已退，疹毒亦清，虚汗止而咳嗽稀，胃气宣而胁痛除。惟久病元虚，精神疲倦，气机失畅，大便未解，脉象较前略静，舌色已清，拟扶元通逐之品。

炒冬术　生白芍　火麻仁　制夏曲　金钗　巴杏仁　炒泽泻　生谷芽

（《国医杂志》2期　青溪医隐）

暑与湿之病理与疗法

《内经》云“在天为热，在地为火，其性为暑”，又云“岁火太过，炎暑流行。”《素问·热病》云：“先夏至日为病温，后夏至日为病暑，暑当汗出不止”，夏至后有小暑，大暑，《刺志论》云：“气虚身热，得之伤暑”，仲景云：“太阳中热者，暍是也，其人汗出，恶寒，身热，而暍。”注解暍，即暑也。《伤寒序例》云“暑病者，热极重于温也”，王节斋曰“夏至后热病为暑”，叶香岩谓热地如炉，伤人最速，此即西医所称日热病，又名中热、性热等是也。吴贞安云“中暑脉虚”，《脉诀举要》曰“暑伤气，所以脉虚弦芤迟，体状无余”足见暑病之由于天之日热剧烈也明矣。考“暑”字从日，曰：炎暑。曰：酷暑，胥此意也。然既为日热之暑，其伤人也，必有大热，大汗，大烦者，何以脉反为虚芤弦迟，以其身为热蒸，体温极度放散，腠理大开，汗大出，津液虚少故也。治以诸白虎，或加人参，及生脉散之类，如卒中之用香薷饮，及景岳之因暑致暑，洁古之动得静得，不在此限。若夫论湿，《素问》有曰“在天为湿，在地为土，湿乃土之气也”故伤于湿者，下先受之，而雾露雨湿，亦必由地气上升而致。仲景云：“湿家之为病，一身尽痛，发热身如熏黄，太阳病，关节疼痛而烦，脉沉而细，此名湿痹，其候小便不利，大便反快，但当利其小便，或用麻黄连翘赤小豆汤之类。”《脉诀举要》曰：“或涩，或细，或濡，或缓，是皆中湿，可得而断。”戴云：

“湿有自外入者，有自内出者，必审方土之致病源，东南地下，多阴雨地湿。凡受必从外入，多自下起，以脚气者多，治当汗散，久者，宜疏通渗泄。西北地高，人多觉生冷，湿，面，重酪，或饮酒后寒气怫郁，湿不能越，致腹皮胀痛，甚则水谷胀满，或统身浮肿，按之如泥不起，此自内而出也。辨其元气多少，而通利其二便，责其根在内也。此方土，外、内，亦互相有之，但多少不同，须对症施治，不可执一。”亦即景岳所谓泥水之湿，雨雾之湿不解，汗衣之属于外感者。亦因饮食水谷之由于内生者。诚是叶香岩所称外来之湿，皆因地中之气升腾；内生之湿，皆由脾阳之不运。其实外湿因皮肤受外界之水分，不得适量排泄。内湿是炎性渗出物，浸淫于组织中为脾吸收者也。治外感者，原宜于达表，但不可大汗耳。药物如芦根、滑石、通草、米仁、杏仁、茯苓、大腹皮、淡竹叶、鸡苏散之类。至于内湿者，由用术、朴、姜、半加苓、泽、腹皮、滑石等渗泄之，或刚燥之土焙之，或开沟渠以泄之耳。可知暑湿二邪，一从天气，一从地气，从日从土，霄壤不同，谁谓暑中必夹湿哉？倘暑湿合并，即市医所谓伏暑伤寒，亦有称谓湿温者。究其原，无非先受于湿，复感于暑，或先暑后湿，或暑湿同时而受，以天热下降，地湿上蒸，人在气交之中，感之，即为暑湿之症。故初起如疟非疟，或发热，汗出，身倦，溲赤，便或溏，胸闷痞呕，口舌黏腻，脉息弦数濡等证，治法当以暑湿药中择用。再以河间三焦论中，或叶氏案中，按症推求，如在上者，以辛凉微苦，如竹叶、连翘、杏仁、薄荷之类，此皆治三焦之大意也。或有所夹，又须变通。至治气分，有寒温之别，寒者，宗诸白虎法，及天水散意。温者，从乎二陈法，及正气散法，理营分，知清补之宜。清者，如犀角地黄加入心之品，补者，有三才复脉等方，又如湿热沉混之苍术石膏汤、气血两燔之玉女煎、开闭逐秽与牛黄及至宝紫雪等剂，扶虚进参附，及两仪诸法，随其变幻，审其阴阳，运用之妙，存乎心也。不佞偏居吴兴，地气卑湿，天热湿动，夏秋每多暑湿之症；而医生对此，往往不明何者为暑？何者为湿？何者为暑湿交并？故特撰斯病理和疗法，俾便有所遵循也。

沈愚如

张左　暑湿蕴于曲肠，酿成肠澼，胸次喜温，遍身怯寒，脉象沉细，揣其情形，皆虚之故。治之不易，拟方力图之。

熟附片三分　制半夏一钱五分　云茯苓三钱　野于术土炒，一钱五分　肉果霜一钱　粉葛根煨，三钱　广橘络一钱皮一钱五分　炙甘草一钱　杭白芍炒，一钱五分　冬瓜仁炒，三钱　旧蒸笼绳水洗，一尺

复诊：前方平妥，再予加减治之。

熟附片三分　升麻炙，三钱　制半夏一钱五分　粉葛根煨，三钱　新会皮一钱五分　野于术土炒，一钱三分　肉桂子一钱　肉果霜一钱　冬瓜仁炒，三钱　糯稻根须三钱　荷蒂三枚

（《中医世界》2卷12期、3卷14期　瞿冷仙）

湿温

杭左　湿温月余，弥满三焦，身热不清，耳聋面瘦，结胸自利，脉象弦数，深虑正不敌邪，致生歧变，拟方以尽人力。

制半夏一钱五分　赤茯苓三钱　橘皮一钱五分　白蔻仁研后下，六分　光杏仁三钱　薏苡仁三钱　大贝母一钱五分　黄郁金一钱五分

川雅连四分　淡干姜二分　鲜杷叶刷去毛，三片　生姜汁半匙和服　铁锈水半杯和服。

（《中医世界》2卷12期、3卷14期　翟冷仙）

医案一脔

陈左　时从外县上省，由水土不合，又饮食不节，致感暑湿，忽然吐泻交作，壮热饮水，手足转筋拘挛，目眶凹陷，心乱腹痛，来势凶猛，其亲惊惶无措，急请余就诊。脉两手皆伏，吐泻霍乱转筋危症，急外以刺法及用温热水拍其手足，使其筋伸，内服以方：

藿香二钱　苏叶二钱　芸香一钱　厚朴二钱　枳壳二钱　茯苓三钱　法夏三钱　建曲二钱　陈皮二钱　灶心土二块，渍水煨

二诊：服后吐泻稍缓，仍心烦乱不安，烧热饮水，胸痞满呕逆，更服苦辛降逆，温中定乱（理中加味）。

法半夏　炒吴萸　炒云连　漂白术　茯苓　陈皮　炒黄芩　川干姜　西洋参　炙草

三诊：吐泻过甚，大伤气血，正有不支，以致脉微肢冷，自汗面皝白，目凹陷更深，面肉如削，急又更服以回阳固正，附子理中方。

黄附片五钱　川干姜二钱　西洋参三钱　焦于术三钱　炙草一钱　大枣三枚

一日服此三方，病势转危为安，更加调理旬日而愈。

（《现代中医》2卷2期　廖濬泉）

藕香室医案

郑先生　暑伤足太阳，渴不欲饮，得食则呕，身有微热，舌有微黄，大小便闭塞不通。热在中焦，拟凉膈散。

淡豆豉三钱　黑山栀三钱　黄芩二钱　生姜四钱　元明粉三

钱　枳实二钱　川朴一钱　生甘草一钱　薄荷一钱　连翘二钱

（《中医新刊》6、7期　沈仰峰遗著　男良卿录）

治愈一个奇特症的经过谈

我未说过为奇特症的状态，先要对大家声明一句，本来这个症是很平常的，不算有什么奇难特异之可言，因为某西医师看作奇特症，说他极危险，所以我也就随随便便把奇特两个字拉起来做题目，请大家讨论一下，究竟是科学的万能，还是哲学的可靠。

一个不学无术的我，和一个头衔赫赫的他，两相比较，我当然要惭愧起来，说声我不及他。他的学术是用大资本跑去外国买来的，我呢，是采取本国的土产，不用费着什么资本就有的。不论什么东西，洋货比国货，总要叠高一点价，因为他的装潢新式啦，架子摆得好啦，有种种的机械足以耸动社会的观听啦。我皆没有，其实，到了那一天共同临诊的实际上，他出了九牛二虎之力来医一个症，简直虚有其表，毫无实用。“黔驴之技，不过止此。”还是让我不才，拿些国技出来显威风哩。

闲话休提，文归正题，我所要说的奇特症，不是什么，就是暑风症吧。有一位姓洪的朋友，是某报馆的总编辑，他的贤夫人，在今年五月初旬，感些暑气，头眩、身酸、发热，因为病是很轻，就随便自购头痛粉（查系用阿司匹林、纳雪厂所制造）两包，作两三点钟头服完。到了晚间，忽觉大热，烦躁，既而大汗、口渴、喘喝、四肢厥冷（此时若用白虎汤，或合生脉饮之类，可免以下诸弊）。洪君着急，即延某西医师为之注射，有顷，果然汗腺收敛了，四肢回温了，似乎药已对症了。谁知她的腹里剧痛难堪，扪着已经团有一块东西，手足拘挛抽痛难伸，渐渐地要变像香橼的状态。某西医自晚达旦，煞是尽情，连易注射药六七种，什么樟脑针、番木鳖针、规那针。……越射越急，阖家惶惶，不知所措，到了天亮，召我往诊。至则某西医师尚在（素未谋面尝耳大名），彼即为替述其经过，症象和治法，并说症颇奇特，且甚危险。我听罢，就诊其脉，滑细而数，触其肤炙手甚热（温度表一百零三），视其舌苔黄白粗厚而略黏。病者呻吟哀号，辗转反侧，自说腹里结块，剧疼难堪，周身麻痹，手足抽痛，一股气时时上冲心胸、脑顶，神经即呈昏冒，一阵阵越发紧张厉害起来。我诊罢，就对他们道，此症原系暑风夹痧毒，弥漫经络，充斥三焦，这时候已经凌心冲脑，煞是危急，若再迟误时机，必致心脏麻痹，气机窒塞而死，死则遍体必呈紫黑色。君（指某西医）说症极危险，实在不错，说甚奇特，则未必然。这症虽是急性症，生死判于刹那，但在我中医们视之，是看作很平常的，治之得法，顷刻可愈，也没有什么危险的可惧。我这时且先救他脱险，除他痛苦，然后才拟方用药罢。遂令他家人用一银圆蘸水，刮其脑后风府背胸手足弯各部位，以宣通经络，解泄痧毒，才刮下数十下，他的痛苦顿减，他的哀号声亦渐息。霎时间，腹里的结块全消，手足的伸缩自知，不够半句钟工夫，一场大险，已消于无何有之乡了。他自云刮的时候，觉一股气洒洒然好像蚂蚁的钻行，从上而下，传达四肢而散，甚觉松快。现在不过头微眩，身微酸，热度退未净尽，遂为拟辛凉透邪法。生莲叶、青蒿、羚羊、银花、络石藤、益元散、连翘、牛蒡、薏米等药，以涤暑清热。解毒通络，隔了一天，热度全退。改用芳香辟秽，甘淡渗湿法，调理两三天就安舒如常。

我医好了这个症之后，某西医师对我很表敬佩，我也就不客气地对他说道，这个症不是关系你我知识之高下，是可表证中西医术之短长，须知科学不是万能的，中医不是可打倒的，是万不能打倒的。因有很多的成绩效验，足以使社会之坚信。近来沪上贵同业里出有几个奴隶性的怪物，做了外国走狗，给他嗾使来推销洋药，他所习的学术，不过善于吹牛拍马。若讲到治疗的实际上，他是没有本领的，他因为没有人过问，挨饿难过，心里就老羞成怒，横竖起来，假借政治的压迫力，要来扑灭中医，除去他心目中的障碍物，以遂其大饭碗主义，不惜把四百兆众的生命，廿二行省的天产，四千余年的国粹，一概断丧而后快，这真是丧心病狂的小人啊。足下是个很明达谦虚之士，幸无怪我言的唐突，我是很希望中西医界，除掉轸域，互相沟通，为中医的当参科学以补哲理之短，为西医的当参哲理以济科学之穷，则将来我国药学之昌明，不难驾欧美而上之。虽然这事谈何容易，沪上那几只鼓动风潮的怪物，若不驱逐之、放流之，中西医界必无携手的可能，中国医学那有造化之希望，也不过跟人后走，拾人皮毛罢。

（《医界春秋》41期　汕头吴羲民）

暑病

暍者中暑之称，《左传》荫暍人于樾下，其名久矣。后世以动而得之为中热，静而得之为中暑，然则道途中暍之人，可谓静而得之耶。动静二字，只可分外感内伤，动而得之，为外感天日之暑热，而反受阴湿风露瓜果生冷所伤则有之矣。时令小寒大寒而人受之者为伤寒，时令小暑大暑而人受之者即为伤暑，劳苦之人，凌寒触暑，故多病寒暑，安养之人，非有饮食房劳为之招寒引暑，则寒暑无由入也。所以膏粱藜藿，东南西北，治不同也。

体中多湿之人，最易中暑，两相感召故也。外暴蒸动内湿，二气交通，因而中湿，所以肥人湿多。夏月百计避暑，反为暑所中者，不能避身之湿，即不能避天之暑也，益元散驱湿从小便出，夏月服之解暑，有自来矣。然体盛湿多则宜之，清癯无湿之人，津液为时令所耗，当用生脉散充其津液。若用益元妄利小水，竭其下泉，枯槁立至，况暑热蒸动之湿，即肥人多有因夹虚寒，因至霍乱吐泻，冷汗四逆，动关性命者，徒恃益元散能解驱湿，反促其脏腑气绝者比比，可不辨而轻用之欤。不特此也，凡见汗多之体，即不可利其小便，盖胃中只此津液，夫既外泄，又复下行，所谓立匮之术也。仲景名曰无阳，其脉见短促结代，则去生远矣。

中暑卒倒无知，名曰暑风。大率有虚实两途，实者痰之实也，平素积痰，充满经络，一旦感召盛暑，痰阻其气，卒倒流涎，此湿暍合病之最剧者也，宜先吐其痰，后清其暑，犹易为也。虚者阳之虚也，平素阳气衰微不振，阴寒久已用事，一旦感召盛暑，邪凑其虚，此湿暍病之得自虚寒者也，宜回阳药中兼清其暑，最难为也。丹溪谓火令流金烁石，何阴冷之有，立言未免偏执，十中不无二三之误也。夫峨眉积雪，终古未消，岂以他山不然，遂谓夏月旷到者，皆热火乎。人身之有积阴，乃至汤火不能温者，何以异此。《内经》谓无者求之，虚者责之，可见不但有者实者之当求责矣。管见谓大黄龙丸，有中暍昏死灌之立苏者，非一征乎。间亦有中气者，为七情所伤，气厥无痰，宜用苏合香丸灌之。许学士云：此气暴厥逆而然，气复即已，虽不药亦愈，然苏后暑则宜清也。

夏月人身之阳，以汗而外泄，人身之阴，以热而内耗，阴阳两俱不足，仲景于中暍病，禁用汗下温针，汗则伤其阳，下则伤其阴，温针刺引火热内攻，故禁之也。而其用药，但取甘寒生津，保肺固阳益阴为治，此等关系最钜，今特挈出。《灵枢》有云：阴阳俱不足，补阳则阴竭，泻阴则阳亡，盖谓阳以阴为宅，补阳须不伤其阴，阴以阳为根，泻阴须不动其阳。夫既阴阳俱不足，则补泻不可轻言，才有补泻，必造其偏，如重阴重阳之属，其初不过差之毫厘耳。所以过用甘温，恐犯补阳之戒。过用苦寒，恐犯泻阴之戒。但用一甘一寒，阴阳两无偏胜之药，清解暑热而平治之，所以为百代之宗也。

夏月卒倒，不省人事，名曰暑风，乃心火暴甚，暑热乘之，令人噎闷，昏不知人。然亦有他脏素虚，暑得深中者，但不似心脏之笃耳。如入肝则眩运顽痹，入脾则昏睡不觉，入肺则喘满痿躄，入肾则消渴，虽当补益与清解兼行，然必审其属于何脏，用药乃得相当也。日中劳役而触冒其暑者，此宜清凉解其暑毒，如白虎汤、益元散、黄连香薷饮、三黄石膏汤之类，皆可取用也。

深居广厦，袭风凉，餐生冷，遏抑其阳而病暑者，一切治暑清凉之方，即不得径情直施。如无汗，仍须透表以宣其阳。如吐利，急须和解以安其中，甚者少用温药以从治之。故冒暑之霍乱吐泻，以治暑为主，避暑之霍乱吐泻，以和中温中为主，不可不辨也。

元丰朝立和剂局，萃集医家经验之方，于中暑一门独详。以夏月暑证，五方历试，见闻广耳。其取用小半夏茯苓汤，不治其暑，专治其湿，又以半夏、茯苓，少加甘草，名消暑丸。见消暑在消其湿，名正言顺矣。其香薷饮用香薷、扁豆、厚朴为主方，热盛则去扁豆，加黄连为君，治其心火。湿盛则去黄连，加茯苓、甘草，治其脾湿。其缩脾饮则以脾为湿所浸淫而重滞，于扁豆、葛根、甘草中佐以乌梅、砂仁、草果，以快脾而去脾所恶之湿，甚则用大顺散、来复丹以治暑症之多泻利者，又即缩脾之意而推之也。其枇杷叶散则以胃为湿所窃据而浊秽，故用香薷、枇杷叶、丁香、白檀香之辛香以安胃，而去胃所恶之臭，甚则用冷香饮子以治暑症之多呕吐者，又即枇杷叶散而推之也。医者于热湿虚寒浅缓急间，酌而用之，其利溥矣。而后来诸贤，以益虚继之。河间之桂苓甘露饮，五苓三石，竟在生津液以益胃之虚。子和之桂苓甘露散，用人参、葛根、甘草、藿香、木香益虚之中，又兼去渴。或用十味香薷饮，于局方五味中增人参、黄芪、白术、陈皮、木瓜，益虚以去湿热，乃至东垣之清暑益气汤、人参黄芪汤，又补中实卫去其湿热，肥自内虚之人，勿论中暑与否，所宜频服者也。中暑必显燥烦闷热，东垣效仲景竹叶石膏汤之制方，名清燥汤，仍以去湿为前务。夫燥与湿相交者也，而清燥亦务除湿，非东垣具过人之识，不及此矣。又如益元散之去湿而加辰砂，则并去热。五苓散之去湿而加人参，则益虚，加辰砂减桂，则去热。白虎汤加人参则益虚，加苍术则胜湿，合之局方则大备矣。然尚有未备焉，暑风一症，其卒倒类乎中风，而不可从风门索治，百一选方虽有大黄龙丸，初不为暑风立法，管见从而赞之曰：有中暍昏死，灌之立苏，则其方亦可得治暑风之一斑矣。倘或其人阴血素亏，暑毒深入血分，进以此丸，宁不立至危殆乎。良方复有地榆散治中暑昏迷，不省人事而欲死者，但用平常凉血之药，清解深入血分之暑风，良莫良于此矣。后有用之屡效而美其名为泼火散者，知言哉。夫中天火运，流金烁石，而此能泼之，益见暑风为心火暴甚，煎熬阴血，舍清心凉血之外，无可扑灭矣。

金匮治暍病，止出二方，一者白虎加人参汤，专治其热，以夏月之热淫，必僭而犯上，伤其肺金，耗其津液，用之以救肺金存津液也。孙思邈之生脉散，李东垣之清暑益气汤，亦既祖之矣。一者瓜蒂汤专治其湿，以夏月之湿淫，上甚为热，亦先伤其肺金，故外渍之。水得以聚于皮间，皮者肺之合也，用以蓄其胸中之水，或吐或泻而出，则肺气得以不壅，而皮间之水得以下趋也。何后人但宗仲景五苓散为例，如河间之通苓散，子和之桂苓甘露饮，非不得导湿消暑之意，求其引伸瓜蒂汤之制，以治上焦湿热而清夫肺金，则绝无一方矣。故特举二方合论其义，见无形之热伤其肺金，则用白虎加人参汤救之，有形之湿伤其肺金，则用瓜蒂汤救之，各有所主也。

白虎加人参汤本文云：太阳中热者暍是也，其人汗出恶寒，身热而渴，白虎加人参汤主之。盖夏月汗出恶寒者，卫气虚也。身热而渴者，肺金受火克而燥渴也。《内经》曰：心移热于肺，传为膈消，消亦渴也。心火适王，肺金受制，症属太阳，然与冬月感寒之治不同，用此汤以救肺金，是为第一义矣。瓜蒂汤本文云：太阳中暍，身热疼重而脉微弱，此以夏月伤冷水，水行皮中所致，一物瓜蒂汤主之。变散为汤，而去赤小豆酸浆水，独用瓜蒂一味煎服，可去胸中之水，则皮中之水得以俱出也。嗃中有宣泄之义，其汗如故，不复水渍皮间矣，此即《内经》以水灌汗，乃至不复汗之症。仲景会其意，言中暍者兼乎中湿，有所祖也。然水行皮中，何以脉见微弱耶。盖中暍脉本虚弱，而湿居皮肤，内合于肺，阻碍荣卫之运行，其脉更兼微弱也。暍脉虚弱，按之无力，湿脉微弱，举之不利。湿与暍合之脉，则举按皆不利也。嗃去其水而荣卫通。肺气行，举指流利，即湿去之征，按之有力，即暍解之征。一物之微，其功效之神且捷者，有如此矣。水行皮中，乃夏月偶伤之水，或过饮冷水，或以冷水灌汗，因致水渍皮中，遏郁其外出之阳，以故身热疼重，用瓜蒂一物驱逐其水，则阳气行而遏郁之病解矣。凡形寒饮冷则伤肺，乃积渐使然。此偶伤之水，不过伤肺所合之皮毛，故一嗃即通，并无藉赤小豆酸浆水之群力也。即是推之，久伤取冷，如风寒雨露从天气而得之者，皆足遏郁其上焦之阳，又与地气之湿从足先受，宜利其小便者异治矣，可无辨欤。伤暑之脉，《内经》曰：脉虚身热，得之伤暑。《甲乙经》曰：热伤气，不伤形，所以脉虚者是也。若《难经》曰：其脉浮大而散，殊有未然，夫浮大而散，乃心之本脉，非病脉也。仲景不言，但补其偏曰，弦细芤迟，芤即虚豁也。弦细迟，即热伤气之应也。其水行皮中之脉，则曰微弱。见脉为水湿所持，阳气不行也。统而言之曰虚，分而言之曰弦细、芤迟、微弱，其不以浮大之脉混入虚脉之中，称为病暑之脉，虑何周耶。

凡治中暑病，不辨外感内伤，动静劳逸，一概袭用成方者，医之罪也（伤寒夹阴，误用阳旦汤，得之便厥。伤寒夹阴，误用香薷饮，入喉便喑。后贤于香薷饮加人参、黄芪、白术、陈皮、木瓜，兼治内伤，诚有见也。而不辨证者之贻误，宁止此乎）。凡治中暑病，不兼治其湿者，医之过也（热蒸其湿，是为暑，无湿则但为干热而已，非暑也。故肥人湿多即病暑多；瘦人火多，即病热者多）。凡治中暑病，遇无汗者必须得汗为正。若但清其内，不解其外，医之罪也（中暑必至多汗，反无汗者，非因水湿所持，即为风寒所闻，此宜先散外邪，得汗已方清其内。若不先从外解，则清之不胜清，究成疟痢等患，贻累无穷）。凡治中暑病，无故妄行温补，致令暑邪深入，逼血妄行，医之罪也（暑伤气，才中即厌厌短息，有似乎虚，故清暑益气，兼而行之。不知妄行温补，致令暑邪深入血分，而成衄痢，即遇隆冬大寒，漫无解期，故热邪误以温治，其害无穷也）。此五者为治暑病不易之律也。

（《中医世界》5卷1期　费赞臣）

暑

壬申六月，家君患恙，六脉沉数而弱，胎黄舌绛，微寒倏热，汗出而解。知暑灼阴亏，急用小陷胸汤加芩、枳、菖、茹、海蜇、覆花等，先解气分之结，以孤其势，夜间大便两次，诘朝复恶寒发热，未汗烦躁不宁，既汗神疲欲寐。以饮食少思，二便通利，开破既不敢复投，滋腻亦不敢遽进，故未服药，至四朝，神疲更甚，脉象更弱。舌光绛无胎，频频索饮，急投甘寒，用麦冬、花粉各四钱，元参、甘草、枸杞、沙参各三钱，生白芍六钱，黄柏一钱（宜加生地黄、山药各五七钱）。服后神清意适，与家人闲谈久之，次早强坐檐下，偶感凉风，发热恶寒，舌上现极薄白胎。脉略浮，乃进轻剂疏风，外邪虽解，而舌干更甚，遂用生地黄、西洋参、麦冬，代茶频饮。调理两月，始得舌润复原，真阴之填补，可谓难矣。设初起误投温燥，其祸奚堪设想哉。

（《中医世界》7卷4、5期）

内科中暑挟痰案

黄母邝太夫人，年七十六，由广西抚署回香山原籍中暑夹痰症。太夫人，黄丞植庭夫子之正配，余师母也，体肥多痰，患足疾，少行动，盛夏猝仆，病甚。

诸世兄促余往诊，脉洪实，色浑浊，唇深红，舌厚腻，两腋汗多，壮热引饮，言说謇涩，口角流涎，神志昏昏，二便直下。余曰：此外中之暑热，扰动内伏湿痰，浊邪弥漫三焦，阻其枢机，责在肺胃。王士雄引《内经》在天为热，在地为暑，断定暑即是热。或以富贵家纳凉广榭，瓜果前陈，寒中致病，疑暑有阴阳，未免入误。且温者暑之渐，暑者热之极。前哲云然，读书者亦宜省记也。但暑有兼湿者，有不兼湿者，湿温已经化热，便不治湿，此则必兼治湿，惟不宜发汗，香薷饮中不与也。暑邪外袭，湿痰孔张，白虎汤不可与也。二便自利，承气更不可与也。病三日，而医者于四诊仅诊其半，徒畏其年老，谈经说古，指为风门直中类中，方则风引汤、地黄饮子乱投。雄视高谈，宋人议论未定，兵已渡河矣。此病人应尽知为中暑，所申论者，肺脏形如海绵，富有弹力性，内有诸细管通气，随胸腔容积而缩张，即起呼吸运动，与支气管相接处有肺门，炎暑烁蒸，肺胃湿之痰，熬为黏质。肺门黏窒，所以言语謇涩，气阻则不能收摄，所以口角流涎。头者精明之府，肺主天气，气阻则艰于吸清吐浊，清气不上达，头能遂其精明，脑能司其知觉乎。热迫下注，所以二便直流，口舌空争，病乃滋炽，势急矣。筹治非清肺胃，通经络，涤胶痰，乌乎可。药用鲜藿香叶五片，捣碎入茶碗，加盐七颗，猛开水泡入。盖密和暖取饮，叶味辛气烈，通气解暑，逐秽降痰。苟暑病壮热引饮，石膏、羚、犀弗效者，饮三二次，往往有效。方拟通络饮，鲜荷叶边、西瓜翠衣、丝瓜络各三钱，扁豆花二钱，去竹叶、银花，六一散布包二两，射干、真建兰叶各二钱，橘红花、羚羊角各八分，煎和竹沥一两服。六世史藻泉亦知医，问六一散，何以重用。余曰：肺与大肠相表里，肺清则热不下迫，西医谓水入于胃，吸管随即抽吸入肾，滑石外疏毛窍，内清湿热，水管通活，便不下溜于大肠，归于膀胱而去，即可止大肠之泻，而胃气藉以回复，滑石正是要药。倘急图止其二便，热无从泄，不上逆以生变乎。藻兄释然。此类药服三剂，热退，神未甚醒，再五剂而便泻止，小水仍多。余曰：毋虑也，改用千金三仁汤，滑石布包一两，厚朴一钱，法夏一钱，白蔻仁八分，去杏、苡、通、竹，加花礞石，真兰叶各三钱，射干、甜葶苈各二钱，橘红花八分，煎成。入竹沥一两服，此外或加丝瓜络、扁豆花、土茵陈各二钱，郁金、面煨皂荚各钱半等，煎成，以煅皂郁五分，牛黄六分，和服，惟滑石一两，竹沥一两，未尝减去。有时渴而汗太多，则加石膏四钱，知母三钱，以言语未大清，故注意治热痰也。脉左渐缓，右寸关洪实，故主通豁肺胃也。此类加减，约月余，诸病渐退。此后清养肺胃总以六君为主，去白术，用高丽参钱半至二钱，云苓二钱，甘草三分，旧广皮六分，法夏钱半，加桑螵蛸、淮山药、覆盆子各二钱。麦冬、石菖蒲各六分，五味子三分，干茅根、金钗斛、鲜枸杞根、嫩稻秧各三钱，川木瓜钱半等类，又调养乃月余痊。太夫人寿登耄耋，藻兄谓余曰，家母年高病重，小便直流，用滑石已过三斤，兄知之乎。余曰：学观其大，理汇其通，一孔不能洞五洲，一书不能废万卷。病有重轻，药有分量，无病身当，有病病当，何论老幼。弟未暇作统计表也。魏文帝《典论》云：脏腑而能语，医师面如土，然症未辨则病进，药果对则病退，病进便是错症误药，病愈便是识症合药，脏腑何尝不能语乎。是在临床诊病时，医者之肯听不肯听而已，藻兄常笑引以为达言。

（《三三医报》1925年3卷4期）

心腹绞痛吐泻肢冷

又周姓妇年逾而立，今秋天气酷热，恣食生冷，兼之饮食不节，于八月初忽患心腹绞痛，吐泻肢冷，气促神倦，斯时正值霍乱大行之际，市虎杯蛇，焉能无惧，即速往诊。脉来微细，苔青面赤，浑身亢热，此中阳式微，突被生冷所戕，阳明外越之征，即疏理中余，加附、牡，合神香散为剂，令速啜服。服后吐泻，而气促肢冷均回，照前其去附、丁香、蔻仁、谷芽、白芍、荷梗、栀、芩、芍药，进两帖而安。

（《中医杂志》17期　王洪海　敏慎轩临症笔记）

暑中心包神昏不语治验

为将者，非阅历经验，不可以临阵。业医者，非阅历经验，不可以临症。以战与疾，实系生死机关，皆子之所慎也。余于医学，本无师授，以古为师，而纸上谈兵，恐无捉摸，未敢轻治一人。自愈我父水肿后（案见前），亲友稍知余知医，均来邀诊，余按法治之，颇有效验。惟于暑症，尤欲体察其真情，以征古人之误，然所治都轻症，投药辄效，而重症则未睹也。岁癸巳，馆于储楼姑母家，六月得家信，言堂弟仲甫病危，余即归家。见弟神昏不语，仰卧闭目，状如尸厥，身热无汗。手足时有瘛疭，与饮则咽，不与不索，因神识不知，舌不得见，乃以箸插入齿中，微露舌尖红甚，苔黄带灰，六脉沉数，左部带弦。余曰：此正暑中心包。《内经》暑即热，热即暑，暑病即热病也。热邪蒙闭君主，肝风又动。内闭者，必致外脱，最属险症。因询初起病情，及曾服何药。曰：初患身体壮热不凉，昏闷无汗，烦渴引饮，邀某医（不欲扬人之过，姑隐其名，后凡言某者仿此）治之，以为外感，而兼湿滞，服药后至夜半而变是症。余阅其方，香薷、薄荷、厚朴、草果、扁衣、豆卷、藿香、佩兰、建曲、山楂、茯苓、滑石之类。余曰：初病本系阳明伤暑，即用清化生津，自然得汗而解。盖暑热内蕴，必待清凉，然后可以得汗也。而某医不识此理，误以香薷辛温表散，厚朴苦温化湿，又用草果辛热温燥，以治外感寒邪，里有寒湿食滞者，固为合拍，今以之治阳明暑热，如炉冶之得鼓铸矣，宜其病变若是。余素知弟体禀阴虚，心阳素旺，肾阴素亏，阴虚阳旺之体，多生热病，更触暑热，暑属火，心亦属火，同气相求，暑易入心，而心包为心主之宫城。肝属木，木生火，肾阴亏者，肝阳亦旺，故阳明之暑热陷入少阴、厥阴，岂不危哉。惟用犀、羚、灵异之物，直清心肝之火，藉以息风（此风即火热所致，所谓火虚而内风生焉）。鲜斛、麦冬之类，以养肺胃之液，白虎清阳明之暑，二甲滋肝肾之阴，山甲善通经络，从里透达于表，鲜地、丹皮，以清血分之热，再以菖蒲、紫雪开心窍，清宫城，亦使内陷之暑热透达于外。而栀、翘、茯神、银花、绿豆、芦根、西瓜之类，皆可佐使也，此症用药应得如是。然先叔只生一弟，允宜谨慎。况余尚未阅历经验，未可担任。爰请前辈刘君蓉甫诊之，刘君长于温热，声名素著。诊毕与余言若合符节，遂用乌犀尖五分磨冲，羚羊片钱半先煎，铁皮鲜斛八钱，鲜生地一两，生石膏二两，知母三钱盐水炒，湖丹皮三钱，黑山栀三钱，朱翘心三钱，麦冬肉三钱，生鳖甲五钱，玄武板五钱，炙山甲钱半，鲜盆蒲根钱半，紫雪丹五分调冲。银花四钱，肥芦根三两去须节，又以西瓜自然汁频沃之。灌药后，得微汗，诸恙轻减。病已转机，而神识犹未清醒，再服一剂，得汗而神清。明日刘君至，笑曰：噫噫幸哉，少年元气未虚，六脉有根，否则殆矣。又用育阴养胃，化热安神，调理数方，而病已霍然。

（《中医杂志》15 期）

暑热熏蒸

左　五旬以外，气阳已虚，内则神烦曲运，外则暑热熏蒸，气尤易伤，每年长夏，纳食不爽，四肢面浮，气机阻痹，安得上下流行宣畅。脉象右缓大，左略虚弦，是外感为少，议用益气养胃，稍佐宣泄。

金石斛三钱　苋麦冬钱半　桑寄生三钱　六一散三钱　白沙参三钱　粉丹皮二钱　宣木瓜三钱　五茄皮二钱　肥玉竹三钱　炒白芍钱半　炒泽泻二钱　佛手钱半

（《中医杂志》16 期　上海秦乃歌笛桥遗著　灵兰书室医案）

暑热气闭案

韦廷芳字润生，年三十六，住广东香山，暑热气闭症。

六姐丈润生，赋情义侠高朋满座，樽酒不空，甘脆肥酞，倾襟接卧，体本燥也。

盛暑偕一名地师，游山相地，途中晕眩汗渴，回时饮豆腐浆一瓶，壮热无汗，胸微痛，发烦，诸医尊《金匮》者，与白虎汤，存津液者，与小承气、犀角地黄汤，专温热家者，治以紫雪、牛黄至宝丹。守《伤寒论》者，复救以少阴四逆诸汤，未十日垂危，家姐迎余，委以专医。余电番禺，请黄君登云共商，君来，商得始病，暑热为冷物所压，壮热无汗，香薷饮加清疏，最是的方，暑与热与暍，与西人日光病名异实同，乃舍此而取古法用寒用热，取时派顺传逆传，方论具存，无一不认与症违，方与病戾。今据脉沉伏，唇面色深紫，愦卧失语，汗出溺短，与食则拒，与水犹咽，似与黄师母之热闭肺胃前案同。但治病不止暑与温有异，此症不兼湿，溺且短，则治法与前案亦同中有异也。夫肺司治节，主开阖，胃司仓廪，主运输，动力则皆发原于生气。肺主声，肺闭则失语矣。胃主寐，胃闭则卧昏矣。色深紫则营气闭矣，西说物糜于胃，吸液管啜其精华，运化为血，与回管收回之蓝血，必经肺下，赖肺气吸清吐浊，其血始红，作用正自相关，陈平伯为卫气皆肺胃所主，则卫气闭而营气亦闭，其理甚明。奈说经者先忘却外症未罢之训，趋时者又未将脉证药验，仔细寻求，则舍发舒肺胃生气，其更将何望耶。兼之舌尖现起小瘰，营热闭结，当开泄气分，以清热通营。又初病即齿缝流血，其痛者为胃火冲击，时医多用消伐攻治，有形胃汁先涸，阴液将尽劫伤，此弃天士之言，徐洄溪评为正论者，图治亦岂外舒达肺胃，清热通营耶，彼世意同，则立方自有定向矣。

共拟清络饮，取鲜莲叶边、丝瓜皮、西瓜翠衣、鲜银花各二钱，加鲜菖蒲八分，鲜竹茹、紫草茸、郁金、射干各二钱，鲜藿香叶三片，重用鲜芦根四两，煎水煮药，另清肺用羚羊角尖六分，清胃用犀角尖六分，糜汁和灌，芦根形如肺管，甘清凉肺，生水中，纵横条达，津液之阂隔生病者，解透膈膜，使之通行，见邹氏续疏，用之溺短赤者尤宜。此等药用七日，热先退，人略醒，此后如嫩稻根、真建兰叶、鲜杷叶、重楼金线、丹参各三钱，双钩藤、白莲瓣各钱半，与前方出入加减，约二十日后病渐已，再用西洋参、不去心麦冬、竹叶卷心各一钱，元参沙参各二钱，鲜枸杞根、鲜茅根、冬瓜仁、水浸百合、熟蕤仁肉各三钱（徐洄溪治夜燥不眠用熟蕤仁肉），枇杷膏、银花露、莲花露（玫瑰花清暑降逆，茶饮可治噫气），毛燕汤、鲜茅根每四两熬水炖鸭助之（鸭以小野蚬鸭金黑者尤佳）。先一派清芳活利，再一派润燥生津，调肺胃总以运枢机，舒卫通营为主，而成效收。脉有六阴六阳，斜处反关，谈《太素》者，谓六阳主寿，六阴主贵，黄师母脉乃六阳，韦姐丈脉乃六阴，诊脉者不宜笼统，至此次药甚平淡，辨证果真，用法至当，虽危至已办寿具，亦可幸痊。余何能，实余友主持之力也。

姐丈病愈，以知府分发广西补用，回籍办多种慈善事业，余亦佐以改凤山居山书为恭都两等小学堂，肇基实学。扁鹊有云，越人非能活人也，人自治耳。积德延寿，至诚感神，帝天毋亦假诸余友之手欤。

（《三三医报》1925年3卷3期）

热暑冲激

德昌布店郑某　六脉洪濡，重按沉数，一息八至，洪为肺热，濡属暑邪，沉数是伏火与里热，热存深薮，故外无热，而肢反冷。热暑冲激，肺受热克，肺叶胀满，故喘而不能卧。查前因发疹初愈，早投牛肉温补，热邪愈补愈固，疹毒愈伏愈深。连投大凉泻热之药，内热渐渐外现，胸腹转热，脉见数急，小溲如血，大便似黧，白疹外出，喘急稍平，但因邪伏已深，症虑缠绵，如服药无误，亦当月余，即可收功。谨再拟一方，请鸿裁。

生石膏四两　枇杷叶三钱　寸麦冬五钱　南沙参五钱　光杏仁三钱　瓜蒌实八钱　肥知母五钱　川贝母二钱　锦大黄五钱　款冬花二钱　该方连服十剂。

又诊：诸热今已解除，疹毒亦已透发，但久热伤肺，肺伤即咳，久咳不已，必传入脏，既传入脏即必成痨，即肺伤则肾气不收，膀胱之气阻滞，故小溲如米泔汁者，脉浮滑带数，舌质白滑，舌垢带黄，是余邪未离，郁伏膜原也。今幸肺经未伤，痨虫未发，病邪尚浅，如用滋养肺阴，肺阴坚固，咳呛自止，肾脏强健，小溲自清。

钟乳石三钱　蜜紫菀二钱　肥知母三钱　川贝母钱半　南沙参五钱　马兜铃二钱　苦杏仁三钱　淮山药五钱　天门冬四钱　款冬花三钱　西木耳一两

（《中医世界》1934 年）

新感寒

史大人　七月十八日

长途受暑，遭丧哀痛，又新感寒，项颈强痛。腹微痛，昨数如厕，今已止。微启咳，脉数弱，舌白不润，仍宜辛温发表，加润药。

葛根三钱　赤芍二钱　兜铃三钱，炙　生姜铜元大四片　麻黄六分　花粉三钱　制香附钱半　桂枝一钱后下　象贝三钱　益元散三钱，包项强差，咳较爽，曾泻一次。腹中雷鸣，稍欲食。食欲不舒，自觉仍有热，诊之无热。口苦舌苔薄白，宜理胃肠。

炙甘草一钱　干姜七分　葛根三钱，煨　枳壳二钱　川连五分　姜夏三钱　藿根二钱　生姜铜元大三片　淡芩二钱　太子参三钱　连翘二钱

（《中医新生命》1934—1937 年 1—31 期　陆渊雷医案）

暑热内蕴

汤右　十四岁，常熟暑热内蕴，飓风外袭，猝然呕吐，腹痛胸痞，形寒身热，中暑之症，误认为痧。针灸交下，呕吐虽止，而汗滴全无，烦躁不堪，脉未濡弦，苔薄黄腻，《内经》所谓体若燔炭，汗出而散，用疏表法。

淡豆豉　朱连翘　猪赤苓　甘露消毒丹　细生地　焦枳实　六一散　炒苡米　炒防风　莱菔子　车前子　鲜荷叶

复诊：投剂后，汗出如渖，腹痛止而泄亦定。热陷阳明，神昏谵语，目中见鬼，姑与辛凉开泄。

紫雪丹二分　鲜菖蒲　晚蚕砂　鲜荷叶　大竹叶　炒淡芩　煎汤温服。

二诊：进紫雪后，谵语定而身热退，神倦，目赤如鸠眼，苔转黄腻，渴饮，此夹疫毒，宜再清化。

冬桑叶　炒丹皮　大青叶　连翘壳　杭菊花　天花粉　山栀仁　鲜荷叶　炒赤芍　炒银花　车前子

汝案：此方二剂痊愈，前后共只四日耳。最有趣者，当服第一方汗出，昏谵之时，父母爱护子女，连请三医。其中二人不问明白，俱作痢治，方书柴胡、葛根、芩、连、木香，幸而未服，否则殆矣。

（《神州国医学报》1—5 卷　张汝伟　临床一得录　3 卷 1 期）

藕香室医案

王先生　气虚夹湿，伏暑久痢。

生黄芪二钱　生白术三钱　茅术二钱　茯苓三钱　清甘草一钱　当归三钱　生白芍三钱　升麻五分　川黄柏二钱　五味子四分　葛根二钱　条芩二钱

（《中医新刊》6、7期　沈仰峰遗著　男良卿）

伏暑晚发

徐左　江阴，三十岁，伏暑晚发，痰热积滞，蕴于肺胃，身热七日，仍有形寒，从未汗泄，频进解表，热仍不退，宿有血症，热已入营。苔糙黄，脉濡数，宜疏解中佐以生液。

淡豆豉　炒防风　大腹皮　连翘壳　左金丸　飞滑石　细生地　焦枳实　黑山栀　广郁金　赤苓　白蔻仁

二诊：汗出颇畅，热势亦减，烦躁平而胸脘仍痞，积滞未化，前法加减。

前方去防风、栀、翘，加地枯萝、焦楂炭。

三诊：伏邪热退身凉之后，湿邪又泛，热势再增，良由肝胃之热从太少而达，苔转糙黄，尖绛口渴欲饮，仍宜疏解合泻心法。

炒牛蒡　姜山栀　带心翘　猪赤苓　苏叶梗　姜川连　焦枳实　淡竹叶　淡豆豉同打　大生地　酒炒芩　人腹皮

四诊：进疏解合泻心法，汗出溱溱，热减，烦躁亦定，小溲畅，胸部红疹已透，苔黄不叙，再与辛凉疏透。

清水豆卷　光杏仁　辰连翘　车前子　苏子梗　象川贝　生熟苡米　姜竹茹　冬桑叶　姜山栀　猪赤苓

五诊：红疹续透，白痦随出，微汗溱溱，上焦宣肃，而腹痛拒按。苔黄已叙，脉亦弦滑鼓指。知宿垢欲行也，宜因势利导之。

前方加凉隔散三钱，全瓜蒌三钱。

六诊：大便已更，表热退净，暮夜微有火升，二三小时即平复如常。余火未清，宜与育阴清热。

大生地　京元参　朱茯神　肥知母　姜竹茹　冬桑叶　带心翘　广郁金　象贝母　朱灯心

七诊：胃气已醒，薄粥稍进，白痦再透，大便又更，正气不免有亏，宜与育阴和胃。

南沙参　南花粉　山栀皮　冬瓜子　生蛤壳　原金斛　扁豆花　橘白络　石决明　淡竹叶

汝按：此症起首至痊愈，共诊十三次。此七诊，上半截之方，自退热至发疹、发痦、通便等，步步顺利，半月之中，得能痊愈。虽由立方之次序未乱，亦幸病家之信仰，不为他人谣惑所致。同时有二病家，症势情形，均与相同，当在五六诊时，病家已谣惑不定，虽安之慰之，而不之信。致日易数医，病终不起，吾于是叹为医者，欲人折服，非如西医院之办法，决难尽其所长。而且你诋我谤，国医人格日卑，重术而不重道，可慨也矣。此风内地尤甚。

（《神州国医学报》1—5卷　张汝伟　临床一得录　5卷2期）

阴虚之体胃热痰热伏暑热治验

舍侄静之年二十四岁，任事南京奇望街邮分局。于夏历八月望日，感冒表解，不大便，不食。余至陵诊治，舌光脉沉数，乃胃津不足之不纳，非健脾所宜；不大便者非攻品所宜；已服枳壳、草豆蔻，并芳香淡渗泻盐等，虚证实治，拙拟养阴清热，则胃津可复，如地、斛、蒌、贝、滑石、白芍等，服两剂，能进烫饭及稀粥少许。再立一方，以芍、草、斛、地、二至、雪羹等，嘱服三四剂，谅可津复便行。若投峻厉，津液更伤，其便焉得行乎。此时余乘车回里，不忆舍侄自觉病好，其方未服。适值假期已满，至局任事。又值新婚后，不知保养精神，至八月（廿七）下关听戏夜归，衣单受凉，吃荤汤面食等，次日单热不寒，于九月（初一）即请某善堂医士诊治，用豆卷、杏仁、枳槟等（初二日），其方仿佛，身热无汗。（初三日）更某医诊治，用芳香淡渗及清解攻气等品，仍热而无汗。（初四五日）服青蒿、省头、半夏、苡仁、枳壳、枇杷叶等，热退乃无汗。（初六日）晚间九句钟，余至陵，诊脉沉分小数，重按若无，视面微赤，唇干齿燥，口不渴饮，寤寐时多，苔黄厚而有朱点，爪甲红而肤白不泽，手心干而溲赤少，大便阻而腹不拒按。由始至今，不食不饮（血热则不渴），不大便，熙以胃热、痰热，阴虚，食滞，伏暑热论治。因病后未复，误犯房事，加之公务操劳过甚，阴之伤，脾胃之虚，致现如此病状。若投承气，无痞满坚实也。燥虽有唇干齿燥而口不渴，人每受感。若投甘温，而苔黄厚，有点厚苔无寒证，朱点属于热。若投三仁，苔黄不白，且又不板腻，遂用生地、连翘、山栀、元参、天冬、蒌、贝、竹茹、胆星、滑石、甘草、桑叶等服之，尚合（初七），脉乃沉数，舌苔宣黄，尖部转灰，呼吸并不痞闷，频转腑气。宗前方，加知母、川石斛、芦根、丹皮、灯心、荷叶等服之，平平。余即抽暇访候诸道友，承孙少培先生至敝寓回候，殊深抱歉也。午后复诊，阴气稍有来复，痰热、暑热、胃热，皆有化机。将前法出入化裁，嘱（初八日）服之，随即回里，稍应诊事。于

（初九日）午后一时，转车再行至陵，黄黑之苔退至舌边及尖部，口仍不渴，仍唇齿干燥，诊脉仍沉分小数，尺部尤甚，人虚证实，仍以前法，服后自云不需安睡，至此时方得自然小汗，中部热解，胸闷宽矣。腹中鸣响（初十日），效不更方。余即回里（十一二日），仍进原方。接来函云，已便行溏酱，唾稠痰数口，幸得知饥。能纳烫饭汤少许（十三四日），以育阴不滞气、益气佐行气、行气不伤气之品服之，连得便行思谷后，以调胃和中，养阴清热以化痰，而展暑热之余波，渐得康健。倘再施攻品气元再伤，则阴液随之亦耗，何能载邪出而不偾事者鲜矣。

按：治疗上虚者，补实者、攻寒者、温热者，谅人皆知之。然临床之际，虚者反现实，实者反现虚，及格阴格阳，稍一疏懈，恐毫厘千里也。斯症舍苔从脉，用斯法而病已。设舍脉从苔，则祸生反掌。故医者贵在辨而精，最忌疏而忽也。前日道友柳贯先生，舍特究一症，云李克诚阴伤久病，舌光脉沉重。

按：若无公议，炙甘草汤、复脉汤加减。不忆病家渺视不服，据柳君云，伊即改弦易辙，请与化某医至镇，易以他法，未效。人之阴气消亡，欲挽救者，除炙甘草汤等难有特效之方也。

（《三三医报》1923年1卷12期）

伏暑下利危症治验案

孙伯雄令郎毛少爷，年十九岁，素体瘦怯，神经灵敏，阴液不足，肝火甚旺，属神经质。于八月初三日在杭，患伏暑，即延杭诸大医诊治，多无成效。至十五日雇肩舆过江，买棹回绍，又经绍多名医治疗，大抵非芳香淡渗利湿，即消导攻克，以致邪火日甚，津液日烁，肝阳亦夹邪火上腾。肝阳与命火，同处脊里，升则同升，藏则同藏，命火升上，脾无此火，则不能蒸腐水谷，故泄泻。膀胱无此火，则不能化气，而小便短涩，所饮药水，尽入大肠以增泄泻，此为致危之俱原因也。故是症自二十五六日起，上焦唇焦黑干燥，舌绛燥干硬而短，苔黄黑糙刺无津，干呕气促，灼热，神昏谵语，大便泄泻如流，日夜十余次，小便赤，一滴疼痛。至九月初三日，诸医束手，佥云不治。由包越瑚君举荐余治，余诊其脉，左手弦劲而数，溢出鱼际，右手洪数，溢出寸口，尺部不起，唇焦黑，舌绛短而硬，苔焦黑无津，口腔亦极燥，干呕灼热，神昏谵语，其所语皆未病前在学校经过之事。循衣撮空，目赤面红，时欲起床，大便日泻五六次，夜泻八九次，或如赤水，或如涎沫，或兼颗粒，小溲点滴赤痛，危状尽露。余谓此证原由邪热盘踞久灼，液涸动风，下焦龙雷之火夹之上腾，于是上焦之火更甚，而下焦反少命火，即日服增液生津之品，或饮茶水，脾胃虽能受纳，因无命火，则不能腐化输运，膀胱无命火，则不能蒸腾化气而为小便，以致所食所饮，皆不敷布，遂下流作泻，而小便反短涩，虽服诸药，皆成罔效。余主先镇纳肝阳，兼清邪热息风，滋液生津，苓佐以连坚阴，庶几龙雷之火仍潜伏命门，而脾、胃、膀胱复能腐化蒸腾，则泄薄能止，上逆之火下潜，心脑顿失蒙蔽，则神志亦清明。勉拟此法，或可望其转机，否则恐有上厥下脱之虑。方用（初三上午九句钟拟初方）：

生石决明六钱　生牡蛎八钱　铁皮鲜石斛三钱　生白芍四钱　米炒麦冬三钱　东白薇三钱　黑元参五钱　双钩藤四钱　毛西参

八分　姜炒竹茹二钱　炒以连八分　炒黄芩二钱　辰砂拌茯神四钱　青龙齿四钱　引加灶心土五钱　包煎，当服一剂。

初四日上午诊，昨服前方后，按左手弦劲较减，其半惟仍数。右三部亦数，舌绛仍干硬而短，惟干呕撮空循衣已除，泄泻日夜已减至四次，身热较减，谵语亦少，败象已减其半，似有转机，再当镇肝育阴，滋液息风（初四上午拟即服）前方去元参、竹茹、白薇、辰砂，拌茯神、灶心土，加炒生玉竹二钱，建兰叶四斤，鲜柠檬一片。分二煎，另用鲜稻穗七支，鲜茅根一两，淡竹叶片，煎代茶饮。

初四夜，贴朱氏永庆局之字止泻膏。

初五日上午诊，左手脉弦已平过半，肝阳亦平，舌虽绛燥，而已软，渐能伸长，泄泻已止，烦热谵语尚未尽除，兼有干咳少寐，仍用柔肝养阴、滋液泄热，上午拟即服。

鲜石斛二钱　鲜生地三钱　东白薇二钱　辽心麦冬三钱　黑元参四钱　石决明一两　生牡蛎八钱　淡竹茹二钱　川贝母二钱　赤茯神三钱　太子参一钱　鲜柠檬一斤　雅梨肉三钱

初六日上午诊，左脉弦数已平，右手弦滑，舌绛转润而胖，烦躁谵语间有，夜能多寐，咳嗽稠痰，间有血点，肝阳虽平，肺中阴火仍未潜藏，再易育阴潜阳为治。

鲜生地四钱　鲜石斛三钱　炒生玉竹钱半　生石决明六钱　生牡蛎六钱　生白芍三钱　太子参一钱　制远志钱半　辰熟麦冬三钱　白薇三钱　川贝母三钱　灯蕊一丸　鲜柠檬一斤　鲜梨汁半杯，冲　萝卜汁一瓢，冲

初七日诊，左脉经数，右浮芤而数，舌红渐淡，惟咳嗽黏痰不爽，兼咯血鼻衄，皆紫红夹凝瘀成块，此属肺胃热败而成败血，因火平热退，气血渐行常道，以致上焦热瘀也，

血不能归入经遂，逼之上溢，而为咯血鼻血，亦佳兆，宜清血热，通络瘀为要。

鲜生地五钱　捣生锦纹四分　醋炒竹茹三钱　焦山栀三钱　仙鹤草四钱　丹皮炭钱半　川贝母三钱　东白薇三钱　降香五分　天花粉二钱　旋覆花三钱，包煎　鲜茅根念支　鲜竹叶三十片

初八日诊，左弦数，右浮芤均已渐平，舌红润少津，咯血鼻衄已止，咳嗽亦减，惟便结不畅，小溲已长，间有潮热，此属浮游余热未尽，再当生津滋液，育阴退热为治。

鲜生地五钱　鲜石斛三钱　破麦冬二钱　黑元参四钱　东白薇三钱　地骨皮四钱　银柴胡三钱　生鳖甲三钱　生白芍三钱　生牡蛎八钱　川贝母三钱　淡竹叶念片　鲜茅根十支　此方服两剂。

初十日诊，按脉左弦滑，右濡数，潮热未退尽，咳嗽痰已爽吐，津液渐充，肺部结涎伏痰，亦得外出，故舌转红润软敛瘦小，再宜清热润肺。

鲜生地五钱　黑元参四钱　淡天冬二钱　川贝母三钱　杜兜铃钱半　旋覆花三钱，包煎　地骨皮四钱　石决明六钱　鲜竹茹二钱　白薇三钱　雅梨肉五钱　鲜毛根念支　鲜枇杷叶四片，去毛

十一日诊，前方服一剂，昨夜十句钟，忽然烦躁胸闷，卧起不安，不寐，逾时即发细白痦，自胸口至腹部密布，摸之刺手，四肢甚少，背部则无，此阳明伏热盘踞卫分，因气津血液已充足，而能送达重出肤表。自发痦后，烦热即退，胸腹周身较未发前更为舒畅，舌皮转红软，即寐多时，又下大便一次，色黑夹紫红瘀痰，此在里结热宿垢，则从大便而下，皆属余热肃清之佳兆，可无虑也。惟白痦虽绽足，而卫分津液亦致虚，再当益胃滋液，扶元养阴，为其补助。

太子参一钱　米炒麦冬二钱　鲜石斛三钱　炒生玉竹钱半　川贝母三钱　生扁豆三钱　生牡蛎六钱　生白芍三钱　西紫菀三钱　五味子十四粒　东白薇三钱　雅梨肉五钱　鲜茅根念支　此方服二剂，十二日亦服此方。

十二日下午三时诊，脉舌如昨，惟大便下血紫红成条成块，腹疼痛，此属下焦蓄血，夹肠间结热宿垢，从下溢由大便排泄而去，亦为肃清三焦之佳征，再当凉血清肠热。

鲜生地五钱　鲜茅根三十支　鲜竹叶念头片　炒白芍三钱　东白薇三钱　生鳖甲三钱　炒黄芩钱半　炒苦参一钱　炒麦冬二钱　荆芥炭一钱

十四日下午诊，昨服前方，今日大便欲解不解，小便涩痛，脉弦坚微数，舌淡红微胖，尖中浮垢已退，根苔微白黄腻，微寒微热，咳嗽稠黄痰，肝热刑（装）肺，逗留不退，再当滋液清热，宣肺化痰。

鲜生地五钱　鲜石斛三钱　川贝母三钱　生鳖甲三钱　天花粉钱半　甘草稍一钱　东白薇三钱　焦栀皮钱半　栝蒌皮钱半　木通一钱　淡竹茹二钱　淡竹叶念片　鲜茅根念支　枇杷叶四片去毛

十五日诊，舌红苔薇白，脉左沉弦，右濡缓，微寒微热，咳嗽黏痰，大便又下溏酱一次，小溲渐长，肝经余热刑肺，宜清肝润肺，和胃化痰。

北沙参三钱　米炒麦冬二钱　西紫菀三钱　黑元参四钱　柿霜一钱　鲜石斛三钱　川贝母二钱　野百合三钱　旋覆花三钱，包煎　制远志钱半　淡竹茹二钱　炒知母钱半　鲜枇杷叶三片，去毛　此方服二剂。

十七日下午诊，脉已和缓，舌化淡红，咳嗽已少，大便转黄，语声爽亮，胃纳渐动，病候已除，元神未复，再当调胃扶元，清（脬）肺化痰。

北沙参三钱　米炒麦冬二钱　鲜石斛三钱　淮山药三钱，原打　野百合三钱念　川贝母二钱　制远志钱半　旋覆花三钱，包煎　真柿霜一钱　枇杷叶四片，去毛　此方服两剂。

十九日午一诊，脉仍和缓，两手均平，舌淡红，尖苔微白，咳嗽痰少，大便二日不解，胃纳虽动，尚不多进，仍宜养液敛肺，宣肺醒胃。

鲜石斛三钱　米炒麦冬二钱　炒白芍三钱　炒乌梅肉五分　全栝蒌四钱　新会白五分　宣木瓜一钱　辰砂一钱　茯神四钱　广郁金二钱　制远志钱半　苦丁茶二钱　车前子三钱　鲜竹叶十四片　此方服二剂。

念一日午后诊，脉弦紧微数，舌心红润，两畔滑腻，尖白燥，咳嗽已稀，溲黄，大便自十六日解后尚未下，心经尚有留热，肺气因此失降，故舌心红润，两畔滑腻，尖反白燥，此属肝肾阴火凌心，再当凉心宣达肺气，以传导肾下阴火行为宜。

鲜生地五钱　淡天冬二钱　全栝蒌六钱　光杏仁三钱　淡竹茹二钱　西紫菀三钱　黑芝麻三钱　女贞子三钱　苦丁茶二钱　白前三钱　解石斛三钱　焦栀皮钱半　车前子三钱　枇杷叶四片去毛

念六日午后诊，服前方一剂，念二日下大便一次甚多，又服一剂，大便至今日尚未下，惟胃纳略增，能吃厚粥，脉已和缓，舌淡红，精神渐强，起坐自如，惜乎大便不能，再以益气滋肾阴为妥。

盐水炒潞党二钱　青盐三分　熟地四钱　淡苁蓉三钱　生白

芍三钱　生牡蛎四钱　炒麦冬二钱　淮山药三钱，原打　黑元参五钱　黑芝麻三钱　霍石斛三钱　生鳖甲三钱　炒乌梅肉五分

此方服四帖后，念九日及十月初一日大便各下一次，下时肚热痛，燥屎成坚颗，下后腹部甚爽快，粥不充饥，已吃软饭，能步行数武（原文）。

十月初一日下午二句钟诊，适大便下过，舌脉均平，而有神采，语言爽亮，胃强极欲多食，余嘱看护人，不与多食，惟分多次频频与其食，庶几少食易消化，化尽再与食，可免食复之累。惟肢体仍无力，复用前法加减治之。

大熟地四钱　淡苁蓉三钱　淡天冬二钱　黑元参四钱　炒麦冬二钱　生白芍三钱　霜石斛三钱　炒麦仁三钱　淮山药三钱，原打　黑芝麻三钱　盐水炒潞党三钱　制远志钱半　服四剂。自服此方后，大便二日一解，是日已吃饭，惟油腻仍禁食。盖是病新瘥后，若早食油腻黏滞各物，必面黄起油光而大面（原文），气力倦怠，动作气促自汗，或转便溏，足肿，及至不易复原，饭菜嘱用熟萝卜、咸菜、笋干开养汤清汁之品，庶不致停满。如此调养，至初八九日，胃纳大进，较未病时尚增，精神日强，步履亦能回复常态。

初十日午后复诊，面黄已退，白而肥满，手臂亦生肉，肌肤自落屑后亦红润白嫩如常，病容脱除，已复原状矣，再拟补益心脾法，以归脾汤加味治之。

大熟地四钱　炒潞党三钱　炙黄芪三钱　生白术钱半　辰茯神三钱　炒白芍三钱　炒麦仁三钱　白归身二钱　炒麦冬二钱　拘制远志钱半　枸杞子二钱　新会白八分　桂圆肉五枚　服亦贴，后不服药，止此竟功。

按：此证本属夏秋常有之病，且无留案之必要，然此君

素体怯弱，其病由轻而重，由重而入危险之途，复能脱离危险，而至回复原状，其中经过许多变化，尚能方方得力，步步见效，犹能一方不缺，一手奏功，一切调养，亦能惟余命是从，病家有此诚心，医家负责设法，而能收此效果，故余谓此案不独为临床之实录，亦可谓治斯病之殷鉴耳，故录之以刊诸报端，是否有常，质诸同人教正之。中华民国十四年十月十五日　四明曹炳章附志。

（《三三医报》1926 年 3 卷 17 期）

外风引动伏暑

钮左（元诊）外风引动伏暑，合蒸化热，热重汗沛，脉数弦动，舌苔中黄而燥，热灼津液使然，势恐化瘖。

玉泉散三钱　广橘红钱半　黑元参三钱　方通草一钱　肥知母钱半　云茯神三钱　青蒿子三钱　淡竹叶钱半　地骨皮三钱　纯钩钩三钱　绿豆衣三钱　鲜石斛三钱

二诊：伏暑从汗而泄，惟脉尚弦动，舌根黄腻，此系余蕴之邪未清，极宜调养，预防反复一端。

金扁斛三钱　杏仁钱半　益元散三钱　福泻钱半　粉丹皮钱半　地骨皮三钱　佩兰钱半　带子青蒿三钱　云苓三钱　冬桑叶钱半

三诊：脉象倦怠，余热未清，暑热虽解，真元不复，调养为宜。

别直参须一钱　玉竹二钱　淮山药二钱　云茯苓三钱　陈皮钱半　红枣两枚　炒焦冬术钱半　炙草八分　熟苡仁三钱　粉丹皮钱半　佩兰钱半　生姜三片

（《幸福报》288 期）

伏暑内发

伏暑内发，秋凉外加，寒热往来，经候不解，头汗恶心愦愦，胸脘懑闷不舒，哕声续续，嗳气频频，不食不便，寤寐不安。胁胫撑痛，牵引乳房，症系暑邪内蕴，夹厥阴木气以乘侮阳明。盖阳明多气多血之经，厥木内横，气机冲逆。《内经》谓诸逆冲上，皆属于火，诸气愤郁，皆属于肺。昔丹溪氏有云，上升之气，皆从肝出，时序秋令，金气当旺，本能克制肝邪，适逢少阳甲木，客气加临，助厥阳以肆逆，平素肝旺阴虚，火自内亢，亢则少火变壮，但气阴懦弱之体，中原无砥柱之能。诊脉弦大而数，舌苔糙黄而滑，拟以辛凉，清炎上之热，而解化暑邪，佐以苦温，畅曲直之气，而条达厥木。俾得诸邪泄化，气逆自平。

香青蒿三钱　淡黄芩二钱　姜半夏二钱　苏梗汁钱半，冲　雅川莲五分　西香豉二钱　青皮汁一钱，冲　郁金汁八分，冲　枳实汁七分，冲　炒山栀三钱　旋覆花二钱，绢包　白杏仁三钱　枇杷叶刷毛净，五片　鲜竹茹二钱　池藕汁两匙，冲

煎服一剂，转方。

二诊：暑乃炎热之气，投以辛凉，而泄化暑邪，胸膈渐宽。肝为将军之性，进以苦温，而条达肝木，冲气渐平。身热甚于申酉，汗泄溱溱，白痦随汗透发，胸前满布，气怯神呆，时有谵语，少阳之郁邪未清，阳明之热蕴未达，寤寐不宁，胃不和也。大便不爽，阳气痹也。诊脉滑而数，舌苔根黄边红，再以和解少阳，而宣化表热，佐以清理阳明，而通达肠府，冀其大腑畅行，郁邪得解。

青蒿子三钱　淮银花三钱　厚朴花一钱　金石斛三钱　淡竹叶二钱　清豆卷三钱　炒山栀二钱　川贝母二钱　带心连翘三钱　白通草一钱　橘红络各一钱　肥知母二钱　瓜蒌仁三钱，去壳　枳壳一钱，后下　煎服二剂。

三诊：少阳为半表半里之经，进以和解，而清热已退，白痦略化，阳明为阳气最盛之府，投以清理，而热蕴渐消，大便畅解。每届申酉日晡潮热，头眩气逆，卧中谵语，暑焰尚未尽化，内逼手厥阴胞络，营分受热也。夫心主营，而藏神，乃胞络，谓心之外府也。心营受热，以致心神不安其位，于是寤寐不宁，时有谵语也。脉来濡大，舌质光红，再宗鞠通清宫汤，清泄包络之余焰，佐以吴氏益胃法，和养肺胃之阴津，俾得余焰泄纪，胃液资生。

银花三钱　原麦冬二钱　嫩白薇钱半　金石斛三钱　牡丹皮一钱　竹卷心二十针　川贝母二钱　北沙参三钱　连翘心二钱　绿豆衣三钱　橘络白各一钱　生甘草四分　花粉净三钱　朱茯神三钱

西瓜青翠五钱煎汤代水，煎服三剂。

四诊：阳明为十二经之海，营卫之源，资生之本，大病新瘥，诸虚未复，神懒倦怠，多卧多寐，自汗盗汗，肌肤灼热，怯心嘈，虚证百出。用药宜于养阳、育阴，养阳须用参麦，以益气生津；育阴，宜配胶草，而调营布液。庶几阴阳相济，气营渐充，百体安康。

西洋参八分，切片　苋麦冬去心，三钱　霍山石斛三钱　生白芍三钱　生淮山药三钱　抱茯神三钱　清阿胶一钱，炖烊冲入　生甘草八分　白莲子十四粒

煎服五剂。

（《中医杂志》16期　袁跃门　诊案随笔）

徐渡渔先生医案

厉风触动伏暑，身热五日，痧点始见，隐隐不出，肌肉膺胸。反发赤瘢不爽，神欲蒙，舌红苔黄，壮热无汗，痧邪闷伏，势将昏陷，急急升透香开，痧点畅发方妥。

升麻　西河柳　蝉衣　杏仁　连翘　茅根　葛根　牛蒡子　荆芥　桔梗　紫雪丹

（《中医世界》三卷16期　吴之谦）

伏暑夹湿滞内阻

吴左，初病恶寒，继则壮热，腹痛拒按，大便泄泻，溲短苔黄，脉促而滑，医投正气散，泄止，腹痛有形，热重在夜，呕恶频频，舌红热饮。余诊，谓其伏暑夹湿滞内阻，暑本阳邪，故不畏寒，温燥伤阴则舌红，泄泻暂止者，滞与热搏结不解，故胃脘有形，坚硬作痛。因仿小陷胸例，用姜川连、姜竹茹、仙半夏、天花粉、生枳实、苦桔梗、花槟榔、六神曲、广郁金、京赤芍、白蒺藜、生牡蛎，一剂而止，共进三服，水泻亦止，所下皆浓厚黏腻之物，脘痞渐消，按之不痛，以渐进食而愈。

（《中医杂志》二期　王鞠仁　临证笔记）

秋燥吐血兼伏暑案

孔丽川　年三十八，住上海北四川路横浜桥永利泰五金行。

孔君当永利泰行经理，盛大暑，因商务逾月奔驰，季秋病发，余往诊则在秋末矣。

病者壮热烦渴，微喘不食，吐血盈盘，舌干红，因卧而不能起，目张而不能合，时或似睡非睡，则盗汗出，溺短便结，脉洪数。余曰，此燥甚伤其肺胃津液。中西药或太涩，或太散，未当也。喻嘉言引《内经》秋伤于燥，上逆而咳，发为痿，厥著《秋燥论》，订正秋伤于湿，一湿字豕亥之讹。费伯雄谓解经者多湿燥混淆，推喻公独具只眼，惟论中拘定秋不分不燥，未得圆相。因申明燥者干也，对湿言之也。立秋后，湿气去，燥起来，初秋尚热，则燥而热。深秋既凉，则燥而凉。以燥为全体，而以热与凉为之用，须兼此两义，固精核之言也。余谓天气有变化，燥病须察热与凉，亦不必拘定初秋必热，深秋必凉，乃善会费公之意者。秋云暮矣，而脉证纯热，肃降肺胃，宜清金保肺饮，金钗斛、南杏仁、瓜蒌仁各三钱，茜草、沙参各二钱，去二冬、蛤粉、玉竹、芩贝，加鲜杷叶、鲜枸杞根、冬桑叶、茅根、熟薤仁肉、侧柏炭各三钱。布包旋覆花、旧贯众炭二钱煎服。另多与以生梨藕汁，又以汁下旧十炭散二服，每服钱半。三剂喘定热退血减，盗汗止，仍不寐不食，不能起。大渴引饮，脉转洪大，舌更全赤。如以朱砂造成，洵得胃暑劳苦，已觉时有不适，其为先伏暑热，发于秋燥，热燥合伤其营液，亦可诊而知者也。拟玉女煎去牛膝，生石膏一两，知母四钱，麦冬二钱，粳米一小杯，和服鲜生地汁一杯。奈舌赤退，次日复赤。余曰：叶天士谓热病初不甚烧，有清导之而反大烧者，烧退再烧者，舌忽变色者，是伏邪外达，甚则肢冷寒战，是正与邪争，脉无变象，则不必多疑。余仍前方三剂，溺渐长，大便秘，未思食。以润肠丸法，导其下以通其中上，是导出伏邪滋生营液之法也。蜜浸麻仁、秦艽各三钱。大黄二钱，桃仁一钱，皂角仁钱半，去归尾、羌活，加甘草八分，大便得下，舌色退。次日复纯赤如金，以朱砂造成，计已三次，治病亦已九日矣。虽纳粥，盗汗早止，而热汗多，血由唾中带出，神志默默，不能起坐，药效颇迟。余心焦亟，乃决以重剂白虎与之，生石膏八两，知母一两，旧稻谷五钱，甘草八分，另煎贯众炭、生地炭各三钱，水磨犀角尖数分，和服。越日始能起坐，不大渴而血未全止，脉右寸关沉数，应从滋降不腻立法也。

鲜茅根八钱　重楼金线　金钗斛　真建兰叶　知母各三钱　紫菀　郁金　茜草　生龙骨　牡蛎各二钱　旧百草霜　盐泡黄柏各一钱　藕汁已连日必用，即以此汁送下旧十灰散。每次一钱，十服，血全止。脉转濡数，足软弱，此时宜滋水制火养肾，酥炙败龟板、大生地、知母各三钱，盐水泡黄柏一钱，加熟穞仁肉、川续断、杜仲、锁阳各三钱，女贞子、沙参、桑葚、百合、麦冬、合欢皮、鹿衔草各二钱，牛膝钱半，此大补阴丸加润法，共治月余乃瘳。

孔君此后往还，敬礼有加，笃厚君子也。或谓此病全是伏暑。余曰：秋燥何尝无，初诊时现伏，后脉象舌色，层层变化，知病兼伏暑，远因愧无先见之明，然药随病转，幸已痊愈。差告无罪已耳，然欤否欤。

（《三三医报》3卷16期　刘蔚楚）

暑温

曾某　乍热乍寒，忽轻忽重，少阳之邪未离，阳明之热又增，二便不通，动辄气急，热重，则身烧灼，烦来，则口谵语，热结大肠，火延三焦，仿用吴鞠通之三石汤法，是否请正高明。

原滑石六钱　寒水石八钱　生石膏一两　金银花三钱　金汁水二两冲　新竹茹钱半　苦杏仁三钱　白通草二钱

（《中医世界》3卷16、17期；7卷3期　临症医案）

退思轩验案

民国十一年五月，大南门外振新布厂伙友曹德昌，病暑温昏狂，曾以三黄石膏汤瘥后而复剧，病势危笃。该经理沈翁邀余诊视，见其心下结痛，神昏谵语，遍体骨疼，口渴气郁，舌绛底腻苔。脉左弦数而劲，右弦滑有力，此热入营分包络，痰浊蒙蔽清窍也。治拟息风涤痰，清宫透邪为法。方用：

香豆豉三钱　黑山栀三钱　连翘心三钱　鲜竹叶心三钱　莲子心五钱　元参五钱　鲜苇茎二两　鲜竹沥二两，另冲　益元散一两　栝蒌皮五钱　元明粉八分　同捣栝蒌仁五分　川黄连一钱　仙半夏二钱　炒枳实一钱五分　陈皮一钱五分　西洋参二钱　钩藤五钱　生白芍三钱　牡丹皮二钱　川贝母五钱　川郁金一钱五分　桑枝　丝瓜络各一两，先煎

又用紫雪丹五分，冷开水调服，翌日包络之热已清，神昏谵语即愈。结胸见解，外邪未达，头眩口苦，泛恶便闭，心下郁郁烦闷，舌底厚腻苔，脉象弦滑，邪已透出三阳，拟葱豉白虎，佐大柴胡达原饮法。

葱白连须二枚　香豆豉三钱　黑山栀三钱　生石膏八钱　知母三钱　清甘草一钱　柴胡一钱五分　炒黄芩二钱　草果一钱　白蔻壳一钱五分　炒枳实一钱五分　川厚朴八分　鲜竹茹四钱　陈皮一钱五分　生白芍三钱　制军三钱　益元散八钱　槟榔一钱五分

三日：温邪由膜原达出，往来寒热，头眩泛恶，口苦胸闷，腹痛，大便仍闭，舌底黄腻苔，脉左弦数，右滑实，邪在少阳阳明。

再拟大柴胡佐温胆法，柴胡一钱五分　炒黄芩二钱　清甘草八分　仙半夏二钱　生白芍三钱　竹茹四钱　陈皮一钱五分　制军三钱　元明粉一钱五分　炒枳实一钱五分　益元散五钱　川厚朴八分　白蔻仁八分　光杏仁三钱　梗通一钱五分　荷叶二角　四日大便下行，病皆霍然而愈。

启成按：达原饮吴又可所作，吴鞠通极力痛骂，然邪在

膜原之处，非此捣其巢穴，何能奏其功效，见此案可以知矣。但必须阴液内足，乃可用之，否则反伤真阴而受其害，天下事未有正气弱而能敌邪者也。故前方养液息风，清宫以救其阴，后方可进辛凉苦燥以攻其邪，学者知之。虚谷章氏《医门棒喝》驳鞠通书极是，宜熟观之，始知余言为不谬也。

（《神州国医学报》1卷5期；2卷2、3期；3卷10期；5卷3期　陈启成）

暑温

暑温风温热病，最忌大汗伤阴，苦温伤液，温补助热，俱可化火，为害最烈。叶天士曰：温邪伤液，急则变为痉厥，缓则变为虚劳，前辈屡试之言，询不诬也。余见一某姓子，平素阴虚内热，是年壬午，君火司天，温邪极甚。六月间得热病，琴川有一四时风寒通套之方，豆豉、牛蒡、山栀、厚朴、枳壳、连翘、陈皮、山楂、半夏、赤苓、通草、蝉衣、杏仁之类。热甚者，加入鲜石斛、鲜生地等品；不大便，则加瓜蒌仁、元明粉，或加凉膈散两许。无论四时六气，皆从此方加减。某医即以此方加减进之，然暑必夹湿，燥则化火，凉则湿凝，而甘淡微苦之法，全然不知，以致病人津干舌绛，脘阻便溏汗多。见其因表致虚，某又进参芪、熟地、杞子、杜仲等温补之品，不知补则碍气助热，聚湿填中，病在垂危。延月余，邀余诊之。脉虚细而芤，舌绛如猪肝，汗出气促，不得平卧，手指战振，灼热津干不渴，咳嗽痰多，溲涩，已有缓变虚劳之势。余曰：此症古人云，不服药为中医，若再服药危矣。病家曰：此不治之症耶？余曰：非也。暑为阳邪，湿为阴邪，天地之气也。清邪先中于上，肺先受之，暑湿交阻，蒸化为热，用药若凉，则依湿一面，而化为寒，必转便溏痞满冷汗，用药若温，则依暑一面，而化为火，必转唇焦、舌黑、痉厥等症，故前辈治暑邪之方，最难着笔。要清热而不碍湿，化湿而不碍热者，惟有刘河间之天水散、三石汤，吴鞠通之清络饮、三仁汤，如补而不助热，不聚湿，则孙真人之生脉散，此诸方皆暑症之要方也。虽然平淡，却能消息于无形之间，以轻能去实也。又以甘凉淡渗，清热存阴，微苦泄热等轻剂，服五六十剂之后，病家问曰：若专于清轻之剂，病人正气恐难支持，亦可服大补否？余曰：人之养生，最冲和者，莫如谷食，既然热清胃苏，饮食大增，不必拘于温补。然热病不服温补，断不能收全功，直至十一月，方能服异功散、归脾汤之类而愈。

（《国医杂志》7 集　荆溪余景和听鸿甫著　孙鸿孙　诊余集）

暑温

喻某先生顽固，其子因车水时感受微暑，渐觉深重，奈何厄于严命，非但不加医治，甚且照旧操作，一周后更觉难支，第九日忽神昏谵语，邻人婉劝就治，再四始延余诊，至则人已直卧，牙关紧闭。据云初则渴欲引饮，继而神昏谵语，汗出身热呃逆频频。余按脉象洪数，苔未攞见，因知其暑温逼进心包，胃火失于下达，已然一息奄奄。经谓病不许治者，病必不治，诚信然矣！惟余既经来此，且喻某转复恳求，盖其一点天良，发现于顷刻也。即嘱用乌梅擦牙龈，以紫雪丹先开其窍并降其火，继用清宫法去犀角（以其无力），再加石膏等味，处方见下：

生石膏一两，先煎　元参心四钱　莲子心钱二　连翘心三钱　连心麦冬一钱　肥知母三钱　扁豆衣四钱　川连一钱　金银花四钱　炒蒌皮四钱　益元散四钱　竹二皮二钱　青竹心二钱　活水

芦根一两二钱，去节

所幸服后渐觉清苏，翌日复诊，大势颇平，惟体觉倦怠，又感口渴，此乃暑热盛极，伤及元气所致，即去川连、莲心、竹心，加淡芩、焦栀、粳米、花粉，休养旬日得瘳。

（《现代中医》2卷12期　姚世琛）

暑令之症

董小姐　七月十四日。

鼻有涕，头痛咳嗽，有时致呕。脉细而迟，舌润无苔。此感冒有湿，又有暑令之证。

薄荷七分，后下　桔梗一钱　橘红二钱　云苓四钱　细辛七分，后下　杏仁三钱　姜夏四钱　益元散四钱，包　小朴一钱　象贝三钱　苡仁五钱

（《中医新生命》1934—1937年1—31期　陆渊雷医案）

疰夏

郑先生

微有寒热，脉数甚，舌黄口苦，胸微闷，是疰夏之类。

藿香三钱　青蒿二钱，后下　苡仁五钱　佩兰三钱　银柴胡二钱　银花三钱　夏枯草三钱　北沙参四钱　六一散四钱，包

（《中医新生命》1934—1937年1—31期　陆渊雷医案）

痧气呕吐

陆左　卅四岁，海门人，始由痧气呕吐之后，渴饮脘胀，头目重痛。溲黄而少，舌白而布，四肢乏力，状为脱力劳伤。脉濡软，宜温运和中，兼以化湿。

淡干姜　制茅术　广郁金　猪赤苓　炒白芍　淡吴萸　广陈皮　上官桂　春砂壳　炒泽泻　制川朴

汝案：此人为伟之包车夫阿二，每年至夏，必有疰夏之

病，今年尤甚，特暑热之病，最忌姜桂。今竟用此者，以其胃脘高突而痛，所以不为渴饮溲黄所惑，不因头目重痛，而用疏解。此方投下，一剂知，二剂已，是余诊病之着眼处也。

（《神州国医学报》1—5卷　张汝伟　临床一得录）

二、脾胃诸病

脾虚

脾虚发黄，能食无力，时或腹痛，足酸溺黄，运中化湿，依前进筹。

潞党参二钱　槟榔片一钱　广木香八分　砂仁末，五分　制半夏二钱　川楝子三钱　青陈皮各一钱　大白芍二钱　焦白术二钱　台乌药钱半　炒当归二钱　木防己三钱　虚黄资力丸二两　车前子三钱　西茵陈五钱

（《国医杂志》1933 年 6、11、12 期；1934 年 6—11 期　澄斋医案）

脾湿

寒热既罢，痛泻如故，脉濡舌滑，脾为湿困也。治宜化湿畅中。

制茅术一钱　川枳壳一钱　大腹绒二钱　猪赤苓各二钱　制川朴一钱　春砂仁七分　广木香五分　车前子三钱　制香附三钱　陈广皮一钱　焦麦芽四钱　煨肉果一钱　煨姜二片

（《国医杂志》1933 年 6、11、12 期；1934 年 6—11 期　澄斋医案）

湿遏脾伤

面黄晦滞，腹鸣泄泻，体怠乏力，湿遏脾伤也。

制茅术二钱　青木香八分　炮姜炭四分　赤茯苓三钱　川桂枝五分　川雅连四分　粉猪苓三钱　绵茵陈三钱　炒枳壳一钱半　大腹绒二钱　建泽泻三钱　六神曲三钱　鸡内金三钱

（《国医杂志》1933 年 6、11、12 期；1934 年 6—11 期　澄斋医案）

临症录

徐定成　年四十六岁，形体瘦弱，夏间受湿伤脾，中气湮郁，嗣又伤食，脾元失运，湿邪不化，由是身倦神疲。乃效俗向之黄芪煮鸡、附子莲实煮猪肚，恣意频食，希图有补，讵知积增湿壅，运化愈艰，脾元愈困，下脘之浊气上干，以故胸闷恶食，头痛耐哕，腹胀而痛，肌瘦面垢，腰痛足痹，时或恶寒恶热，二便不行，病魔难耐，自服硝黄巴豆，病势益剧，乃延余诊。脉弦涩无力，肌削不堪，面呈枯骨色，推原病根于湿，脾气太伤，甚属可危。经曰，诸湿肿满，皆属于脾。又曰足太阴虚，则鼓胀。又曰浊气在上，则生䐜胀。夫脾本司运化，奈湿盛伤脾，斯职权不振，再啖腥膻壅滞，增益其困，窒遏其邪，致浊气不从下趋，反干清道，是病魔之厉，半由自取。但治之之法，宜分次第，虽曰虚者补之，实者泻之，无如中州胀塞，邪踞称雄，非迂缓之王道可解其纠纷，而悍烈之霸道又匪可以轻试。虽有形之积可推，而无形之湿难去，徒犯虚虚之戒。第一要着，须知此病虽属体虚，而邪为初结之邪，当从权于疏导，如勘祸乱，然后可以致太平，若待深沟高垒，则难于为矣。于是先以疏导挫其锋，后用补益，为招抚，慎始图终，虽出权宜，仍未失经常之道，方用厚朴二钱，半夏一钱，生姜二片，党参八分，杏仁八分，山楂二钱，莱菔子一钱，茯苓三钱，甘草四分，陈皮七分。四剂胀减便通，继用党参二钱，白术二钱，茯苓三钱，甘草八分，陈皮一钱，银花炭一钱，故纸二钱。十剂收功。

（《国医杂志》3期　黄炯臣）

脾泄

昭文广文杨镜翁云，其兄脾泄便溏日久，服药无效。后有医传一方云，以山芋一个，约半斤，用黄土调烂包好，置灶内煨熟，去泥去皮食之，每日一个，依法行之，约食三四月，而脾气已健，大便亦坚。余思山芋一物，色黄而味甘淡，气香，黄属土，甘入脾，淡去湿，以土包之，以土助土也。以火煨之，以火生土也。此等平淡之方而去疾者，妙在空灵，直在有意无意之间耳。为医立方，能到如此平淡，亦不易耳。

（《国医杂志》7集　荆溪余景和听鸿甫著　孙鸿孙　诊余集）

脾弱湿困

曾治陈姓男，年逾不惑，家道虽小康，而专于农务工作努力不暇，因而劳力伤中，脾弱湿困，由是面黄神疲，每于湿土司令，病增头眩乏力、纳少运迟。素仰予诊，治法不外启脾化湿，服之颇合。适今岁初夏霉雨绵绵，患湿邪者甚多，而脾虚中阳不振之体，易感时令之邪，来寓就诊，诊脉浮滑，苔白寒热身痹，不饮不食，咳嗽有痰，乃属湿邪挟痰之见证，投以杏蔻、橘甘、豆卷、焦栀、藿香、佩兰，俱芳香流动之品，服后大减。而性暴心雄，勉力劳动，致病后转剧，苔腻满布，痹楚坐卧不宁。予以湿浊壅遏手足太阴，姑仿晋三鞠通两先生法，三仁、川朴、苍术、栀豉、藿香、干节蒲、苦丁茶之属，服后苔退汗透，颇具退象。然仍不渴饮，续进官桂寒水石，合甘露消毒之品，不劳余药而愈。盖气化则湿化也，先贤有云，湿邪则用香燥之药，发汗即以去湿，温病则用滋润之药，滋水即以发汗，诚哉是言也。

（《中医世界》9卷3期　王远程）

脾阳不振

病延二月，脾阳不振，痰湿中阻，输运不健，形寒神疲，胸脘不畅，脉象濡软，舌苔白腻，先健中化湿。

土炒于术一钱半　全瓜蒌打四钱　半夏曲一钱半　炒枳壳一钱半　白蔻壳六分　老苏梗一钱半　新会皮一钱半　赤白苓各三钱　砂仁六分　佛手柑一钱　越鞠丸三钱　焦谷麦芽各三钱

（《医界春秋》谢利恒先生医案）

痰湿中阻

病延二月，脾阳不振，痰湿中阻，输运不健，形寒神疲，胸脘不畅，脉象濡软，舌苔白腻，先健中化湿。

土炒于术一钱半　全瓜蒌打四钱　半夏曲一钱半　炒枳壳一钱半　白蔻壳六分　老苏梗一钱半　新会皮一钱半　赤白苓各三钱　砂仁花六分　佛手柑一钱　越鞠丸三钱　焦谷麦芽各三钱

（《中医世界》1卷3期　近代名医医案一脔）

藕香室医案

李左　日日饱食就睡，以致脾阳致困，故吐血，此为伤食吐血，脉弦，与灶中黄土汤。每日一两，分二三次服。

葛根二钱　黄芩二钱　川连一钱　猪茯苓各三钱　赤苓二钱　泽泻二钱　茅术三钱

（《中医新刊》6、7期　沈仰峰遗著　男良卿录）

徐渡渔先生医案

老年中虚，脾阳不运，停积水谷之湿，湿郁化热，热蒸发黄如橘色，正气以虚，湿热益恋，开鬼门以取汗，洁净府以泄泻，皆非老人所宜。导湿滋干，亦退黄之一道，茵陈四苓合猪苓汤投之。再处：

猪苓汤　加于术　茵陈

下焦阴虚，湿热乘虚下注，为浊溲赤管痛，脉数极细，阴虚宜摄，湿热宜渗，渗则伤阴，摄则固湿，两者皆非所宜。阴宜坚，坚宜苦，苦泄湿，壮水制阳光，丹溪每用之，知柏八味去萸之酸，加天冬之苦，于斯病近之。

知柏八味丸去萸肉，加天冬。

少阴之脉循喉，又为肺系，出气属肺，纳气属肾也。咽哽拒纳，或如茆刺喉，如石塞咽，由夏及秋缠不瘥。究属金不生水，水不制火，火更燥金而致者，滋水保金。草木之肤泛者，屡投而莫之应。今遵仲圣少阴喉证方法，合金匮百合致病之意治之。

猪肤　苦百合　知母　鸡子白

膺膈掣痛，厥阴营气不通也，金铃子散作汤服之。

金铃子　延胡索　旋覆花　当归须　柏子仁　瓦楞子

（《中医世界》三卷16期　吴之谦）

胃肠病

四川刘君，患胃肠病久不愈，以友人之介，就治于渊师。三诊而疾除，今录其方案如下。

刘先生（初诊）时时腹中雷鸣，或下气，或下黄水，日六七行，却不腹痛，脉带细利，晨起较多，内寒而小肠之吸收阻滞，所谓脾阳不运也。

生炒白术各二钱　川连五分　干姜一钱　炒故纸二钱　红枣五枚　太子参三钱　淡芩钱半　姜夏四钱　炙草钱半

再诊：服药六剂，胃肠证大差，雷鸣仅见，食后亦舒。今苦不耐思虑，寐不酣，时腰酸，此神经衰弱，旧说所谓肾亏。

制首乌五钱　绵仲三钱　生炒白术各二钱　神曲三钱　菟丝饼三钱　川连三钱　炒故纸三钱　枳壳钱半　淡苁蓉三钱　人参须二钱　枣仁研二钱　干姜钱半

三诊：胃肠已无他证，舌心无味蕾，尚须补益，神经衰弱，读书则头略运而痛，即声则惊惕，此则药物不易速效，须调摄。

丹参三钱　绵仲三钱　煨牡蛎打，先煎，五钱　郁金一钱　钗斛三钱　川断二钱　当归二钱　枳壳三钱　首乌制，五钱　菟丝饼三钱　远志肉二钱　淡苁蓉四钱　白芍三钱　枣仁研，三钱

（《中医新生命》1934—1937年1—31期　陆渊雷医案）

胃重痛

巫先生（初诊）左胃重痛，左脉殊细弱，此恐局部血管之病因，影响营养，难以骤愈。

桑枝酒炒，三钱　制首乌五钱　生白术三钱　川连五分　当归三钱　绵仲四钱　肉桂五分，冲　淡芩二钱　白芍三钱　川断三钱　生熟地四钱　枳壳钱半

再诊：左臂酸痛颇减，脉亦统若画一，乱梦减少，寐不能甚酣，脉平舌尖绛，目睛有肾亏证。

生芪八钱　桑枝酒炒，三钱　白蒺藜四钱　川连五分　竹叶三钱　当归三钱　制首乌五钱　枣仁三钱　上肉桂四分，冲　生熟地各五钱　菟丝饼四钱　远志肉三钱　朱灯心二札

三诊：左臂不复作楚，两手脉同一，惟睡眠仍多梦，此为疲劳伤脑所致，脉亦肺肾两虚。

制首乌五钱　北沙参三钱　桑枝酒炒三钱　白蒺藜四钱　百合三钱　竹叶三钱　山萸肉去核净，二钱　生芪五钱　枳壳二钱　生山药打碎勿炒，五钱　当归二钱　陈皮钱半　白芍三钱　炙草一钱

（《中医新生命》1934—1937年1—31期　陆渊雷医案）

脾阳不运

林左　年近花甲，思虑伤脾，脾阳不运，浊湿凝聚，以

致大腹胀满，鼓之如鼓，小溲清白，脉象沉细。脾为太阴，湿为阴邪，当以温运分消。

熟附子块一钱　淡干姜八分　生白术三钱　陈皮一钱　制川朴一钱　大腹皮二钱　鸡金炭钱半　炒谷芽四钱　陈葫芦瓢四钱　清炙草五分

林左二诊：前进温运分消之剂，脐腹胀满略松，纳谷减少，形瘦神疲，小溲清长，腑行不实，脉沉细，良由火衰不能生土，中阳不运，浊阴凝聚，鼓之如鼓，中空无物，即无形之虚气散逆，而为满为胀也。仍拟益火消阴，补虚运脾，亦经旨塞因塞用之意。

炒潞党参三钱　熟附子钱半　淡干姜八分　清炙草五分　陈广皮一钱　大砂仁研八分　胡芦巴钱半　炒补骨脂钱半　煨益智钱半　陈葫芦瓢四钱

林左三诊：脐腹胀满较前大减，小溲微黄，自觉腹内热气烘蒸，阳气内返之佳象。脉沉未起，形肉削瘦，仍宜益火之原，以消阴翳。俾得离照当空，则浊阴自散。

炒潞党参三钱　熟附子钱半　淡干姜八分　清炙草八分　陈广皮一钱　大砂仁研八分　炒补骨脂钱半　胡芦巴钱半　煨益智钱半　小茴香八分　炒淮药三钱　焦谷芽四钱　陈葫芦瓢四钱

（《中医杂志》1—12、14—16 期　丁泽周〈甘仁〉　思补山房医案）

腹膨胀

泰兴陈左　大腹膨胀，鼓之如鼓，脐突青筋显露，形瘦色瘘，脉沉细，舌无苔，良由脾肾之阳大伤，虚气散逆，阳气不到之处，即浊阴凝聚之所。阅前方均用理气消胀之剂，胀势有增无减。病延一载，虚胀无疑。姑仿经旨塞因塞用之法，冀望应手为幸。

炒潞党参三钱　熟附块一钱　淡干姜六分　清炙草六分　连皮苓四钱　陈广皮一钱　炒补骨脂钱半　胡芦巴钱半　陈葫芦瓢三钱　金液丹一钱　每早空心吞服。

（《中医杂志》1—12、14—16 期　丁泽周〈甘仁〉　思补山房医案）

脾阳不振

右　脾主为胃行其津液，脾阳不振，则聚而为痰沫。故《内经·论咳》曰：无不关于肺，聚于胃，聚于胃者，即指此也。素患饮，背寒纳减，今更经事不行，腹胀且痛，盖阳气衰乏，冲任凝滞，脉右沉滑，左滞不扬，调经以理气为先，莫恃攻逐瘀阻，再伤气血。

川桂枝一钱　炒白术钱半　酒赤芍二钱　煨木香八分　全当归三钱　姜半夏二钱　制香附三钱　上安桂三分　大川芎一钱　青陈皮各钱半　淡干姜一钱　广艾绒钱半

（《中医杂志》16 期）　上海秦乃歌笛桥遗著灵兰书室医案）

忧思伤脾

江西傅左　宦途失意，忧思伤脾，运行无权，肝木来侮，浊气在上则生䐜胀，大腹胀满，自秋至冬，日益加剧。动则气逆，小溲涓滴难通，青筋显露，足肿不能步履，口燥欲饮，舌红绛，脉细数，叠进六君、五皮、肾气等剂，病势不减，已入危笃一途。勉拟养金制木，运脾化气，亦不过尽心力而已。

南北沙参各三钱　连皮苓四钱　生白术三钱　淮山药三钱　左牡蛎四钱　花龙骨三钱　川贝母三钱　甜光杏三钱　汉防己二钱　鲜冬瓜汁冲服，二两　滋肾通关丸包煎，钱半

另：单方每日以虾士蟆二钱，泛水如银耳状煎服。连蟆肉食之如法，食两天，后即小溲畅行，且时时频转矢气，肿

胀渐消。按虾士蟆为益肾利水之品，故能应效，询治虚胀之妙品也。孙济万志。

（《中医杂志》1—12、14—16期　丁泽周〈甘仁〉　思补山房医案）

脾阳欠运

左　病后咳嗽时作，肌肉瘦削，四肢不健，脉象左虚细，右弦滑，良由脾阳欠运，土不生金，金不能制木，木反夹心火刑金。经云：气不及则己所不胜，侮而乘之，己所胜，轻而侮之。又云：侮反受邪，侮而受邪寡于畏也。正此之谓，而即症论治，当重理脾以治其本。

炙绵芪二钱　宣木瓜三钱　酒当归三钱　稽豆衣三钱　炒党参三钱　阿胶珠二钱　生白芍二钱　炙紫菀钱半　煨益智三钱　淮山药二钱　川贝母二钱　池菊炭钱半

（《中医杂志》16期　上海秦乃歌笛桥遗著灵兰书室医案）

脾胃同病

陈右　骨节酸疼，乍寒乍热，胃纳甚少，脾胃同病也。

潞党参三钱　制半夏二钱　炒归身二钱　砂仁米五分　焦冬术钱半　陈广皮一钱　炒白芍一钱　川续断四钱　制香附三钱　赤茯苓三钱　炙甘草五分　生姜一片　红枣三枚

（《国医杂志》1933年6、11、12期；1934年6—11期　澄斋医案）

脾弱

殷　脾弱不磨，纳谷不运，脘闷腹胀，气失转旋，脉来濡滞，肌表畏寒，以建中排气饮加减。

川桂枝一钱　制姜炭八分　陈广皮一钱　沉香釉一钱　炒白芍二钱　制香附三钱　炒枳壳一钱四分　大腹皮二钱　清炙草五分　制川朴一钱　台乌药一钱　焦麦芽四钱　姜汁一小匙　白蜜三小匙，冲服

（《国医杂志》1933年6、11、12期；1934年6—11期　澄斋医案）

胃弱

陈先生　八月一日，爱文义路普益里四十二号。

胃弱，又持螯引冷，常噫气，大便虽坚，如厕频数，舌胖微黄，内寒已化热，慎食即佳。

炒茅术二钱　陈皮二钱　紫苏叶二钱　扁豆三钱　赤小豆四钱　厚朴一钱　炙草一钱　淡黄芩二钱　夏枯草三钱

又　八月十三日

稍稍命驾，或吟咏，辄自觉倦，曾吐痰颇多，食思反增，脉有神舌胖苔白，是脾家湿，亦致困致泄也。

茅白术各二钱　陈皮二钱　菟丝三钱　枳实二钱　厚朴二钱　姜夏三钱　草果钱半　竹茹三钱　云苓四钱　绵仲三钱　制首乌四钱

（《中医新生命》1934—1937 年 1—31 期　陆渊雷医案）

臬宪葛公病案

经曰：胃司受纳，脾司运化，一化一纳，生身之本也。今宪公祖胃虽能纳，脾不运化，因脾为思虑之所，积伤劳烦之所，日耗寒暑之所，相侵肝木之所，相克而运化之本惫矣。脾失法天行健之常，化生万物之职，由是日进饮食，不能化生精微，尽酿成稠痰浊饮，阻塞饷道，妨碍饮食，升降不清，吐呕渐加也。调治之法，贵在扶脾，脾健痰自安，脾健气乃行，脾健则能运，能化一切结气郁逆之在胸膈者，庶渐宽舒而和矣。若专急攻痰，则脾胃受伤而痰反日生也，不可不慎。故经曰：治痰不利，脾胃非其治也。古人殷殷告诫，诚以脾胃为生身之本耳。又须淡泊饮食和脾而勿使助痰，却怒戒焦，和肝而勿使侮土，戒一切寒苦攻击之药，勿使伤胃而害正气，戒一切油香燥烈之品，勿使伤阴而作呕吐，油药泥滞而发吐，香药上喘而作呕，燥药助火而生痰故也。养之有恒，慎勿欲速，缓缓调摄，则渐相安而格症可免。所贵留神之早也，谨录方呈裁。立冬后一日定方：

真老山人参一钱，渐渐增至五钱止　茯苓钱半　橘红一钱　炙甘草五分　枇杷叶三钱，去毛蜜炙　九制白术钱半，米泔浸一夜，土拌饭上蒸三次，晒三次，以人乳拌炒

丸方：人参一两　橘红四两，第二料用参二两，橘红三两，以后橘红渐减，而人参渐增，人参增至四两为止，橘红减至一两为止　淡姜汤法，丸不拘时服用，炒米汤送下一二钱。

从来调理脾胃之法，最宜讲究，贵养正气，不在药味，故用药宜少而清，清气旺则浊气下潜，故厚味宜禁也。但得五谷以养之，五果以助之，五蔬以通之，下通则上不格，清气胜则浊痰内化矣，另录其法于后。

五果汤：黑枣陕中有一种肥大者最佳，倘徽枣亦可用数枚，榛仁数枚，白果数枚，去壳炒，巴旦杏仁数枚研，桂圆肉数枚，风栗五枚，煎汤代茶，如喜食果亦可随食五六枚。

五谷以养之法：小米子粥，大麦粉去壳须去净，新米粥粳糯各半炒过后，煎牛奶子粥，每作米粥时，先加牛奶一调羹，以后渐渐递加，加至不用水，而纯将牛奶煎粥，则脾胃火健矣，但不可骤耳。

酸酱粥　乌梅　豆板　粳米　煮食之　生阴液　五蔬　菠菜　白头菜　野菜即荠菜　黑芝麻等物宜用之。

（《中医杂志》8、9期　杨隽夫　青浦何自宗先生医案）

脾胃俱伤

右　寒热得汗已解，头痛亦止，纳谷则胸泛呕痰沫，味苦，眩晕不能辗转侧，喉痛嗌干，右脉沉细，左脉浮弦，舌

尖光，根微白，此体质阴亏，孤阳易亢。饮邪内伏，脾胃俱伤，肾水不充，肝木失养，胆经易于升泄。拟祛饮清嗌，泄热息风。

姜半夏三钱　炒黄芩二钱　白蔻皮一钱　刺潼蒺藜各三钱　陈皮盐水炒，钱半　广郁金二钱　池菊炭钱半　川贝母二钱　炒僵蚕三钱　轻马勃五分　银花炭三钱　冬桑叶钱半

（《中医杂志》16 期　上海秦乃歌笛桥遗著灵兰书室医案）

脾胃湿热素盛

朱左，武进，脾胃湿热素盛，尤喜杜康，中气易动，口唇碎腐而痒，大便溏薄，略有潮热，此不可因便溏而止泄，宜分利水道以化湿也。

平胃丸：鸡距子　酒炒防己　姜半夏　白鲜皮　生熟苡米　广藿梗　绵茵陈　丝瓜络

二诊：便溏减而小便利，色赤，口唇之碎腐渐收，宜仍前法。

制苍术　新会皮　绵茵陈　熟苡仁米　制川朴　广藿香　黑山柏　福泽泻　帖痊。

伟按：此症极普通，不过诊时脉按之沉弦，而苔白腻，凭苔及大便溏，似未可用凉，因脉沉弦，知其内有蕴热，此即凭脉不凭苔之治法也，故录以志之。

（《神州国医学报》1—5 卷　张汝伟　临床一得录）

脾胃升降不和

右　胃主纳食，体阳而用阴，脾主健运，体阴而用阳，阴阳异位，《内经》于太阴阳明篇言之綦详。今胸次嘈杂似饥，食后或中腹胀满，可知脾胃升降不和，失其用矣。先天根本大伤，水不涵木，阳化内风，上扰清空，则头眩目昏。

肺主一身之气，通调水道，下输膀胱，化源渐竭，右降无权，小便淋漓涩涩。心主血，营液枯涸，孤阳亢逆，则恼怒不寐，至若两足浮肿，步履艰难，病在躯壳，治当从缓，脉数右涩左虚，舌光。姑拟益气调气，佐以清养。

吉林参五分　生绵芪钱半　广郁金钱半　玫瑰花三朵　炒玉竹三钱　制香附三钱　焦枳壳钱半　鲜橘叶五片　金石斛三钱　宋半夏钱半　炒栀仁三钱

（《中医杂志》16期　上海秦乃歌笛桥遗著灵兰书室医案）

程门雪近案

唐先生　脾胃同为坤土，而有阴阳之不同，脾为阴土，喜温喜燥，胃为阳土，喜柔喜和，今纳弱而便结善饥，肢楚脉细涩，苔时剥，胃阴不足为重，法当清养胃阴为主，少佐以健运为佐。

米炒金斛三钱　抱茯神三钱　春砂壳四分　白扁豆三钱　湘莲肉三钱　橘白络各钱半　肥玉竹三钱　剪芡实四钱　瓜蒌皮二钱　炒川贝二钱　生薏仁四钱　长须谷芽四钱

（《现代中医》2卷6、7期　何时希）

肺脾同病

周右　面肿及腹，咳嗽气逆，脉沉溲少，舌白肺脾同病，治当兼顾。

甜葶苈一钱四分　淡姜皮五分　川厚朴一钱　青陈皮各一钱　莱菔子三钱　全福花三钱　焦白术三钱　赤苓皮五钱　炙桑皮二钱　苦杏仁三钱　春砂仁一钱　大腹绒三钱　建泽泻三钱　上官桂五分

（《国医杂志》1933年6、11、12期；1934年6—11期　澄斋医案）

肺脾同病

顾　风湿相搏，四肢烕肿，内热痒疮，立夏节寒热并作，腹胫俱肿。按之杳而不起。咳嗽痰鸣，脉濡数，此肺脾同病也。

桑皮叶各二钱　苦射干一钱　白鲜皮三钱　赤茯苓三钱　刺蒺藜去刺四钱　炙紫菀二钱　川萆薢三钱　建泽泻三钱　甜葶苈一钱四分　防风一钱四分　地肤子三钱　花槟榔一钱　炒薏米二两　车前子三钱

（《国医杂志》1933 年 6、11、12 期；1934 年 6—11 期　澄斋医案）

劳伤脾肺

孙　劳伤脾肺，曾经吐血，现在咳嗽喉痒，足软乏力，寒热往来，纳谷不健，脉来虚细，姑从中治。

南沙参四钱　大贝母三钱　白归身二钱　云茯苓二钱　焦冬术一钱四分　法半夏二钱　大白芍二钱　川续断四钱　炙桑皮一钱四分　陈广皮一钱　炙甘草五分　怀牛膝三钱　补中益气丸四钱　骨碎补七钱

（《国医杂志》1933 年 6、11、12 期；1934 年 6—11 期　澄斋医案）

肠澼

钱　肠澼有年，间或便血，近兼咳嗽，食入不运，脾传于肺，难期速效也。

炒当归三钱　陈广皮一钱　炒苏子一钱四分　炒白芍三钱　焦冬术一钱四分　赤茯苓三钱　象贝母三钱　紫菀茸一钱四分　法半夏二钱　炙甘草五分　款冬花二钱　北五味五分　驻车丸三钱

（《国医杂志》1933 年 6、11、12 期；1934 年 6—11 期　澄斋医案）

脾胃交困

左　右脉沉按虚大，左脉软涩无力，侵晨绕脐作疼，疲倦不耐步趋，喉间清涎上泛，味食甘酸则止。腹为至阴，子丑交阳，阳不胜阴，相搏则痛。胃为府属阳，以通为用，府阳窒塞，多升少降，甘能和中，酸能泄木，为胃所喜，理或有诸。经云：凡人动作云为，皆赖阳气以主持，况脾主四肢，职司健运。始病曾服峻剂攻下，继服解肌，汗泄太过。汗为心液，肺主皮毛，是不独脾胃交困，心与肺亦与有伤焉。金不制木，木乘侮土，势所必至。然见肝之病，先理脾胃，俾土厚不为木克，亦长沙夫子之言，何必沾沾以疏泄肝木为要务。

上台参一钱　炙黑甘草五分　苋麦冬二钱　益智仁二钱　天生术蒸二钱　宋半夏三钱　五味子八分　春砂仁八分　白茯苓三钱　甜会皮钱半　炒白芍二钱　炒秫米三钱

（《中医杂志》16期　上海秦乃歌笛桥遗著灵兰书室医案）

脾肾同病

便后远血，向有肠澼，素体阴虚，脾肾同病也，治当兼顾。

炙生地六钱　炙黑草一钱　真川连五分　制冬术钱半　当归须二钱　炮姜炭五分　真阿胶钱半　川续断四钱　大白芍二钱　黑荆芥钱半　地榆炭二钱　炒槐花三钱　乌梅炭一钱　灶中黄土五钱

（《国医杂志》1933年6、11、12期；1934年6—11期　澄斋医案）

脾肾两衰

气水相搏，脾肾两衰，面浮跗肿，腹胀咳嗽，溺赤便溏，病根已深，殊难奏效。

制茅术钱半　川桂枝七分　尖槟榔一钱　猪赤苓三钱　杜紫苏钱半　苦杏仁三钱　宣木瓜钱半　建泽泻二钱　制川朴一钱　白蔻仁七分打　煨肉果一钱　川通草五分　车前子三钱　生姜二片

（《国医杂志》1933年6、11、12期；1934年6—11期　澄斋医案）

脾肾两衰

脱力发黄，病延半载，脾肾并治。

嫩绵芪三钱　制半夏二钱　清炙草五分　怀牛膝三钱　川桂枝八分　陈黄皮二钱　川续断四钱　甜巴戟三钱　全当归三钱　大白芍二钱　虚黄资力丸二钱　生姜一片　红枣三枚

（《国医杂志》1933年6、11、12期；1934年6—11期　澄斋医案）

脾肾两亏

胡　右藕，渠六十九岁，高年脾肾两亏，宿有痰饮，近感冬温，肺气被灼，气急痰鸣，自汗如雨，颧赤火升，少腹引痛，状似戴阳。惟右脉滑数，左足略浮，拟越婢意。

川桂枝　旋覆花　粉前胡　竹半夏　生蛤壳　姜竹茹　生石膏　代赭石　大杏仁　云茯苓　生牡蛎　沉香片

二诊：昨进越婢法。表热退，痰气平，自汗止，颧红大减，痰吐焦黄，夜卧已安，前法增损。

玉泉散　姜半夏　云茯苓　大白芍　生蛤壳　枇杷叶　薄荷叶　南花粉　炙甘草　淡苓炭　左牡蛎　姜竹茹

汝案：此症经前医用南沙参、桑叶、蝉衣等彻表，又用三子养亲法降气涤痰，而喘乃益甚。又经西医用止喘平气法，针药并施，亦无效。服此二方，仅二天，即能纳谷安眠，起居如常。不惟他合家欢忭，即亲友亦互相惊异，因当余立方时，已气息仅属。室中环绕男女，有五六十人之众。余以为病来愈危，见效愈速。若肺痨虚损等症，虽有灵丹，亦难指日可愈。此可为知者道，难与俗人言也。

（《神州国医学报》1—5卷　张汝伟　临床一得录）

脾肾交伤

张左　起于便血，脾肾交伤。书云：浊气在上，则生䐜胀，清气在下，则生飧泄。刻下䐜胀、飧泄并见，升降失职可知。脉象弦沉而细，久则防成单腹之虞，拟用升清降浊法治之。

春柴胡一钱　炙升麻五分　南沙参三钱　西砂仁研后下，八分　熟附片三分　广木香八分　制茅术一钱五分　橘络一钱　橘皮一钱五分　炙甘草一钱　省头草一钱五分　肉桂子八分　云茯苓三钱　冬瓜子炒三钱　干荷蒂三枚　陈米一勺

（《中医世界》2卷12期、3卷14期　翟冷仙）

脾肾俱败

久病成肿，腹大如鼓，脐突腰平，青筋缠扰，形脱脉细，脾肾俱败，不治之症也。

潞党参三钱　归身钱半　煨天麻五分　炙黑草六分　上绵芪二钱　大白芍二钱　炒柴胡五分　煨肉果一钱　焦冬术三钱　陈广皮一钱　金匮肾气丸六钱　淡生姜二片　大红枣三枚

（《国医杂志》1933年6、11、12期；1934年6—11期　澄斋医案）

肺脾肾三脏俱伤

先病咳嗽，继而足肿，皮色光亮，按之窈而不起，头汗如雨，脉细如丝，口烂咽干，舌红苔白，肺、脾、肾三脏俱伤，极难疗治，考古惟肾气汤为正方，今从之。

直枝熟地一两　牡丹皮二钱炒　南沙参四钱　制香附一钱　山萸肉三钱　赤茯苓三钱　大麦冬二钱，去心　上桂心五分　后下　细淮山药四钱　建泽泻三钱　北五味一钱　怀牛膝三钱　车前子三钱，研

（《国医杂志》1933年6、11、12期；1934年6—11期　澄斋医案）

脾肾虚损

蒋太太　从来治病必以脾土为本，以土为万物之母，气血之所由生也。故古人云：一切血病以胃药收功，为古今明

训，况本属内伤，为脾肾之虚损者乎？过思多虑，无形之伤脾已深，饮食失节，有形之伤脾不浅，内外两伤，坤元已惫，土不生金而嗽，加脾不长肌而肉削，气不生水而热炽，胃不纳化而生痰作泻。一一皆土德失行健之常，以致渐来浮肿之弊，所当未雨绸缪也。独是培土之法，须分旱潦之宜，不热之土涝土也，以香燥为急。内热之土旱土也，以温润为先，毋容混也。辛刚香燥，取快一时，遗祸他日，润泽培养，苦无近功，况病久期速效，人情大抵如斯。然古人偏守缓图，诚慎之也，诚重之也。今者药既鲜功，莫若即日用饮食之间，寓调脾和胃之法，此亦药补不如食补，不服药为中医，未始非救脾救胃之良图，然而亦甚难矣。知其难而守之，恒明其益而持之力，定必有济，是所望于左右者，时时加之意焉，不然虽日进药饵无益也，今将调脾和胃之法，开列于后。

脾有喜恶也，从其所喜则安，犯其所恶则病，不可不察也。喜恶有五：喜暖恶寒，喜动恶静，喜快恶郁，喜香恶臭，喜甘恶苦，故一切起居、一切饮食、一切药饵、一切性情，皆宜从其所喜，去其所恶，胜于方药万倍矣。又有七宁之法焉，亦祛病长生之诀，不可不察也。谓饮食宁零毋趸，宁干毋湿，宁陈毋新，宁细嚼毋囫囵，宁热毋冷，宁火化毋劳胃化，宁淡泊毋浓腻。

陆孝廉元公　病经数载，时安时发，总以情志不舒故也。今岁发作，较甚于前，以甲午少阴君火之岁，六月亢旱之热气而复加，以谋虑不决，情志不安，病之所以加剧也。兹幸脉不数，色有神，胃尚和，易于安愈，万勿介介，致令情志愈伤。至于图治之道，先须潇洒襟怀，置一切于度外，务使志和音乐，则根本易固矣。然后补肾阴，降心火，使心肾相交，则梦滑吐红，乃可渐除焉。

少年阴虚证案　少壮而脉已衰，知精神之不足，其定因色欲之太繁，用心之太过，心肾不交，神失内守。当无事之日，尚可支持也，如一遇风雨之飘摇，将奈之何？察征审机，莫善于养心寡欲，夫操家握事，不用心固不可，然节欲尚可勉也。古人云：上士异房，中士异床，下士异被，吾愿兄早为之留意焉。

（《中医杂志》8、9期　杨隽夫　青浦何自宗先生医案）

养脾滋肾

蒋五先生　人生先天之本在肾，后天之本在脾，兹二者养生，首务也。培本孰先，水亏火盛，补肾为先，热炽阴消，补脾为后，此乃治病之大要也。况肾中自有水火，脾土须分阴阳，无容混也。热邪盛，火内燔者，宜补肾之水，不益肾之火。胃气热，脾土燥者，宜生胃之血，养脾之阴，不宜健脾之阳，以燥胃之阴。此尤用药之权衡，辨之不可不悉也。今先生病由于火上盛水下亏，阳内亢，阴内炽所致，其当养脾阴，生胃汁，滋肾水，此尤彰彰者矣。顾或者曰是疾也，能食而不能运也，请速化之健之，噫是言也，何辨症之勿详，若此也。夫易首乾健，经贵扶脾，夫岂不知兹，何以能食而勿长肌肤。以胃有热，故不运也。而何以易饥，以肠有毒，故热而燥也。毒未去而温之，是益疾也可乎。彼欲健之，必先燥之，一旦热极而肛出难收，痛苦难胜，其咎谁任？盍亦思人生天真之气，全在胃口，胃中津液不足，便是虚。生津生液即是补虚，岂健燥之所宜哉。且旧热未去而投以刚药，则新热随生，二热相并，绸缪胶结，狼狈为累，是以病难去体也。迄今秋冷，金寒凉飙，起而势潜，消甘寒进而火渐退，幸也。然浅者可退，深者不能遽退，兹之九窍不和者，肺金之气为胃热所消烁，失其下降之令也。寤不安者，胃中津枯不能荣其神也。夫如是，尚可用健燥乎。如以脾之不运为积湿，惟燥是图，是但知潦土之不能生物，而不知旱土之不能生苗也。试观巅顶之间，惟风可到，惟火能升，今头痛如斯，非火乎。胃主九窍，其华在面，其络在口，今口紧目迷，耳胀唇燥，舌滑时红，非胃热而肺燥乎。胃热则津涸而谁荣其魂？故致夜寐不安，非火乎？肺与大肠相为表里，今肛觉烙热，而时坠，非火乎？胃热则善饥，今食进肉削，非火乎？火胜则肿，热胜则胀，今时胀时止，非火乎？即此数端，火热彰彰，坤土之有刚而无柔，但燥而不湿明矣。然是土也为，燔灼之燥土，非膏沐之泽土矣，既无血液之养，反为刚燥之枯，而望时行物生，难乎不难，乘时滋溉，无容后也。今幸脉有胃气，时迩新凉，急宜引机而导，引北方之水，润枯泽槁，进甘寒之品，益血生津，犹惧不遑，而可将健燥之药，以抱薪救火乎。意者因未达积热之宜清，故反疑甘寒之少益。凡病当初时之热为实热，宜治以苦寒，病当久后之热为虚热，宜治以甘寒。盖甘寒能泻热，又佐以人参，津液则易生。《内经》治病之旨，木如是也。使前次之勿疑，养之而勿燥，补之而不刚，气以培而热不炽，血以养而火不烈，当勿药有喜矣。岂可一吐致惊，一泻骤燥，附子进而大肠益热，肛门燥而痛苦难忍，此病痛之淹缠，皆因调治之不善耳。而今而后，无再误焉。又赖先生禀素厚，欲素寡病在府，不在脏，可望图安？譬如旱田之侧，尚有泉源可汲而灌之也。独是养阴，非易事也，而可急切求效乎，当辨之明，守之固，频施灌溉之功，时深滋气之力，日使脾阴足，胃汁生，上焦之火内清，肠中之毒下解，土膏勃发，血液充和，则食自化而不胀，肛自举而渐安矣。

（《中医杂志》8、9期　杨隽夫　青浦何自宗先生医案）

扶脾益胃

蒋太太　太夫人之脉神和气清，皆大寿之征也。但形神清癯，此属精气早衰之故，是非扶脾益胃不为功，大凡治病必以胃药收功，而高年气弱，尤以扶脾为要，况脾素虚，胃素弱，而平素不能强饭加餐也。今远辱下问，知年来胃气更弱，中气更亏，其为宜补而不宜攻，宜养而不宜清明矣。且精、气、神三者之中神衰，惟谷食能养，而精与气亦须以血肉为助，昨示种种，要皆吉兆，惟迩来未甚葆和，其调理之剂，必以甘温冲和为主，禁刚禁燥，勿苦勿寒，以恬以养，毋思毋虑，六君四君，皆所采择。归脾补中，顺时而用。守古人七十非肉不饱之言，酒醴膏浆，万勿坚拒，脂膏脯髓，必宜强进，加以饮食固其根本，济以汤药助其不逮，守之恒，持之力，岂徒去疾，定必长年也。谨录方于后。

煎方：每月五帖，单日服。

人参三钱　土炒白术二钱半　炙黄芪钱半　炒当归一钱　炙甘草五分　广陈皮七分　柴胡三分　升麻三分　茯苓一钱　麦门冬钱半　五味子三分　制半夏一钱　加煨姜两片　大枣二枚

又煎方：每月五帖，双日服。

人参三钱　土炒白术二钱半　炙黄芪钱半　炒当归钱半　炙甘草五分　茯神钱半　煨木香五分　炒枣仁钱半　远志肉一钱　桂圆肉三钱　加煨姜二片　大枣二枚

丸方：自三月初起，服至九月中止。

白术土炒，蒸晒炒，八两　人参八两　二味为末，和匀，用河车膏一片，代蜜为丸，如绿豆大，炒米汤送下五钱。

膏方自重阳起，服至二月中止。

白术土炒蒸晒炒八两　归身四两　桂圆肉八两　人参十六两　广皮四两

上药煎去渣，将饴糖收成膏滋，空心，仍用人参汤化服五钱，服时冲入紫河车一两最妙。

（《中医杂志》8、9期　杨隽夫　青浦何自宗先生医案）

临证医案笔志

气极中伤，运输失职，化气无权，大便溏薄，小溲不调，腿足肿痹，经谓中气不足，溲便为之变。又曰：足太阴之经，由足走脏，虚则生湿，循络下注，故腿浮腨肿也。中焦清旷之地，阳和之气失于旋转，胸膺时带痞闷，论证固属脾惫，而小溲昼多夜少，足肿，行动即消，则亦由于气机之阻滞也。至于大便，后似觉余屎未尽，下迸魄门，窘迫后重，如圊而仍不能便，虽非门户下陷，而清气之不能陡升已可见矣。考古人论证，气虚当补，气滞当行，清阳宜升，浊阴宜降，拟宗此立方而用复法。

高丽参一钱　春砂仁六分　广陈皮一钱半　炒白术三钱　炮黑姜六分　连皮苓四钱　官桂心二分　煨肉果六分　冬瓜皮四钱　酒萆薢三钱　干荷叶一钱五　茄皮二钱，盐水炒　车前子一钱五分　盐水炒牛膝三钱

东南地卑多湿，后天禀赋素弱，土气不及，胃少冲和之气，脾失健运之权，虚而生湿，则五味之实秀不生，气血而化浊带，绵绵而下淋漓不已，奇脉累亏，带脉不司束固，任

脉不能担承也。考方书，八脉隶于阳明，阳明为气血之海，若不培补中州，何以固摄下元。盖脾胃气旺则饮食之精华化生气血，阳足阴充，滞下自止矣。

西潞参三钱　香砂仁六分　炒苡仁四钱　土炒白术三钱　白茯苓三钱　川断肉三钱　炙甘草四分　陈皮一钱半　川杜仲三钱　广木香五分　酒归身二钱　红枣五个

（《中医杂志》刘文若）

呕泻虚痞

常熟大步道巷余姓，年五十余，素嗜洋烟，时正酷暑，忽呕泻交作，邀余诊之，进以胃苓汤，加藿香、半夏。明日呕泻均止，脉静身凉，毫无所苦，惟神倦好寐，脘中坚硬按之作痛，拒按，病家以为病愈。余曰：病入阴脏，微见干哕，即进大剂附子理中汤加生姜之法，党参五钱，白术二钱，干姜一钱，附子八分，炙草五分，姜汁冲服一剂。觉脘中稍舒，再服一剂，而哕亦止，脘中已舒。吾友问曰：脘中拒按，何以反进参术，实所未解。余曰：吸烟之人，素体本弱。又经大吐大泻，断无食滞内停，其脘中坚硬者，乃中虚浊阴蟠踞，虚痞于上也。霍乱之后，太阴必虚，法用理中，吐者加生姜，腹满加附子，腹痛加人参，故轻用术而加附子人参、生姜。俾阳气充足，浊阴自散，哕可止而痞满自除，断无大吐大泻之后，而有实结胸者。

（《国医杂志》7集）

脘痛呕恶

张右　仲圣云：食入即出，胃有火也，朝食暮吐，胃有寒也。当遵古训，拟釜底增薪法。

熟附片五分　生甘草五分　潞党参三钱　淡干姜五分　制半

夏三钱　云茯苓五钱　广橘皮一钱五分　薏苡仁三钱　石南叶二钱　灶心土洗五钱

（《中医世界》4卷20期　碧荫书屋医案　翟冷仙）

张右　内热口苦，脘痛呕恶，邪在少阳、阳明，治以和化。

软柴胡一钱　全当归二钱　青陈皮各一钱　云茯苓三钱　嫩白薇二钱　法半夏二钱　清炙草五分　焦福曲三钱　炒赤芍二钱　炒枳壳一钱　淡竹茹钱半　广郁金钱半

（《国医杂志》1933年6、11、12期；1934年6—11期　澄斋医案）

腹痛后呕吐

袁右　腹痛已定，呕吐恶心未减，肝气不平，上犯胸脘，按之拒手，再为通降。

旋覆花二钱包　制川朴一钱　尖槟榔二钱　青陈皮一钱　制香附三钱　炒枳壳钱半　台乌药钱半　紫丹参五钱　黄郁金钱半　广木香二钱　沉香曲二钱　川楝子四钱　延胡索三钱　左金丸八分包

（《国医杂志》1933年6、11、12期；1934年6—11期　澄斋医案）

吐泻

陈　凉燠交侵，吐泻六日不止，姑与和化。

苏藿梗各一钱　炮姜炭四分　大腹绒二钱　益元散四钱　制川朴一钱　川雅连四分　川枳壳一钱四分　猪赤苓各三钱　醋半夏二钱　大白芍二钱　焦白术二钱　车前子三钱　焦谷麦芽各三钱

（《国医杂志》1933年6、11、12期；1934年6—11期　澄斋医案）

呕吐似膈病

病者：农工银行科员卫尚民先生之令郎年七八岁，时住鹑鸽市。

病名：呕吐似膈病。

原因：素性燥劣，不慎口腹。

病状：面黄肌瘦，食后辄吐，甚至啖饮汤水，亦必倾囊倒尽，二便如常，腹无痛苦，病已数月，多药未效。

诊断：舌苔粉红，略蒙白苔，两脉和缓，右部略涩。认为肺金制节失司，脾胃清浊交溷，当予轻清宣降，祛秽化浊，孰料连服十剂，分毫未效。卫君询予病源，余颇难以为情，呻吟久之，毅然断曰：此胃中贲门留有瘀血也。盖胃以下行为顺，若有气痰搏结，势必酿成坚固之病灶，久而久之，结成癥瘕，阻其胃府下行之职，以致饮食甫下，瞬即上逆，无怪其频吐不止也。

疗法：议以棱、莲、桃、红以化贲门之瘀血，葶苈、贝母以消肺络之顽痰，枳、楂、牛、前清肺降胃，俾其废物悉由二便而出也。

处方：京三棱一钱　蓬莪莲钱半　原桃仁二钱　本红花三钱　葶苈子二钱半　小川贝三钱　炒枳实三钱　大力子三钱　炒车前三钱

上九味水煎，服两剂。

效果：一剂知，二剂已。

（《医学杂志》92期　王景虞　临床验案）

胃病医案

三世医验经闭呕吐

吴清源令爱性聪慧，善文词，及嫁夫不如意，忧思悒悒，居常反目。嫁后三年，患经闭不行，已数月矣。医以行血药投之不效，又以养血药投之亦不效。近更饮食入口即心腹作痛不可忍，必吐尽方止。平时亦呕酸苦水，十日间饮食出多入少。医又以二陈、正气等汤杂投，而呕吐遂无息时。

予诊其脉，六部沉数，按之则驶，气喘不足以息，汗微微而出。予曰：此元气不足，阳虚浮越之候也。用生脉散浓煎，徐徐呷之，一二日而吐始止。后以调气养荣汤百剂，半年后而经始来，经既行而孕亦受。

调气养荣汤　归身　白芍　川芎　茯苓　木香　白豆蔻

按：饮食入口即心腹作痛不可忍，必吐尽方止。平时亦呕酸苦水，此胃部有溃疡之症象。二陈正气等汤皆辛热刺激，服后而呕吐遂无息时。用生脉散，五味子有收敛作用，麦冬有缓和刺激作用，人参则以之补虚。凡胃有溃疡，以免除刺激为第一要药，用生脉散浓煎，徐徐呷之。既免除刺激，又能收敛，故病易愈。

（《三三医报》1924年1卷22期）

呕吐

呕吐一月，涎沫黄水，饮食不进，经前医屡投苦燥，罔效。肝郁克脾犯胃，脾被木制，清气不升，难化水谷，胃被木戕，浊气上逆，则呕不休。肝为将军之官，善斗，如用刚剂，肝为刚脏，以刚济刚，肝气越旺，脾胃更不堪遭其凌虐矣。急以柔剂济之，拟附子泻心汤，苦辛通降，佐以酸甘安胃之法。

潞党参三钱细切块，先碎嚼咽下，附子四分，干姜四分，先煎取起。川连三分，半夏二钱，枳实汁，茯苓三钱，炙草四分，炙乌梅二枚，花椒三分，红枣五枚，全煎取起（和前汁将枳实汁冲下饮）。

复前服泻心汤合椒梅法，呕吐已止。肝为藏血之脏，血虚肝气偏旺，当以归芍六君汤，合小半夏汤意，柔肝和胃。

党参　茯苓　白术　炙草　当归　白芍　半夏　生姜　红枣

再复呕吐已止，胃气亦醒，惟夜寐不安，拟归脾汤合半夏秫米意。

枣仁　茯神　党参　当归　炙草　远志　木香　半夏　秫米　生姜　大枣

（《上海医报》52期）

呕吐胃痛案

邵先生　胃部剧痛，痛作则呕吐不能饮食，得按则痛稍减。此胃神经痛，即古人所谓胃寒痛。

甘松二钱　延胡索三钱　橘青皮各钱半　蝎尾五分，冲　陈胆星三钱　川芎二钱　乌药二钱

另用生半夏一钱，研细末，纳入西药房包药之粉囊内，分两次服之。取半夏作浸剂以止呕吐，已常用于三岛之各医院。惟其镇呕之原理，则东人亦无精确之解释，最近据铃木氏之研究，谓半夏之镇吐作用，系含有（phytsterin）（麻醉药）所致。又谓半夏含有发挥性之植物碱，有末稍性运动麻痹作用，对于独立神经系有匿可汀（Nlkotin）样作用。半夏有麻醉作用，著者以为信然。疡科药中用生半夏，亦不外麻醉镇痛之效。凡胃神经痛而呕吐，用生半夏麻醉胃神经，则疼痛止而呕吐亦去。

附胃痛特效药　程登瀛（见民众医药常识）

（《三三医报》1924年1卷22期）

诊断笔记

民国甲寅年，诊视张静轩胃痛舌酸嗳腐症。其人年五旬余，身强而瘦，善怒，素有烟癖，现已戒除，好嗜糖。十数

年前，因食后饮冷，积久而成，多经医治无效，时发时止，逢春尤甚。发则四肢无力，腰骨不伸，胃脘酸冷，结痛拒按，推之则发酵声，朝食暮吐，所吐之物，糟腐中兼有黏涎，酸气触鼻，不可以近，吐已则痛止，复食则又作。脉弦滑有力。苔腻厚而黄，口酸不渴，小便短赤，大便燥结。综病因脉象断之，乃肝强脾弱，胃脘积饮证也。夫烟性燥涩，最耗津液，故凡吸烟之人，多耗津液，津液既耗，则肝木失养，肝木失养，则肝阴虚，而肝阳旺，肝阳既旺，则脾胃受克。脾胃受克，则脾胃弱，脾胃弱，则迟于运输而停饮。兼之糖物味甘，多则壅满，助饮成痰，结于胃中，则机能停滞，食物因之不化。郁为湿热，复得肝阳酝酿，变为酸腐，随痰吐出。经云：诸呕吐酸皆属于热。又云肝主曲直，其色青，其味酸，其旺于春，故凡以上各证，皆木旺克土之为害也。所幸胃阳未伤，虽吐而仍能食，尚为可治。拟以生于术、云茯苓各八钱，扶土利湿，川黄连三钱清热，西当归四钱、生白芍、黄菊花各二钱养肝，陈皮、姜半夏各二钱，煅瓦楞四钱开痰，旋覆花、川花椒、吴茱萸各二钱，降浊下气，煎以甘澜水使其不助水性，并令禁食一切焦香糖腻臭恶各物。原方进十余帖，其病若失，后改用六君子汤，调理脾胃，以收全功。

（《三三医报》2卷21期　广德钱存济）

治肠结兼呕吐验案

天津东泥沽镇李连荣，年二十六岁，在津从商。二十余日大便不通，腹中切疼，经医多方治疗，无论何药服后，移时必吐出，寝至饮水亦复吐出，其饮食不进者已近旬日，瘦弱支离，有危在旦夕之虞。其妇翁见拙著《衷中参西录》，遂求为诊治。病虽垂危，诊其脉犹有根柢，知犹可救。问其病因，言因恼怒之后，遂即饮食，致成此证。其疼剧之处，在脐右边，此肠结也。俾用芒硝六两，鲜莱菔六斤，将莱菔切片，用其三分之一和芒硝加水四大碗，煮至莱菔烂熟捞出，视水多少，再酌加生莱菔片煮之，如此换煮，至剩汤，大茶盅，若尝之甚咸，可添水少许，少加生莱菔片，再煮一次。若不甚咸，即不用再煮（此方载《衷中参西录》三期，名硝菔通结汤），用其汤送服生赭石细末八钱，遂受药不吐。再用大葱白四五斤，切作丝，和醋炒至八分熟，布包罨其疼处，初罨时可垫布数层，迨不甚热，可将布撤去，至葱凉时，可和醋少许，入锅中炒热再罨，约过七点钟，大便通下，其燥结若胡桃大者二十余枚，后继以溏粪，病若失。

（《幸福报》1930年）

食积

施儿　胃为食伤，胃液枯涩，脾为湿困，脾气尪弱，加之肝火内动，厥阴风木不调，物积腐化，变生蛔虫。胃火上升，鼓舞作痛，虫随呕出，脉象弦急，舌根白滑，平肝健胃，化湿杀虫。

槟榔子二钱　使君子五枚　川楝子三钱　杭白芍二钱　川黄连钱半　枯黄芩二钱　广木香一钱　生甘草一钱

（《中医世界》3卷16、17期；7卷3期　临症医案）

徐姓宿食治验

徐嵩山，家上海小东门，西医也。九月中，赴友夜饮还，漏三下矣。同居者方左手持蟹螯，右手执酒杯饮主酣，见徐返，问曰：今夜清兴何如？此固非王吉梦中之司马相如，不至令蔡谟吐下，为谢尚笑也。徐笑曰：诺，由是对杜康，呼郭索，顷尽其四，甚快意。归寝后无所苦，迨明日向午，陡然腹痛，脘膨胀，按之而坚，气促不能语，因自服消食片、阿司匹林、燕医生补丸等，二便全无，并有来日大难、口燥唇干之叹。徐恍然曰：今而后知西医之无济也，于是改延某医。进香燥理气之品，如枳壳、沉香等，甫一剂，神识并昏。乃由白君居间，求余往诊，时病已将及一候，六脉俱伏，苔灰而腹坚，上气而多汗，势危甚。盖其人素嗜阿芙蓉膏，肠胃本燥，加以宿食化热，非大剂攻下，万无回生之理。其所以脉伏者，中下不通，脉道为之闭也。然攻下之剂，不参以养阴生津之品，恐胶滞之宿食不行。夫宿食，在肠胃，犹舟也，津液犹水也。水大则舟浮，水涸则舟阻。庄生有言：覆杯水于坳堂之上，则芥为之舟，置杯焉则胶，水浅而舟大也。以彼肠胃燥结之人，而强其宿食之下，是犹陆地行舟，必无济已。因师陶节庵黄龙汤意，用生地八钱，知母二钱，天花粉三钱，以生津液，用川军、元明粉、甘草以通腑滞。不意服后，口燥略减，腑气未通，随悟承气原方，本有厚朴一味以达气分，气机不利则蛮攻何益？乃于前方加川朴八分，川军三钱，服后，不及三时，矢气大转，燥屎累下十余枚。盖不啻春潮带两，野渡舟横矣。此时腹和痛止，舌润汗收，鼻息纡缓，旋用调补气阴、理肝和胃之剂，数剂而安。徐每告人曰：吾不意大承气汤，胜于补丸倍蓰也。

（《中医杂志》17 期）

反胃

王先生　有反胃宿疾，发则勺饮不得下，今先生以小半夏加茯苓汤，缓缓饮之。药尽呕当止，再议对证方。

生半夏八钱，汤洗去滑，医生负责，药铺照配，云茯苓六钱，伏龙肝一两，生姜一两。

（《中医新生命》1934—1937年1—31期　陆渊雷医案）

反胃

尉迟左　二八岁，常州。阳微湿泛，胃纳不运，入谷即吐，胸中漾漾，二便均少，舌胖苔化，脉濡弦，用理中合降气法。

淡附子　淡干姜小川连同炒　旋覆花　云茯苓　补骨脂盐水炒　上肉桂米饭丸　炒杭白芍淡吴萸同炒　煅代赭　白芥子

二诊：寒饮反胃，进理中法，呕吐已平，中气尚虚，难免再事猖獗。小溲仍少，脉来双弦，饮之征也，宜仍前意，复入通阳法，俾一鼓而平之。

台参须　杭白芍川桂枝同炒　半贝丸包　生姜　交趾桂　薤白头白酒炒　车前子包　广陈皮炒　淡附子　栝蒌仁姜汁炒　益元散包

伟案：此症反胃，来势颇甚，面色惨白，气息急促，共诊三次，此二三诊方也。得能痊愈，洵属快事。又案：鄙人所编一得录，乃将历年所诊之录存留下方案，随笔抄下，不加渲染。并非铺扬己功，只以国学矩矱，略有所知，不揣谫陋，聊供束刍，尚希海内明哲，随时指正，曷胜幸甚。

（《神州国医学报》1—5卷　张汝伟　临床一得录）

食后吞酸胀痛

隆君，住浦东，年廿四岁，米业，平昔体弱胃病，食后吞酸胀痛，近更早暮咳痰，两足浮肿，动作气喘。初秋叩诊，经诊察之下，断为肺弱，而且患慢性胃加答儿，以营养障碍，而又加水肿性脚气病矣。遂警告其一身数病，不无危险，嘱其静养。一面与以中药煎剂，一面附服食母生，再为其注射维他新，不足三星期而诸恙霍然。彼甚感戴余之医术，然亦由于信谊良药所赐也。

（《国医导报》3卷1期　瘦石轩治验录）

表寒里热胃气失和

何左　自觉感寒，随即呕恶，咯去清水甚多，形寒肌热，诊得脉象濡数，舌苔腻厚色黄，此由内蕴暑湿，未经发达。着寒则里邪被郁，阳明之和降顿乖，先宜和中宣表之法，觇其传化。

藿香钱半　川斛四钱　豆卷四钱　六曲四钱　滑石四钱　山栀三钱　仙夏钱半　连翘三钱　枳壳钱半　赤苓四钱　姜茹钱半

（《中医杂志》5—10期　陈良夫　颖川医案）

脘腹痛

陆　脘腹痛发，连及左胁，时为嗳嗳，脉细舌白，形寒，治从肝胃。

紫苏叶钱半　姜半夏二钱　旋覆花钱半，包　台乌药一钱　淡吴萸四分　炒白芍三钱　川楝子三钱　小青皮一钱　制香附三钱　清炙草七分　延胡索二钱　九香虫钱半，炙　乌梅安胃丸三钱，包

（《国医杂志》1933年6、11、12期；1934年6—11期　澄斋医案）

胃脘痛

载右　胃脘当心而痛，痛则发热，头眩心悸懊烦，少腹攻痛，结块在左，脉来浑郁，病由气郁而得，先以疏肝为治。

大丹参二钱　法半夏二钱　炮姜炭五分　柏子霜二钱　老苏梗钱半　陈广皮一钱　川黄连三分　全当归二钱　制川朴一钱　春砂仁五分　陈阿胶钱半，蛤粉炒　大白芍三钱　四制香附二钱

大贝母三钱

（《国医杂志》1933年6、11、12期；1934年6—11期　澄斋医案）

脘腹痛

少腹气升，腹痛至脘，痛则喜按，饮食之后稍轻，此乃中阳不足，浊阴上潜，当以大建中法。辛以通阳，甘以缓急。

党参　白芍　桂枝　炙草　干姜　吴萸　川椒　红枣　饴糖

（《上海医报》52期）

胃脘痛

殷右　胃脘当心而痛，或作或止，懊烦嘈杂，得甘食则缓，嗳气不舒，脉缓兼弦，当与调和肝胃，兼治心脾。

大丹参二钱　二泉胶钱半　甘草炙，七分　制香附二钱　大麦冬三钱　法半夏二钱　酸枣仁四钱　台乌药一钱　细川连四分　炒白芍三钱　远志肉一钱　茯苓神二钱各　淮小麦五钱　红枣三枚

（《国医杂志》1933年6、11、12期；1934年6—11期　澄斋医案）

脘痛

蔡右　脘痛，呕吐酸苦水，脉来弦细，呕甚则长虫出，此肝邪犯胃也。

旋覆花钱半，包　炒白芍二钱　青陈皮一钱各　延胡索钱半　紫石英四钱　白蔻仁七分　制香附二钱　川楝子三钱　法半夏二钱　广郁金钱半　公丁香五分　九香虫钱半　乌梅安胃丸三钱

（《国医杂志》1933年6、11、12期；1934年6—11期　澄斋医案）

脘痛

周右　脘中恒痛，食入即哽，大解燥坚，气郁伤中，肝邪乘胃，姑拟升降之法。

淡吴萸五分　炒淡姜三分　薤白头二钱　川桂枝八分　川黄连四分　炒香附二钱　栝蒌仁三钱　大白芍钱半　当归须钱半

桃杏仁各钱半　旋覆花钱半，包　生姜一片　白酒汁一杯冲

（《国医杂志》1933 年 6、11、12 期；1934 年 6—11 期　澄斋医案）

脘腹痛

张　脘腹攻痛，呕吐黏痰酸水，食入不运，脉细如丝，脾胃伤衰，肝浊上逆，通阳降浊，是其法程。

潞党参三钱　高良姜七分　炙甘草一钱　川楝子三钱　川桂枝一钱　制香附二钱　白蔻仁七分　公丁香五分　大白芍三钱　旋覆花一钱半　台乌药一钱　姜半夏三钱　九香虫一钱半　乌梅安胃丸三钱

（《国医杂志》1933 年 6、11、12 期；1934 年 6—11 期　澄斋医案）

脘腹饱胀

食入脘腹饱胀，脾湿不运，舌苔白腻，尿浑便溏，脉来濡数，痰多作嗽，当与理脾除湿。

制茅术二钱　制川朴二钱　建泽泻二钱　焦麦芽四钱　猪赤苓各三钱　炒枳实一钱　陈广皮一钱　广木香一钱　大腹皮二钱　姜半夏二钱　莱菔子二钱　鸡内金二钱　陈香橼皮一钱

（《国医杂志》1933 年 6、11、12 期；1934 年 6—11 期　澄斋医案）

何恒道堂医案

刘左年将五十，患胃气痛，得食则愈觉胀满，时发时愈。脾喜刚燥，胃喜柔润，值此脾胃渐衰之年，而有此患，其为脾胃衰惫，消化力薄，已可断言。每发时或因饮食不调，或因寒暑不节，或因过为劳动，治宜健脾扶胃为主，兼触发此病原因佐之，不能遽与峻补，亦不能即予攻破。

白术　淮药　鸡金　香附　紫苏　陈皮　青皮　灵脂　郁金　枳壳　菔子　当归　白芍

（《中医世界》4 卷 21 期　倪翼之录）

何恒道堂医案

杨左体素肥壮，因向嗜酒，致酒湿聚为痰水，阻塞气道，胃脘下两旁作痛，得食即呕，即不痛时亦觉满闷。四肢厥逆，脉息沉细，治宜解去酒积，涤痰逐水，温中下气，止呕降逆。

枳椇　葛花　半夏　云苓　广皮　旋覆　姜炭　吴萸　益智　砂仁　芥子　甘遂　姜汁

又　服前方二剂，呕痛均愈，气已流通，胃气亦开，惟便时尚未透澈，食后总觉胀满。

枳椇　葛花　半夏　云苓　广皮　姜炭　桂枝　吴萸　蒜仁　砂仁　川朴　枳实　菔子　建曲

（《中医世界》4卷21期　倪翼之录）

脘痛

刘世兄　七月二十日

饮冷过甚，致脘痛作止不休，口有气味，脉弦舌白，根腻而津润。

全瓜蒌三钱　姜夏三钱　楂炭四钱　桂枝钱半　薤白三钱　枳实二钱　干姜一钱　六一散四钱，包

二诊：七月二十一日

脘痛差，遍身匍行疹，红色奇痒，温温欲吐，此血热，须忌口避风。

丹皮三钱　枳实二钱　防风二钱　六一散四钱，包　赤芍三钱　竹茹三钱　僵蚕三钱炙　大小蓟二钱　姜夏三钱　银花三钱

（《中医新生命》1934—1937年1—31期　陆渊雷医案）

肝胃气痛

周太太　膏方　十二月十五日

向病肝胃气痛，发作反复，近治之已不发。但神经衰弱，血压高，将寐时手抽掣，额上麻痹，大便向来难，胸微闷，入冬见咳，稠痰中稍带紫血，脉弦微劲，舌苔白厚微干，今当平血压，祛风养血为主，健胃以防痛发为佐，兼顾咳痰盗汗。

炒潞党二两　生芪五钱　生熟地各五两　杭菊二两　生白术二两　浮小麦五钱　怀膝八两　柴胡一两　枣仁三两研　当归三两　蕲蛇二两　制香附两半　远志肉二两　川芎两半　防风两半　枳实二两　煅牡蛎八两　白芍三两　独活一两　薤白二两　竹沥半夏四两　良姜两半　紫菀二两炙　款冬二两炙　杏仁三两　炙苏子二两　焦山栀三两

上药选地道，煎成去滓，入冰糖半斤，真阿胶四两，文火收膏，将起锅时加砂仁末一两，上好肉桂末五钱，搅匀，磁罐贮，每早开水冲服一匙，感冒则暂停。

（《中医新生命》1934—1937 年 1—31 期　陆渊雷医案）

肝胃气痛

周太太　向病肝胃气痛，日必痛一次，痛则魄汗出，下气乃已，气或上冲，头眩目花，脉非常弦鞕，血压高，舌苔尚可，忌大喜大怒大饱。

柴胡二钱　煅牡蛎八钱　生乳没去油勿见火，二钱　枳实二钱　制香附二钱　当归二钱　赤白芍各二钱　高良姜一钱　薤白三钱

（《中医新生命》1934—1937 年 1—31 期　陆渊雷医案）

脘痛

齐左　暑月远行，渴饮冷水，中脘痞结，按之作痛。夫脾属阴，主健运者，全属乎阳。暑中跋涉，阳气内浮，忽然饮冷，无异炉火融融，倾以桶水，阳为所遏，寒湿不化，中

宫不适，盖可知矣。恢复脾脏之功能，驱逐寒湿之盘踞，为贵恙不易之治法，奈何竟迁延至半载之久耶。

川桂枝五分　中川朴八分　大砂仁八分　车前子三钱　炒白术二钱　陈皮钱半　云茯苓三钱　姜半夏钱半　炒枳壳钱半　六神曲三钱

（《中医世界》1930　2卷9、10期　秦伯未医案）

肝阴不足，误服温燥以致气升脘痛发热案

连登女卅余，患乏力不思食，体甚瘦，所谓瘦人多火，肝血不足，肝阳有余，脾胃素薄之体也。医用当归三钱，柴胡二钱，余则川芎，白芍之类，服后忽然气逆，而脘部痛甚，触至背而连两胁，此肝气有升无降也。脉左关细弦数，右关滑，寸浮大，可悟右寸属肺，主上焦，肺气本来肃降下行，今肝动气逆，致肺不得降，是以气触胸背两胁也。论理当用降法，但气机既逆，徒降亦属不效。先用养肝不应，西医以灌肠法，通去大便稍定。脉左较起，舌微黄，面部下午发热，身亦热，心中烧，可见肝火之旺。又喜饮冷，而恶热，此病情也。

乃用丹参一钱五　制香附一钱　川郁金八分　黑山栀一钱　丹皮一钱　蒌皮　川贝　茯苓各一钱　佛手花　金钗　乌药各五分　三剂，发热脘痛均愈。肝脉转细，右缓，经养血治之，可见肝阳旺之妇人，当归亦不受也。

（《现代中医》2卷3期　吴勋）

脘中痛

黄左年三十四，常州，上下焦有热，中阳寒滞相阻，脘中痛，大小便艰而少，口啐苔腻，作恶泛酸，胸中时冷，此肝脾相乘也。用枳实理中，合辛香流气法。

淡吴萸　淡干姜　生延胡　枳实炭　川楝子　姜半夏　小川连　生甘草　广木香　海南子　生甘草　小青皮

此症共四诊，先用小建中，继用薤白栝姜法，小效。

此方服后，诸恙顿失，后用旋覆花汤，合香砂枳术法，痊愈。

（《神州国医学报》1—5卷　张汝伟　临床一得录）

寒痛气滞

卢左年四十岁，黟县，始仅胸痞，迭进枳朴消导，致食入即吐，勺粒不进，知饥而不能食。此丹田有热，中阳失运，胸中有寒痰气滞，宜通阳泄化，用戊己加味法。

川桂枝　薤白头白酒炒　淡吴萸川毛连同炒　金铃皮　玉蝴蝶　佛手柑　东白芍　栝蒌仁姜汁炒　姜半夏　乌梅肉炙甘草同打姜竹茹

复诊：投剂后，呕吐顿止，胃开能食，药中窾要，如匙投锁，但瘀热未清，元阳未复，再参润化。

薤白头　瓜蒌仁　川贝母　山栀仁姜汁炒　冬瓜子　小青皮　左金丸　山栀仁　肥知母　碧玉散　枇杷叶

此症经诸名医治，有用化温，有主利气，有用导痰，经治三月，日甚一日，面如枯柴。两方服后，能合便通，精神即爽。五日之间，病去元复，迅亦快哉。

（《神州国医学报》1—5卷　张汝伟　临床一得录）

寒入厥阴

周右　廿二岁，苏州人，行经饮冰，瘀滞遂停，少腹偏左胀痛，坚而拒按。溲便两少，胸闷发热，前医投化湿消痞，利气疏表，反见寒热，症势益剧。此寒入厥阴，瘀停胞室，内痈可虑，急以温通。

酒炒归尾小茴香同打　良附丸　上肉桂饭米丸吞　丹参　桃仁　红花　醋炒青皮　沉香曲　佩泽兰

复方：块已软，痛减半，因势利导之。用桃仁承气法：

前方去桂、归尾、丹参，加当归龙荟丸、降香末、炙乳香、丝瓜络。

伟案：此方三剂，经通而愈。此云南路某里校书，适经来，侑客招饮。饮热，食冰而起，曾延海上负鼎名者诊治，迭用表散，经治累月，几成不起。石君荐伟治之，两诊即痊。

（《神州国医学报》1—5卷　张汝伟　临床一得录）

心脾肾三脏交困

陈幼右　十二岁，潮州人，先天不足，心、脾、肾三脏交亏，潮热骨蒸，咳嗽盗汗，便溏，胃呆纳少，面晦滞，以上诸症，统是肺病。西医回辞不治，迭进建中归脾法出入，诸症大减。嗣霉雨兼旬，心中不快，诸症又作，较前略轻，再从大建中法治之。

杭白芍桂心同炒　土炒党参　淮山药人乳拌浸　淮小麦　土炒黄芪　于术　炙甘草　山萸肉　红枣　莲肉带心　冬瓜子

此方服十二剂，复诊诸症均无，面庞亦胖，为之清养而愈。此症先后共诊八次，此第七次方也。亡妇女素怀，病症亦同是女，所用之药，亦相同，而卒不救者，因亡女年十七，经尚未通，误惑人言，曾服益母膏数两，致腹痛增剧，于是知童女停经，万勿可通。戒之戒之。因治愈陈女，而愈滋吾悲也。伟注。

（《神州国医学报》1—5卷　张汝伟　临床一得录）

胃脘痛

右　胃脘窒痛，或胀或嘈，腰脊酸疼，咳嗽时作，恶风畏寒，脉息右迟细左沉，木郁土中。少阳失生发条达之性，脾不健运，下不能制水，上不能生金。用当归建中汤意，辛甘和阳，为中权扼要。

归身炭二钱　姜半夏二钱　炙甘草四分　生姜二片　炙桂枝五分　九香虫一钱　云茯苓三钱　红枣三枚　酒白芍钱半　炒陈皮钱半　谷芽各三钱

（《中医杂志》16期）　上海秦乃歌笛桥遗著灵兰书室医案）

胃神经痛

心气痛，潮人俗称鸡嘴风，西名胃神经痛。其发作与饮食无关，多因精神感动而诱起，心窝部突然发生剧痛，痛时如钻如刺，痛点在心窝部，逐渐放散至背部，及左侧季肋部。因压迫而轻快，故患者常以手或他物，用力压迫其胃部，或取腹卧位，痛至极度时，颜面苍白，四肢厥冷，脉微细结促，发汗，甚或不省人事。发作时间之长短自数分钟至终日，间歇作痛不等，隔数星期或数月，反复发痛，痛停止后，与康健人无异。治方药品：大蝎一只，白兰地酒一小樽，取蝎放淡酒中，泅泳溺死，然后装进酒樽内浸之待用。痛发作时服一茶杯，酒客稍多些。约自二至四汤匙为度，不可过多，过多则中毒，陷于睡眠状态。服后数分钟，可得止痛，痛止勿再服。下期复发必减轻，发时再服之，二三次可得断根。

附志　蝎含麻醉性毒质，收入药店之盐全蝎系种殖的，其效力较逊，须野生者。身长二寸许，青黑色，暹地（即暹罗）名曰象蝎。柴木堆随地多有，本病剧痛，只以此酒，亦当常得浸备以赠人，所投辄效。不意痛成常习性之患者两人，服三四次后，竟不复发。本症实验上颇难断根，而此药竟有根治之效果，殊出乎意外。自不解其所以然，特录之以与我同业共研究焉。

按：古方用蝎尾治小儿惊风，可知此药有镇痉作用，白兰地酒多服，有麻醉作用，故治胃神经痛有效。

附丁甘仁先生自制定痛丸

制香附三钱　乳没药六钱　烟膏二钱半　血竭一钱　枣肉三枚

糊丸如绿豆大，朱砂为衣，每服四粒。

按：此方治胃神经痛屡效，但有鸦片嗜好者，则少验。考尤氏《金匮翼》，有方名一粒金丹，治气痛，颇与丁氏之方类似，录之如次。

鸦片二钱半　阿魏一钱　木香　沉香各五分　牛黄二分半

上将沉香、木香、牛黄为末，以鸦片、阿魏放碗内，滴入溶化，和蜜为丸绿豆大。金箔为衣，每服一粒，热气痛凉水下，冷气痛滚水下。

（《中医新生命》1936 年）

胁下作疼兼胃口疼

齐斐章县尹，吉林人。寓天津河东义租界，年五旬，得胁下作疼，兼胃口疼病。

病因：素有肝气不顺病，继因所设银行赔累，激动肝气，遂致胁下作疼，久之胃口亦疼。

证候：其初次觉疼，恒在申酉时，且不至每日疼，后寖至每日觉疼，又寖至无时不疼，屡次延医服药，过用开破之品，伤及脾胃，饮食不能消化，至疼剧时，恒连胃中亦疼。其脉左部沉弦微硬，右部则弦而无力，至数较常稍数。

诊断：其左脉弦硬而沉者，肝经血虚火盛，而肝气又郁结也。其右脉弦而无力者，土为木伤，脾胃失其蠕动健运也。其胁疼之起点在申酉时者，因肝属木，申酉属金，木遇金时，其气化益遏抑不舒也。《内经》谓厥阴不治，求之阳明。夫厥阴为肝，阳明为胃，遵《内经》之微旨，以治此证果能健补脾胃，俾中焦之气化，运行无滞，再少佐以理肝之品，则胁疼可愈，而胃中之疼亦即可随之愈矣。

处方：生淮山药一两　大甘枸杞六钱　玄参五钱　寸麦冬四钱，去心　白术三钱，炒　生杭芍三钱　生麦芽三钱　桂枝尖二钱　龙胆草二钱　生鸡内金二钱，黄色杵捣　厚朴钱半　甘草钱半　共煎汤一大钟，温服。

复诊：将药连服四剂，胃中已不作疼，胁下之疼，亦大轻减，且不至每日作疼。即有疼时，亦须臾自愈，脉象已见和缓，遂即原方加减，俾再服之。

处方：生淮山药一两　大甘枸杞六钱　玄参四钱　寸麦冬四钱，带心　白术三钱，炒　生杭芍三钱　当归三钱　桂枝尖二钱　龙胆草二钱　生鸡内金二钱，黄色的捣　醋香附钱半　甘草钱半　共煎汤一大钟，温服。

效果：将药连服五剂，胁下之疼，霍然全愈。脉亦和平如常矣，遂停服汤药。俾日用生淮山药细末两许，水调煮作茶汤，调以蔗糖，令其适口，以之送服生鸡内金细末二分许，以善其后。

或问人之手足，皆有阳明经与厥阴经。《内经》浑言厥阴、阳明，而未指其为足经、手经。何以知其为足厥阴肝，足阳明胃乎？答曰：此有定例，熟读《内经》者，自能知之。盖人之足经长，手经短，足经原可以统手经，是以《内经》之论六经，凡不言足经、手经者，皆指足经而言。若所论者为手经，则必明言为手某经矣。此不但《内经》为然也，即如《伤寒论》以六经分篇，亦未尝指明为手经、足经，而所载诸，大抵皆为足经立法也。或问理肝之药，莫如柴胡，以其善舒肝气之郁结也。今治胁疼两主中，皆用桂枝，而不用柴胡，将毋另有取义乎？答曰：桂枝与柴胡，虽皆善理肝，而其性实有不同之处。如此证之疼，肇于胁下，是肝气胁结而不舒畅也。继因胁疼，累及胃中亦疼，是又肝木之横恣，而侮其所能胜也。柴胡能舒肝气之郁，而不能平肝木之横。至桂枝其气温升（温升为木气），能舒肝气之郁结，则胁疼可愈。其味辛辣（辛辣为金味）更能平肝木之横恣，则胃疼亦可愈也。惟桂枝性偏于温，与肝血虚损有热者不宜，故特加龙胆草以调剂之，性自归于和平矣。不但此也，拙拟两方中之要旨，不外升肝降胃，而桂枝之妙用，不但为升肝要药，实又为降胃要药，《金匮》桂枝为主药，是其能降胃之明征也。再上溯《神农本草经》，谓主咳逆上气吐息（喘也），是桂枝原善降肺气，然必胃气息息下行，肺气始能下达无碍。细绎经旨，则桂枝降胃之功用，更可藉善治咳逆上气吐息，而益显也。盖肝升胃降，原人身气化升降之常，顺人身自然之气化，而调养之，则有病者自然无病，此两方之中，所以不用柴胡，而用桂枝也。

（《神州医药学报》1933　1卷1、2、3期　志诚堂医案）

胃病验案

董君年五十六岁，患胃病，前医以噎膈治，服药三十余帖，历时数月，未见效验，亦曾经日医大井宏治过未效。余遵仲景胸胁苦满及胸痹为主，前后五诊，服药七八帖而愈，兹将方案汇录如后。

一诊：湿痰困潴中焦，胸胁苦满，心下痞鞕，痛彻于背，大解燥结，艰于纳谷，小便不畅，渴不思饮。脉沉弦，苔白腻，此三焦津液不通，而兼胸痹之证也。拟小柴胡及薤白栝蒌半夏合方，加苓术逐水为治。

柴胡二钱五分　姜半夏二钱　生甘草一钱　生姜一片　淡黄芩一钱　栝蒌实二钱　云茯苓二钱　大枣三个　上党参二钱　薤白一钱　生冬术二钱

二诊：服前方三帖，稍进谷食，胸胁苦满亦减，大便能一通。仍系燥结如羊粪，拟大柴胡及枳实薤白桂枝合方。

柴胡二钱五分　杭白芍一钱五分　川厚朴二钱　桂枝五分　淡黄芩一钱　枳实片二钱　栝蒌实一钱五分　生姜一片　姜半夏二钱　生大黄一钱　薤白四钱　大枣三个

三诊：服前方一帖，得畅解，一周来未见燥屎，均系条粪。此津液通行之证，惟胸痹仍未除，按之觉痛，拟茯苓饮小陷胸及橘皮茹合方。

云茯苓一钱　新会皮三钱　姜半夏二钱　生冬术二钱　枳实片一钱　川雅连三分　生甘草二钱　上党参二钱　生姜二钱五分　栝蒌实一钱　大枣三个

四诊：服前方二帖，谷食渐进，口内痰涎加多，两便亦通，惟胸胁仍觉微痛，拟小柴胡及苓桂术甘合方，加橘皮、竹茹。

柴胡地二钱五分　上党参一钱　桂枝二钱　竹茹一钱　黄芩一钱　云茯苓三钱　生甘草二钱　生姜一片　姜半夏二钱　生冬术三钱　新会皮三钱　大枣三个

五诊：服前方后饮食颇进，两解亦畅，口内痰水略减。以旧历端节多食肥厚，兼进糯米角黍，胸胁又略觉微满，心下稍硬，再拟茯苓饮及代赭旋覆汤合方加减。

茯苓二钱　党参二钱　橘皮三钱　姜半夏二钱　代赭石打光

煎，八分　甘草一钱五分　生冬术二钱　枳实二钱　生姜二钱五分　厚朴二钱　旋覆花一钱　大枣三个

（《中医世界》3卷15期　季卓人）

胃热

翁某　《内经》云：诸逆皆属于火，火伏于胃，胃热由冲脉以上腾，热气互相拮据，影响反射，刺激神经，故哕逆而呕，呕而腹痛。其气逆潮热自汗者，皆胃热之作扰也。其烦渴口糜者，亦胃热之为祟也。关脉弦急，白痧二三，大便不通，小溲短涩，泻胃热而肝郁自平，镇胃气而呃逆自止。

代赭石一两　生石膏一两　陈半夏二钱　川郁金二钱　锦大黄三钱　京丹参三钱　苏薤白二钱　川贝母二钱　怀牛膝三钱　香连翘二钱　蜜杷叶三钱　川楝子三钱

复诊：脉势颇平，胃逆已降，惟余邪未清，胃火犹盛，仍当用代赭石、石膏降胃热，以为君。半夏、郁金通胃气，以为臣。丹黄润肠泻火，贝膝散结行气，然泻利之药，有碍阴液，故佐玉竹、麦冬，以养真阴。

代赭石一两　生石膏两半　煮半夏二钱　川郁金二钱　京丹参三钱　锦大黄三钱　川贝母三钱　怀牛膝三钱　麦门冬三钱　明玉竹三钱

（《中医世界》3卷16、17期；7卷3期　临症医案）

胃逆作呕

平潭县署陈科长　热陷于胃，胃逆作呕，邪伏于脾，脾郁作吐，口燥苔绛，华氏表一百零四度，肺胃之火俱盛，弥蔓三焦，热闭肤密，痧点莫能发出，以致热邪不解，绵延不愈，搜邪托痧，兼平胃火。录方谨请钧裁：

寒水石一两　生石膏二两　原滑石八钱　银花蕊五钱　新竹

茹二钱　白通草二钱　杏仁泥三钱　金汁水二两冲　香连翘二钱　生枇杷二枚　陈半夏二钱　活芦根一两

林排长　少阳郁热，肝火乱动，且肝主筋，筋通于脑，热气刺激，其筋为动。肝动而脑亦动，故烦躁不寐也，宜平肝养神，肝平神足，则火不动，火不动，则寐矣。

酸枣仁四钱　肥知母五钱　川芎钱半　抱木神三钱　杭白芍二钱　北沙参四钱　石斛三钱　炙甘草五分

（《中医世界》1934年）

胃热呃逆治验

平潭下厝场村，张某，年近不惑。初患热病，兼发麻疹。多服辛托之药，延至十余日，不特外热不退，更加呃逆连声不休，日夜数百次。若饮以热汤，呃逆愈甚，甚至并将所饮之热汤，呕吐一尽，寤寐不安，诸药罔效，有邻居郑君，知予深究医术，遂为介绍延予，且谓病者曰：此病最属奇怪，若非见识高超，认症投药，鲜有不致偾事者矣。至次日，即舆来予室，为之诊断，断为热陷于胃，胃中之热刺激胃之神经，发动不宁，遂发呃逆，为疏竹叶石膏汤加代赭石、紫英石重镇胃逆，佐姜汁少许，麻醉神经，犹西医用莘茄膏，麻醉治呃之法。初服一剂，呃逆渐疏，呕吐亦平，原方加大黄五钱，服二剂，霍然而愈，继以叶氏养胃汤，以善其事。予思此症，是因热病误服辛托药之变症也。盖热病误用辛托药，俾胃热内炽，热气上腾，冲荡胃之神经，故发呃逆，乃用三石，清凉重镇，少佐以姜汁，麻醉止呕，竟奏奇功。设当时不觉此法，固执姜、连、竹、朴，则祸害丛生，慎哉，用药之关系，实为綦重也。

（《幸福杂志》1934年）

重用赭石治胃气不降验案

大城王家口王祐三夫人，年四旬，大便恒多日不行，若过旬日不行时，其上焦必烦热，恶心呕吐，或耳鸣目胀，用药下其大便，而下次仍如旧。五六年间，服药近千剂，皆不能拔除病根。其夫在津经商，因来津求为诊治。其脉左右皆弦，而右部尤弦长有力，此乃冲气上冲，更兼胃气不降也。为疏方用生赭石细末两半，生淮山药一两，甘枸杞、玄参、天冬、生杭芍、柏子仁、怀牛膝各六钱，煎服一剂，大便即通下。继即原方略为加减，连服三剂。大便日行一次，心中甚觉舒畅，俾按原方再服数剂，大便日行两次，遂停药不服，数年难治之证，从此除根矣。按赭石为铁氧化和（氧七铁三）善能降胃镇冲，又善镇熄肝气肝火，故能止呕吐，通大便，止吐血衄血，宜生用不宜煅用（凡药之含氧气者，皆不宜煅，徐灵胎谓煅用则伤肺），然其质甚硬，必轧为极细末，暴火煎之，其药始能煎出。

（《幸福报》1930年）

呃逆

常熟慧日寺，伤科刘震扬，始因湿温发疹，其人体丰湿重，医进以牛蒡、山栀、连翘等，已有十余日，邀余诊之。脉来涩滞不扬，舌薄白，神识如蒙，冷汗溱溱不断，身有红疹不多，溲少而赤，呃逆频频，症势甚危。余曰肥人气滞，湿邪化热，弥漫胸中，如云如雾，充塞募原，神识昏蒙，况呃之一症，有虚实痰气、湿血寒热之分，不可专言是寒。鄙见看来，上焦气机阻逆，断不可拘于丁香、柿蒂之法。先立一清轻芳香，先开上焦，佐以降逆泄热，进以苏子梗、藿香梗、通草、郁金、沉香屑、杏仁、茯苓、薏仁、佩兰、半夏、橘皮、姜竹茹，另研苏合香丸汁，频频呷之。服后，神气日清，诊七八次，皆进以芳香苦泄淡渗法，而热退呃平，乃愈。此症若误疑呃逆为虚寒，投以温补立毙。所以看病，当看全局，遇兼症并病，宜先立一着主见，自不致眩惑彷徨，然非临证多者，不克臻此。

（《国医杂志》7集　诊余集　荆溪余景和听鸿甫著　孙鸿孙）

胃热将腐

徐敬山伤寒郁热，过经不解，愈后复谵语神昏，刺高胎黑，耳聋如愚。六脉洪大，此阳明胃热，血化为斑之状。乃燃灯照其胸腹，果紫斑如绿豆大者，朗如列星，但未全透于肌表。宜清胃解毒，使斑点透露，则神清热减矣。用竹叶石膏汤二剂，壮热顿退，斑势焮发，但昏呆愈甚。厉声呼之，亦不觉醒，全无活性，惟脉息尚未断绝，俱云死矣。余复诊其脉，两手皆在，不过虚微耳。盖此症始因胃热将腐，先用寒凉以解其客热，今邪火已退，正气独孤，故两目紧闭，僵如死状。急用补胃之剂，以醒胃脘真阳，生机自回也，即以生脉散，合四君子汤一剂。至夜半而两目能视，乃索米粥，以后调理渐安。

（《中医杂志》4期　李用粹遗著　王雪楼录　旧德堂医草）

食滞

住在七浦路景兴里一个姓唐的妇女，去年曾经生过一次热病，是我治愈的。她今春又患了积滞症，既而又患了流火症，都是用清下凉血的方药治愈的，所以我很明了她的痛。如果发生，大概总属于实证热证，这是我对于她的病理观念，这也许是武断罢！

一天她又来请诊了，说是：“腹部有点隐痛，大便不畅，即使解出来，也很胶黏。我的月经也二月没有来了，恐怕是经阻的缘故。”当时我很以她的意见为然的。至于她的脉滑苔黄，更显得是食滞症。况且她的病总是属于实热证的呢？所以我不假思索地拟了一张消导方，用的药无非是山楂、内金、神曲、枳实、蒌仁、莱菔子之流。

第二天她来复诊，我从她的言语中知道她吃了药后，有力量了，我根据她的体质的壮实，就拟了大承气汤加消导药的大剂。

第三天的早上，她解下了很多黑黏像油一般的肠垢，有三次之多，但是腹部还是觉痛，我以为是食滞未清，仍旧以原方加减。

第四天接连又解了多次的大便，但是最后二次的粪便颜色已经变成黄色，她仍觉得腹痛，同时腰也酸了。呀！不好了，依理食滞的腹痛，应当随便下同去，为什么阵阵加紧，而至于腰酸呢？不好了，这是我的过失，这一定另有缘故，事实不得不许我加以研究。经过一番考虑，格外可以证明我对于她的身体结实的结论，否则也经不起二次大承气汤的攻下了，她是怀了孕了，她的孕有动摇了，我就开一张安胎方。

果然不出我所料之外，明天她什么都好了。三个月后，她介绍一个病人来诊的时候，她的便便大腹显明地在我眼前掠过，这是一件何等侥幸的事呀！

这医案有何价值？值得大书特书呢！然而我以为这医案假使是在古今名医医案书籍上，必定据事实直写的。他也一定抹去前二天治疗的经过，他会得说一按脉便知道是有孕，显得他对于脉理研究的深刻，接下来说食滞症当攻下，是根据《内经》所说“有故无殒亦无殒也”的话，而用大承气汤，这样又显得他学问渊博，心细胆大。他以后决不会说吃了药后的腹痛腰酸，即说肠垢既清，接予安胎，这样不根据事实的医案，反使读者有“此名医之所以为名医也”的感想。然我以为是可耻的，所以我的医案是根据事实，不作欺人之谈为宗旨的（丙子年）。

（《复兴中医》2卷5期　胡安邦）

腹症

某　寒热腹鸣泄泻，表里两感于邪，治当兼顾。

银柴胡一钱五　酒条芩钱半　青陈皮各一钱　鸡苏散四钱　煨葛根二钱　川厚朴一钱　青防风钱半　赤茯苓二钱　大豆卷四钱　大腹绒三钱　焦六曲二钱

（《国医杂志》1933年6、11、12期；1934年6—11期　澄斋医案）

便泄

夏秋便泄，肠鸣腹痛，脉虚内热，脾荣已伤。治宜健脾和胃，以畅中宫。

潞党参三钱　青防风一钱　清炙草一钱　补骨脂三钱　焦东术三钱　大白芍三钱　大腹皮一钱　肉豆蔻一钱五分　广木香一钱　荷叶包陈米一撮

（《国医杂志》1933年6、11、12期；1934年6—11期　澄斋医案）

伏暑伤脾

寒热既止，腹泻未除，舌白口渴，脉濡数，此伏暑伤脾也。仍宜和化。

煨葛根一钱五分　焦白芍二钱　猪赤苓三钱　炒防风一钱五分　陈广皮一钱　益元散五钱　焦麦芽四钱　焦白术三钱　煨木香七分　鲜荷叶一张　大腹皮一钱

（《国医杂志》1933年6、11、12期；1934年6—11期　澄斋医案）

腹痛便泄

腹痛便泄，延已半年，盗汗，恶寒头昏，脉细，中枢失运，调气为先。

炒党参二钱　制香附二钱　春砂仁七分　煨肉蔻一钱　制冬术二钱　青陈皮各一钱　大腹皮绒二钱　补骨脂一钱　炙甘草一钱半　炒白芍一钱五分　炮姜炭五分　煨木香五分　炒福曲三钱

（《国医杂志》1933 年 6、11、12 期；1934 年 6—11 期　澄斋医案）

脾虚便泄

脾虚便泄，间或带血，病已有年，用景岳寿脾煎为法。

潞党参二钱　炒归身一钱半　远志肉八分　地榆炭一钱半　制冬术一钱半　炙黑草一钱　炒枣仁三钱　荆芥穗一钱半　细怀药四钱　炮姜炭五分　炒白芍三钱　侧柏炭二钱　生黄芪四钱

（《国医杂志》1933 年 6、11、12 期；1934 年 6—11 期　澄斋医案）

小便浊而痛

马君　小便浊而痛，左腹股有痃，经西医注射药液，不复知酸痛，脉略弦，而舌苔黄干。

萆薢二钱　泽泻四钱　桔梗钱半　土牛膝三钱　海金沙四钱　仙遗粮八钱　木通一钱　赤苓五钱　象贝三钱　生草梢二钱

复诊：得药溺清无浊，停药后，稍似复作，然甚轻，晨起口苦，且头晕，右脉浮大，有胃火。

猪赤苓各四钱　飞滑石四钱，包　竹茹三钱　真阿胶四钱，后下　建泽泻四钱　仙遗粮六钱　枳实二钱　生白术三钱　川萆薢四钱　生草梢一钱

（《中医新生命》1934—1937 年 1—31 期　陆渊雷医案）

酒后疾

陈先生　酒后骤之冷气间，遂腹胀腿强，此病及神经不

速治，或成痼疾。脉迟，右尤沉细。

赤白芍各二钱　黑附块先煎二钱　木瓜三钱　炙草一钱　木香炒八分　槟榔钱半　葛根二钱　枳椇子三钱

（《中医新生命》1934—1937年1—31期　陆渊雷医案）

腹胀治验

镇江李逸仙之夫人患腹胀症数月，舌部少苔，其质光绛，诊脉沉涩，两半若无。面色不泽，皮肤干燥，甲白唇淡，头昏神倦，溲黄便干，不能日下。经行色淡且少，前所服方：五苓、平胃、二陈、桂附理中等，未效。经以清气在下则生腹胀，然须分以虚、实、食、湿、气、血、寒、热，或血瘀、虫积之各殊。此属虚，肝弱顺侮于脾，脾胃之阴失和，脾胃之阳甚旺，旺则生火，与湿邪之胀不啻有霄壤之殊也。用白芎、归身、金铃、蒌、贝、滑石、地、丹、夏枯、冬葵子、金橘皮、蒺藜、阿胶、莲心、黑脂麻、沙参、扁豆、乌梅、藕等出入加减为方，服二星期，遂得胀消，诸恙亦平。汪讱庵曰：阴虚之体而以辛香快气取一时之效，是速其毙也。

（《三三医报》1923年1卷7期）

腹胀拒食

海滨倪某子，病后遽食羊肉，致腹胀拒食，食则气喘，此土衰不能健运之故，投以六君子汤而愈。

（《中医杂志》12期　孙秉公　寄瓠室医案笔记）

便后见血

便后见血，色鲜而多，劳则病剧，当与和摄脾荣。

嫩绵芪钱半　炙黑草钱半　荆芥炭钱半　炒归身钱半　炒白芍三钱　侧柏叶钱半　槐花炭钱半　焦冬术钱半　炒枳壳一钱

灶心土五钱，包煎　驻军丸三钱　分二服。

（《国医杂志》1933年6、11、12期；1934年6—11期　澄斋医案）

便后还血

便后还血，鲜瘀不一，湿热流于荣分，阴络损伤极矣。

炙生地五两　酒芩炭钱半　槐花炭二钱　地榆炭二钱　归身炭钱半　炮姜炭四分　侧柏炭钱半　荆芥炭钱半　炒赤芍二钱　乌梅炭一钱　丹皮炭钱半　甘草炭一钱　藕节炭二枚　枳壳一钱

（《国医杂志》1933年6、11、12期；1934年6—11期　澄斋医案）

下利便血

熊先生　常下利，且便血，曾服补中益气，利益甚。此不可解者，左腹回肠部痛，无盲肠炎之压痛点，不甚实，舌色平。

淡芩二钱　炒故纸钱半　土炒白术三钱　伏龙肝一两，包　干地黄五钱　黑附块三钱　云苓四钱　白芍二钱　炒槐米四钱　地榆炭三钱

复诊：昨大便两行，俱不稀溏，血亦只余渖，是大势已定，脉太数而有压力。此须平之，舌色淡而润。

赤石脂四钱　生熟地各四钱　炒槐米四钱　熟附块二钱　禹余粮四钱　淡芩二钱　炒故纸钱半　怀膝五钱　伏龙肝一两包　白芍三钱　土炒白术三钱　炙草一钱

（《中医新生命》1934—1937年1—31期　陆渊雷医案）

便血症

江阴胡左，患便血症，胸闷纳少，神疲力乏，形容消瘦，夜不安寐，已经年余。医治一载，更医十余，未有一效。其友识余，请往诊之。诊其脉象弦数，余曰：此病由肝脾两经郁结所致。经云肝主疏泄，肝郁则气热，脾主统摄，

脾郁则气逆，肝又为藏血之脏，血得热则溢，脾又为统血之脏，气逆则不能摄血，此便血之所由来也。血色鲜红，知非瘀血，夜不安寐，血亏可知。胸闷为其气填塞胸中也，治以清肝理脾，引血归经法。一剂诸恙大退，二剂便血止，后服调养之剂而痊云。拟方列下：

炒丹皮　炒赤芍　炒当归　炒白术　西潞参　地榆炭　槐角炭　炙升麻

（《中医杂志》14、16期　吴冠廷　治验笔记）

便血

病名：便血。

原因：素有痔漏之患，彼时年壮，不以为意，饮酒劳碌，毫无顾忌。近则年力渐衰，屡犯屡亟。己巳七月二十日，往田里督工，稍加劳碌，而发生斯症。

症候：初起腹中微痛，便后下血，至五日下血渐多，前医用地榆，槐花，佐以引血归经之品。服十数剂无效，延经月余，状似面黄神倦。

诊断：脉强苔薄，面黄神倦，先便粪，后下血。《内经》所谓阳络伤则血外溢为衄血，阴络伤则血内溢为后血。窃意阳络，当即西人所谓出血管，阴络当即西人所谓回血管。阳气上行故为衄血，而凡类乎衄者皆为阳，阴气下行故为后血，而凡类乎后血者，皆为阴。此即阴气下行，而为后血也。乃肝络湿热渗入于脾，脾不能健行，乘气之虚，下注而起。

疗法：拟金匮黄土汤意治之，以灶心黄土、苓、术、山药、甘、苡等，温燥而去寒湿为君。以生丹、归、芩、乌、菟、龟、牡、茜草等，清解血热，兼滋肝肾以佐之。

处方：灶心黄土洗一两　土炒白术一钱五分　茜草炭二钱　西归须二钱　土炒淮药三钱　乌贼骨二钱　云茯苓三钱　干地黄三钱　炒丹皮一钱五分　酒炒黄芩一钱五分　败龟板三钱　菟丝子二钱　盐水煅牡蛎五钱　生熟薏米三钱

效果：服三剂便血减少，又三剂便血时有时无，此方服十二剂，便乃愈。

（《中医世界》3卷15期　翟冷仙）

腹痛

施左　腹痛绕脐，缠绵一载，大便燥实，小溲短赤，症属小肠热滞内停。《素问·举痛论》曰：热气留于小肠，肠中痛，瘅热焦渴，则坚干而不得出，故痛而闭不通矣，通则不痛，大承气主之。

生大黄三钱　江枳实钱半　元明粉三钱冲　全瓜蒌三钱　净银花三钱　郁李仁三钱　生甘草八分　淡竹叶钱半

（《中医世界》1931年2卷11、12期　谦斋医案）

腹痛

一童子年十三四，早间嬉耍自如，午后忽然腹痛，手足厥冷，势甚危险。请吾师高春江先生诊治，察其舌苔白厚，脉皆伏。重按始见如丝，肌肤微热。先生断为厥阴证，与当归四逆汤方而去。次日复诊，手足皆温，惟腹痛如故。先生细察苔脉，并询腹痛之由，病家云：昨日午餐过饱，后即腹痛。先生曰：此经谓饮食自倍，肠胃乃伤，《伤寒论》所谓大实痛者之症也。乃按其腹，果然拒按。盖饮食过饱，障碍脾胃之输转，不独食物停顿难消，即气机一时亦受其阻窒，故而脉伏肢冷，得当归四逆汤之流转气机，疏通营血，故肢温脉起，腹仍痛者，宿食未去故也。遵仲景之法，以桂枝汤加大黄，去胃中之腐秽，一啜下积粪甚多，腹痛堕已。

（《中医杂志》11 期）

大便难

袁老太太　八十高年，平时大便难，得泻盐，始行一次，改服燕医生补丸，致腹痛，小便至今涩小，今胸腹满闷，恐是肝脾肿，噫与下气俱不行，脉弱舌白。

人参须三钱另煎冲　当归三钱　莪术二钱　木通一钱　黑附块二钱　生白术二钱　干蟾皮钱半　陈皮二钱　淡苁蓉四钱　三棱二钱　制香附二钱

（《中医新生命》1934—1937 年 1—31 期　陆渊雷医案）

大便燥结

邬先生

药后甚效，无须更张。脉右大于左，似稍有问题，大便时或燥结，舌苔根上黄，胸廓中微痛。

生西芪一两　桂枝钱半，后下　枳实二钱　归身二钱　白芍三钱　麻仁三钱，研　葛根五钱，后下　全瓜蒌三钱　鲜藿香三钱　六一散四钱，包

（《中医新生命》1934—1937 年 1—31 期　陆渊雷医案）

大便不通

金夫人　吐不止，虽大便不通，然脉濡细舌清润，非可下者，止吐兼利湿可也。

老苏梗二钱　生半夏洗去滑，四钱，医生负责药铺照配　茅白术各二钱　桂枝二钱　云茯苓五钱　枳实二钱　炙草一钱　生姜五钱

（《中医新生命》1934—1937 年 1—31 期　陆渊雷医案）

便秘

钱左　不大便五日，以快药下之，大便溏薄者亦五日，便溏止而腹微痛，得糖而自愈，愈又大便燥结矣。夫高年染

烟，素有痰饮，阴虚而肠燥，气困而湿阻可知。猛攻则中气下陷，得耱则气机松动，然肠燥依然，势必再结，病在气不能煦，血不能濡，当上下分治之。

炒白术钱半　云茯苓三钱　清炙草五分　仙半夏钱半　陈皮钱半　大麻仁三钱　瓜蒌仁三钱　黑芝麻三钱

（《中医世界》1930年2卷9、10期　秦伯未医案）

秘结

肾主五液，故肾实则津液足，而大便滋润，肾虚则津液竭，而大便秘结，按秘结不一，有热燥、风燥、火燥、气血、虚燥阴结、阳结之多名，一切血少血多所致。

内因

或房劳过度，饮食失节，或恣饮曲蘖，过食辛热，饮食之火起于脾胃，淫欲之火起于命门，以致火盛水亏，传送失常，渐成燥结之症。

外候

腹中不宽，饮食无味，小便黄赤，口多粗气，有去后而复不能尽之状，故胸满实痛，口燥舌胎。秘结不可用峻剂。

不可概用巴豆、牵牛之类下之，损其津液，燥结愈甚。复下复结，极则至导引于下而不通，遂成不救。

秘结不可发汗

或有血虚脉大如葱管，发热而大便结燥者，慎不可发汗，汗之则亡津液，闭结而死。

治秘结大法

如少阴不得大便，以辛润之，太阴不得大便，以苦泻之。阳结者散之，阴结者热之。若小便自利，大便硬，不可下，以脾约丸润之。诸风热燥结者，亦可润之，有物而结，当下之。《直指》云：凡大便不通，用大黄、巴豆等药而为效，此阴阳关格，水火不升降也。有热用来复丹，夹三黄丸，薄荷汤下。无热用养正丹，夹神保丸，陈皮汤下。《鉴》云：胃实而秘者，能饮食，小便赤。当以利气丸、三黄丸、脾约丸之类下之。胃虚而闭者，不能饮食，小便清利，以厚朴汤主之。盖实闭物也，虚闭气也。

脉法

脉多沉伏而结，阳结脉沉实而数，阴结脉伏而迟，或老人虚人便秘，脉雀啄者不治。

治法

主以四物汤加枳实等。因热甚，加条芩、黄连。因风胜加防风、麻仁、郁李仁，因血少，加桃仁、红花。因气滞，加木香、槟榔。因于寒，加肉蔻、木香。老人、虚人病后宜蜜导法。

脾约丸　治津少大便秘。

大麻仁　炒枳实　小厚朴　炒白芍　制大黄　光杏仁

上为末，蜜丸桐子大，每五十丸温水下。

浊脾丸　治久病，腹中实热，大便不通。

大麻仁用生绢盛百沸汤中，浸次日晒干袭之，粒粒皆完者　小厚朴　西赤芍　制大黄　炮杏仁

上为末，蜜丸桐子大，每三十丸温水下。

通幽散　治大便难出不通，上冲吸门不开，噎膈不便，燥气不得，下治在幽门以辛润之。

炙甘草　原红花　根生地　大熟地　绿升麻　单桃仁　当归身

上咀，水煎临服，入槟榔末五分。

备急丸　治胃中停滞寒凉之物，大便不通，腹中作痛。

制大黄　炮干姜　生巴豆

上为末，蜜丸小豆大，每三丸，量人大小与之。

（《中医世界》“医药提要”8卷2期）

大便难

某少年病经二月，邪去正伤，纳呆微胀不运，舌苔薄白，脉形濡弱，大便二十余日不解，少腹壅塞不舒，医疑温病之后，遂用攻下。临厕几致晕绝，而仍不解。改邀余治，投宽肠达气之品，为枳壳、陈皮、麻仁、杏仁、槟榔等辈，亦不应。爰思肠胃一气贯通，使中气充足，则弹射力自强，不攻而自下矣。此症虽由温病，寒凉过剂，邪去正伤，有似阴结，而半硫丸恐非虚体所宜，即非燥结，猪胆导法，亦不可用。爰于原方，加党参四钱，二剂之后，下粪三四升许，纳遂渐旺，病亦寻愈。

（《中医杂志》5期　唐家祥　诊余随笔）

大便秘结

常熟西门虹桥叶姓妇，正月间血崩，经蔡润甫先生，服以参芪等补剂，血崩止。余于二月间到琴，邀余诊之，腹胸不舒，胃呆纳减。仿异功散，加香砂、香附等进之，胸膈已舒，胃气亦苏，饮食如常矣。有四十余日未得更衣，是日肛中猝如大痛如刀刺，三日呼号不绝，精神困顿。有某医谓脏毒、肛痈之类，恐大肠内溃，后邀余诊。余曰：燥屎下迫，肛小而不得出，即进枸杞子，苁蓉、当归、麻仁、柏子仁、党参、陈酒、白酒之类大剂饮之。明晨出燥屎三枚，痛势稍减后，两日肛中大痛，汗冷肢厥，势更危险，他医以为肛中溃裂。余曰：如果肛中溃裂，何以不下脓血？　经曰，清阳出上窍，浊阴出下窍，此乃清气与浊气团聚于下，直肠填实，燥屎迫于肛门，不得出也。当升其清气，使清阳之气上升，则肠中之气可以展舒，而津液可以下布，蜜煎胆汁虽润，亦不能使上焦津液，布于下焦，进以大剂补中益气汤，加苁蓉、杞子，煎浓汁两碗服之，又下巨粪如臂，并燥屎甚多，肛中痛已霍然，后服参苓白术散十余剂而愈。

（《国医杂志》7集）

不食不便

太仓沙头镇陈厚卿，为人俭朴笃实，足不出户，身体肥胖。是年秋，觉神疲肢倦，胃纳渐减，平昔可食饭三碗，逐渐减至碗许，延医治之，进以胃苓汤、平胃散、香砂枳术之类。后邀支塘邵聿修先生以为胸痹，进薤白、瓜蒌等，不效，后又延直塘任雨人先生，进以参苓白术等，亦无效，四十余日，未得更衣，二十余日未食，脉见歇止。雨人曰：病久脉见结代，五日内当危，举家惊惶，吾友胡少田，即厚卿妹丈也，邀余诊之。余见病人毫无所苦，惟脉三息一止，四息一止，而不食不便。余曰：人之欲死，其身中阳气，必有一条去路，或气促大汗，或下痢不休，或神昏陷塌，今病人无所苦，五日之危，余实不解。脉之结代，以鄙见论之，系服燥药淡渗之品太多，肠胃枯涩，二十余日未食，四十余日未便，无谷气以生血脉，血脉干涩，不能流利，故脉见代结也，未必竟为死症。余立一方，以附子理中合建中法，通阳布阴，滑利肠胃：党参五钱　于术四钱　炙草一钱　干姜八分　附子四分　桂枝五分　当归四钱　白芍三钱　淡苁蓉五钱　枸杞子四钱　饴糖五钱　红枣五枚　鹿角霜五钱旁人见方哗然曰：此方非食三碗者，不能服此药，且四十余日未大便，火气热结，再服桂枝姜附是益其燥也。余曰：因其不能食，自然要服补药，因其大便不通，自然要服热药。如能食饭，本不要服补药，能大便，本不要服热药，药所以治病也，岂有能食能便之人而妄服药者乎！人皆以余为妄言，余曰：余在此，候其服药，如有差失，自任其咎，与他人何涉？众始不言，照方服后，稍能食稀粥。旁人曰：昨日之方太险，宜略改轻，余诺之。将原方桂枝易肉桂，鹿角霜易毛角片，党参换老山高丽参。众人阅方曰：不但不改轻，且反改重，七言八语，余甚厌之，曰：延医治病，其权在医，旁人何得多掣肘？又服两剂，再送半硫丸二钱，已觉腹痛，大便稀水淋漓，三日夜，共下僵硬燥粪四十余节，每节二三寸。以参附汤助之，大便之后，服归脾汤而愈。后旁人问余曰：大便既四十余日未更，而服如此热药，反能通者，何也？余曰：人之大便不通，如河道之舟不行，气不畅者，如舟之无风，当服以理气药。如河中水涸，舟不得行，当进以养血润肠药。如河中草秽堆积，当服以攻积导滞药。如有坝碍阻塞，当服以软坚攻下药。此症乃河中冰冻不解，不能行舟，若不服以温药，使暴日当空，春回寒谷，东风解冻，其舟断不能通，阴结之症，非温药安能奏效？若云大便不通，即服攻下之品，此人人能为之，延医何为哉。

（《国医杂志》7集　荆溪余景和听鸿甫著　孙鸿孙　诊余集）

湿聚便血

常熟旱北门李姓妇，始以泄泻鲜红血，顾姓医进以白头翁汤，服后洞泻不止，纯血无度，邀余诊之。脉沉欲绝，冷汗淋漓，舌灰润，色如烟煤，肢冷畏热，欲饮不能饮，言语或蒙或清。余曰：下痢纯血，议白头翁汤，亦未尝不是。然厥阴下痢纯血，身必发热，太阴湿聚，下痢纯血，身必发寒，太阴为至阴湿土，非温燥不宜，兼之淡以渗湿为是。拟胃苓汤，加楂炭、黑干姜一剂，尚未回阳，而神识稍清，再进：白术二钱　猪苓二钱　赤苓二钱　炒薏仁四钱　楂炭三钱　泽泻二钱　桂枝一钱　炮姜五分　藿香一钱　蔻仁五分　荷叶蒂三枚　姜枣服之。泄泻已止，痢血亦停，渐渐肢温汗收，神识亦清，后将原方更改，服二三剂而愈。此症本不甚重，此方亦不奇，若拘于方书，误用寒凉，难免呃逆虚痞呕哕，汗冷肢逆，恶候丛生，往往不救，甚矣，辨症之难也。

（《国医杂志》7 集　荆溪余景和听鸿甫著　孙鸿孙　诊余集）

便血伤脾

吾友邹培之便血三年，脾土极虚，面浮足肿，色黄，胃气索然，精神极疲，稍服清剂则泻，稍服补剂则胀，稍服清剂则口燥舌干，用药难于措手。丁雨亭先生曰：每日用黄土一斤，清河水五六碗，煎沸澄清，候冷去黄土，将此水煎茶煮粥，依法试行一月，脾土稍旺，饮食稍增，便血亦减。再服二三月，诸恙大减，浮肿俱退。后服健脾养血化湿等剂，数十剂而愈。余问曰：黄土一味，此方出于何时书。丁雨亭先生曰：仲景黄土汤治便血，重用黄土为君药，土生万物，脾土一败，诸药不能克化，取黄土色黄而味淡甘，以土助土，味甘入脾，色黄入脾，味淡渗湿，湿去则脾健，脾健则清升，此乃补脾于无形之中，勿以平淡而忽之，盖平淡中自有神奇耳。

（《国医杂志》7 集　荆溪余景和听鸿甫著　孙鸿孙　诊余集）

肠下垂

庞世兄　自觉腹左有物下坠，平卧则起，行立又坠，此尚未至赫尼亚程度，不过肠下垂症耳。久不已，阻碍消化，须用软布扎肠下部，兜起肠。服补气生肌之药，使肠系膜丰满，以维系之。脉太迟细，舌苔紫腻，肠胃小有积滞。

生芪六钱　黑附块钱半　太子参三钱　生姜铜元大三片　当归二钱　谷麦芽各三炒　升麻一钱　白芍三钱　川连五分　炙草一钱

（《中医新生命》1934—1937年1—31期　陆渊雷医案）

腹满

严先生　腹满三个月，上及心下，旁支两胁，睾丸亦胀而不痛，二便少，据云向患失眠气郁，脉细弱，舌淡白，虽未见恶象，但不易愈。

鳖甲炙三钱　白芍三钱　苏全三钱　云苓四钱　蟾皮二钱　炒潞党四钱　厚朴二钱　当归二钱　白术三钱，土炒　姜夏三钱

（《中医新生命》1934—1937年1—31期　陆渊雷医案）

腹胀不和

湿食：僧　湿食郁遏，腹胀不和，治宜疏化。

藿香正气丸、保和丸各二两，二味和匀，每服三钱，开水送下。

（《中医杂志》11、14、15期　非非子录　凌晓五医案）

单臌胀

单臌胀：邢　湿热侵脾，脾虚作胀，土不生金，肺失清肃，咳嗽便溏，单腹臌胀，青筋外露（或腹笥臌胀，青筋外露，势成单臌之疾）。脉双弦而濡，治之非易易耳。

生于术　大腹绒　陈香橼　鸡内金　小温中丸　枳实　新会皮　沉香曲　楂炭便结易莱菔子　制香附　法半夏　赤苓　车前子

前症　李　腹臌胀，希冀万一。

生仙居术一钱，陈新会皮一钱。二味煎汤，送丹溪小温中丸三钱。

（《中医杂志》11、14、15期　非非子录　凌晓五医案）

下利腹中雷鸣

下利腹中雷鸣，欲不痛，人甚困顿，有时且汗出黏冷，脉尚有滑意，舌微黄而湿重。

川连五钱　姜夏三钱　苡仁五钱　淡芩二钱　太子参二钱　炙草一钱　干姜八分　赤苓四钱　藿香正气丸三钱　鲜荷叶一角，刺孔包煎

复诊：九月三日

下利一药遂止，今日得干便。惟腹中仍时有雷鸣，腰重脚酸，晨起胸微满，口渴，有时吐沫，脉已细，舌苔平，但调胃便得。

生白术二钱　淡芩二钱　太子参三钱　炒壳麦芽各四钱　厚朴一钱　生草一钱　生山药四钱，打碎勿炒　陈皮二钱　云苓四钱　原钗斛三钱

秋间疟疾及胃肠病，渊师治愈甚多，不及备录。编者

（《中医新生命》1934—1937年1—31期　陆渊雷医案）

泄泻

孙左　据述病情，意欲戒烟，而服西药下之，以涤脏腑宿垢，连服二日。始而日夜泄泻七八次，继而十余次，日渐加多，食减神疲，欲止而不能止，小便亦因之而频数，于是口渴引饮，饮亦不能解渴，愈渴愈饮，愈饮愈渴，每日夜茶饮念余壶之多。凡饮入于胃，肠鸣漉漉，水声曲折下趋，自知趋于前则小便不禁，趋于后则大便泄泻，甚则谷食夹下，形肉日见瘦削，如此病状，将近匝月。刻诊脉象濡细，真阳

已衰，细心研究，西药下之，必然大苦大寒，而伤脾肾之阳。仲景云：太阴之为病若下之，则利不止，即此例也。小便不禁者，肾阳已伤，火不生土，则中气虚陷，胃关大开而无摄纳之权，职是故也。口渴引饮者，亦系命门火衰，不能蒸水化气，津液不得上承也。症势危笃，颇为棘手。姑拟附子理中汤，温补脾肾之阳，固守胃关，以观其幸。

熟附片　生甘草　煅牡蛎　炙粟壳　炒白术　炮姜炭　天花粉　荷蒂　西潞参　五味子　淮山药

复　前进附子理中汤，温补脾肾之阳，而固胃关。连服两剂，大便泄泻，十减其半，小便仍然不禁，宗金匮男子消渴，小便反多，饮一溲一之例，原方去花粉，加肾气丸另吞。

按此症胃关不固，二便不禁，阳微欲绝，危笃极矣。黄师治以附子理中汤继加肾气丸，前后共五剂，诸恙均愈。经方功效，如此其捷，亦黄师善用经方之功也。

（《中医杂志》2期　黄志仁录　孟河黄体仁先生医案）

风寒洞泄

王敏斋年四十八岁，身体素强，春间稍染感冒，不耐药饵，越旬余，遂变溏泄，缠绵数月，服药无效，后经友人吴君介绍，邀余诊视。见面上气亏色白，瞑卧亦属安静，惟饮水下咽，旋即泄去，泄时必欠而呕，呕时头目眩晕，按其脉，微细异常，或有或无，细若游丝，脉证合参，此为洞泄转变之症也。审其所因，则自肝邪始，盖春受感冒，郁而不发，伏于膜原之间，阻碍厥阴少阳。条达之性，乘其不胜，袭入禽凛而为殃，故经曰：“春伤于风，夏生飧泄。”又曰“久风生飧泄”，如乃风邪缠绵，肝木横恣，侮其脾土，脾土不升，清气下陷而为泄也。而医者不知升脾疏风，纯用淡渗燥烈之药，触犯灵虚，累及肾气，不能收摄，致使幽阑洞开，将肠胃之素积，空壁扫出，今所幸者，尚能宁卧安寝，足征其禀赋素丰，阴阳尚未遽离，病势虽危，犹可挽救。

因此疏方：野台参三钱　漂于术三钱　白茯苓三钱　炙甘草二钱　山药四钱　宣木瓜二钱　生龙骨三钱　左牡蛎三钱　五味子二钱　杭白芍二钱　生赤石脂末三钱　禹余粮末三钱

方剂诠解：用四君子补虚升阳为君，肝主疏泄，不敛戢肝风，病根终莫能去。故用宣木瓜、五味子、芍药、山药之酸以敛肝阳，兼收摄脾肾耗散之气为佐，龙骨、牡蛎既善敛肝，又能固脱，合煎浓汁，调二石之末，以止下焦之脱为便。连服三剂，病势已见转机，五剂，诸恙悉退。饮食渐增，遂定第二方，嘱其久服莫间：野台参四钱　漂于术三钱　云茯苓三钱　甘草二钱　明附片二钱　服六剂而愈。

（《光华医药杂志》2卷6、7、8、10、12期　怀葛斋验案）

久泻

李某　脉形沉数，重按滑急，沉数为里热，滑急为伏暑，热郁于肠，肠不蠕动，则物积以化热，热夹以作泻，暑埋于胃，胃不运化，则气郁以生火，火炽以作痛。查病起于六月间，炎暑冒热，显然矣。误服桂附辛温，添薪救火，遂俾热邪愈结愈固，设使寒证，则桂附为对症良药，岂有不能治之理乎。但症延数月，热伏太久，正气就衰，补正则邪甚，除驱邪则正气堪虞。势居两难，姑遵张锡纯之变化人参白虎汤法。

西洋参钱半　生石膏一两　淮山药一两　黑元参五钱　肥知母三钱　贡麦冬五钱　活龙齿五钱　左牡蛎一两　苦桔梗二钱

建莲子三钱　杭白芍二钱

二诊：前方服后，热势稍平，舌质转润，精神顿清。症涉坦途，但内热未息，胃火尤炽，宜白虎泻胃火。泻火太甚，恐伤胃阴，加淮山养胃，元参育阴，热动肝扰，佐白芍以平肝，火旺克肺，增桔梗以开肺，肝平肺开，则肠胃之收缩有力，胃强阴足，则三焦之决渎无亏，此法即不治泻，而泻自止，不利尿而尿自利矣。

生石膏二两　肥知母三钱　淮山药五两　黑元参八两　杭白芍三钱　苦桔梗三钱　建莲子三钱　云茯苓三钱

三诊：久泻胃阴大伤，肠管莫能收摄，以致三焦之水道不畅，膀胱之气化不调，小溲短赤，大便溏泻，关尺弱微，脉搏动是。心火不能下交肾阴，清浊不分故也。当补气以固脱，宁心以涵肾。

肥知母四钱　川黄柏二钱　贡麦冬五钱　左牡蛎一两　活龙齿三钱　南沙参三钱　建泽泻三钱　生石膏二两　淮山药八钱

四诊：脉势急数，按之无力，肌肤微热，时有咳呛者，是里热之被石膏达出于表也。考泄泻时，肠无力收缩，故用西药助其收敛之力，为治标。复用中药清其内热之邪，为治本。本标兼疗，即可奏功，尚冀忍心耐气，静养心神，否则，病魔不离，后患堪虑。

前方加莲子三钱，去石膏、知母。

五诊：热伏于胃，刺激肠管，故腹内刺痛，热能化食。胃中空急，故善饥不济，此即《内经》所谓除中之症是也。复因久泻伤肠，肠液干涸，龙雷之火上腾，厥阴之木内动，如补救真阴，则有杯水车薪之虞。欲固摄下源，则有冰炭之患，惟用坎离之法，以冀渐渐收效。

北沙参三钱　淮山药一两　金钗斛二钱　苏扁豆三钱　明玉竹三钱　云茯苓三钱　燕窝米五钱　淡海菜一两

六诊：连泻十个月，精神伤耗，势所必然。前因热气所持，故不见倦怠形象。今既热平泻止，症实无妨。独因精神未复，元气未壮，故疲惫嗜睡，静养数日，自可恢复原态，毋庸着急。但淮山粥多进些须，以健胃气，胃强脾醒，肌肉充满，则身体可获康健矣。再拟育胃醒脾，固阴之法。

莲子肉三钱　云茯苓三钱　淮山药一两　鸡内金二钱　南沙参三钱　明玉竹五钱　款冬花二钱　甜桔梗二钱　西木耳一两　建泽泻三钱　淡鲍鱼一两

（《中医世界》3卷16、17期；7卷3期　临症医案）

泄泻

章左　感受时气之邪，袭于表分，湿滞互阻肠胃，清浊混淆，以致寒热无汗，遍体酸痛。胸闷泛恶，腹鸣泄泻，日十余次。小溲不利，舌腻脉浮，表里两病，勿轻视之。仿喻氏逆流挽舟之意，拟仓禀汤加减，疏解表邪，而化湿滞。

荆芥钱半　防风一钱　羌独活各一钱　桔梗一钱　炒枳壳一钱　赤苓三钱　仙半夏二钱　六神曲三钱　焦楂炭三钱　干荷叶一角　陈仓米四钱　薄荷八分

（《中医杂志》1—12、14—16期　丁泽周〈甘仁〉　思补山房医案）

腹痛泄泻

邬左　受寒夹湿停滞，脾胃两病，清不升而浊不降，胸闷泛恶，腹痛泄泻，苔腻脉迟。拟正气饮加减，芳香化浊，分利阴阳。

藿苏梗各钱半　陈皮一钱　仙半夏二钱　制川朴一钱　赤苓四钱　大腹皮二钱　白蔻壳八分　大砂仁八分　六神曲三钱　焦

楂炭二钱　生姜两片　干荷叶一角　另纯阳正气丸五分吞服。

（《中医杂志》1—12、14—16期　丁泽周〈甘仁〉　思补山房医案）

腹痛泄泻

宋右　暑湿夹滞交阻，肠胃为病，腹痛泄泻黄水，日十余次。胸闷不能纳谷，小溲短赤，口干欲饮，舌质红，黄苔脉濡数，治宜和中分利，利小便正所以实大便也。

煨葛根二钱　赤猪苓各三钱　生白术钱半　炒扁豆衣三钱　陈皮一钱　大腹皮二钱　六神曲三钱　炒车前子三钱　春砂壳八分　六一散包，三钱　香连丸吞服一钱　干荷叶一角　银花炭三钱

（《中医杂志》1—12、14—16期　丁泽周〈甘仁〉　思补山房医案）

腹痛泄泻

郭童　胃阴脾阳两伤，湿滞内阻，腹鸣泄泻，已经及旬。胸闷不思纳谷，口干舌光红，脉濡数，延久恐有口糜之虑。

川石斛三钱　生白术三钱　云茯苓三钱　炒淮药三钱　炒扁豆衣三钱　清炙草五分　煨葛根一钱　六神曲三钱　陈皮一钱　炒苡仁四钱　炒谷芽四钱　戊己丸吞服一钱　干荷叶一角

（《中医杂志》1—12、14—16期　丁泽周〈甘仁〉　思补山房医案）

泄泻

王孩　泄泻旬日，腹鸣且胀，舌薄黄，根白腻，脉纹青，已至气关，面色萎黄，此太阴为病，健运无权。清气不升，浊气凝聚，恐有慢惊之变。姑仿理中汤加味。

生白术二钱　炮姜炭四分　熟附片六分　清炙草五分　云茯苓二钱　陈皮一钱　煨木香五分　焦楂炭钱半　炒荷蒂三枚　灶心黄土四钱　炒淮药三钱。

（《中医杂志》1—12、14—16期　丁泽周〈甘仁〉　思补山房医案）

呕泻

朱右　形瘦色苍，木火体质，血亏不能养肝，肝气横逆，犯胃则呕，克脾则泻，泻久阴伤，津无上潮，口干舌光，经闭四月，脉象弦细，延即成损。拟敛肝柔肝，扶土和中。

炙乌梅四分　陈木瓜五钱　大白芍钱半　云茯苓三钱　生白术三钱　炒淮药三钱　陈皮一钱　紫丹参二钱　炒诃子皮五钱　炒御米壳五钱　灶心黄土四钱　焦谷芽四钱　陈米汤煎药。

十剂后呕泻均止，加炒潞党参二钱。

（《中医杂志》1—12、14—16 期　丁泽周〈甘仁〉　思补山房医案）

腹痛泄泻

蒋右　腹痛泄泻，便血色紫，五更尤甚。纳少形瘦，病自客冬而起，至春益剧，脉象沉细。舌光口不渴，良由命火衰微，脾脏受寒，不能统血。血渗大肠，清气在下，则生飧泄，且脘中梗痛时作，土虚木乘，一交湿令，肿胀可虑。急宜温肾运脾，而泄厥气。

炒潞党参三钱　熟附子钱半　炮姜炭八分　清炙草五分　生白术三钱　炒淮药三钱　炒赤白芍各钱半　肉桂心研末为丸，吞服三分。山楂肉三钱　煨木香五分　大砂仁研八分　灶心黄土五钱　焦谷芽五钱

（《中医杂志》1—12、14—16 期　丁泽周〈甘仁〉　思补山房医案）

五更泄泻

裴左　五更泄泻，延经数月，泻后粪门坠胀，纳谷衰少，形瘦色痿，舌无苔，脉濡细。命火式微，不能生土，脾乏健运，清气下陷。拟补中益气合四神加减，益气扶土，而助少火。

炒潞党参三钱　清炙黄芪三钱　土炒于术二钱　清炙甘草五分　陈皮一钱　炒补骨脂钱半　煨益智钱半　淡吴萸五分　煨肉果一钱　炮姜炭八分　桂附地黄丸吞服三钱

（《中医杂志》1—12、14—16 期　丁泽周〈甘仁〉　思补山房医案）

泄泻

泄泻：施　大便溏泄已稀，神色清润肌肉渐生，脾胃元气来复之征。脉形弦缓，治宜调中。

参苓白术散原方、景岳五阴煎、四神丸，皆可用之。

（《中医杂志》11、14、15 期　非非子录　凌晓五医案）

久泻

云间田二府封翁，久泻肉脱，少腹疼痛，饮食下咽，汩汩有声，才入贲门，而魄门已渗出矣。或以汤药厚脾，或以丸散实肠，毫无成效，几濒于危。召余力救，望其色，印堂年寿，夭而不泽，切其脉，气口六部，细弱无神，则知清阳不升，元阴下陷，非但转输失职，将见闭藏倾败矣。盖肾者胃之关也，脾之母也，后天之土，能制先天之气，肾可生脾，艮田坤土，是离火所生也，而艮土又属坎水所生耳。故饮食入胃，如水谷在釜，虽由脾土以腐熟，亦必藉少火以生气耳。犹之万物虽始于土，皆阳气而生长，生生化化，悉属一点真阴，所谓四大一身皆属阴，不知何物是阳精也。惟命门大衰，丹田气冷，使脾土不能运化精微，肠胃不能传化水谷，三焦无出纳之权，五阳乏敷布之道，升腾精化，反趋下陷。故曰：泻久亡阴，下多亡阳，阴阳根本，悉归肾中。若徒知补脾而不能补肾，是未明隔二之治也。宜用辛热之品，暖补下焦，甘温之剂，资培中土。譬之炉中加火，而丹易成，灯内添油而燃不熄，真有水中火发、雪里开花之妙，何虑寒谷之不回春耶。遂用人参、白术、炮姜、炙草、附子煎成，调赤石脂末三钱与服，渐觉平安，十剂而痛止泄减，面色润泽。饮食增进，不一月而痊愈。乃蒙赐顾缱绻，竟日而去。越明年春，田公观还，父子重见，喜出望外，不意过食瓜果，前证复发，竟难挽回，卒于仲夏之庚寅日，可见木旺凌脾之验，毫发不爽也。

（《中医杂志》4期　李用粹遗著　王雪楼录　旧德堂医草）

绕脐作痛

刘世兄

食桃五枚，遂绕脐作痛，大便仍通，脉迟，舌苔稍厚，饮水自觉作水声。

干姜一钱　陈皮三钱　桂枝钱半，后下　延胡一钱炒　姜夏四钱　云苓五钱　木香八分，后下　六一散四钱，包

（《中医新生命》1934—1937年1—31期　陆渊雷医案）

述反胃与疝瘕之治验

范徐氏年廿一岁，夙有胃病，上年冬间，经水来时，偶食甘蔗，遂致经停不行。由是脐之两旁，各起一块，渐渐如鸡蛋大，按之即痛。其块上各有筋一条如箸，会合胃脘，按之汩汩有声。小腹胀闷，坚硬如石，延至上月上旬，已四阅月矣。每至午后，颧颊发赤，约一时许，即觉气从上逆，嗳噫之声，连续而上，不绝于口，吐尽痰涎食物，胃中始快，夜间始能安卧。二便闭结，三四日始一行，一月以来，不敢晚餐，医者见其经久不行，有以桃仁益母草煎送大黄䗪虫丸者，见其颧颊发赤，呕吐痰涎食物，有令吞左金丸、礞石滚痰丸者，然暂时取快，随复如故。予按之：脉紧而涩，此瘀滞不行，胃有寒饮也。夫脐之两旁，冲脉所司，而冲脉隶于

阳明，冲脉之血，停积不以时下，碍聚有形，势必延及胃脘。胃气夹冲气而上，上则为胀为痛，为呕为吐。下则为闭为涩，上下格拒，渐致成为危候。然右部脉弦，是胃中有寒饮之证，法当先治其寒饮，迨寒饮以平，方可调其经事。乃以姜半夏八钱，川椒三钱，淡干姜一钱，肉桂一钱五分，茯苓二钱五分，吞半硫丸二钱，连服四剂，吐遂不作，二便亦复其常。惟症瘕依然，令每日早晚空心吞葱白丸各四钱，至十余日，经水方行。两块日见缩小，一星期后经水既净，两块消灭无迹矣，嗣后但戒其少食生冷，康复如恒。

（《医界春秋》60期）

胃汁干枯

德丰布庄陈裕光　胃汁干枯，膜膈焦燥，故干呕哕气，肠液烁耗，黏膜萎靡，故便秘枯结。盖胃之消化，肠之蠕动，专藉液汁之濡润，庶能消磨变化，以助肠胃之运动，液汁若枯，运动迟涩，日久月深，肠胃愈伤，根深蒂固。纵览前手方剂，约数十纸，都是隔靴搔痒，且大半攻伐耗液为多，以致真阴愈竭，幸精神未散，脉形未脱，尚有一线生机，勉拟开胃养液，以冀万一。

川郁金钱半　南沙参四钱　砂仁壳一钱　京丹参三钱　九节蒲八分　莲叶蒂二钱　云茯苓三钱　川贝母二钱　天门冬三钱　川石斛三钱　淡鲍鱼一两　郁李仁三钱

（《中医世界》1934年）

胃热上熏心包

龚妇　胃热上熏心包，邪热内传阳明，故神色昏迷，耳聋齿枯，用承气白虎泻胃热。胃热平则神清，然泻之太盛，有伤津液，故加增液汤以养液，此法补泻兼施，且有沉舟破釜之能。

黑元参一两　大生地八钱　贡麦冬八钱　川大黄八钱　生石膏四两　瓜蒌霜三钱　肥知母八钱　雅黄连二钱　蜜银花五钱　香连翘三钱　紫雪丹一钱

二诊：热甚伤津，故舌苔紫绛，胃火内炽，故潮热烦渴，疹斑稠密，白麻稀疏，热邪盘踞于皮肤之间，阳热鼓舞于营分之里，内外俱热，以肌肤为战场，症颇重笃，幸神清爽，脉尚有神，犹堪疗治，用护胃承气合白芷加减，录方请裁。

锦大黄一两　黑元参一两　麦门冬八钱　小生地八钱　生石膏四两　粉丹皮三钱　肥知母七钱　金汁水二两　天门冬八钱　蜜银花一两　紫草片三钱　金钗斛三钱

三诊：白疹拥出，内热略解，惟营阴之邪未清，阳明之热尚旺，当清营汤清营里之邪，合白虎承气，解阳明之热。

笠犀角八分　川连二钱　竹叶心百条　黑元参一两　粉丹皮二钱　麦冬一两　香翘心三钱　金银一两　川大黄一两　石膏三两

四诊：连投二剂，诸恙俱愈，惟津液尚亏，与甘露白虎以作善后。

川石斛三钱　二门冬各五钱　生地黄五钱　石膏二两　枯黄芩二钱　山栀子二钱　绵茵陈二钱　知母五钱　蜜杷叶二钱

（《中医世界》1934 年）

第四次应征文之六

夫医贵乎学术，尤重乎经验，盖经验即医者之阅历，殊有实际价值也。兹略录数则，以供同好，伏冀明贤教正，以匡不逮。

王左　患胃痉挛症，已六载余，中西遍治，罔效，去夏就诊于予。诊脉弦滑，即断为肝木乘脾，脾阳不振，水谷蕴酿，生湿为痰，以致脾失健运，胃失和降，为恶为胀之由来也，痛泛酸水，肝木过也，法当健脾化湿制木主之。

广皮　川朴　云苓　荜茇　西砂仁　姜黄　范志曲　炒米仁　川楝子　炒谷芽　焦锅巴　四剂而愈。

徐石　腹胀如箕，浑身气浮，胸脘作闷，纳食即吐，大便溏，小便短，前医某，以风水症治之，进十余剂不效，邀余赴诊。余按其脉，右关缓急，尺部沉细，舌苔根白中黄腻，窃思缓急为湿，沉细命阳无力，蒸化失权，即《内经》湿热脏寒，生满病也。

赤小豆　野苓　大腹皮　鸡金　椒目　制川朴　焦六曲　木通　花槟榔　路路通　山楂核　陈麦秆　扁鹊玉壶丹　六剂而愈。

梅右　中伏炎炎，赴戚家观剧，晚餐食面，安然无恙，九时就寝，夜半，忽牙关紧闭，四肢厥冷，呼吸障碍，势颇危，举家惊惶，百思无计，达旦，邀予应诊。按脉洪大，断为暑厥，语家人曰，急取蒜汁灌之，少顷而苏，乃用生脉散，加清暑调元之品，二剂而安。

毕右　病起旬余，发热，神昏不醒，舌短少液，间作呓语，如见鬼状，夜甚乎日，易三四医，有谓时邪，有云热客心包，投疏透，进清凉，不效，后邀余诊。按脉洪大而芤，问其姑，行经否，对曰，经行三日而病，余思《伤寒论》云，妇人经水适断，昼日明了，暮则谵语，如见鬼状，此为热入血室，即以小柴胡汤，加桃仁、红花，佐紫雪清热救阴，一服而苏，再剂病失，后进调理剂，旬日便安。

（《现代中医》1卷11期　余之治案　屯溪毕成一）

三、肾病诸症

肾病治验案

（一）湿热遗精

症象：幼时无知，误犯手淫，嗣染遗精恶疾，致精神感受痛苦，乃知手淫之害，遂痛改前非，加意保养，体渐复元。近日遗精又发。甚至每月有七八次之多，除体倦头眩外，并且小溲热赤，口苦苔黄，胸闷不思饮食。

诊断：按前段所述，为本病之起因。后半段所述，为本病之变因。最着眼处，如溲赤苔黄，如口苦不纳，皆湿热弥漫之象也。盖肾藏精而主纳，膀胱藏水而主出，肾虚湿热内扰，湿不得泄，精不得藏，月遗七八次者，职此故也。

治法：当利膀胱之湿，则肾藏之精自固。

处方：粉萆薢三钱　木猪苓各三钱　生苡仁三钱　炒滁菊三钱　泽泻二钱　飞滑石四钱　粉丹皮钱半　黑山栀三钱　熟女贞二钱　川黄柏钱半　松石猪肚丸三钱，吞

（二）肾虚遗精

症象：久患遗精症，时轻时剧，遇劳即发，最感觉痛苦者，为头眩耳鸣，心悸健忘，多梦神疲。

诊断：按精气耗伤，肾关失摄，遗泄已久，遇劳即发，书所谓肾之阴亏，则精不藏是也。况脑髓不足，则头眩健忘，肝阳上升，则耳鸣多梦，心血不足，则心悸怔忡，种种现象，无非气阴并亏，脑髓不足所致。

治法：拟育阴潜阳，补气摄精，服药而外，尤非清心摄养不为功。

处方：潞党参三钱　抱茯神三钱　山萸肉二钱　炒熟地三钱　炙远志一钱　熟女贞二钱　明天冬三钱　炒枣仁三钱　败龟板三钱　甘枸杞三钱　菟丝子三钱　潼沙苑三钱

（三）小溲不禁

症象：患者晨起吐多量之痰，小溲色白，每苦不禁，入夜小溲频数，竟达七八次之多，腰酸肢软，头时作眩，脉虚舌润。

诊断：按肾与膀胱相为表里，肾气虚弱，膀胱约束无权，则为腰酸，为小溲失禁，中气不足，痰浊滋生，则为多痰，为肢软。脾肾亏，则神经衰弱，而为头眩矣。

治法：潞党参三钱　炙黄芪四钱　炒于术二钱　炙甘草一钱　菟丝子三钱　枸杞子三钱　杜仲三钱　川断肉三钱　五味子五分　覆盆子三钱　陈皮一钱

（《大众医学月刊》1933年）

遗精

老吴市陆少云，遗精，三四日一次，已有三年，养阴固摄，俱罔效。余诊之，脉细肢倦，神疲形寒。曰：初起之遗，在相火不静，日久之遗，在气虚不固。而龙骨牡蛎之固摄，但能固其精，未能固其气，治其病，当固其气于无形之中。

进以薤菜子二钱　杞子二钱　菟丝子三钱　党参三钱　于术二钱　鹿角霜五钱　桑螵蛸三钱　黄芪三钱　仙灵脾半钱　巴戟肉二钱　炙草一钱　红枣五枚　煨姜两片　服三剂，觉身体轻健，四肢渐温，胃气亦旺，服至十剂，则遗精已止矣。

（《国医杂志》7集）

无梦遗泄，甚至日间亦遗，行动则无，坐久则作，服西药不效，脉两尺最弦，肾阴弱，肾火旺，气不固精，是为重症。

炙黄芪钱半　盐水川柏钱半　盐水知母三钱　煅龙骨三钱　煅牡蛎三钱　生菟丝三钱　人参须八分　鹿衔草钱半　龟甲心六钱　白莲须六钱　大芡实三钱　潼沙苑三钱

（《中医世界》1卷5期　常熟杨百城先生）

遗精

无梦而遗，五日两见，干渴脉沉腹痛，皆属肾病，以丸剂缓调之。

三才封髓丹四两　金锁固精丸四两

肾气下损，动则喘逆，气不归元，撼于胸臆，脉数不静，舌红少绛，藜藿而犯，非易治也。

潞党参四钱　白归身二钱　怀牛膝三钱　补骨脂三钱　大熟地八钱　淮山药四钱　灵磁石四钱　五味子五分　陈萸肉二钱　建泽泻三钱　核桃肉五个

（《国医杂志》1933年6、11、12期；1934年6—11期　澄斋医案）

精寒

郑左　肾为固蛰封藏之本，手淫过度，肾气大伤，耳鸣遗精，手足酸倦，临房易泄，精寒且薄，设非重剂补涩之药，何以治一派衰弱之症。特破坏易而建设难，际此年轻，更望力自珍重。

大熟地三钱　杜仲二钱　甘杞子三钱　潞党参二钱　制草乌三钱　川断肉二钱　山萸肉三钱　金樱子钱半　破故纸二钱　当归身三钱　鹿角胶一钱，蛤粉炒

（《中医世界》1930年2卷9、10期　秦伯未医案）

遗精

沈左　遗精小劳即发，食呆易胀，小溲短黄，此脾家湿热，流入肾中为患。尤在泾谓不当徒用补涩之药，恐积热日增，致滋他疾，即检尤氏方治之。

生白术钱半　粉萆薢二钱　生地黄三钱　淮山药钱半　川黄柏二钱　生牡蛎五钱　云茯苓三钱　猪苓三钱　春砂仁五分　清炙草三分

（《中医世界》1930年2卷9、10期　秦伯未医案）

遗精

王　年二九，住上霸镇。心旌上摇，相火下应，意淫于外，精滑于内，精伤无以化气，气虚无以生神，形体慵倦，身肢乏力，阴不敛阳，浮火时升，夜来口燥，间有妄梦，症属肾亏，颇不易治。

大熟地四钱　丹皮三钱　建泽泻钱半　茯苓三钱　山萸肉四钱　淮山药三钱　石莲肉四钱　旱莲草二钱　西芡实三钱　女贞子三钱

（《医学杂志》70、89期　张泽霖　植林医庐验案）

遗精

巫　年四三住天目乡，肝司疏泄，肾主封藏，二经俱有相火。其系上属于心，心为君火。若有所动，则相火翕然而起，此遗泄之所由生，宜服荆公妙香散，安神固精。

西洋参五钱　茯神三两　生远志四两　花龙骨四两　茯苓四两　益智仁三两　丹砂一两　甘草八钱

共为末，瓷器收贮，每服三钱，淡盐汤调下。

二诊：病原已载前方，惟心肾不交，求其所致。缘少年真阴不足，真阳失守，心有所睹，因有所慕，意有所乐，妄念以兴，不遂所欲，则神不归，而志不定。二十余年，病多变态，近服归脾获效，是求本之功，岂从治所能瘳也。心肾不能自交，必谋中土，拟媒合黄婆，以交婴姹法。

潞党参三两　炙黄芪三两　于潜术二两五钱　酸枣仁三两　当归身二两五钱　广木香五钱　炙甘草八钱　远志肉三两　益智仁三钱　为末，龙眼肉泛丸如桐子大，每早晚各服三钱，白开水送下。

徐　年三四，住溱潼，肺司百脉之气，肾统五内之精，肺肾俱亏，精气不相营运，精不化气，气不归精，无故精滑，不能自禁，脉软乏力，法常温固三阴，议丹溪九龙丸加味。

熟地黄四两　茯苓三两　山茱萸四两　当归一两八钱　石莲肉四两　柏子仁三两　金樱子四两　白术二两　参须一两　淮山药三两　蜜丸每服三钱。

（《医学杂志》张泽霖　70、89期　植林医庐验案）

林屋王萼庭

问：遗精。

鄙人素患遗精，初则梦泄，未经医治，渐成滑精，以致精耗神瘘，甚至激动肝火，升腾上焦，致现吐血。血证虽服药即痊，而遗滑未除，长此以往，势必促成劳怯之途。因思贵会乃医药之枢钮，乞恳赐示治疗方法，并余友另求治白淫一方。

答：遗精。

俞东扶云，医书咸云有梦而遗者，责之心火，无梦而遗者，责之肾虚。二语诚为括要，以余验之，有梦、无梦皆虚也，不虚则肾坚精固，交媾犹能久战，岂有一梦即遗之理云云。盖精之藏蓄在肾，若肾脏虚衰，精窍滑脱，不能固闭蛰封藏之本，则玉关无约，而精遗滑，此当责之于肾虚，且精虽藏蓄在肾，而主宰实出于心，故凡苦志读书之人，及思虑劳心之辈，以致妄动君相二火，逼令精舍不宁，即精亦能遗泄，此当治之于心。大抵遗精因于淫欲竭精，闭藏失职者，如九龙丹去当归，加五味子（熟地八两　萸肉　甘杞　芡实　炒金樱　山药各四两　莲须三两　莲肉四两　五味子一两　为末蜜丸，每服三钱），加减六味丸（即六味丸去泽泻，加化龙骨三两　鹿角霜二两　黄鱼鳔三两　五味子一两），或萃仙丸（何首乌四两　九蒸九晒，白茯苓二两，人乳拌，淮山药二两，人乳拌蒸　莲须四两　川断三两　酒炒，韭菜子二两　北芡实四两，人乳拌蒸，沙苑子四两，微炒　菟丝饼二两　覆盆子二两，酒炒　莲肉三两，人乳拌蒸　破故脂三两，酒炒　合桃肉二两　化龙骨三两，水飞　金樱子三两　东洋参三钱　黄鱼鳔胶三两　煮化捣入，研末，用鱼鳔胶加炼蜜为丸），以补肾之剂固之摄之。若因阳虚无气以制精，寐则阳陷，而精道不禁，无梦自遗，宜选注固精丸（鹿角霜八钱　鹿茸四钱　韭菜子一两　五味子五钱　淡苁蓉一两　浙苓五钱　附片五钱　巴戟肉五钱　化龙骨五钱　赤石脂五钱，煅　酒糊丸）以提阳固气。因于心肾不交，无以统摄精舍，宜金锁玉关丸（芡实四两，炒　莲肉四两，去心　藕节四两　茯神二两　山药六两　五味子三两　石菖蒲一两，为末　金樱子六两　煎膏，代蜜丸），每次四钱，以实脾清神而固塞之。因脾虚肾亏遗精，宜聚精丸（鳔胶二斤，蛤粉炒研　沙苑子一斤，人乳拌蒸　为末蜜丸），加别直参三两，炒于术三两，芡实四两，营须二两，五味子二两，研末，同捣为丸，每服三四钱，早晚二次，以益气固摄而封藏之。因肾虚肝火炽甚，疏泄无权，宜加味逍遥散（软柴胡、白芍、炒白术、归身、茯神、焦栀、丹皮、旱莲草根、生地、女贞子）。因思欲不遂，闻见泄精，宜辰砂妙香散（化龙骨一两　益智一两　人参一两　茯苓　茯神　远志各五钱　辰砂二钱五分　炙甘草钱半，为末），吞玉华白丹（钟乳粉、白石脂、阳起石煅，各五钱　煅牡蛎七钱为末　糯米糊丸），宁心安神而填塞之。因脾虚气陷，湿热下流者，宜补中益气汤，助气以升举之。肾阴不足，肝阳内风鼓动滑精者，宜地黄饮子。去桂、附以温柔养之，阳虚有火，茎痒遗精，宜八味丸加鹿茸。通阳消阴翳，小便后，常有滑精，补中益气汤吞缩泉丸，温阳化气以摄收之。阴阳倒置，烦悸梦泄，建中汤加牡蛎粉，健中宫而固涩之。若时独言笑悲泣，如有人对晤而遗者，谓之鬼交，宜苏合丸。同辰砂、雄黄、鬼箭羽、虎骨，驱邪镇神以安宁之。若壮年久旷，精备而溢，宜清心丸（生地、麦冬、枣仁、远志、山药、五味、丹参、车前子、牡蛎，加黄柏），金樱膏丸清心安神坚阴窍。腰脊热及经络热而遗者，宜许氏清心丸（真川柏一两　梅冰片一钱为末　盐汤泛丸），坚阴以达窍。或因曲蘖湿热而遗精（面色必赤亮），宜端本丸（苦参二两　川柏二两　煅牡蛎　煅蛤粉　青蒿　葛根　煅白螺蛳壳各一两　神曲糊丸）。或因膏粱湿热而滑泄（面色必淡黄或黯黑），宜猪肚丸（焦白术五两　苦参三两　猪苓二两　煅牡蛎四两，为末　猪肚一具，煮烂捣透　蜜为丸），或因伏火郁滞而遗滑，以滋肾丸、猪苓丸。或因积痰郁滞而遗滑，以滚痰丸、神芎丸。又有白淫一症，证状治疗，皆略同遗滑。《素问》云：思想无穷，所愿不得，意淫于外，入房太甚，发为白淫，治心以妙香散，加石菖蒲下安神丸。治肾以叶氏温柔涩法（五化龙

骨　桑蛸湖莲　覆盆子　茯神各三两　芡实　茯苓各二两　制远志一两　金樱子六两　另熬膏，加蜜为丸），其余虚则补之，滑则固之，仍照遗滑类推。若统治遗滑及白淫，如封闭精窍，须用五倍子丸（五倍子二两，青盐煮焙　茯苓二两，为末）。若固摄精关最妙为乌贼骨丸（淡海蛸四两　川黄柏五钱，研末用黄鱼鳔胶二两五钱　煮烂为丸）。此遗精略治之法上已略备。据尊恙所详，先梦泄，继失血，后遗滑，亦属肾阴虚，君相二火为患，宜服金锁玉关丸、加减六味丸、选注固精丸。遗滑除后，更宜常服萃仙丸（方均见前），以益元调神，能久久服之，自然精关完固，神智焕发矣。且药治之外，又有按摩导引各法，亦多奇效。故王士雄《古今医案选》亦载之，兹录其于生理卫生上确有学理者，数则于下，以俾患者，双方调治，速收效果。俞东扶曰：遗精药治之法，然亦有效有不效，则因虚者之有小虚，有大虚，而虚者之心，或有嗜欲，或无嗜欲也。人若于欲事看得雪淡，更极畏怕，则熟寐时亦能醒觉，其次再用刘海蟾吸摄提三字，做运想工夫，先以一擦一兜，左右换手，九九之数，真阳不走之诀，继以一吸便提，气气归脐，一提便咽，水火相见之诀，久久行之，功成可以不泄。尚有欲念，再于上床临睡时，以两手大肉擦热，反向背后擦肾俞三十六次，肾俞热，则相火不作，夜无淫梦。杨曰：阴虚火甚者，用此法，其遗更甚。杨素园曰：一吸便提四语中有口诀。须于密室中澄心定虑，使气息调匀，然后大张其口，则真气自满。切勿吸气至令风入，则为患不小，随即闭口用力咽下，以意送至丹田，降至两足，随即提起，从脊后升至泥丸，仍降至口中，放归丹田，此为一度，名曰火炼。随即漱津满口，用力咽下，照前提放，名曰水炼，如此四次而止。凡捏握了时，即握拳曲股耸肩使气易上，降气时以渐舒放，使气易下，且用功完后，须用枕垫肋下，倚卧良久，左右更换，使气周流不滞。若觉火衰，则多用火炼，每日按时为之，其功甚钜。然或误用，其患亦深，不可不防也。白须老人云，遗失之证，须用牵白牛之法。其法不拘布帛，做一小兜，将外肾兜起，擒在腰后裤带之上，此病自免，道家谓之张果老倒骑驴。杨素园曰：塞海底法，较此尤捷，其穴在谷道前有小坎，用手揣之即得。每早晚用指向后推百十下，即不遗泄，随用随效，此皆应验之导引法。胜吹咀之丹丸草药，故不惮饶舌以言之。

（《绍兴医药学报汇刊》1919 年）

遗精

陈礼咏，年十七，患梦遗失精，小溲浓浊（潮州人谓之败身）二载，百药不效，肌肉消削，面色萎黄，头目晕眩，腰肢酸软，复由其族人陈礼道介绍就诊于余。脉四至而弱，关上微弦，舌淡少液。余用芡实、山茱萸（去核）、龙、牡、连须、环钗、潼沙苑、五味子，数服不效。改用金樱子、山萸肉、酸枣仁、茯神、远志、芡实、五味子、潞党参、炙甘草、菟子丝等，数服亦不效，再另用左归饮加龙、牡、北芪、五六服始效。后仍用原方加减，继饮数剂，又不效矣。余百思未得其法，一夜因观书神倦，伏案假寐，彷佛间见一老人年约六十许，面目清秀，须长而白。告余曰：我南阳张仲景也。知君有志拯救黎庶，故我特来相示。凡假我法以糊口，不事读书研究，而每误人者，报在子孙，君醒后可代语彼辈。嘱其赶早改业，勿自取戾，以致获罪于天，而至子孙灭绝。至汝所医陈氏子之病，乃为中气不足，滋肾敛涩，本亦对症，所以迟迟不甚效者，因汝所用之方，仍未丝丝入扣也。《内经》云：中气不足，溲便为之变。此二语君竟忘记，我今告汝，以后凡遇此等脉证，可用我所著《金匮》中之桂枝龙骨牡蛎汤治之，万无不愈。或更加参、芪、苓、术，以崇土益气，亦无不可。总之，医家治病，贵在因症立方。若胸中先存成见，其错误必多。汝其记之，至切至切，言已，匆匆辞去。余方欲有所问，而老人已杳，既醒，即以此事告之内子。内子曰：君夙慕仲师，日夜苦心，潜研医理，精神所召，仲师感应，故特来指示，以坚汝志，或亦其不无事，余闻之，笑而不答，点首暗暗称奇。逾二日，礼咏又来，余即以所梦方予之，连服五剂，而病果瘳。噫，异哉。

（《医界春秋》106 期　弹警楼诊疗记）

遗精

遗精一症，古人以有梦属心，无梦属肾，而分虚实之治疗，其实大约之推断，不足以尽为病之态，以为察病因把柄。夫无梦而遗者，子前即遗，故往往无梦也。有梦而遗者，子时至五更乃遗，故往往有梦也。凡有是病者，遇劳即倦，人于倦时，著枕沉寐矣。气聚于少腹，环绕旋转，阳事兴，而精泄，是寐浓不记所梦也，非无梦耳。虚人之睡，虽无病之时，半夜即觉，故夜半已后而泄者，有梦矣。有梦者，将苏而能记忆耳。心肾之辨，不足为凭矣。要之，暴病脉实者，属湿热，久病脉虚者，实虚寒，此为定理。据事而推，勘夫他因，思过半矣。

盖是病，惟暴者易治，若久病矣，未有能断其根者。何也？非药之不切病，即调理不合宜。且药之养，固不若调摄之要也。故凡有是病者，切忌晚餐中饱，生冷抑遏生阳，黏滑以滞消力，酒助血轮之快转，肥甘骤壮乎精英，暴怒狂喜，长谈倏热，皆能摇动其精，而由寐中败泄也。然有天时久阴，一旦遗泄者，其明日必晴矣。冬月衣单，小便必数，小水频数者，其夜遗精矣。以是观之，则调摄非尤要于服药乎。

至于用药，湿热者，清渗之。欲火动肾者，清其心，寡其欲，其余则摄精凉血，最为阴虚之正治。仲景小建中汤，桂枝加龙骨牡蛎救逆汤，是治阳中之阴虚小品，二加龙骨汤、天雄散、肾气丸，加苁蓉、菟丝子，是治阴中之阳虚。封髓丹治相火妄动，暴病酒色肥甘者宜之。设久病而虚者，慎勿用。至于金樱膏、水陆二仙丹、金锁固精丸，用作病后服食法，不足以治大剧之症。然此症明是泄症，升提开泄，究非所宜。惟寒热遏滞清阳者，一二剂即愈。参芪助气之药，用治中气之暴脱。古人尝有以治脱精之竭症，若久病者，必佐苁蓉、菟丝、地黄等，庶无发热之变症。以下虚极，不任助气生阳故也。

遗精有一夜中突泄二三次，或四五次者，此即膏粱肥甘所酿成，非亢阳暴复，即积热扰动精室，宜节饮食为先，勿药亦能自愈。

再论遗精病之自得，以大约言之，则必云色欲不节而成。然而尚有不因色欲者，亦正多。如本无此病者，因时病愈后，始有之。或痈毒溃后，才有之。与劳力费神至过甚，皆能致此病，更有饮食不节，伤冷受热，一有扰动精管，即有不能保守之患至矣。要之为下泄之疾，不但成人时始慎其未来，即童年已有此等病因之造成，虽幼时未即显露，可预断其成人后，必有此病之加入，盖不节饮食者是也。凡人于幼时，而病脾泄者，壮年未有不病之遗精也。遗精泄疾也，泄泻亦泄疾也，同是降下之为病，故节饮食，不但能使小儿不生脾胃病，实为建造大寿之第一步功夫。惟脾泄之病之根由，更有思虑过度，与安逸过甚者，皆能致。不消化之脾病，是不在幼时为病矣。

本遗精病，误投参芪者，即气寒短而闷，是夜必遗作。设误以苦寒者，小便频数遗精。而此曰溺数，其夜必遗作。

大凡遗精病，与三消病相近，惟三消治不得法，则死。遗精虽剧，不至于死者也。辨二病之法颇多，略以一条言之，是否分矣。盖精泄后，阳随痿者，遗精也；精既泄矣，而犹阳强，淫痒难制者，三消也。故三消有不能制之，强中焉多死。

备用汤丸

封骨丹　松石猪肚丸　金锁固精丸　水陆二仙丹　菟丝子丸　妙香散　六味地黄丸　还少丹　附桂八味丸　玉芝丸（即红莲子不去衣芯与猪肚二味捣烂为丸）

（《三三医报》1926年4卷8期）

遗精

梦遗专主乎热，精滑专主湿热。《直指》云：精之主宰在心，精之藏制在肾。凡人酒色无节，思虑过情，心肾气虚，不能管摄，往往小便频数，漏浊之所由生。

内因

若思虑过多，心火必动，则相火亦随而动。二火交作，精元失守，由是为精滑之症。按此条乃心病而及肾病也，治者当先治其心。

或脾胃伤于浓厚，湿热内郁，中气浊而不清，则其所化之精，亦得浊气。今所输既有浊气，则邪气动于肾中，而水不得安静，故遗而滑也。按此条乃脾胃病而及于肾病也，治者当专治其脾胃。

有淫欲太过，不能滋养精元，肾本空虚，则精无所统，故妄流而为精滑，按此条乃肾自病，治者当专治其肾。

外候

或小便后，出多不可禁者，或不小便而自出，或茎中出而痛痒，常如欲小便者。《直指》云：一种邪气消靡，怪柔横生，风邪乘其虚，鬼气干其症，往往妖魔交通是又厄运之不可晓者也。法药相助耳。又云：因小便而出者曰尿。精因见闻而出者曰漏精。

治遗精大法

治宜抑火养心，安脾实肾，则水火济，坎离交，何病之有。王纶曰：梦遗精滑，世人多作肾虚治，而用补肾涩精之药不效，殊不知此病多属脾胃，饮酒厚味，痰火湿热之人，多有之。其色心太重，妄想过度，而致遗滑者，自从心肾治，但兼脾胃者多，要当察审。

脉法

遗精便浊，当验于尺，结芤动紧，二症之的。

治法

思虑伤心者，主四物加人参、茯苓、远志、酸枣、菖蒲、黄连等。淫欲肾虚者，四物加黄柏、知母、枸杞、杜仲、五味、熟地等。脾胃湿热者，与白浊同法。三者止涩药，如龙骨、牡蛎、桑螵、樗根、蛤粉等。

定志珍珠丸　治心虚梦泄。

人参　赤茯苓　远志肉　石菖蒲　蛤粉　炙黄柏　樗根皮　青黛

上为末，面糊丸以黛为衣，桐子大，每五十丸，空心盐汤任下。

妙香散　治心虚遗精，白浊惊悸，梦遗。

麝香　绵黄芪　拣人参　广木香　赤茯苓　云茯神　玉桔梗　小甘草　辰砂　远志肉　淮山药

上为末，每二钱，温酒送下。

威喜丸

上用猪苓一分，同煮二十沸，取出晒干，不用猪苓，再以茯苓为末，熔蜡为弹子大，每一丸空心细嚼津液咽下，小便清为度。

若梦与鬼交而精出者，谓之梦遗。不因交而精出者，谓之精滑。

昼之所思，夜为所见。凡男女之性，淫而虚者，则肝肾之相火，无时不起。故劳怯之人，多梦与鬼交。

非君不能动其相，非相不能使其精，治宜安心益肾，主以定志珍珠丸，或妙香散。

娄全善曰：详古治梦遗方，属郁滞者居大半。庸医不知其郁，但用涩剂固脱，愈涩愈郁，其病反甚矣。

九龙丹　治精滑。

枸杞　金樱　楂肉　莲肉　熟地　芡实　归身　莲须　赤苓

上为末，酒面糊为丸桐子大，每五十丸，盐汤酒任下。

金樱子膏　养精益肾，活血驻颜。

金樱子纵霜后，用竹夹摘先杵去刺，勿令损次，以竹刀切片去内子毛，用水洗过捣烂。

上入砂锅内，水煎至半，耗取出滤渣，净仍以文武火熬似饴糖，每一匙酒调下。

（《中医世界》“医药提要”8卷2期）

心神阳亢寐少惊惕

陆左　心主一身之火，肾主一身之水，心与肾为对峙之脏。心火欲其下降，肾水欲其上升，斯寤寐如常矣。寤多寐少，悸动不宁，甚则惊惕，是心火之亢，亦肾水之亏也。且操劳则伤脾，二经专司阴血，而肾尤为阴液之主。今阴液极亏，则五志之火无制，而君火更亢，致有阳不入阴之候。脉象细弱而数，舌本脱液，皆阴弱阳亢之征，欲降其火，宜滋其水，俾真阴递复，水火庶得相济。拙拟养心阴，滋肾水，合清降主治，望其阴得下交，肾得上交，庶得阴阳相恋，而悸动惊惕，由渐而减，然尤在静摄心神，见效较速。未识是否，录方请方家教正。

首乌四钱，切片炒　阿胶钱半　辰神四钱　枣仁三钱　远志一钱　辰灯心二束　生地四钱　龙齿二钱　丹参二钱　磁石四钱　牡蛎六钱

又　人生阴阳，本互相为用，阴不足，则阳上升而致病，阳不足，则阴内胜而致病，故《内经》有阴平阳秘，精神乃治之说。素体阴弱阳浮，过服滋降之剂，遂致阳不胜阴，迭生寒象，得食胀而腹鸣，气耕作痛。便下或溏或水，肢疲体软，脉来细缓而滑，此阳气馁弱，脾运乖而分利无权，亦即火不生土之候。考脾为阴土，喜刚燥而恶寒湿，东垣治脾，专主温升，盖脾得温则运，脾气升则水液渗入膀

胱，自不致偏渗大肠，而为五泄。今脾阳不升，食下易泻。拙拟温运中土，参渗湿为治，望其健运如常，再商治法，未识是否，候正。

于术钱半　淮山药二钱　益智一钱　远志钱半　新会钱半　蔻壳六分　米仁四钱　香附三钱　猪苓钱半　赤苓四钱　谷芽四钱　车前二钱

覆　便下易溏，脾湿胜也。过泻则脾土必伤，于是肝木从而侮之，泻后仍有腹痛，木气之未和可知，惟每泻必在食后，脾运先乖，治宜疏补中土，参抑木主治。

于术钱半　益智一钱　远志钱半　新会钱半　六曲四钱　蔻壳六分　香附三钱　木香钱半　赤苓四钱　佛手八分　谷芽四钱

（《中医杂志》5—10期　陈良夫　颖川医案）

因惊气乱

因惊气乱，心肾由是失交，寤不肯寐，已第三日，今才一合目，即惕然而醒，脉弦，火在木上，水居火下，未济之象也。曾服半夏秫米汤不效，斯与痰阻中枢，而致胃不和者有间，当变法治之。

珍珠母三钱　青龙齿三钱　慈珠丸三钱　台参须一钱　粉当归钱半　辰茯神三钱　熟枣仁三钱　远志肉一钱　淡天冬钱半　朱灯心二札　东白芍钱半

（《中医世界》1卷6期　常熟张蕴石先生）

心肾不交

顾左　心肾不交，水火不济，惊恐伤胆，郁勃伤肝，风阳腾于上，头目不清，瞤惕不已，痰热扰于中，多怯善惊，多疑善惑，肾水亏于下，有梦则滑。甚则寤寐不交睫，已经两载之久，法当泻南补北，扶西抑东，佐以镇肝清肝之品。

拟四七方中之复方。

苍龙齿骨各三钱　云茯苓神各三钱　川贝母二钱　夜交藤二钱　粉丹皮一钱五分　夜合花一钱五分　合欢皮一钱五分　忘志草一钱五分　桑螵蛸一钱五分　杭白菊八分　酸枣仁炒三钱　珍珠母先煎，三钱　竹茹一钱五分　芦秫节三钱　金银器二具

（《中医世界》2 卷 12 期、3 卷 14 期　翟冷仙）

淋痛

赤淋痛犹未已，小泄不爽，左关脉独弦数，治宜通导。

龙胆草一钱半　瞿麦穗一钱半　丹皮炭一钱　车前子三钱　炒柴胡一钱　细生地四钱　建泽泻二钱　飞滑石五钱　酒芩炭一钱半　炒银花三钱　生草稍一钱　川木通七分

（《国医杂志》1933 年 6、11、12 期；1934 年 6—11 期　澄斋医案）

痛淋

湿热下注，痛淋，色兼黄白，舌苔根黄，通因通用为宜。

猪赤苓各三钱　川木通一钱　粉萆薢三钱　生草稍一钱　制茅术一钱半　建泽泻二钱　台乌药一钱　飞滑石四钱　盐川柏一钱半　生苡米七钱　淮牛膝一钱半　车前子三钱　灯心廿寸

（《国医杂志》1933 年 6、11、12 期；1934 年 6—11 期　澄斋医案）

茎痛溺涩

淋白如脓，茎痛溺涩，脉弦数，舌尖红，须防下血，亟宜通淋泄热为治。

龙胆草一钱半　川木通一钱　猪赤苓各三钱　怀牛膝一钱　细生地五钱　川黄柏一钱半　建泽泻一钱半　车前子三钱　生草梢一钱　酒条芩一钱半　川草五分　飞滑石二钱　淡竹叶廿张　灯心卅寸

（《国医杂志》1933 年 6、11、12 期；1934 年 6—11 期　澄斋医案）

白淋急痛

白淋急痛，内热口干，治宜清泄。

大生地五钱　细山药四钱　川萆薢三钱　赤白苓各三钱　细木通一钱　台乌药一钱　黄柏炭一钱半　淡竹叶三十张　生草梢一钱　益智仁一钱　灯心一钱

（《国医杂志》1933年6、11、12期；1934年6—11期　澄斋医案）

劳淋

劳淋病已兼旬，虚中夹实，用标本并治之法。

炙生地五钱　川萆薢三钱　益智仁一钱　川续断五钱　细木通五分　飞滑石四钱　车前子三钱　生黄芪四钱　甘草梢一钱　台乌药一钱

（《国医杂志》1933年6、11、12期；1934年6—11期　澄斋医案）

劳淋

劳淋症势略减，原意加增。

炙生地五钱　川续断四钱　赤茯苓三钱　车前子三钱　潼沙苑四钱　陈广皮一钱　建泽泻二钱　川萆薢三钱　甘草梢一钱　全当归二钱　扁豆衣五钱　生牡蛎五钱　生熟薏米各五钱　生黄芪四钱

（《国医杂志》1933年6、11、12期；1934年6—11期　澄斋医案）

赤淋

湿热下注而为赤淋，仍以前法清化。

细生地四钱　车前子三钱　飞滑石三钱　台乌药一钱　细木通一钱　猪赤苓各一钱　大腹绒二钱　川萆薢四钱　生甘草二钱　建泽泻二钱　黑山栀一钱四　淡竹茹卅张　灯心一握

（《国医杂志》1933年6、11、12期；1934年6—11期　澄斋医案）

淋入睾丸

马先生　淋向愈，用西法洗涤。偶不慎入睾丸，致左丸炎肿，腰酸甚，身有微热，但淋易治，淋入睾丸则麻烦。

荔枝核烧存性，七枚　小茴炒一钱半　海金沙四钱　赤苓四钱　橘核三钱　延胡炒二钱　川萆薢二钱　木通一钱　赤芍二钱　飞滑石四钱

复诊：身热不作，睾丸稍似轻松。若腰酸痛，渐见消瘦。脉仍弦，舌光，当稍带补益。

绵仲三钱　橙皮三钱　槟榔二钱　飞滑石包，四钱　川断二钱　荔枝核烧存性，七枚　木通一钱　桂枝后下，二钱　菟丝三钱　橘核三钱　炒小茴一钱半　川军后下，一钱半

（《中医新生命》1934—1937 年 1—31 期　陆渊雷医案）

癃闭有血

李先生　癃闭有血，大便亦闭，小腹胀，小便极痛，脉极弱，舌黄腻唇燥。

赤猪苓各五钱　冬葵子三钱　川萆薢二钱　玄明粉三钱，冲　枳实二钱　泽泻五钱　滑石五钱，包　生草梢钱半　蒌仁研，三钱　真阿胶三钱，去滓后下

（《中医新生命》1934—1937 年 1—31 期　陆渊雷医案）

淋久前阴便粪

路疏庭年三十五岁，初以患淋年余，时发时愈，后以便时努力过甚，小腹剧痛，继则觉有物涩粟自尿道出，视之非尿，乃形如粉条状之粪也。病者心伪粪由尿道而出，兼之痛楚异常，自谓难与人世，邀余诊治。予思此症与产后便粪之理相同，即疏当归补血汤加五苓散与之，服后不应。筹思再三，思淋症系由肾脏亏损，暗生内热，肾脏亏损则蛰脏不固，精气易于滑脱；内热暗生，则膀胱熏蒸，小便改其澄清，三焦之气化滞塞，便时之痛涩即作，郁蒸过甚，肠壁灼

糜，再加努力便溺，则粪自肠之糜处溃壁而出，循精室而下尿道也。为今之治，宜肃本清源，遂疏大剂补阴之品，而以利水之药佐之，二剂后，便通痛减，后以滋阴固脱利水之剂，二十余贴，而淋亦痊愈。

月余滴水不进之恶阻

杨驭东之如夫人，王桂香女士，年十七岁，以结婚过早，阴气未充，妄肆斲丧，真阴枯竭，经云：“精未通强御女以通其精，异日有难状之疾。”此不独男子惟然，而女子亦何独不然；该女士结婚后，未及半载，便患呕吐之奇症，初起时饮食下咽，呃逆数声，旋即呕出，每日只进清水杯许，若夹杂一粟，便即呃逆而出，汤药亦不能下，因特旬余，病益加剧，寖到滴水下咽，不能容受，虽经各处延医诊视，成效毫无。迨余诊视，已历月余，姿容枯萎，奄奄不支。按其脉象雍容，无稍异与平人，惟尺脉略形小弱耳。窃思《难经》谓“人七日不饮食则死”，今三十余日，滴水未入，虽病体不支，而精神矍烁，六脉亦属和缓，据症鉴脉，决非病候，若果为病，安有月余不进饮食而不死之理？余遂毅然曰：此非病，乃胎气之恶阻也。病家曰：病之前数日尚见月信来潮，岂有受胎后而尚有经血来潮者乎？余曰：受胎经下，谓之胎漏，何云无之！至是病家仍将信将疑，余乃释之曰：人身阴阳二气，原相维系，阳性升浮，得阴以维之而不飞，阴性下降，得阳以系之而不走，今以阴气未充之体，初结胎气，阴复受蚀，则残阴不足以维阳，孤阳乃夹冲气上逆，更兼受孕之后，子宫膨胀冲受压迫，其气亦上逆，二气之上，胃当其冲，故呕吐不止也。迨至为日稍久，阴气渐复，胎体渐重，则呕吐自已。今虽胎重下垂，奈其真阴枯竭，不易恢复，冲气即无由下降，非待药力挽救，势难勒马巉岩，遂为疏大半夏汤加赭石，半夏赭石均用两许，服后呃逆数声，旋即呕出，后将赭石改至二两半夏两半，生山药二两，捣合作粥，取其黏腻之性，留恋胃中，不易呕出，服后，呃有时许，作呕数次不得出，胸中瞑眩者久之，继则蒙眬睡去，醒后复作大半夏汤加赭石与之，服后不惟不呕，而呃亦若失，饮食如常而愈。后果举一男，知者惊为神奇。

（《光华医药杂志》2卷6、7、8、10、12期　怀葛斋验案）

溺血

郑　左年二九，住北后街，素来善饮，湿盛中虚，五志不和，俱从火化，壮火蚀气，不能摄血，湿热相乘，致成溺血之患。初服五苓导赤而愈，后又屡服知柏八味，化阴中之湿。理路颇好，未能获效者，情志所伤也。第情志之病，虽有五脏之分，总不外乎心肾，议六味养心复方加减。

大生地六钱　当归身三钱　茯苓三钱五分　酸枣仁三钱　丹皮三钱　淮山药三钱五分　西洋参一钱　泽泻一钱八分　大小蓟各一钱五分　阿胶珠三钱

（《医学杂志》70、89期　张泽霖　植林医庐验案）

溺痛溲血

戴　年三五，住银杏乡。心动为意，意有所归，心相不静，欲念难除，溺痛溲血，阳强不倒，寐则尤甚。治之非易，意志不动，庶几有效。

川石斛三钱五分　琥珀和服，五分　山栀一钱半　木通一钱　粉草梢一钱五分　炒蒲黄一钱八分　萹蓄二钱　瞿麦二钱　大竹叶三十片　藕节三枚

（《医学杂志》70、89期　张泽霖　植林医庐验案）

溲淋

戴氏女　年方十三，溲便淋漓，经今近载，累治未痊。延至今秋，时发时愈。深究其受病之源，因努力伤气，少腹受害，渐至小肚作胀，溲便不利。经曰：膀胱者州都之官，津液藏焉，气化则能出矣。气化不输，则溲便为之不利，实三焦之气壅滞，则水道不利。经云：三焦为决渎之官，水道出焉。法用疏化决渎。

小茴香　丝瓜络　川楝子　全当归　丝通草　红花　升麻　生甘草　瞿麦　带皮苓　炙芪

嘱病者恙久药深，非数剂可能治愈，乃守此方，服至三十剂而痊。

（《中医杂志》4 期）

小溲淋血症

据述翁君尊兄，现年卅六，四年前经商安南，患小便淋血，延苏梓平先生，服萆薢分清饮，继以滋润而愈。然未几复发，缠绵四年，愈发愈频。今则面黄肌瘦，精神困惰，小便凝结。延苏医服萆薢分清，加补血滋润，病虽减而不能断根，祈海内医学大家，赐示良方，而除痼疾，是所企祷。

洁按：此病初由湿热，继成久病，苏梓平先生，学识经验俱优，投方屡效。然病久原虚，苏医识见及此，故与分利中加补血滋润。天下识者，所见略同。然鄙意为中气不足，溲便为之变。经云，肾司二便，今小便淋血，初起虽由湿热，终脾肾之虚也。又云：邪之所凑，其气必虚（其气者，正气也）。故治法当一面顾正，然补正之品须避滋腻，恐腻能留邪，滋能益湿也。

方（六味地黄，加扶中法）

吉林参须一钱　干山药三钱　扁豆衣三钱　生于术二钱　白茯苓四钱　生地黄五钱　山萸肉三钱　生甘草一钱　丹皮钱半　泽泻三钱　萆薢三钱

上药蜜丸绿豆大，每饭前吞十五粒，开水下。

（《幸福报》潘清泉医案）

小便红与乳糜尿

中国医学院学生某君，广东人，小便甚红（排尿时不痛），精神疲倦，头昏，余无痛苦（脉与舌苔，已不记忆）。据其自述，结婚甚早，婚后即患此疾，已数年于兹，曾在港奥请西医诊治，无效。因予以菟丝、杜仲、茯苓、白术、党参等补剂，服八剂，毫无效果，竟不知是何原因（曾与友人某君言及，某君谓必系肾脏或输尿管等处有血管破裂，尿中含有少量血液之故，当用龙骨壮牡蛎等收敛之，或可有效云云，惜未之试也）。意余又曾治中国医学院学生程万里君，为人甚黄瘦，惟精神尚好，小便白如牛奶，中似夹有血丝，曾延汪企张先生诊治，先生谓乳糜尿（润民按：欲知乳糜尿之原因，可参阅各病理总论上卷八十四页），惟治疗未有效果，余亦束手无策，仅令其试服金匮肾气丸而已。后万里请包识生先生诊治，服药二十余剂痊愈，余已嘱万里将此案之原原本本记出。

（《医界春秋》1935年116期）

癃闭治验

邻村有周姓妇，年约二旬，初产后三四日无他病，惟少腹微胀，小溲不利。家人以水养葱、车前草、飞滑石等物煎服，不利。延医诊治，方用淡渗通行小水之约，服后小腹愈加胀痛，小便则点滴不行矣。更他医亦不见功，惟日夜呼号不安，始延尚诚诊治。外用皂角、葱、艾煎汤熏浴产户，内用四物汤合黄芪、升麻、柴胡、桔梗、冬葵子、桃仁等味煎服，一剂小水行，二剂则霍然若失矣。尚诚所以用升提气血之药，服之小便反行者，盖斯症由初产时，因用力气陷下塞，致膀胱不能化气，而小便不通耳。与夫泻浊之因，而宜用淡渗宣利之药者，讵可同日而语哉。

（《中医杂志》10期）

小便癃秘

常熟大河镇李姓妇，孀居有年，年四十余，素体丰肥，前为争产事，以致成讼，郁怒伤肝，后即少腹膨胀，左侧更甚，小便三日不通。某医进以五苓、导赤等法，俱无效，就余寓诊。余曰：此乃肝气郁结气滞不化，厥阴之脉，绕于阴器，系于廷孔，专于利水无益，疏肝理气，自然可通。

立方用川楝子三钱，青皮二钱，广木香五分，香附二钱，郁金二钱，橘皮钱半，官桂五分，葱管三尺，浓汁送下，通关丸三钱一剂即通，明日来寓，更方而去。所以治病先求法外之法，不利其水而水自通，专于利水而水不行，此中自有精义存焉，非浅学所能领略也。

常熟西乡大市桥宗福湖，小便不通，延医治之。不外五苓导赤、通草滑石之类，无效。已十三日，未能小便，少腹高硬作痛，汗出气促，少腹按之石硬，余进通关法，加地黄，重用肉桂，一剂而通，溲仍未畅。少腹两旁仍硬，脐下中间三指阔已软。余曰：此阳气未得运化也。进以济生肾气汤大剂，少腹以葱姜水熏洗，三日溲畅如前。《内经》云：膀胱为州都之官，气化则能出矣。若专于利水，而不夹以温药，则愈利愈塞矣。

（《国医杂志》7集）

小便癃秘案

病者：郭左，年四十余，住本乡。

病名：小便癃秘。

原因：素有努力伤肝之患，己巳八月二十一日，因工作过劳而起。

症候：初起即少腹膨胀，左侧更甚，小便二日不通，前医进以五苓散导赤等法，俱无效果。状似行走不定，不能立卧。

诊断：脉弦苔薄，小便癃秘不通，已有二日。复思厥阴之脉，绕于阴器，系于廷孔，猝因努力而起，乃肝气郁结不化也，专予利水无益。

疗治：以楝、橘、青、香、郁、附、桂、葱等，疏肝理气为君，兼服通关丸，通其关窍以佐之。

处方：川楝子三钱　橘皮一钱五分　青皮二钱　广木香六分　香附子三钱　黄郁金一钱五分　官桂五分　青葱管三尺，煎汁，送服通关丸三钱

复诊：一剂而小便即通，仍照前法加减图之。

次方：川楝子三钱　青皮一钱五分　广木香六分　香附三钱　黄郁金一钱五分　橘皮一钱五分　台乌药三钱　官桂三分　益智仁盐炒，二钱　青葱管三尺

效果：一剂而小便通，二剂而腹胀退，此类加减，调养一星期而愈。

（《中医世界》3卷15期　翟冷仙）

小便秘治验

奉天省公署护兵石玉和，忽然小便不通，入西医院治

之。西医治用引溺管，小便通出，有顷小便复存蓄若干，西医又纳以橡皮管，使久在其中，有溺即通出。乃初虽稍利，继则水便仍不能出，西医辞不治，遂来予院（立达医院）求为诊治。其脉弦迟细弱，自言上焦疼甚，且凉甚，知其小便因凉而凝滞也。为疏方用人参、椒目、怀牛膝各五钱，附子、肉桂、当归各三钱，干姜、小茴香、没药、甘草各二钱，连服三剂，腹痛小便皆愈，遂停汤药。俾日用生硫黄钱许，分二次服下，以善其后。方中之义：人参、灵仙并用，可治气虚小便不通。椒目与桂、附、干姜并用，可治因寒小便不通。又佐以当归、牛膝、茴香、没药、甘草诸药，或润而滑之，或引而下之，或辛香以透窍，或温通以开瘀，或和中以止疼，众药相济为功，所以奏效甚速也。

（《如皋医学报》1930 年）

小便不通古方治验

族妹年二十四，三年前出嫁刘姓。八月间感受燥症，请医治愈。隔数日忽小便不通，二日一夜胀坠欲绝，坐桶不起，左右扶掖之。请三医同诊，用通利药罔效。妹以予知医，肩舆来迎。因校务不能分身，嘱用小鲫鱼一尾，麝香五厘，同捣成膏贴脐上，小便定通。此屡经试用之，效方也。越三小时来报，云及照方贴脐，小便虽通，涓滴而已，胀痛如前，命在须臾，求另方医治。斯时予正阅华佗神医秘传，至小便不通，见药内用有白果，不知意义安在，正在思考间。来人逼迫同往，因事天黑，乡下购药不易，即照华佗原方，加升麻一钱，携药同行。抵刘宅见老幼惊慌，佥云未见此奇症。与群医周旋，尚未视脉，嘱妹急煎带去之药，服之覆杯，小便淋漓病若失，群惊为神。

子曰：我非神也，此乃神医华佗之秘方也。九月下旬陶某亦患小便不通之病，已一日一夜，状如族妹，就取原方服之即效。予用后列之方，治愈男女各一，灵验无匹。愿读华佗书者，切勿将此方滑过，今将古方列后，并恳诸道长指示古方，内用白果意义。

华佗治小便不通神方

人参三钱　莲子心三钱　车前子三钱　王不留行三钱　甘草一钱　肉桂三分　白果二十枚

（《三三医报》1卷14期　湖北黄波萧介青）

小便不通

实热溲便故不通，下焦气结号为癃，气虚血弱兼痰闭，一吐提时便有功，虚热故令便不禁，虚寒遗溺在温中。

督脉生病为遗溺，又曰：肝所生病为遗溺。又曰：膀胱不约为遗溺。又曰：手太阴之别名，曰列缺。其病虚则欠顿，小便遗数。

病有关有格，关则不得小便。

内因

水溺于膀胱，而泄于小肠，实相通也。惟心肾不济，阴阳不调，内外关格，而水道涩。按此条主心肾为言。

肾主水，膀胱为津液之府，肾与膀胱既热，热入于胞，热气大盛，故结涩，令小便不通。按此条指肾膀胱为言。

金能生水，肺中伏热，水不能生，是绝小便之源也。若热在下焦，是绝其流而溺不泄也。二者之病，一居上焦，在气分而必渴。一居下焦，在血分而不渴。按此指肺肾为言。

外候

小腹胀满气结，甚者水气上逆，令腹急痛，乃至于死。

治小便不通大法

治宜清湿热，行肝气，泄小肠，利膀胱。丹溪曰：治小便不通，须吐之以提其气。气升则水自降，盖气承载其水也。东垣曰：热在上焦，气分者，宜用淡渗之药以清肺金。泻其火，滋水之上源，热在下焦血分者，宜用气味俱阴之药，除其热，泄其闭塞，以滋膀胱肾水之下元，此皆活法也。

脉法

诊其脉紧而滑甚者，不得小便也。诊其尺脉浮，小便难，尺脉涩，小便难，尺脉缓，小便难，溺有余沥也。

治法有丹溪方用田螺捣烂，和入麝香，贴脐上立愈

主以四苓散加木通、山栀、车前、滑石。如欲清心加黄连、莲子、赤茯苓，欲清肺加黄芩、栀子、琥珀、瞿麦。欲清膀胱加黄柏、青皮、木通，欲补肾用四物汤加黄柏、知母。

石韦散　治膀胱有热，水道不通，淋沥不出，脐腹痛，有时劳倦。即发或尿如豆汁，或出砂石。

西赤芍　生白术　块滑石　冬葵子　当归全　瞿麦穗　细木通　石韦　甘草梢　王不留行

上末之，每二钱，空心，小麦汤下。

通利大小便秘方

用细辛、芥菜子，略炒研末，烧滚水注桶内，入芥末，搅和令病人坐熏二便即通。

（《中医世界》“医药提要”8卷2期）

小便不禁大意

足三焦脉虚，不约下焦则遗溺。按《灵枢》曰：足三

焦者，是太阳之别名也。

内因

水溺于膀胱而泄，则出于小肠。若心肾气亏，阳气衰冷，传逆失度，则必有遗尿失禁之患。小便不禁，或频数，古方多以为寒，殊不知属热者多。盖膀胱火邪妄动，水不得安，故不能禁而频数来也。按此二条，一主寒，一主热，下文别而言之。

不禁寒热辨

小便不禁，出而色赤者，虚热也。色白者，虚寒也。大率寒者来而甚多，热则虽频数而甚少。

治不禁大法

治宜补暖下元，清心寡欲，亦有虚热而滑者，法当温补，其尿自禁。

脉法

尺脉实，小腹牢痛，小便不禁，尺中虚，小便不禁，肾病也。小便不禁，脉当沉滑，而反浮大，其色当黑反黄，此土之克水，为逆不治。

治法

虚寒主四君，加益智、山栀、破故纸、胡芦巴、苁蓉、肉桂等，甚者附子、鹿茸。虚热用四物加黄柏、知母、五味、山茱等，火甚者加条芩、山栀，止涩药加牡蛎、龙骨、赤石脂、桑螵蛸等。

秘元丹　治内虚里热，自汗时出，小便不禁。

白龙骨　煨诃子　西砂仁　灵砂

上为末，糯米粥丸如桐子大，每五十粒，空心盐汤下。

（《中医世界》“医药提要”8卷2期）

便浊

温痰湿火干气血，赤白二浊从兹别，更有精滑及梦遗，却缘相火与湿热。

大意

浊主湿热，有痰，有虚寒，则坚凝，热则流通。

内因

因思虑过度，嗜欲无节，肾水虚少，膀胱火盛，小便滞涩，所以成浊。因脾胃之湿热下流，渗入膀胱，故便溲。或白或赤，而浑浊不清也。按便浊之因有二：大抵肥白之人多湿热，黑瘦之人多肾虚。

外候

其状漩面如油，光彩不定，漩脚澄下，凝如膏糊。

赤白分气血

血虚而热甚者，则为赤浊，此心与小肠主病，气虚而热微者，则为白浊，肺与大肠主病。

治便浊大法

大抵赤者当清心调气，白者当温补下元。又须清上，使水火既济，阴阳和，精气自固矣。又曰：有白浊人，服玄兔丹不愈，服桂附八味丸即愈者，不可不知。

又曰：大率皆流注，宜发中宫之湿，凡此皆活法也。

脉法

两尺脉洪数，必便浊失精，心脉短小，因心虚所致，必遗精便浊。

治法

阴虚主四物汤加黄柏、知母、猪苓、泽泻、木通、山栀，或青黛、滑石。因心虚所致用瑞莲丸或定志丸。湿痰主二陈汤加苍术、黄柏、滑石、升麻、柴胡，因气虚加人参、黄芪、白术。二浊久又温补下元，用干姜、肉桂、苁蓉、锁阳、韭菜子、益智、芡实、山茱萸、菟丝子、附子、鹿角胶。二浊久又当止涩，固住如樗皮、龙骨、牡蛎、石脂、诃子、螵蛸、山茱等，在乎因病制宜也。

瑞莲丸　治思虑伤心，小便赤浊。

糊莲肉　伏龙骨　天门冬　麦冬　远志肉　柏子仁　紫石英　当归　酸枣仁　赤茯苓　龙脑　乳香

上为末，蜜丸桐子大，朱砂为衣，每七十粒，温汤枣汤任下。

萆薢分清饮　治真元不足，下焦虚寒，小便白浊，频数无度，漩面如油，光彩不定，漩脚澄下，凝如膏糊。

川萆薢　益智仁　台乌药　石菖蒲

上咀，每五钱，入盐一捻，水煎。

水陆二仙丹　治遗精白浊，梦泄脱精等症。

金樱子　芡实

以芡实去壳，杵为末，取樱子，黄熟者用盐盛，木臼杵去刺。又于石臼中杵碎，去核净再杵碎，绞取自然汁，煎熬成饴糖和芡实末为丸，桐子大，每七十丸，空心盐汤下。

伏菟丹　治思虑太过，心肾虚损，真阳不固，溺有余沥，小便白浊，梦寐频泄。

菟丝子　北五味　白茯苓　石莲肉

上为末，用六两作糊丸，桐子大，每五十粒，米汤下。

（《中医世界》“医药提要”8卷2期）

赤白浊

有血为赤浊，无血而黏白，难以小便者，为白浊。今人概以花柳病名之，惟此病每与疝气病同时发作者，不可不推察其所以然同时为病矣。意者心为气之帅也，欲念一动，气随下缩，再加饮食生冷，或黏腻难消以遏之，则气之蓄在少腹者，一时不能分散矣。气聚则腹痛，痛久则生热，故白浊。一二日间之用药，与治疝气同，如萆薢分清饮、五苓散，加小茴、乌药、木香、川楝子等，一二剂则溺利，而病已矣。以此时未成实热，尚是气滞溺闭之病，一遇辛开化气，病若失矣。若五六日后，脉渐数，身渐发热者，此不独气滞，即精滞血滞，郁热一同发作矣。此时其痛转甚，血亦随之逼出，即俗赤浊是也。然犹未遂成脓，若再无良手医治，则血后而脓出矣。盖此病初时溺涩黏点者，精离其宫，气失其化，所以成为腹痛，小水不利也。既而精滞久，而痛作，心阳注在其所矣，故益痛，则心火益注于痛，所以如欲溺不得溺之垂痛，益痛则小便益闭，甚至精气血热，一壅于精管之口，红肿而痛而脓也。治法身热脉数所下多血者，用龙胆泻肝汤，加杜牛藤根、蛇床子三四剂，则热通便利，切勿早用通关丸，致成险候之溺闭。盖屡见误用其法太早，变下鲜血成升者，何故？以泻肝汤之苦寒，有柴胡之发泄，有当归之散血、行血，生地之凉血，有杜牛藤之通瘀，蛇床子之化气，合入渗湿清热之剂中，寓有开泄之意也。通关汤丸，虽有官桂之化气，究竟寒苦多，而开泄少，仍是抑遏之剂，故助桀也。又蛇床子辛开化气，尤为疳疮要药。然是用为外治，杀痒之品，以之内服，惟白茯苓丸用之，不知此味之功，胜小茴多矣。诸香多升，虚者不宜，惟此虽极辛香，然而下降，是治少腹郁滞之气作痛者，故虽以泻肝之寒凉，佐此便是活动之方。况白浊多带疝气，尤为此药专功乎。

白浊由癃闭而起，故虽稚子童女，余见病此者，不少矣。大抵童稚多火与气，血强壮者相仿。肝火上凌，目赤痛而生翳，内服泻肝汤，外治须眼科专家，病是者，洗面之手巾，勿令无病人乱用，因此目病易以传染也。慎之慎之。

年四十以外病此者，大抵精浊为多。精浊者，未之成脓之浊也。治法与少壮人之中假功夫，大殊矣。盖年少多火者，初病失治，必致成脓。故中段工夫治法，可以泻火也，年高阳衰，下午如疟，甚有遗溺癃闭兼见者。尝投苦寒，得热肾阳而愈者比比。因恐时医不知，并附案以明之。

闵家张得富，年逾五旬，壬子秋，病此脉极虚迟，汗多气馁，声微，寒热日作，初尚但以疟告余。予小柴胡一剂，既以白浊既明，余遂与大剂黄芪、当归、熟地、东洋参、柴胡、常山、苁蓉、牛膝、菟丝子、附子、桂枝、白芍、甘草、萸肉为方四剂。疟与白浊，并已矣，盖精浊也。

西塘王阿发，秋季霍乱，既而白浊继之。医多以知柏等苦寒治之，甚至入夜寒热，小便或遗或闭，不由自矣。余按脉虚声低，知为虚候矣。先以逍遥散，加生地，止其疟，继以附桂八味，加车前、牛膝、麦冬、石斛、桑螵蛸、鸡内金、蛇床子、菟丝等，出入十余剂痊愈。

又木工杜公房，亦误知柏之苦寒抑遏，致淋血数升，人咸以为险矣，亦以前法治之得全。按此二人，其年皆四旬外矣，亦精浊之为病也。

要之，白浊赤浊，皆以开通溺管之涩痛为首务，不身热而涩痛者，气之滞也，化其所斯痛止矣。身发热而赤白兼见而痛者，通瘀而痛乃瘥。杜牛膝根为的对之治，设治不得法，血去过多，变成骨痿者有之，煎方用知、柏、龟板、龙骨、甘草、韭菜子、生地、白芍等，丸剂则虎潜丸、大活络丹。盖病已而血未已者，当凉血清火，然而当清不清，血久不止，故成痿症。痿也者，足趾抵尻，不痛不痒，不能伸者是也。亦渐挛渐缩，至抵于尻耳。

白浊变为臌胀者亦有之，未经治验，故不列方，待明者补之。

白浊经数月而愈者，此后每无子，以精管烂后，无关闭之权，精无凝聚，随生随出故也。广嗣之望者，慎之。

妇人白淫，亦与男人精浊同治，大抵宜温补精血，而忌寒凉，十补丸主之。但方书所论，尼姑、寡妇思欲不遂，致成白淫者，恐非十补丸之症。余治验者，亦四旬之妇，而非欲念造成矣。总之，不热不臭，纯虚无邪者，十补丸的对之症，一有他端，即非此方所可试者。

白浊单方，余知甚多，然亦有初中末之分，故妄用乱施，多不见效。今以有条理者载之。大黄蛋与木鳖蛋是实热之方，白果蛋、毛芹蛋，是一治纯虚，一治纯寒之方。万年青根酒炖服杜牛膝根，是治赤浊之方。芭蕉头合猪肚煎，一味木贼草煎，是大邪去后调理方。猪脊髓冲豆腐浆，是邪去后之补方。更有一种小叶皮茎草折之出白汁者，是亦治余湿而不伤正之方。此草出植桑之地，五六月方见叶如豇豆大，茎细如小铁线，每枝叶高仅二三寸，平铺四五寸长，七八月结子累小如小米大，亦青紫色，可以代茶服之。治法汇载一草药方，即香附子与酯梅子草同煎服，亦具有开阖之意。此草如田字草，而小生于多草之岸上，本治疔疮外搽之要品，因其味微酸，故名酸梅子草。

张石顽云：白浊多因气滞而成，不知者，妄以寒凉抑遏之，病变百出矣。愚按石顽此言，亦从阅练得来，但不知者，必以偏喜热药为评论，仍以寒凉为妥当之治。岂知寒凉与热，其症天壤判别，况一症之初中末，其补泻凉散不同乎。何尝禁用寒凉哉。

（《三三医报》1926 年 4 卷 8 期）

治验简编

引言

余早年读书，中攻轩岐，近岁从政，以弱冠之年，羸瘦之躯，浮华世界，迄无暇晷，笔耕墨稼，望岁徒劳。故对学养修身，毫无建树，清夜自思，多觉汗颜！间为亲友所召，略试拙才，惶悚惭愧，诚非所安；兹为本刊余君敦促，不得已将近案数则，简编如下，教我诲我，我之幸也。

（一）虚痛淋浊

张万隆，丰利人，年四十八岁，业布店，兼管轧花等事；平时因操劳过度，饥饱不时，民廿一八月间，忽患中脘刺痛，得食则缓，按之亦止，小便淋浊，但无刺痛情形，病经两旬，曾经医用萆薢分清等剂，延绵无效，旋来请诊。按其脉象虚弱，精神痿疲，参酌症情，皆为中气不足所致，破逐通利，均在所禁，惟有健胃补肾，以从根本图治。为其处方如下：

炒潞党三钱　云茯苓二钱　炙绵芪三钱　淮山药五钱　炒白芍钱半　炙甘草一钱　白杏仁三钱　煨金铃子钱半　佩兰叶钱半　老广皮钱半　车前子三钱，包

并嘱其留意休养，以求速效；讵料上药连服两帖后，竟能疼痛渐失，便觉稍利，因去佩兰、杏仁，加归身八分，后调理旬余报功。

（《现代中医》2 卷 12 期　姚世琛）

石淋治验

石淋之为症，虽载于书，并未目见，去冬因事返里，有乡人陆姓妇，来寓求治。予见其病容虽甚，尚能谷食，询其所苦。但云产后二月余，少腹脘痛，小溲淋沥终日不止，有时溺下如绿豆大硬物，脾髀曲直，不能自知。更医者累，索其方大都清热利湿之剂，方虽平妥，惟未明气化之理，致愈利愈胀。予为制方，用肉桂、知母、黄柏、升麻、杏仁、南沙参、桔梗等宣肺开气，滋肾通关。次日复诊，即能步履，腰亦能伸。据云去昨服药后，溺出硬物甚多，小溲次数亦减。仍照原方稍稍更动，连诊四次，痛已霍然，惟阴伤血亏，遂加八珍等汤调理而痊。方虽平庸，而症甚奇，且此淋块予曾亲见之，敢记之以塞杂志。

（《中医杂志》14 期）

淋

武左　淋属肝胆，浊属心肾，淋浊兼形，肝胆心肾交病，起于咳嗽，延及日久，遂令心悸头眩，阴阳两虚，寒热交作，久延防怯。

益智仁盐水炒，三钱　瞿麦一钱五分　冬葵子三钱　车前子绢包，三钱　抱木茯神三钱　钗石斛二钱　萹蓄二钱　细木通二钱　粉甘葛二钱

西毛珀研末，分二次，和服三分。盘龙草三钱，另服琥珀治淋丸。

（《中医世界》2 卷 12 期、3 卷 14 期　瞿冷仙）

小便点滴不通

陈左　败精压于溺窍，以致小便点滴不通，状似癃闭，茎中刺痛，淋沥不清，又似淋症。其实非癃非淋者，乃泄精

时受惊所致也。拟用升提法，宣其上窍，泄其下窍。

炙升麻三分　晚蚕砂绢包，三钱　空沙参三钱　炒冬术一钱五分　赤苓三钱　甘草梢一钱　粉萆薢三钱　车前子绢包，三钱　西毛珀服末，和服三分　盘龙草三钱

复诊：案载前方，毋须多赘，仍守原方，进退治之。

春柴胡五分　西当归二钱　杭白芍二钱　冬葵子三钱　甘草梢一钱　赤苓三钱　粉萆薢三钱　车前子绢包三钱　西毛珀研末，和服三分　陈麦荄三钱

（《中医世界》2卷12期、3卷14期　瞿冷仙）

徐渡渔先生医案

淋浊卧则止，行辄泄，两尺俱静，起居如故。一无虚象，舌黄苔浊，溲黄不痛，大便亦艰，夏秋暑热太酷，不无内阻，经腑流行，气机清阳不升，浊阴易泄，清浊混淆，必须理中，所以升清阳，阳不下陷，浊自缓耳。

补益气汤

（《中医世界》三卷16期　吴之谦）

周身浮肿

寒热后水失流行，以致周身浮肿，气逆上冲，脉沉而兼数，亟与宣解。

杜紫苏钱半　青陈皮各一钱　花槟榔一钱　砂仁末一钱　炒香豉四钱　大腹皮二钱　广木香二钱　茯苓皮五钱　制川朴一钱　嫩桑皮一钱　莱菔子三钱　炒枳壳一钱　小温中丸一两　鸡内金钱半　姜皮五分

（《国医杂志》1933年6、11、12期；1934年6—11期　澄斋医案）

酒湿阻脾

先因酒湿阻脾，继因劳伤脾肺，致为肿胀，食不得入，

脉来虚细，已延半载，单腹堪虞，拟标本并治，汤丸并进。

潞党参二钱　白归身二钱　陈广皮一钱　广木香一钱　嫩绵芪二钱　绿升麻四分　炙甘草五分　大腹皮二钱　制茅术二钱　软柴胡六分　香谷芽四钱　五谷虫一钱　小温中丸三钱　鸡内金二钱

（《国医杂志》1933年6、11、12期；1934年6—11期　澄斋医案）

程门雪近案

高年肿满，二便不知约束，此肾病也。肾司二便，而主化气，肾气不化，不能约束机关，倘加喘急，便涉危径，先以温肾化气，健脾堤水为治。

焦白术钱半　春砂壳八分　福泽泻钱半　连皮苓四钱　生熟薏仁三钱　冬瓜皮三钱　陈广皮一钱　白杏仁三钱　陈葫芦瓢三钱

金匮肾气丸四钱包煎。

（《现代中医》2卷6、7期　何时希）

跗肿

面浮、跗肿、腹胀，小溲不利，大便溏，病延半载，由浅入深，渐至喘急难卧。虑难奏效，始从肺、脾、肾兼治。

潞党参三钱　制半夏二钱　莱菔子钱半　宣木瓜钱半　制茅术钱半　广陈皮一钱　大腹绒二钱　炙甘草五分　镑沉香五分　济生肾气丸四钱　鸡内金钱半　陈香橼皮一钱

（《国医杂志》1933年6、11、12期；1934年6—11期　澄斋医案）

水肿

水肿自下而上，色白光亮，宜洁其净府。

生白术三钱　猪赤苓各三钱　陈广皮一钱　木防己三钱　川桂枝一钱　建泽泻三钱　花槟榔一钱　车前子三钱　制川朴一钱　苦杏仁三钱　桑白皮二钱　淡姜皮五分　冬瓜三钱

（《国医杂志》1933年6、11、12期；1934年6—11期　澄斋医案）

肿病治验

沈信来，年三十二岁，职司分报，栉风沐雨，感受寒湿。壬戌年七月，患寒热，初延西医作疟治，服药水，寒热截止，误食荤腥，遍体浮肿，改延中医。服小柴胡、五子、五皮、及米仁、通草等，消肿除疟化湿套方。调治一月，浮肿未平，足肿更甚。干咳无痰，便溏，溲少，面色萎白，八月来寓诊视。按脉左弦急，右沉迟，舌淡红无苔。证系阳虚湿胜，投麻附五苓散，加苦杏、桑皮、生姜皮等两剂。复诊：头面胸脘浮肿均退，左足亦稍瘪，粪燥，溲清白，胃佳，脉象左弦，右软，舌红润无苔，原方除麻黄，加干姜、淮牛膝、防已、米仁。三次复诊：头面胸腹左足浮肿皆退，右足有微肿，脚面仍肿大，咳嗽有痰，大便燥，溲清白，胃佳。脉左弦缓，右缓和，舌色红润，元阳渐复，寒湿稍化，仍拟五苓散，合玉屏风散，去猪苓、泽泻，加附子、干姜、半夏、巴戟肉、防已、米仁，服二剂。四次复诊：浮肿退净，咳嗽亦愈，行履如常，胃佳。脉象缓和，舌红润，拟甘温平补，参、芪、附、姜、苓、术、巴戟、益智、炙草、杜仲等。服四剂，精神恢复。

（《中医新刊》6、7期　慈溪魏文耀）

素禀阳哀

我父素禀阳衰，于光绪十五年己丑，时年四十二，秋间患疟，因素不喜药，一时难愈，缠绵匝月，且服鸦片，真阳愈形衰弱。适川沙表兄顾君萍鸥，有事来邀，遂同北往。我父又不喜戒口，居表兄家，鱼肉荤腥，惟口是适。姑母禁之不可，于是渐起水肿，自下而上，数日之间肢体尽肿。萍鸥工诗词，善琵琶，明医理，以为旧病，水溢高原，用金匮麦门冬汤，服后愈觉胀满，遂置不服，病势日增，举家惊惶，不敢久留。我父亦自知沉重，急欲归家，遂雇舟而回，两人扶翼而入，谓余曰：余病不起矣。所虑者，汝年轻，恐不能成立耳。余时年廿二，闻父言，睹父状，不胜惊骇。盖秋间患疟，至此已十一月中，历经数月，病体比前又增，肿势甚是利害，阴囊、阴茎肿大无伦，小便点滴难通，大便虽不泻溏，惟欲解时，不能稍忍片刻，迟则急迫而出。髀股间，有时痛如鸡啄，胸中若撑以棒杖，可仰而不可俯，动辄气喘。惟六脉如常，不迟不数，重按有根，舌色淡，苔薄白，胃纳而强，饮食有味，但稍多，则胃脘胀痛异常。余于丁亥秋，七月朔，仰观日食，因得目疾，于是研究医学，虽略有心得，然未敢轻治一人。今见我父有此重症，心中焦灼，莫可名状，反复沉思，夜不能寐。想饮食有味，胃气未败，六脉有根，断非绝症，默诵《内经》及本草，恍然心悟，起而对我父曰：父病勿忧，儿得之矣。父素禀真火衰弱，加以久病缠绵，真火益衰，不待言矣。盖火衰不能熏蒸脾土，土弱不能制伏水湿，以致积水浸淫弥漫，犹如阴霾四塞，六合皆昏，不仅土弱不能制水，大有中土反受水没，邪水欲灭真火之象，岂不危哉。小便点滴难通者，州都之官无阳以化气也。经曰：三焦者，决渎之官，水道出焉。夫三焦水道之流行，亦待命门真火之蒸动，今上流不行，故下流源绝，大便急迫而出者，水力使然也。髀股间痛如鸡啄者，亦水寒所致，《内经》所谓痛痹、著痹也。胸中若撑杖，动辄气喘，多食则胀痛异常者，水气愈积愈多，壅塞于胸脘之间，水寒入肺，肺气上逆也。舌色淡，苔白正虚寒之现象。幸而六脉有根，胃气尚强，稍可支持，否则不堪设想矣。儿读《内经》，曰：肾者胃之关也，关门不利，故聚水而从其类也。又读本草，附子能开关门，消肿满，故非进大辛大热之剂，助真火，蒸脾土，俾离照当空，不足以祛阴寒，逐积水。我父深以为然，遂用熟附子二钱，安南桂五分，川椒六分，吴茱萸六分，土炒冬术四钱，白蔻仁六分，怀牛膝二钱，车前子三钱包，带皮茯苓四钱，飞滑石四钱包，以父病真阳大衰，而真阴未耗，故仿济生肾气，而独用纯刚，除去阴药者也。附桂大辛大热，气厚纯阳为君，补火生土，温运三焦，真阳治而邪阳自消，积水自下。椒萸辛热性燥，温经利水，冬术苦温和中，培脾燥湿为臣。白蔻芳香醒脾为佐，牛膝、车前、茯苓、滑石引水下行，通膀胱，利水道为使，然开膀胱，宣气化，实藉桂附之功，否则徒用淡渗利水无济也。服后父曰：药辛可口，胸脘宽畅，甚适于胃，谅必对症，既而小便解下如涌泉，顷刻数壶，三日服三剂，解下小便共数十壶，肿势尽退，诸症若失，饮食加增，父色喜曰：今日再生，我儿之力也。且开手第一症，效验如神，尤为难得，命备志颠末，以为日后临症之助。又戒之曰：满招损，谦受益，毋自满溢。更复奋勉，斯进境无量。余仅受教，因进曰：父病虽愈，元气大虚，尚须调补，不然恐致反复。父素不喜药，竟不调补，继又因事恼怒，饮食减少，肿势复作，渐渐加重。即检原方，又服七剂，始得痊愈，时在庚寅三月间矣。

自后历年所治水肿，属热湿实证者少，寒湿虚证者多。凡病后脾虚胃弱，饮食不慎，渐起水肿，多属真阳衰弱，寒湿浸淫为患，每以桂附扶阳，参术补气，参以谷芽、砂蔻之类，燥湿醒脾。滑泽、五皮之属理气利水，取效屡矣。盖水肿偏于阳衰，能受温补，多可挽回。若并伤其阴，则殆矣。故阴阳两虚，气血并耗，泄泻不食，口干发热，不能进温补之剂者，都属阴阳两绝，不治之证。

（《中医杂志》14期　徐子石　梅花吟馆医案笔记）

土虚湿胜肿胀并作

程　土贯五行，发育万物，东垣专主治脾，以培后天根本，诚以人之真气出于中焦。若脾土馁弱，则食易滞，湿易聚，分利无权，而中州之关键为之不利，故治之者首在运中升阳，以培根柢。据述偶因停食，便下光溏，腹胀溲少，似属脾运偶乖，湿邪偏渗之象。惟便时里急后重，或主圊不便，小溲递涩，肢疲纳减，已是脾虚气陷，湿邪内胜，为本原见证。脉来濡细带滑，苔腻根糙，夜分不能安寐，恐内蕴之湿久则化热生痰，而心肝之阳为之浮露，阴病及阳，亦意中之事。其变端殊难逆亿，不过目前证象，脾湿尚盛，中气下陷，致膀胱之气化无权，当宗东垣治法，投以升阳运中，俾水道通利，不致一传而为肿，再传而为胀，庶得递臻康泰。经有云：脾属阴土，喜刚燥而恶卑湿，膀胱者，水液藏焉，气化则能出。爰拟培养脾土，助其气化参以升阳，渗湿主治，其虚阳之浮露与否，姑置缓图，即本《内经》标急治标，本急治本之意。未识，高明以为然否，录候裁正。

于术二钱　益智钱半　远志一钱　辰神四钱　新会钱半　淮药二钱　防风炭钱半　炒薏四钱　赤苓四钱　泽泻钱半　谷芽四钱　车前二钱

覆：人之正气出于中焦，气属阳，主卫外者也。脾为生发之源，饮食之精气得脾气以鼓运，即成生生之气，倘脾运有乘，则食为易化，其精气泛为痰沫，古人所谓流则为精，止则为痰是也。且脾恶湿而喜刚燥，脾气馁弱，湿内胜而阳气被遏，外溢为肿，亦自然之理。考脾主四肢，人生举动属阳，四肢为诸阳之本，其肢体疲软不便举动，阳气之不振可知，近日肢末浮脉，前曾便薄，脉细缓苔薄腻，当责之脾虚不健，湿胜为肿。据述每饮茶水则痰必上溢，此必气虚生湿，湿复滞气，痰从内生之征。总之此证，以气虚为本，湿痰为标，虽非险重，虑其肿势蔓延，胀与喘且相逼而来，致难收拾，拙拟标本两顾，投以培土化湿，合化痰利水之法，未识是否。录候方家教正。

甜术三钱　益智钱半　远志一钱　法夏钱半　新会白钱半　米仁四钱　扁豆钱半　云苓四钱　猪苓钱半　泽泻钱半　谷芽四钱

（《中医杂志》5—10期　陈良夫　颖川医案）

肿胀且喘囊大溲塞

王左　肺气以下行为顺，经有谓，气从上逆者，谓之喘，喘证之因，在肺为实，在肾为虚。昔人有谓有肿后喘者，治在脾。据述疮疖之后，遍体浮肿，又复囊大溲涩，原属脾经积湿，下注厥阴，泛溢肌表之候，近日肿势不退，更增喘逆。喉间有声如锯，坐卧均觉不适。小溲不行，按脉沉细滑，苔花腻，拙见是积湿成水，脾气先滞，而肺气又被冲动，失其宣降之常，昔人所谓水气乘肺，即此候也。此为肺喘，亦属实证，而非虚证，惟喘症虽分虚实，见之均为重候。考下流之水，上出高源，今溲涩不行，则水从何去，而肺气何由而降？目前证象总期气顺为吉，《内经》本有急则治标之旨，爰拟泻肺汤主治，参以通利水道，望其气降溲通，方为佳兆，未识能如愿否。候　商。

甜葶苈一钱，隔纸炒　川贝三钱　杏仁三钱　腹绒钱半　川膝

四钱　青铅一块　煅礞石四钱　藿梗钱半　赭石四钱　槟榔钱半　赤苓四钱　车前二钱

复：咳不离肺病，肺气以下行为顺，肿喘之后，咳呛不净，气易逆而脉仍滑，湿疖频发，此气分湿痰，肺失顺降，宜理风以化湿痰。

藿梗钱半　赭石四钱　贝母三钱　紫菀三钱　蛤壳四钱　橘红钱半　法夏钱半　云苓四钱　米仁四钱　猪苓钱半　姜茹钱半　冬瓜子四钱

（《中医杂志》5—10期　陈良夫　颖川医案）

脏腑胀病

《灵枢·胀论》谓五脏六腑皆各有胀，诸胀者皆因厥气在下，荣卫留止，寒气逆上，真邪相攻，两气相搏，乃合而为胀也。故凡胀病，必会通圣经诸条之旨，然后以识脏腑之部分，邪气之盛衰。盖名曰厥气者，逆气也。寒气，浊阴也。逆气下塞，浊阴上干，卫气滞留，荣血凝止，荣卫不调，寒邪得以乘虚而入，正邪相持，互结不解。脏虚，邪即入脏；腑虚，邪则入腑。故有五脏六腑诸胀之见症，治法分别列后。

心胀者，烦心短气，卧不安。心为君主之官，神明出焉。寒邪来犯，心阳郁遏，阴阳交战，则短气，火被水克，为心烦，心肾不交，则卧不安也。当宜发扬神明，以安心脏，俾离火空照，则阴翳自散。

川桂枝四分　光杏仁三钱　生甘草五分　朱茯神三钱　酸枣仁三钱　紫丹参二钱　炙远志一钱　川郁金钱半　沉香片四分　琥珀屑六分，冲服　朱灯心二扎　姜皮五分

肺胀者，虚满而喘咳，肺为至高之脏，位主上焦，职司

清肃。寒客于肺，肺气壅塞，清肃之令不得下行。先哲云：喘咳之为病，在肺为实，在肾为虚，此肺金之实喘也。拟温肺散寒，射干麻黄汤加减。如寒包热者，麻杏石甘汤治之。

净麻黄四分　嫩射干八分　光杏仁三钱　生甘草六分　象贝母三钱　仙半夏二钱　薄橘红八分　桑白皮二钱　炙款冬钱半　瓜蒌二钱　清水炒枇杷叶二钱，去毛包

脾胀者，善哕，四肢烦悗，体重不能胜衣，卧不安。脾为太阴而主四肢，脾弱生湿，湿阻中宫，真阳不运，土德日衰，寒邪乘之。浊阴凝聚，而为哕，为体重，为烦悗也。脾与胃为表里，脾病胃亦病，胃不和则卧不安。拟温运太阴，而化浊湿。

熟附片钱半　生白术钱半　炮姜炭八分　云茯苓三钱　仙半夏二钱　青陈皮各一钱　大砂仁八分　炒薏仁八钱　制川朴一钱　炒麦谷芽各三钱

肝胀者，胁下满而痛引少腹，胁乃肝之分野，少腹乃厥阴之界。寒客厥阴，木失条达，厥气横逆鸱张，故胁满而少腹痛也。宜疏泄厥气，而散寒邪。

软柴胡一钱　炒赤白芍各钱半　金铃子二钱　玄胡索一钱　细青皮一钱　春砂壳八分　川郁金钱半　广木香六分　青橘叶钱半　小茴香八分　台乌药一钱　江枳壳一钱

肾胀者，腹满引背，央央然，腰髀痛。肾为之脏，腰为肾腑，寒着于肾，下元虚寒，真阳埋没，阴邪充斥，故腹满而腰髀痛也。拟温肾助阳，而驱浊阴，俾得阳光普照，则阴霾自消。

熟附块钱半　生白术二钱　西秦艽二钱　川牛膝三钱　厚杜仲三钱　补骨脂钱半　青陈皮各一钱　台乌药一钱　小茴香一钱

广木香六分　嫩桑枝四钱　生姜三片

胃胀者，胃脘痛，鼻闻焦臭，妨于食，大便难，胃为阳土，主司出纳。寒邪乘之，胃气不通，不通则痛，胃既受病，水谷停滞中宫，欲化不化，反变败浊，故鼻闻焦臭，而妨碍饮食也。谷气不行，阳不通达，受盛传导，皆失所司，故大便难，与腑实便闭者不同。拟平胃散合脾约麻仁丸加减。

制苍术一钱　制川朴一钱　陈广皮一钱　细青皮一钱　江枳壳一钱　大砂仁八分研　广郁金钱半　全（金）瓜蒌三钱　切广木香四分　脾约麻仁丸五钱，包

大肠胀者，肠鸣而痛濯濯，冬日重感于寒，则飧泄不化。大肠为传道之官，变化糟粕而出焉。寒客大肠，变化无权，清浊混淆，则生飧泄。虚寒气滞，则肠鸣而痛濯濯也。宜温中化浊，分利阴阳。

熟附块八分　炮姜炭六分　生白术二钱　广木香八分　陈广皮一钱　猪茯苓各三钱　大砂仁一钱井　制小朴八分　大腹皮二钱　六神曲三钱

小肠胀者，少腹䐜胀，引腰而痛，小肠为受盛之官，化物出焉。位居胃之下口，大肠之上口，寒客小肠，物无由化，水液不得渗于前，糟粕不得归于后，故为少腹䐜胀，引腰而痛，小溲必不利也。宜通幽化浊，滑利二便。

细青皮钱半　赤茯苓三钱　台乌药一钱　细木通钱半，酒炒　车前子二钱　广木香六分　江枳壳二钱　青橘叶钱半　光杏仁三钱　瓜蒌仁三钱，研　生姜三片

膀胱胀者，少腹满而气癃，膀胱为州都之官，津液藏焉，气化则能出矣。寒客膀胱，湿郁下焦，气化不及州都，

水道窒塞不通，故少腹满而气癃，即今之癃闭也。宜开启一闸，以通下源，如壶揭盖之意。

苦桔梗二钱　光杏仁三钱　云茯苓三钱　细木通八分　车前子三钱　瞿麦穗二钱　冬葵子四钱　怀牛膝二钱　滋肾通关丸三钱，包

三焦胀者，气满于皮肤中，轻轻然而不坚。三焦即膜原，为决渎之官，水道出焉。寒气逆于三焦，决渎失职，气与水逆走腠理，欺水不得从膀胱而泄，气本无形，不质不坚，故气满于皮肤中，轻轻然而不坚，与肤胀等耳。当行气利水，五苓五皮加减。

川桂枝五分　生白术钱半　桑白皮二钱　鲜姜皮一钱　陈广皮一钱　赤猪苓各三钱　江枳壳一钱　福泽泻钱半　大腹皮二钱　广木香六分　冬瓜皮一两，煎汤代茶

胆胀者，胁下痛胀，口中苦，善太息，胆为中正之官，决断出焉。惟其气血皆少，为清净之府，而内寄相火，寒客于胆，胆与肝为表里，胆病而肝亦病，胆汁上溢，故口苦。肝气怫郁，故胁痛胀，善太息也。拟和解枢机，而泄厥气。

柴胡一钱　当归二钱　大白芍钱半　栀子皮钱半　白蒺藜三钱　云苓三钱　陈皮一钱　枳壳一钱　合欢皮二钱　川郁金钱半　佛手八分

（《中医杂志》1—12、14—16期　丁泽周〈甘仁〉　思补山房医案）

脘腹膨胀

朱女　痧子后，因谷食不谨，积滞生湿，湿郁化热，阻于募原，太阴失健运之常，阳明乏通降之职，遂致脘腹膨胀，小溲不利，咳嗽气急，面目虚浮，身热肢肿，苔干腻而黄。脉弦滑，右甚于左，肿胀之势渐著。急拟疏上焦之气

机，通中宫之湿滞，去其有形之热，自易解散。

淡豆豉三钱　黑山栀钱半　枳实炭钱半　光杏仁三钱　象贝母三钱　桑白皮二钱　陈广皮一钱　大腹皮二钱　莱菔子炒研，二钱　鸡金炭二钱　茯苓皮三钱　福泽泻钱半　冬瓜子皮各三钱

（《中医杂志》1—12、14—16期　丁泽周〈甘仁〉　思补山房医案）

面浮四肢肿

程女　肺有伏风，痰气壅塞，脾有湿热，不能健运，以致咳嗽气逆，面浮四肢肿，食入腹胀有形，小溲不利，苔薄腻，脉浮滑，势成肿胀。急拟疏风宣肺，运脾逐湿，庶免加剧耳。

紫苏叶一钱　青防风一钱　光杏仁三钱　象贝母三钱　连皮苓四钱　陈广皮一钱　桑白皮二钱　大腹皮二钱　莱菔子炒研，三钱　汉防己三钱　枳实炭一钱　冬瓜子皮各三钱

（《中医杂志》1—12、14—16期　丁泽周〈甘仁〉　思补山房医案）

脘腹胀痛

卫左　曝于烈日，暑气内逼，居处潮湿，湿郁滞阻，三焦决渎无权，遂致脘腹胀满，泛泛呕恶。面浮肢肿，里热口干，二便不通。皮色晦黄，苔灰腻，脉弦滑而数，此属热胀。先拟苦辛通降，泄上中之痞满。

川雅连五分　仙半夏二钱　淡黄芩一钱　枳实炭钱半　制小朴一钱　大腹皮二钱　连皮苓四钱　福泽泻钱半　西茵陈钱半　莱菔子三钱炒研　六神曲三钱　鲜藿香钱半

（《中医杂志》1—12、14—16期　丁泽周〈甘仁〉　思补山房医案）

遍体浮肿

金童　初病春温寒热，经治已愈，继因停滞，引动积湿，湿郁化水，复招外风，风激水而横溢泛滥，以致遍体浮

肿。两目合缝，气逆不能平卧，大腹胀满，囊肿如升，腿肿如斗，小溲涩少，脉象浮紧，苔白腻，此为风水重症。急拟开鬼门，洁净府。

紫苏叶一钱　青防风一钱　川桂枝五分　连皮苓四钱　福泽泻钱半　陈广皮一钱　大腹皮二钱　水炙桑叶二钱　淡姜皮五分　鸡金炭钱半　莱菔子炒研，二钱

金童二诊：遍体浮肿，咳嗽气急，难于平卧，大腹胀满，小溲不利，囊肿腿肿如故。苔白腻，脉浮紧而弦，良由脾阳不运，积滞内阻，水湿泛滥横溢，灌浸表里，无所不到也。恙势尚在重途，还虑易进难退，再拟汗解散风，化气利水，俾气化能及州都，则水湿斯有出路。

净麻黄四分　川桂枝六分　连皮苓四钱　生白术钱半　猪苓二钱　泽泻钱半　陈皮一钱　大腹皮二钱　水炙桑皮二钱　汉防己二钱　莱菔子三钱　淡姜皮五分

金童三诊：连投开鬼门洁净府之剂，虽有汗不多，小溲渐利，遍体浮肿不减，咳嗽气逆如故，大腹胀满，舌白腻脉浮紧。良由中阳受伤，脾胃困顿，阳气所不到之处，即水湿灌浸之所，大有水湿滔天之势，尚在重险一途。今拟麻黄附子甘草汤，合真武、五苓、五皮，复方图治。大病如大敌，犹兵家之总攻击也。然乎否乎，质之高明。

净麻黄四分　熟附块一钱　生甘草五分　川桂枝六分　猪云苓各三钱　生白术钱半　福泽泻钱半　陈广皮一钱　大腹皮二钱　水炙桑皮二钱　淡姜皮五分　汉防己二钱　椒目二十粒

外以热水袋熨体，助阳气以蒸汗，使水湿从外内分消也。

金童四诊：服复方后，汗多，小溲亦畅，遍体浮肿渐

退，气逆咳嗽渐平，大有转机之兆，自觉腹内热气蒸蒸，稍有口干，是阳气内返，水湿下趋之佳象，不可因其口干，遽谓寒已化热，而改弦易辙，致半途尽废前功也。仍守原法，毋庸更章。

原方加生熟苡仁各三钱。

金童五诊：遍体浮肿，十去其五六，气逆亦平，脉紧去转和，水湿已得分消。惟脾不健运，食入难化，易于便溏，口干欲饮，脾不能为胃行其津液，输润于上，不得据为热象也。今制小其剂，温肾助阳，运脾利水，去疾务尽之意。

熟附块一钱　生白术二钱　生甘草五分　川桂枝五分　茯猪苓各三钱　福泽泻钱半　陈广皮一钱　大腹皮二钱　水炙桑皮二钱　淡姜皮五分　炒补骨脂钱半　生熟苡仁各三钱　冬瓜子皮各三钱

金童六诊：遍体浮肿已退八九，气逆咳嗽亦平，饮食亦觉渐香，诸病已去。正气暗伤，脾土未健，神疲肢倦，自汗蒸蒸，有似虚寒之象。今拟扶其正气，调其脾胃，佐化余湿，以善其后。

炒潞党参二钱　熟附片八分　生白术二钱　云茯苓三钱　清炙草五分　陈广皮一钱　大砂仁研八分　炒谷麦芽各三钱　生熟苡仁各三钱　冬瓜子皮各三钱　福泽泻钱半　生姜二片　炒补骨脂钱半　红枣四枚

（《中医杂志》1—12、14—16期　丁泽周〈甘仁〉　思补山房医案）

暴肿

关左　暴肿气急，小溲短赤，口渴欲饮，脉浮滑而数。此外邪壅肺，气道不通，风水为患，风为阳邪，水为阳水，风能消谷，故胃纳不减也。拟越婢汤加味。

净麻黄四分　熟石膏三钱　生白术钱半　光杏仁三钱　肥知

母钱半　茯苓皮三钱　大腹皮二钱　桑白皮二钱　淡姜皮五分　冬瓜子皮各三钱

（《中医杂志》1—12、14—16期　丁泽周〈甘仁〉　思补山房医案）

腹胀浮肿

四坝有一朱姓，年四十余矣，始而食入腹胀，继则腹胀至胸，加以浮肿，咳喘不平，踵门求治。余诊脉甚沉，舌甚白，口不渴，便溏泄，溲甚少，不能平寐，已经数月。证由脾病而起，脾恶湿，湿不利则肿胀见矣。夫肿由水，胀由气，然必究水之原，气之根，因何而积？故古人有阴水、阳水之分，朝宽暮急，暮宽朝急之旨。询及素性嗜酒，酒客中虚，痰多湿甚，真火少健运之功，土不运化其职，上泛于肺，肺之下降无权，此致病之由也。余以桂、苓、术、苏子降气，加附子、干姜、川厚朴、广木香、车前、麻黄、枳椇子、桑皮出入为方，调理而愈。

湾儿口，王正兴之子，患疥疮，愈后，腹大肢面浮肿，求诊。按其六部无力，苔白便溏，余以补中益气，加附子、大枣、车前、苡米、扁豆、谷芽、泽泻、姜皮，出入为方，两剂而愈。

（《医学杂志》89期　王养初　临证笔录）

虚胀

朱云卿，洞庭山人，年三十七，在琴川老吴市典为业，有气从少腹直冲胸膈，腹胀如鼓，坚硬脐突，屡服槟榔、枳壳、五皮等消导克伐之品，愈服愈胀，匝月未得更衣。两足渐肿，小便不爽，面上色泽渐枯，胃气日惫，欲回籍袖手待毙矣。吾友松筠张君，偕至余寓就诊，余曰，脉迟涩而肌肤枯黯，腹硬而坚，不得更衣，此乃冲任足三阴肝脾肾，阳虚阴气之所结也。冲脉起于气街，夹脐而上，任脉起于中极之下，循腹里，上关元，足三阴之脉，从足走腹，冲脉为病，气逆里急，任脉为病，男子内结七疝，肝脉为病，有少腹肿满，少腹气升于上，此乃冲疝之类也。阳气虚不能运行，阴寒之气，蟠结于中，聚结不消，况下焦阴气升上，非温不纳，中宫虚馁，非补不行。投以东洋参、白术、鹿胶、附桂、茴香、巴戟、苁蓉、枸杞、菟丝、姜枣等温补滑润之品，服一剂，胀更甚。余曰，此气虚不能运药也。若更他法，则非其治，强其再服一剂，胀益甚。且气阻不爽，余再强其服一剂，忽然气从下降，大解坚粪甚多，其服已松。气归于少腹角，一块如杯。余曰，当将此方购二十剂，煎膏缓缓服之，服尽而愈。所以治胀病，当分虚实脏腑为最要，此症若疑实胀，投以破气攻伐，断无生理矣。然不能辨之确，断之的，见投剂不效，即改弦易辙，有不致偾事者乎。故治病以识症为第一，按此胀属肝脾肾三经。

常熟西门俞义庄，俞濂洲先生之少君，瑞舒世兄，年二十三四，时正酷暑，邀余诊之。腹胀如鼓，足肿卧床。余问其病由，素有便血症，按脉极细，小便短赤。余曰：此乃久痢便血，脾肾两虚，土败之症也。观前医之方，大约槟榔、枳朴、五皮、香砂、苓泻之类。余曰：此症非大用温补，助火生土，断难有效。使其向虞山言子攻上，取黄色泥土百斤，将河水搅浑澄清，煎药炊茶煮粥，均用此水。若水尽再换泥一石，搅水两石，用尽再换，取土可补土之义。进参术、附桂、补骨脂、益智、黄芪、枸杞、巴戟、杜仲、熟地等大剂，腹上系绳紧束，服大补药三剂，以绳验之，约松三指许。后余恐其太补，方中稍加枳壳，所系之绳，仍紧如故，以此验之，破气之药，一毫不能用也。专以温补大剂服百余剂，其腹已消。约用去熟地四五斤，参芪各四五斤。杞仲术等称是。起床后，服金匮肾气丸，补剂而痊。至今六年，惟行路常有气喘耳，下焦之虚，不易填也。按此胀属脾肾。

常熟青果巷，吴铸庵先生，年五十余，平素有便溏，清晨泄泻，后腹胀脐突，腰平背满，囊茎腿足皆肿，两臂胁肉渐浮削。余曰：便泻伤及脾肾，非温补不可，后进参术等补剂，服三剂腹胀仍然。二次邀余诊，见其案头，有《临证指南》、《医方集解》等书。余曰：阁下知医，莫非更吾方乎。彼曰：实不相瞒，将方中略加枳朴、香砂等味耳。余曰：既然同道，若不依余，断难取效。余存之方，切不可更动，约服四五十剂，即可痊愈。仍进参术、芪草、益智、巴戟、仙灵脾、补骨脂、姜枣、桂附等，服四五十剂，便溏已止，胀势全消，至今四年，强健如昔。所以辨虚胀、实胀，大约便溏便坚之间，亦可稍有把握。庶致见胀即攻伐克削乱投也。按此胀属脾肾。

常熟西弄，少府魏葆钦先生之媳，因丧夫悒郁，腹大如鼓，腰平背满脐突，四肢瘦削，卧则不易转侧。余于壬午秋抵琴川，季君梅太史介绍余至魏府诊之，面色青而脉弦涩。余曰：弦属木强，涩为气滞，面色青黯，肢瘦腹大，此乃木乘土位，中阳不运，故腹胀硬而肢不胀也。中虚单腹胀症，虽诸医束手，症尚可挽。以枳朴槟榔等味，治木强脾弱，中虚之症，如诛罚无罪，岂不偾事。恐正气难支，急宜理气疏肝，温中扶土抑木，进以香砂六君汤，加干姜、附子、刺蒺藜、桂枝、白芍、红枣、檀香等，服五六剂。仍然，然终以此方为主，加减出入，加杜仲、益智、陈皮等。服四五十剂，腹胀渐松，肢肉渐复，服药百余剂而愈。再服禹余粮丸十余两，金匮肾气丸三四十两，腹中坚硬俱消，其病乃痊。今已十五年，其健如昔。吾师曰：胀病当先分脏胀腑胀，虚胀实胀，有水无水等因，寒凉温热，攻补消利，方有把握。若一见胀症，专用枳朴、楂曲、五皮等味，无故攻伐，反伤正气，每致误事耳。按此胀属肝脾。

常熟东门外颜港桥，老虎灶内，小童年十岁，先因肾囊作胀，常熟俗名鸡肫臓，觅单方服之。延四十日后，肢瘦腹胀，脐突而高作喘，肾囊胀亮，茎肿转累，如螺如索。小便六七日未通，奄奄一息。余诊之，思如此危症，难于下手，急进济生肾气汤大剂，附桂各一钱，倍车前、苓泻，服两剂，小便渐通，一日数滴而已，后服之五六剂，小便渐畅，茎亦直而不转矣。再以原方减轻，服二十剂，腹胀亦消，惟形瘦不堪，后以参苓白术散，调理而痊。将近十龄之童，前后服桂附各两余，所谓小儿纯阳一语，亦不可拘执也。按此胀属肾。

（《国医杂志》7集　荆溪余景和听鸿甫著　孙鸿孙　诊余集）

肿胀

常熟县南街面店内某童，年十六七，冬日坠入河中，贫无衣换，着湿衣在灶前烘之，湿热之气侵入肌肉，面浮足肿，腹胀色黄，已有三年。友怜其苦，领向余诊。余以济生肾气汤法，熟地一两，萸肉二钱，丹皮二钱，淮药三钱，泽泻二钱，茯苓三钱，牛膝钱半，车前二钱，附子一钱，肉桂一钱。余给以肉桂一支，重五钱，时正酷暑，人言附桂恐不相宜，又云：胀病忌补，熟地当去。余曰：此方断不可改，服六剂，小便甚多，猝然神昏疲倦，人恐其虚脱。余曰，不妨。服六剂，有熟地六两，一时小便太多，正气下陷，未必即脱。待其安寐，至明午始苏，而肿胀全消，后服参苓白术散十余剂而愈。

治病之方法，先要立定主见，不可眩惑，自然药必中病，有一方服数十剂，一味不更而病痊者，非老于医者不能也。余在师处，见一童，年二十，尚未通精，身长仅三尺余，面黄色萎，腹胀脐平足肿，戴姓偕来，吾师诊之。问曰：此是何人？戴姓曰，是寒舍之牧牛佣也。问曰：工钱一月若干。戴姓曰：三百文。吾师曰：不必开方，回去待毙可也。戴姓曰：此岂绝症耶。吾师曰：家贫不能服药，孙真人云：亦不治也。若要病痊，非药资十千文不可，其工价每月止三百文，何得不死。戴姓曰：病若可痊，吾代出十千文，亦周全一命。吾师曰：吾当代赊，如十千之外，吾代偿可也。即进以济生肾气汤原方，熟地六钱，山萸肉一钱，丹皮钱半，山药二钱，茯苓四钱，泽泻二钱，车前二钱，牛膝钱半，肉桂一钱，附子一钱，服二十剂。面色转红，腹肿渐消。吾师曰：再服前方二十剂，而腹膨足肿，俱已退尽，诸恙霍然。吾问师曰：小儿童身纯阳之体，前后共服桂附八两，如炭投冰，四十剂不更一味，而病霍然，神乎技矣。师曰：胀之一症，宜分虚实脏腑上中下，最为准的。若健脾利水，是崇土制水法。脾土不能制水，土被水淹，水泛滔天，一息真阳，被其淹没，用济生肾气，水中取土，蒸动肾阳，而消阴翳。保真阳而泄水邪，为开渠泄水法，水去而火稍旺，火旺土得生气，自然胃气苏，脾运健，而水有所制矣。若专以崇土筑堤，恐堤高水溢，涨至胸膈，水无出路，气喘不休，其症危矣。所以方药对病，如指南之针，心中断不可疑惑。倘服三四剂不效，即更他方，病深药浅，往往误事。吾令其服四十剂，而病可痊，胸中早有成竹也。

（《国医杂志》7集　荆溪余景和听鸿甫著　孙鸿孙　诊余集）

肿胀

史左　肿胀在脾，咳喘在肺。经云上焦如雾，中焦如沤，下焦如渎，始而少腹漉漉，小便不利，继而肿胀并见，食入不运，是上而及中也。观咳喘甚剧，不便安卧。水溢高源之象也，投以利水通淋，恍如白物，加入桂附通阳，反行增剧，用药实难。今拟清肃上焦，启上源开支河，该金令直达州都，俾水得以开泄，庶肿胀渐次平复。

桑白皮炙，三钱　麦门冬三钱　苏子炒三钱　茎一钱五分　光杏仁三钱　上广皮一钱五分　赤苓皮三钱　白通草七分　飞滑石绢包，三钱　建泽泻三钱　枇杷叶刷去毛，三片

（《中医世界》2卷12期、3卷14期　翟冷仙）

腹满作胀

文右　旧有脘痛，继则腹满作胀，食入难化，面黄溺少，此肝气怫郁，木乘土位，湿热浊气，凝聚于膜原之间，三焦气机流行窒塞，书所谓浊气在上，则生䐜胀是也。两关脉弦，寸部郁涩，急拟疏肝解郁，运脾逐湿。

银州柴胡一钱，生　白术二钱　枳实炭二钱　连皮苓四钱　陈广皮一钱　大腹皮二钱　黑山栀钱半　带壳砂仁研，八分　鸡金炭钱半　炒谷麦芽各三钱　冬瓜皮三钱　小温中丸三钱　每早吞服。

（《中医杂志》1—12、14—16期　丁泽周〈甘仁〉　思补山房医案）

气阻血痹

杨左　形瘦色苍，木火体质，抑郁不遂，气阻血痹，与

湿热凝聚膜原。始则里热口干，继而大腹胀硬，自夏至秋，日益胀大。今已脐突红筋显露，纳谷衰少。大便色黑，小溲短赤，舌灰黄，脉弦数，此血臌之重症也。气为血之先导，血为气之依附，气滞则血凝，气通则血行。先拟行气去瘀，清热化湿，然恙根已深，非旦夕所能图功者也。

银州柴胡一钱　生香附二钱　连皮苓四钱　紫丹参二钱　粉丹皮钱半　赤芍二钱　藏红花八分　当归尾三钱　绛通草八分　黑山栀钱半　泽兰叶钱半　青宁丸包三钱

（《中医杂志》1—12、14—16期　丁泽周〈甘仁〉　思补山房医案）

水肿

水肿：寒水侮脾，土无堤防，水气泛滥，始起咳嗽，继则遍体浮肿，腹胀气逆，脉象沉细。治宜温中利水，症虑喘促之变。

生米仁三钱　姜半夏二钱　生姜皮六分　白杏仁二钱　熟附块六分　广皮一钱　椒目一钱　炒苏子钱半　带皮苓四钱　杭白芍钱半　冬瓜子皮各三钱

（《中医杂志》11、14、15期　非非子录　凌晓五医案）

关于水肿治疗案五则

有杨某者，年四十余，因青年肩重为业，致得咯血气喘症，嗣后稍有劳动，宿疾勃兴。今春二月间，忽患通身浮肿如溺尸状，气喘痰鸣，食思缺乏，终夜弗能就枕，延至四月间，病势益笃。多医殚技莫能愈，咸谓不能食新矣。后延余诊，六脉寻按不得，声系微弱，小水短数，气喘痰鸣，眼凸面白。阅前医所用之药，皆五苓、五皮、八正、建脾、理痰、行气之剂，似亦无可再投，生机恐难出旬日间。然因渠母促治之诚，不得已，复诊以听诊器，听得心脏有笛音，胃部呈鼓音，知为心脏衰弱，血行障碍所得。闭目静思，遂恍然悟曰：六脉沉伏不见者，因心筋收缩迟缓，血压无力，致微弱之脉搏，不得跃出于浮肿之腕下，至服药无效而增剧者，以前药利尿之力甚薄，兼之服药满碗，水势益增，宜其无效而增剧也。今欲出死入生，舍强心利尿药外无方也。遂用二钾利尿，令其日三服，并嘱家人验视小便，如能畅溲，此病当有可救之者。果二日后，小水较前畅利。余喜甚，仍照方令服，七日后，通身水气全消，气喘亦渐减，遂又改用中药济生肾气汤，加远志、半夏服数剂，即霍然愈矣。

又有一妇，年五十余，患水臌症，半载不愈，腹部紧张如抱瓮，四肢亦浮肿，食欲不振，中医延治殆遍，无一能愈之者。病家懈于医，遂放弃以待毙耳，后由该妇之婿薛某，介绍于余，遂不远数十里之遥，踵门延治。时值炎暑，余难之。渠夫哀请曰：君若不去，我妇恐难三日生，万祈垂慈一往诊也。不得已，遂偕去及抵伊家，天昏甚。晚膳后，该夫又请曰：君就晚曲为诊视，看能逃此一夜乎？因相从病，诊得六脉沉伏，呼吸困难，病人倚墙叠被竖坐，问其缘何不睡，答以睡则气不能出。问其小便日几行？答以点滴全无。用手按摩腹部，硬胀如鼓，静脉怒张，而有光泽，听诊上胃部呈鼓音，心脏有笛音。余曰：此水臌症，西人谓之腹水者是也。舍穿刺利尿法，别无良图。本晚即将随带之硫酸镁二十瓦，令三次分服，明晨即用大管针，从脐下刺入，泄去黄水二盆余，并用强心利尿等药与服，不料自此病势大减。继服数瓶，则腹中之臌胀消去七八后，又以六君子汤，加莱菔子、大腹皮、郁李仁，服八九剂，即完全告愈矣。且余于十九年间，充山西军营医官时，有临汾友人卢君之姨兄李君者，为灵石县主计员，因患水肿，多药不愈，于十月间，携卷到省，欲就院医治，时卢君亦在省，遂先绍治于余。余曰：此水肿症也。今有一方，未审能否以愈令兄之疾耳，请试之可也，遂用强心利尿药水，令服。八九日后，小便日能畅溲四五盆，肿病从此方愈。李君喜谓余曰：兄弟服药百十余付，不抵君药水数瓶，此何药也？当广为传焉可。又十六年时，余在晋北大驻防，有士兵二人，患水肿甚重，亦用前药而愈。因此药累获奇效，用编医案，敬告同人，俾不至服中药无效之病家，遂无求治之门，而医者不至用中药无效之方，即无挽救之法。深望同人及其用量，悉照药理学，采术于此，有心济世者，祈留意焉。

方之命名：二钾利尿药水

药之配合：醋酸钾 5.0　硝酸钾 3.0　毛地黄酊 3.0　海葱酊 3.0　苦味酊 5.0　橙皮酊 5.0　蒸馏水 150.0

制法及服法：上药共盛一瓶，摇荡使匀，每饭前服一次，日三服，二日量。

附药解

醋酸钾　Kalium aceticum　为白色潮解性粉末，为利尿药变质药，用之每次 0.5 至 3.0。

硝酸钾　Kalium mitricum　为棱柱晶或结晶性粉末，于水内深解，味清凉，功能令肾血管扩张，增进尿量。

毛地黄酊　Tinctura Digltalis　为褐绿色之液体，对于心脏衰弱所来之血行障碍，用之有效，每次 1.0 至 1.5。

海葱酊　Tlctura scillae　为澄明黄色之液体，为强心利尿药，与毛地黄丁合用，其力愈大，每次 0.5 至 1.0。

苦味酊　Tictura anaral　为澄明黄色之液体，功能健胃，每次2.0至3.0。

橙皮酊 Tictura auranti 为澄明黄色之液体，有橘皮味功能健胃，矫味药用之，每次2.0至3.0。

按此方以醋酸钾硝酸钾为主药，毛志黄海葱苦味三酊为佐药，橙皮酊为矫味药，蒸水，为赋形药，总之使心筋收缩力强，以增血压，肾血管扩张，以来尿量，用之所以如神也。济生肾气汤、六君子汤布在方书，兹不赘述。

（《医学杂志》71期）

风水

风水全身面目浮肿，咳喘不能平卧者，治之之法，最妙莫如麻黄、杏仁、苡米、甘草汤合五皮饮，余用屡验，但逾时又发，推原其故，则脾者为胃行其津液者也。三焦为决渎之官，水道出焉。脾不能运而津液化水，三焦失于蒸化，而水道不利，宜以四君子合淮药、陈皮、杏仁、泽泻等健脾化水之品，制为丸药，早晚服之。若命门衰微，脉甚沉细者，宜加附桂，以蒸动三焦之气化，久服自可杜根，所以必制丸者，缓以治之也。但肿势未退，补法切不宜用。经云：邪之所凑，其气必虚，留而不去，其病为实，实则宜先治其标也，百病皆然。

（《中医杂志》3—5、10—17期　王一仁　临症笔记）

诊断笔记

民国壬子年，六月末旬，诊视钱光樾水肿症。其人年四十余，禀赋强盛，原因客冬操作过劳，彻夜不眠，倦则露宿，交春发生脓疥，未曾调治。延迄长夏，四肢先肿，渐及于腹，其症面色黧黑，目珠昏暗，眼胞浮肿，状若卧蚕，周身肿胀，按之则起，小便不通，精神疲惫，舌薄无苔，色白如纸，味淡不渴，六脉弦紧，重按细而有力，脉证合参，此阴水也。夫劳倦露宿，多受风湿，邪逼腠理，则生脓疥。既生脓疥，须以疏风利湿，败毒法治之，谅不他变。乃因循失治，一交长夏，湿土用事，则内湿与外湿相从，脾弱不能运输，以致肺气不降，水道不利，三焦失职，阳光不济，阴气弥漫，周身血液，悉变为水，泛滥横溢，而肿胀起矣。此症重在膀胱，经云：膀胱者州都之官，津液藏焉，气化则能出矣。故治斯症，宜化膀胱之气，使决渎通行，阳光下济，阴气收藏。再以真武坐镇北方，则海不扬波，而天下晏然矣。方用桂枝五钱，开太阳之气，佐附子三钱，暖下焦之阳，茯苓、于术各二钱半以扶土，防己、木通各二钱以利水。生姜三片、红枣三枚以化气，甘草钱半以和中，少加细辛，领诸药通行经络，即苓桂术甘汤加真武之意也。原方进三帖，小便已通，肿胀渐消，转增微咳，乃去木通，加五味、干姜各一钱，暖肺降逆。桂枝减去三钱，只用二钱，盖恐多则辛散也。又进二帖，咳止肿消。惜不戒于口，误食油腻，致胸腹板闷，舌苔变腻，乃去五味、细辛、姜、附等，加厚朴、枳实、麦芽各二钱，宽胸利滞，烧猪骨三寸，以消油腻，服二帖，诸恙咸瘳。遂改用六君子汤，调理脾胃，以收全功。民国壬子，六月杪，诊视彭启兴子，年三岁。先时感冒暑邪，发热下利，微呕腹痛，医作慢惊治，投以姜附丁桂苓术归参地黄等，病转危。诊断之时，见其下利稀水，色黄气臭，间或作呕，胸背灼热，周身无汗，四肢厥逆，痿而不举，面色焦黄，眼屎干硬，目珠直视，舌燥中裂，唇红如朱，索饮无度，躁扰不安，辟纹浮紫而黑，合症因论之，乃热厥下利也。夫长夏之际，天之热气下，地之湿气上，人在气交之中，受其炎热，无隙可避。小儿体弱，尤易感冒。一经受邪，则发热呕利诸症作矣。治宜解表，兼清暑邪，乃医者不察，误认虚寒，投以辛温腻滞，致表邪内陷，阳气不升，火郁于中，故有以上各症。仅拟升阳散火救逆法，方用柴胡、葛根各三钱解肌透表，佐升麻一钱，以升下陷之阳，栀子、豆豉各二钱，解烦清火，佐石膏五钱，淡竹叶钱半，以消内伏暑邪，龙骨、牡蛎各五钱，救逆止利，党参二钱，甘草钱半扶正和中，取《内经》火郁发之之义。一昼夜令进二帖，身得微汗，热退利止。乃去麻，加山药、白芍、于术各二钱，又进二帖，诸症全瘳，遂占勿药。

（《三三医报》2卷21期　广德钱存济）

遍体浮肿

西乡吴某子，年约十许，去年孟冬之初，患咳嗽气急，遍体浮肿，甚至不能平卧。经谓脾属湿土，脾虚则生湿，积湿则生痰，痰客肺络，咳嗽气急，不能平卧，所由来也，喉中有漉漉之声皆痰也。余湿流于腠里，遍体所以浮肿也。按其脉浮濡而数，舌苔腻而黄，即用云赤猪苓、苡仁、通草以利其湿，福花、杏仁、苏子以平气，贝母、瓜蒌以化其痰，桑皮、腹皮以行肌腠之水，一剂诸恙大退，二剂如失。后进调养脾胃之剂数帖，如平日矣。

（《中医杂志》14、16期　吴冠廷　治验笔记）

咳血肿胀

芜湖高观察，患咳逆失血，气喘不得卧，少腹胀大，面目周身皆肿，此系脾肺两伤，前医或专主润肺，或专主健脾，药有所偏，而病乃益剧。其友人介予往诊，予用宣痹汤加桑、丹、茅根、二苓、车前、泽泻等味，以上清肺热，下利脾湿，兼宣气分，一举而数善皆备。服之气喘果平，咳血亦止，再进分利之剂十余帖，而肿胀全消。饮食精神复旧，已视事如常矣。

（《中医杂志》6期　鹤山书屋临症笔记）

疝气

病者：小杭山，陈柏，年近四旬。

原因：睾丸肿痛，已有旬余，诸医罔效，始转余诊。

症候：小溲黄赤，口有胶痰，身或潮热，少腹疼痛，下及睾丸。

诊断：脉右缓滑，左关亦然，左寸伏，左尺微细，舌苔黄腻，脉证合参，是湿热内留膀胱，肝气不舒，发为疝气之候。

疗法：舒肝达郁，清利膀胱湿热，加味旋覆花汤而消息之。

处方：旋覆花二钱　茜根一钱　鲜葱白二枚　青蒿钱半　丝瓜络二钱　青皮八钱　来复丹三钱　泽泻二钱　鲜荷杆四钱　云苓五钱　淡海蛸五钱　白芍三钱

效果：一剂痊愈。

（《神州国医学报》5卷1、3、5、6、8、10期　陈渔洲　藻潜医案）

下消

小溲色白，而腰部酸楚，非惟不能勉力劳动，即神烦恐吓亦痛。古人谓之下消，西医名肾脏炎，延今多年，频发频愈，此次发且甚，适有外邪而清泄之后，宜以此方调其本。

大生地三钱　淮山药三钱　炙萸肉一钱　粉萆薢三钱　龙胆草六分　炙扶筋三钱　炒川断三钱　制锦纹五分　炒川仲二钱　桑寄生五分　猪茯苓各三钱　九节菖蒲五分　甘草稍六分

（《中医世界》1卷3期　近代名医医案一脔）

肾气不充

病后形色未复，膝冷未回，且入暮即足肿，旋又寒热自汗，已经治愈。刻诊脉弦滑如常，舌苔亦化，惟大便带溏，时欲小溲，或有自觉欲遗之象，为不独二便收缩力不足，其精关亦有约束不力之意也。盖肾主骨，膝又属骨之府，其肾气不充，而脾阳亦有衰弱之候也。

大熟地三钱　淡附片五分，同打　元米炒西潞二钱　桑寄生一钱　陈皮一钱　焦于术一钱　炙西羌三钱　粉萆薢五分　砂仁五分打后下　淮山药三钱　辰茯神三钱　白潼蒺藜各一钱半　半夏一钱半，竹沥制

（《中医世界》1卷3期　近代名医医案一脔）

肾气不纳

肺主出气，肾主纳气，肾气不纳，喘斯作矣，脉浮弦，气逆于上，阴虚于下，纳肾肃肺，标本并进。

大熟地三钱　煅青铅四钱，同打　大坎气二条，漂切　紫白石英各三钱　怀牛膝二钱　粉归身二钱，土炒　代赭石四钱　旋覆花钱半　杜松子三钱，盐水炒　银杏肉三枚　胡桃肉二枚

（《中医世界》1卷6期　常熟张蕴石先生）

大腹单胀

疟邪陷里，转成下利，表之挽之，其利依然，驯至大腹单胀，脐凸筋现，脾肾真阳大伤，膀胱之气，因而不化，小溲短少，脉微，苔白，一派阴寒见象。病延四月，血肉之驱，何以能耐，急急调治，犹恐不及，况乎不药乎。

东白芍钱半　制附片钱半　台白术三钱　茯猪苓三钱　法干姜八分　薄官桂三分　土炒泽泻三钱　煅牡蛎八钱　济生肾气丸

三钱　伏龙肝一两　冬瓜皮三钱　二味煎汤代水。

（《中医世界》1卷6期　常熟张蕴石先生）

徐渡渔先生医案

肾开窍于耳，耳鸣者肝阳升也，总由肾水无以涵养肝木，木火上升而致者，摄水涵火缓木调之。

大熟地　牡蛎　女贞子　山药　清阿胶　白芍　麦冬肉　料豆

操持营思太过，以致五志阳升，升巅蒙窍耳鸣，一似鸣钲，拖延久矣。五志阳升者，五脏失藏也。宜藏固，宜填摄，宜静镇，所谓过动济之以静也。

怀熟地　天冬　云神　萸肉　芡实　元武板　牡蛎　龙齿　山药　五味

（《中医世界》三卷16期　吴之谦）

程门雪近案

王老太爷一诊（廿四年九月十四日）

口苦舌尖痛，牙根浮动，寐时眴惕气升，咳嗽痰多，其为虚阳浮动无疑义。惟苔光脉细，素体阴液亦亏，其阳浮者，以阴不敛阳，虚阳上越，而非阴盛格阳之症可比。温下之品，只能为佐，仍当以育阴敛阳为之主，且用桂胜于用附，以附走窜，不能收摄纳之功也。拟方如下：

大熟地四钱　浮石钱半，同捣　山萸肉二钱　黑料豆四钱　甘杞子二钱　元参三钱　石斛四钱　川贝三钱　牡蛎一两　龙齿八钱　清炙枇杷叶三钱　上猺桂一分　研细末，饭丸药汁过下。

二诊（十月十九日）

苔绛口燥，痰呛气升，寐则惊惕，气阴大亏，肺失清肃，肾失摄纳，虚气横升，中无抵柱，再用养气阴，肃肺纳肾，佐以化痰。

霍石斛一钱　元参三钱　北沙参三钱　茯神三钱　龙齿四钱　左牡蛎五钱　真川贝三钱　杏仁三钱　清炙枇杷叶三钱　七味都气丸四钱　银杏肉二枚

三诊（十二月十四日）

病由肾阴肾阳并虚而起，始则肾阴不足，不能配阳，继则阴不敛阳，阳浮于上，舌绛口糜已久，阳既上浮，则下元空虚，命火不能安于其位，脾胃乃中土之脏，熟腐水谷，以化精微者也。土位之下，火位承之，釜底无薪，则胃虽纳而脾不运，饮食所入，不化精微，反成痰浊矣。阳愈不化，痰积愈多，寖成饮澼，咳嗽痰多，吐之不尽，则饮患也。屡投补益之品，而终无济者，以药先入胃，脾胃既无运化之权，则补品亦难得效，徒益其痰而已。屡投生津清润之品而口糜绛干益甚者，以口糜属虚火之炎，非温引归窟不能下。下无阳化，精液不能升于上，则为口燥。故清润无功，岂惟无功，且与中宫之饮邪有碍也。迩日旬余则吐，吐后少快，胃土大伤，运化之力益苦。人以胃气为本，况属高年之恙，尤关紧要。如此虚象日趋坏途，殊为可忧。为今之计，补益既无效用，清化亦属徒劳，只有一途，则肾气丸一法引火以归窟，佐丹泽之凉肝，山药、茯苓以健脾化饮，肾阴肾阳并顾，果能下焦得安，则火能生土，脾胃强而饮自化，阳能化气，火能下潜，则口津自布，而糜痛自消矣。虽属希冀之谈，却非画饼之计，且舍此亦并无别法，背城之战，功在一举，倘再因循，则节令届临，恐剧变。

金匮肾气丸

（《现代中医》2卷6、7期　何时希）

四、肝脾诸症

肝脾交困

周右　肝脾交困，脘胃连胁，里急便泄，头疼咳嗽，兼调土木。

川桂枝七分　全福花一钱五　制香附三钱　金铃肉三钱　淡吴萸六分　炒归身一钱半　白芥子一钱半　延胡索二钱半　细川连三分　大白芍二钱　炙甘草五分　黄郁金一钱半　青陈皮一钱　台乌药一钱

（《国医杂志》1933年6、11、12期；1934年6—11期　澄斋医案）

肝脾气结

余右　肝脾气结，腹痛便泄，咳吐稠痰，肢体酸楚，与调气以舒脉络。

广木香二钱　全福花二钱　大腹绒三钱　清炙草二钱　延胡索三钱　青陈皮二钱　炒白芍三钱　制香附三钱　台乌药一钱半　金铃子四钱　全当归二钱　炒干姜五分　砂仁末一钱　炒福曲三钱

（《国医杂志》1933年6、11、12期；1934年6—11期　澄斋医案）

肝脾气结

陈右　肝脾气结，脘腹胀闷不舒，治以疏肝理脾。

制香附三钱　台乌药一钱　大腹皮一钱　小茴香一钱　延胡索二钱　青陈皮一钱　广木香五分　黄郁金一钱半　川楝子三钱　大白芍三钱　陈香橼皮一钱

（《国医杂志》1933年6、11、12期；1934年6—11期　澄斋医案）

肝脾不和

蒋右　苏州，年五十四岁，肝脾不和，食入不运，经久则吐，下午腹胀，自腰以下撑痛，头晕心悸。大便时坚时溏，小溲少，病已年余，诸药无效。鄙意宜和中运脾，疏肝流气，止呕为第二要务。用戊己法。

细桂枝　小温中丸　乌梅炭　仙半夏　冬瓜子皮　大白芍　炙鸡金　炙甘草　姜竹茹　淡吴萸小川连同炒　春砂仁　炒泽泻　茯苓皮

二诊：积饮于胃，上泛则吐出痰水，每日夜有数面盆之多，肝脾不和，气不下行，而为溲少便坚。脘中至腹，则胀懑而聚。此积饮夹肝气之征，而心阳之衰弱，脾阳之不振，尤属显著，投戊己法。微觉安帖，进一步用理中安胃法。

上官桂　乌梅炭炙甘草同打　车前子　沉香曲　淡干姜　小川连同打　姜半夏　炒泽泻　枳术丸　云茯苓淡吴萸同打　广郁金　青陈皮

三诊：连进理中，呕恶大减，满腹抄响，水声汩汩，胃气呆滞。今既有动泄之机，应进为入穴探子之图。

上交趾桂　金铃皮　仙半夏　控涎丹　代赭石　制香附　青陈皮　广郁金　炒泽泻　姜竹茹　旋覆花真新绛同包

汝案：此症共诊五次，服此方后，大便通泄，痰水甚多，日久宿疾。一旦霍然。以后仅二陈、竹茹，越鞠加减而已。彼媳系汪氏，为张养济堂叔鹏夫人之内姨甥，亦颇知医。阅余方，既感且佩，得知己于巾帼之中，亦颇欣幸也。

（《神州国医学报》1—5卷　张汝伟　临床一得录）

肝脾气滞

杨右　以脉缓弱论，属气虚，以舌质红论，属血虚，以面色黄白论，属脾气不振，以症候寒热如疟，腰酸胁胀，腹中隐痛论，属肝气不和，病经半载，医易数人，或进辛热，或进补益，盖群以为下焦虚寒，不知实属肝脾气滞，此不能合脉舌色证，参伍调之之过也，吾今以枢病法治之。

软柴胡钱半　炒条芩钱半　宋半夏钱半　清炙草五分　白蒺藜三钱　制香附钱半　玄胡索钱半　川楝子二钱　生姜二片　红枣三枚

（《中医世界》1931 年 2 卷 11、12 期　谦斋医案）

肝风头痛

王右　肝风头痛，肺痰喘咳，驯致痞满，肿胀，脾肾俱病，根底已深，难期脱体矣。姑投肃上纳下。

南沙参四钱　炙苏子一钱四分　旋覆花一钱四分　车前子三钱　大麦冬二钱　甜杏仁三钱　紫石英四钱　怀牛膝三钱　北五味五分制　川朴一钱　炙桑皮一钱四分　镑沉香五分　白果肉十粒　胡桃肉三枚

高右　血虚生风，左肢麻木酸痛，上引至项头，夜不能寐，当与养荣。

煨天麻钱半　制首乌五钱　酸枣仁四钱　刺潼蒺藜各四钱　抚川芎一钱　荆芥炭一钱　朱茯神三钱　甘杞子三钱　全当归三钱　杭甘菊二钱　炒白芍二钱　水炙草七分　稆豆衣钱半　桑叶枝五钱

（《国医杂志》1933 年 6、11、12 期；1934 年 6—11 期　澄斋医案）

头痛肝风复发

奚右　头痛肝风复发，遍体俱疼，腹痛或作或止，肢麻，总属血少所致。

煨天麻钱半　粉川芎七分　全当归钱半　制首乌五钱　刺蒺

藜四钱　青防风钱半　大白芍二钱　酸枣仁四钱　荆芥炭一钱　杭菊花二钱　法半夏三钱　台乌药钱半　骨碎补一两　柏子霜三钱

（《国医杂志》1933年6、11、12期；1934年6—11期　澄斋医案）

肝风上冒

毕右　肝风上冒，而为头痛耳鸣，眩昏倾跌，肝气犯胃，而为心口胀痛，或入腹，法当气血双调。

煅天麻钱半　抚川芎七分　大丹参三钱　制香附钱半　石决明六钱　全当归钱半　台乌药钱半　黄郁金钱半　刺蒺藜三钱　大白芍二钱　延胡索二钱　金铃子三钱　砂仁末五分　大腹绒二钱

（《国医杂志》1933年6、11、12期；1934年6—11期　澄斋医案）

肝风犯肺

病者：彭太夫人年八十五岁，南昌人，住东坛乡。

病名：肝风犯肺。

原因：庚午四月，受风发热，热退，食糯米圆，复发热咳嗽。

症候：午后恶寒发热，觉寒在皮下，腹胀痛，大便结，小便短。

诊断：肺脉急，急为肝脉，肺得急脉，是木邪反乘，所不胜而为病也。病本在肝，标在肺肝，在天为风，肝脉夹胃络，胆上注于肺，当四月小满之时，风木加临之际，以气燥血弱之老人感受外风，物从其类，直达肝脏，内风与外风相并，从肝之支脉旁通于肺，则肺气被风邪内阻，痹不得宣，无以卫外，故觉寒在皮下。风阳邪也，肾少阴也，肾主骨，肾脉上贯肝膈入肺中，今外风与肝风从肺溢出，乘肾之虚而传入之附于骨中，故觉热在骨中。肺脏上连喉系，下通心肝之窍司呼吸，今肝风上逆，从肝之支脉注入肺脏，肺气与肝气相激发出声音，所谓木叩金鸣，故咳声铿铿也。凡夜半咳者，风也。肝风注肺，久而为散，煅炼肺津，化沫外溢，故所咯出白沫也。肺脏五叶，右三左二，披离下垂，后附脊骨，前连胸膛，上通膈膜，下达气海。今被肝风浸入，则肺叶胀大。肺胀所处地位皆受压迫，故胸腰背腹皆胀痛也。大肠与肺相表里，今肺脏满注，风邪气不得降，故大便结也。肺为水源，水为风阻，不能下达，故小便短也。

疗法：经曰，风淫于内，治以辛凉，佐以苦甘。又曰肝苦急，急食甘以缓之。用杷叶、杏仁之辛苦，以降气理咳。秦艽、白薇之辛凉，以散肝经气分之风。丹皮、地骨皮熄肝经血分之风。麦芽、参须，以和胃养肺，服二剂。

处方：枇杷叶二钱，蜜炙去毛　西秦艽一钱　川白薇一钱　牡丹皮一钱　叭达杏钱半，泡去皮尖　地骨皮一钱　炒麦芽一钱　直参须一钱

复诊：寒热退清，但咳嗽，风虽熄，气未平也。

丹方：前方去白薇、秦艽，换款冬花二钱，蜜炙。

效果：前后共服六剂而愈。

（《医界春秋》67、68、70—72期　谢寿柟　生春医馆验案）

扶云轩录案

胡郎　年甫五岁，先由风邪袭肺，身热而呛，继即风阳内动，气机失常，筋搐拘挛，形如惊状。闻先补之，后用针灸之。邪则从补而升，元气由针灸而耗，竟成庙兵去而岸兵入也。然而胃阳告竭，肺肝阴虚之形外现，喉起白屑，无如药饵杂进，肝风愈炽，抽掣时甚，姑拟一法，以图万一。附方请裁。

羚羊角　钩藤　炒天冬　生白芍　东白薇　明天麻　北沙参　原麦冬　五爪红　生石决明　卷心淡竹叶

另用西洋参、炙僵蚕、炒天冬、北五味，煎水代茶。此症连诊四次，均照原方加减，恙得转机见效后，用异功散调理而瘳。

（《中医杂志》4期）

何恒道堂医案

万左　经云：诸风掉眩，皆属于肝，曾患左手麻木，此时又右颊搐掣，乃脾有湿，故麻木不仁，渐至土不能御木，故肝风掉眩。暂拟扶土去湿，养血舒筋，兼镇定肝风。

白术　淮药　云苓　苡仁　木瓜　当归　杭芍　橘络　杭菊　石决明　代赭石　牡蛎　蒺藜

（《中医世界》4卷21期　倪翼之录）

肝风

袁左　素有肝风，湿痰内蕴，郁久化热，肺为热壅，而无清肃之权。木因风动，致少疏畅之机，呛咳气喘，乃是升降失常之故。足胫浮肿，面色萎黄，显系木土不和。愚拟补土疏肝，佐以清肺化痰，获效乃吉。

霜桑叶一钱五分　粉丹皮一钱五分　淡子芩一钱五分　涤饮散三分　瓜蒌皮一钱五分　川贝母一钱五分　光杏仁三钱　苦竹根一钱　沉水苏子三钱　法夏粉一钱五分　云茯苓三钱　丝通草七分　银杏叶十三片

另服枇杷、佛手露，每服一杯。

间服指迷茯苓合橘、半、枳术丸，每服三钱。

（《中医世界》2卷12期、3卷14期　瞿冷仙）

肝气化风

王右　肝气化风，头晕干呕，胸闷咳嗽，痰黄，腹中常痛，兼发寒热，脉细无力，苔黄，姑从肝治。

煨天麻钱半　青陈皮各一钱　益元散四钱，包　川楝子四钱　旋覆花二钱包　炒枳壳一钱　块赤苓一钱　延胡索三钱　制半夏三钱　大白芍二钱　黄郁金钱半　大贝母三钱　全当归二钱　淡竹茹钱半　陈佩兰三钱

（《国医杂志》1933年6、11、12期；1934年6—11期　澄斋医案）

肝火

顾某，因忿怒争气起见，忽然直立不能卧。予诊之曰：此肝叶倒竖也。用小温胆汤加龙胆草、金器同煎。另以猪胆一个悬之炉上，针一小孔，令胆汁滴入炉锅，候胆汁滴下大半，则药亦煎成。如法一服，病果痊愈。或问肝胆叶倒侧，何专治胆，而用肝经药耶？予曰：胆为甲木，肝为乙木，胆附肝叶之下，互为荫庇，情同夫妇。凡有肝气上逆，胆火未有不随之而上者，故平肝不及，不如泻胆，胆气平，则肝火自熄也。

（《中医杂志》4期　李冠仙　仿寓意草）

肝气壅逆

吴右　肝气壅逆，木乘土位，胸次痞塞，咽喉哽痛，脉弦，七气汤主治。

醋柴胡七分　法半夏二钱　香白薇钱半　黄郁金钱半　制川朴一钱　青陈皮八分各　大白芍二钱　春砂仁七分　老苏梗二钱　制香附三钱　金铃子三钱　云茯苓二钱　炒福曲三钱　黑山栀钱半

（《国医杂志》1933年6、11、12期；1934年6—11期　澄斋医案）

肝气化火脘痛案

陈千内人体素阴虚，肝旺胃痛脉细，江某用良附、当归，以为寒也，而服后更甚。华某用生白芍、黑栀，反较

好，脉左关弦细，右关弦细缓滞，少顷又数，沉部有力，寸微浮，脘左边痛，先吐清水酸水，嗳不止，舌中黄腐，边红唇红，以炒芍、制香附、乌药、佛手花、炒广皮、广郁金、茯苓、谷芽、有恒曲。又诊右关弦带数，舌红根黄，可见此舌先黄腐，乃热也，不宜温药。由此观之，脘痛有热有寒，热为肝气化火，不宜良姜、当归，其舌黄而脉滑，又为夹症，宜兼治之。若寒痛之病理，用药可推矣，脉亦可凭。廿四日痛定，而因肝气化火，又有嘈杂之症，舌黄，痛时干呕，肝病必犯胃也，左弦细较调，右小数，按之滑，此有食也。以清肝火佐消食治之：生白芍、制香附、吴萸炒川连、佛手花、川郁金、全瓜蒌、黑山栀、炒广皮、茯苓、谷芽、有恒曲，服二剂，夜痛一阵，日较好，已思食，舌黄退淡，左细不调，或疾或缓，右弦细缓滞不滑矣，大便较通，以丹参、香附、白芍、郁金、蒌皮、佛手、茯苓、蔻壳、钗斛等而愈。

（《现代中医》2卷3期）

气滞肝逆

杨　咳嗽不清，胸胁逆满，腹中作痛，脉来弦郁，气滞肝逆之症，法当平降疏泄。

全福花二钱　小川朴一钱　全当归二钱　大贝母三钱　广木香八分　苦杏仁三钱　台乌药钱半　沉香曲二钱　制香附钱半　炒苏子三钱　陈广皮一钱　花槟榔八分　枇杷叶三片去毛

脱力黄，由于夏畦致痛延久，脾肾两虚，急宜培养。

上绵芪四钱　川桂枝一钱　怀牛膝三钱　川断肉五钱

心下脐上结痞硬痛，状如覆碗，乃心积伏梁之属也。

紫丹参三钱　生香附一钱　制远志一钱　焦楂炭三钱　抱茯神三钱　黄郁金钱半　蓬莪术钱半　炒丹皮二钱　白归身二钱

清炙草五分　广木香二钱　淡干姜五分　石菖蒲五分　焦麦芽四钱

前方颇效，步法进求。

苏子梗二钱　大贝母二钱　黄郁金一钱　怀牛膝三钱　杏仁泥三钱　大白芍二钱　大腹皮二钱　金毛脊五钱　法半夏一钱半　全当归二钱　茜草炭一钱半　川续断四钱　藕肉一两

（《国医杂志》1933 年 6、11、12 期；1934 年 6—11 期　澄斋医案）

肝气冲逆

东台海黄姓妇，年四旬余，患一呕吐症，延医调治。医者为其得于气郁之后，谓系肝气冲逆，以致呕吐，投以沉降镇呕之品，不能取效。屡屡呕吐，绝饮食者久矣。再延他医，亦以镇逆之品，投之不效，延之月余。更易数医疗治，虽百施其术，呕吐卒不能止。患者日益衰弱，举家皆谓断无生理，预办后事，适因该处居邻周某，与冷有旧，乞诊于冷。当时已认患者为不起之人，但求冷一决其死生而已。冷遂往诊，前医某遂将患者之症状，及治疗之经过，一一告冷。冷再四省察病状，所呕皆系痰沫清水，连哕不断，甚则昏厥，日夜无休，小便涩少，大便亦无，众询症势何如？冷曰，诸种病情，势属险象，惟胃脉稍有神气，尚有一线之生机。经云：人以胃气为本，今呕吐而谷不得下者，胃有饮也，遂用：制半夏四两五钱，云茯苓四两，涤饮散五分，川贝母一钱五分，代赭石五钱，灶心土五钱，北秫米五钱，酸枣仁三钱，苏梗一钱，磨汁和服，急令煎服。头煎后呕吐微止，随服二煎，呕止得寐，醒后稍饥，微进饮食。次日复诊，惟不时神昏头眩心悸，脉细苔薄，前方去苏梗、赭石，加西洋参五分，干姜三分，连服数剂，谷食渐增，精神稍振，后略加减，调养月余，竟复原有之康健，临症处方，可不慎欤。

（《中医杂志》13期　瞿冷仙　碧荫书屋笔记）

肝邪上逆

吴　肝邪上逆，胃不得降，食入呕吐痰涎，谷食溢出，从金匮方旋覆代赭石汤法主之。

潞党参三钱　姜半夏三钱　炒枳壳钱半　陈广皮一钱　旋覆花三钱，包　炒干姜五分　建泽泻三钱　台乌药一钱　代赭石八钱　苏藿梗二钱　淡竹茹五钱　沉香曲二钱

（《国医杂志》1933年6、11、12期；1934年6—11期　澄斋医案）

肝郁

一妇人，年近三十，去年秋八月，夫丧，因悲郁过度，与其母又不相协，九月间偶患头晕，继则右面颊浮肿，如动作之间偶一头俯，觉环项如绳紧束，胀及头面，面肿益甚，延及今年，纳谷衰少，且午后虚热日作。舍亲吴苦其疾，以该妇梭发为业，窘于生计，愿出药资，属余为诊治。按其脉左弦细，右关濡寸滑，面色萎黄。余曰：病得之忧郁，木旺土衰，久之肝气化火，夹肝阳上升，所以头面颈项肿胀者，皆气火为患也。气火有余，则营阴不足，午后潮热，职是故也。治宜养肝体，清肝用，助入和中之品，方用生石决明、银柴胡、当归身、大白芍、仙半夏、旋覆花、川郁金、白蒺藜、冬瓜皮、嫩钩藤、西秦艽，服三剂。谷食渐加，肿胀略缓，虚热不退，因思肝阴大亏，非清滋其阴，不能敛其气火，复加牡蛎、黑芝麻、桑椹子、女贞子、淮山药，七八剂而愈。

（《中医杂志》10期　诸文宣　希斋临证笔记）

肝气郁结

肝气郁结，肝木横肆，左胁络骤然大痛，甚至转侧不

能，平日常作嗳气矢气，则眠食无恙。今则不作，肝木失其条达，络气于是不宣，气滞则痛也。通则不痛，《内经》早有明文，拟方治之。

粉归须钱半　丝瓜络三钱　旋覆花钱半　真猩绛八分　川广郁金钱半　香橘络钱半　金铃子钱半　荷叶筋八分　桃仁泥钱半　磨苏梗钱半　桑叶络钱半　青葱管二枝　白芥子钱半　干菖蒲八分

（《中医世界》1卷6期　常熟张蕴石先生）

肝木横逆

陶左　肝木横逆，克脾犯胃，兼之阳虚，水饮停中，胸次结痞，其冷如冰，脘痛哕吐，食之反击，完谷不化，釜底无薪，阳弱之极，是其明证。加以胆虚不寐，多疑善怯，脉象弦滑，再延有朝食暮吐之患，作无治矣。速当移易情志，佐以药饵，乃克有济。

益智仁盐水炒，三钱　制半夏三钱　云茯苓五钱　酸枣仁三钱　广橘皮五钱五分　炒枳壳一钱五分　苦竹根姜汁炒，七分　首乌藤三钱　肉桂心三分　秫米三钱

（《中医世界》2卷12期、3卷14期　瞿冷仙）

肝气脘痛寒热吐后盗汗嗽案

文申楼（右）四十内，患脘痛，孕时较好，正月生子后，四月又发寒热而吐，似恶浊风，乃肝气兼外感暑邪也。医用香苏饮，后即用参，又见自汗，而用芪，暑得参芪之补，而无出路，遂咳嗽，且盗汗，于是益认为虚。用柏子仁、煅牡蛎、黄芪、白术、五味子等数方，而咳益甚，右胁亦痛，而痰中红，成口亦有，色紫似肝血，脉左关数，关细，舌白光，治以清肺络而平肝，桑叶、生紫菀、冬瓜子、丝瓜络、荆竹茹、川贝、杏仁、栝蒌、佛手花、郁金，一剂

日间嗽减，夜半频咳，血来较淡。又以鲜桑叶、光杏仁，去佛手花、郁金，加火麻仁、穞豆衣、浮小麦，以舌两边微黄，且咳甚，乃邪外达也，又加白前、生米仁，咳遂不作，红亦无，舌前半滑，后半白，脉中候数，左关弦细，此肺热得清之效也。据云：右胁不舒而咳来，旋得大便通即咳减，可知此咳之原矣。凡肺热之咳未成劳者，此方甚效。后食葱又冻而咳，手心热，以黑荆芥、生紫菀、川象贝、冬瓜子、丝瓜络、茯苓、桑叶、白前、火麻、栝蒌、生米诸仁，二剂而愈，后以养肺养血收功。

（《现代中医》2卷3期　吴勋　医案一脔）

肝胃气痛吐治法

既往症　十数年前，偶患吐红，红止未发。

现在症　忽患肝胃气痛，每年春季寒冬，痛发甚剧，朝食暮吐，夜间将睡，必将米粒吐尽而后已，日间饮水移时即呕，呕味清酸，呕多如倒水，后即痛减片时，又胸疼背胀，复又呕吐，终日口泛稀涎，不能饮食，二便俱闭。往年所发，非月余不可。若得二便通调，始能痛减呕止，此大概情形。据云，服肉桂丸，未效。

年龄　五十七岁

职业　未详

原因　夫肝病善痛，脾病善胀，胃病善吐，人皆知之。然致病之因复杂，疗法极多，须择当而中者，不易得也。倘苔白脉迟，治以辛温，佐以甘辛淡，苔黄脉数，或舌光绛，或中槽。或有朱点者，脉沉数者，沉涩者，素来脉小者，勿作伏脉诊也。治以苦酸，佐以咸寒，辛凉，初病宜刚，久病宜柔。治肝大法，曰：苦辛酸，然必候四诊，审慎以行之。

盖肝为刚脏，号称将军，侮土则胀，侮胃则吐，自侮则疼，治肝必兼育阴养血，未可执意辛温，恐耗伤气阴也。

亲见一人，患胸痛呕吐之症，常作胃寒水饮论治，多服辛温助阳，淡渗逐饮，而阳旺则阴伤，阴伤则火旺，理所必然。后至舌糜喉烂，音嗄痰升而毙。按斯症之原因，肝木阳旺，肝阴必伤，而胃之冲和，被肝所侮，不能条达下行，更衣未必按时而降，良出贲门干燥不润，或痰涎瘀血阻结之所致也。肝为血海，脾为血源，气为血之帅也。若欲柔和条达，赖血以养之，气以肃之，脏腑之气运以和治之，则刚劲变柔。升逆者即降，阻侮者即通，何痛呕吐之有哉。至朝食暮吐，饮水亦然。乃胃失容纳之权，升多降少，夹以痰热内扰，借肝阳气火相侮，侮其所不胜，成为斯疾，良由刚脏冲逆，阻胃之降令而然也。久延不已，胃之蛋白汁受伤，即失蛋白消化，焉得下润于肠，致二便皆阻，尚得降令，便通则病已矣，否则病危，乃腑以通为补。通则不痛，痛则不通，通缓即病，而况终朝有升无降，升降与斯疾有密切之关系也。法当调胃之降，制肝之升，益水之源，以镇阳光，水生木也。倘非湿痰，忌投补土燥湿之品，土能克水，燥则伤血，肝赖血养也。

处方　杭白芍四钱　羚羊片一钱，先煎　大生地三钱　西归身二钱　生石决明一两，先煎　川丹皮二钱　川楝实四钱　白蒺藜三钱　鸡子油炒淮山药三钱　生锦纹三钱　青果三枚

陈海蜇头一两泡淡，痛时和服。

（《三三医报》1924年）

胸胁胀坠

吴太太　思归，道阻，每郁勃，辄胸胁胀满，气坠不能

食，脉细，舌薄。药物调理外，仍须自作宽解。

生白术二钱　制香附二钱　桂枝后下，一钱半　桔梗一钱　厚朴一钱半　柴胡二钱　云苓四钱　干姜一钱　陈皮二钱　白芍三钱　枳壳二钱　炙草一钱

复诊：胸胁胀坠颇解，仅腹微满，月事前期二日到，舌色平，脉沉细，其颈后强痛，恐是夜间枕辟所致，亦可兼治。

厚朴一钱半　制香附二钱　葛根三钱　苏全三钱　太子参三钱　陈皮二钱　枳壳二钱　姜夏三钱　良干姜各七分　生白术三钱

（《中医新生命》1934—1937年1—31期　陆渊雷医案）

肝气入络

朱左如皋年廿八岁，形寒发热五日，欲转疟而未果。左胁下有条，横亘于脘腹腰膂之间，痛彻心肺，不能指按，不能转侧。余断为肝气入络，热气胀满所致。症固稀见，药务平近。用柔肝清营，疏解化滞法。

醋炒柴胡　焦枳实　炙乳没　丝瓜络　车前子　土炒白芍　大腹皮　生蛤壳　左秦艽　沉香曲　炒香豉　小青皮　生决明　益元散

汝按：此常邑之黄包车夫，生活之苦异常，当余诊察时，以为症情固如案论，但效否未敢必也。及后三四日未复诊，余家佣人见之，已起身小愈，束装回江北矣。倘富贵之家，中西杂进，或谓肋膜炎，或盲肠炎，或谓内痈，种种论治，未有不危险而难愈者。可知内症之病，不利乎气，气固无形而有形者也，于此益信。

（《神州国医学报》1—5卷　张汝伟　临床一得录）

肝气入络

黎右　肝气入络胁痛，胁乃肝之分野，肝气入络，胁痛

偏左，转侧不利，胸闷纳少，甚则泛恶，自冬至春，痛势有增无减。先哲云：暴痛在经，久痛在络，仿肝着病例治之。

旋覆花钱半，包　真新绛八分　天白芍二钱　金铃子二钱　左金丸七分　橘白络各一钱　炒竹茹一钱　春砂壳八分　当归须钱半　丝瓜络二钱　川郁金钱半　紫绛香四分

（《中医杂志》1—12、14—16期　丁泽周〈甘仁〉　思补山房医案）

肝郁肾亏

王右　劳乏忧愁，肝郁肾亏，时常发热，经来腹痛，脉沉，先与疏达。

银柴胡七分　大白芍二钱　荆芥穗钱半　制香附钱半　嫩白薇二钱　制丹参三钱　炙黑草七分　黄郁金钱半　全当归钱半　台乌药一钱　延胡索二钱　川续断五钱　茺蔚子三钱

（《国医杂志》1933年6、11、12期；1934年6—11期　澄斋医案）

肝胆郁火

唐右　肝胆郁火上升，郁痰中阻，目赤心悸，少寐脉弦，仍与温胆加味。

黑山栀二钱　法半夏二钱　黄郁金钱半　刺蒺藜三钱　大丹皮二钱　细青皮一钱　炒枳实二钱　京赤芍二钱　石决明五钱　淡酒芩钱半　朱茯神三钱　建泽泻二钱　北秫米五钱　淡竹沥一两　姜汁少许和冲。

（《国医杂志》1933年6、11、12期；1934年6—11期　澄斋医案）

肝气郁结

王右　左脘结痞，大如手掌，坚硬而痛，乃肝气郁结所致，治宜消导。

春柴胡一钱　炙鳖甲四钱　当归尾三钱　川楝子四钱　小青皮钱半　蓬莪术钱半　赤芍药二钱　广木香一钱　延胡索二钱

荆三棱钱半　台乌药钱半　山楂炭三钱

陆左　忧思抑郁，七情变动，皆主火化。火旺生痰，痰热内扰于心，风阳上腾清窍，正月间时形善笑，头目眩晕，风木舞动，胃土受侮，于是阳明脉虚，不能司束筋骨，以流利于机关。致左边不遂，搏握维艰，步履乏便，舌不柔和，语言謇涩，脉息滑数。书云：滑主多痰，数主多热，是其明证。症势若此，非缓图不可。

明天麻去油，一钱五分　半夏粉一钱五分　制首乌三钱　杭菊花一钱　生黄芪三钱　川贝母一钱五分　黄郁金一钱五分　瓜蒌霜一钱五分　橘络一钱　皮一钱五分　软白薇一钱五分　竹沥　一杯和服，生姜汁半匙和服。

（《中医世界》2卷12期、3卷14期　翟冷仙）

内伤之肝郁

李右　素有内伤之肝郁，加以外感之温邪，延经六旬之久，邪未化而正气先伤，气滞则血凝，是以寒热不清，腹胀不已，胸中懊侬，呃逆由生，欲嗳不能，不嗳不可，甚则白带频多，奇脉不能约束也。而况天癸不一，少腹有形，乃气血凝滞之象也。舌苔中赤，两脉弦滑而数，标本夹杂，攻补两难，拟和解之剂，佐以宣通之品。

春柴胡一钱　光杏仁三钱　乌扇片一钱五分　瓜蒌皮二钱　白蔻衣七分　川贝母一钱五分　川通草七分　广橘络一钱　制半夏一钱五分　飞滑石三钱　汉防己一钱五分　黄郁金一钱五分　炙枇杷叶布包三钱

（《中医世界》4卷20期　碧荫书屋医案　翟冷仙）

崇百药斋医案

沈　阴虚肝郁，气阻痰凝，右乳结癖，由来三载，色白不痛，坚硬如石，随气消长，脉来弦滑，舌苔糙黄，病起情志，药石佐以开怀，冀其缓缓图功，仿八味逍遥加味。

柴胡一钱五分　归身二钱　远志一钱五分　青皮一钱五分　白芍二钱　山栀一钱五分　于术三钱　茯神三钱　丹皮二钱　香附三钱　鲜藕肉三片

（《光华医药杂志》3卷1期）

肝气郁热下滞

王右　七十四岁，天津人。前阴忽然痛痒蚀腐，蔓延甚速，加之咳呛气急，坐卧不安，溲赤便坚，此肝气郁热下滞，冲气被激上逆，宜先治下。勿以年老而投滋补，勿以咳呛而忽阴蚀也，脉弦数，用龙胆泻肝法。

大生地　龙胆草　细柴胡　炒淡芩　西赤芍　湖丹皮　山栀仁　粉萆薢　生甘草梢　金银花　木猪苓

复诊：肿退三四，蚀腐定而渐干，咳疮气急，因之而减，略可坐卧，千年之木，往往自焚。高年相火仍炎，实属不经见也。宜再通营泄化。

当归尾　西赤芍　川楝子　大生地　海金沙　驻车丸　川黄柏　粉萆薢　生甘草　猪赤苓　金银花六钱煎汤代水。

伟案：此妪住岳州路，辛酉八月某日，半夜叩门求治。云起已月余，诸药不效，有求死不得之苦。与上二方，共服四剂，得获痊愈，不亦快哉。伟意蚀中，必有西医所谓菌毒者，或遗传梅毒性。然苟能弭其病之因，菌亦何能为力哉。

（《神州国医学报》1—5卷　张汝伟　临床一得录）

肝郁气滞

陆右　常熟，卅一岁，肝郁气滞，胃浊上泛，呕吐酸水，背部形寒，而腰膂之酸楚，片刻难忍，脉细弦数，苔厚白腻。打针药片，频注无效。鄙意宜疏肝和胃，理气通营，持以镇静，勿必张煌。

大白芍　川毛连　醋炒延胡　青陈皮　沉香曲　川桂枝　越鞠丸　广木香　川楝子　炒川芎　淡吴萸　制香附　川广郁金　台乌药

二诊：呕止酸定，转为腰膂钻痛，俯仰坐卧不安，目睛上视，频频欲厥，手不可近。面红口渴，苔转黄糙绛，脉仍细弦，此水化瘀行，入络不通所致，宜搜络通瘀，泄肝养营治之。

旋覆花　单桃仁　青陈皮　醋煅瓦楞　姜竹茹　青葱管　生延胡　失笑散　炙乳没　山栀仁　当归须　广木香　更衣丸　小温中丸

汝按：此妇人为邑中某书吏之室，体肥硕。产后十年未育，白带甚多，经伟调治颇合。惟经来每次极少，此次猝发，其势之盛，大有求死不得之概，其父其夫一筹莫展。因西药打针反加增剧，而中医数人，又咸作伤寒治，用栀豉枳翘等，又不效。乃延余治，余断为瘀凝气结，四字赅之。第一方：酸定呕止，服后三小时，即见奇效。第二方：服后未曾来复，心甚疑之，不意一月后，来门诊云：自服先生第二方，不三时，痛即止，次晨经即行。本应调理，因畏服药而中止，今逢冬令，请先生为之调补云。余不禁惊喜交集，方信中药复方妙用，远胜西药局部特效方之处，即在此中关键，幸阅者勿忽诸。

（《神州国医学报》1—5卷　张汝伟　临床一得录）

抑郁伤肝

王右　抑郁伤肝，肝阳旺而生风，思虑伤脾，脾阳虚而生湿，湿痰水饮，扰乱于中，遂致懊侬心烦，莫名其状，为动为跃，小腹有形。甚则头晕，耳鸣心悸，奇脉不能约束，因而白带频频，症势阴虚于下，火炎于上之象也，当此肝木司权之际，须防枝节丛生。

活灵磁石先煎，三钱　紫石英先煎，三钱　珍珠母先煎，三钱　涤饮散三分　瓜蒌皮二钱　川贝母一钱五分　广橘络一钱　皮一钱五分　鲜石斛二钱　酸枣仁炒三钱　杭白菊一钱　云茯苓神各三钱　竹二青一钱五分

（《中医世界》2卷12期、3卷14期　翟冷仙）

神经衰弱

陈左　面部有时发热如烧，心中嘈杂，小便如茶，大便秘结，睡眠多梦，身体怠倦，已经六载，西医断为神经衰弱，仆独谓此血虚而相火内炽也。肝为藏血之脏，内寄相火，血不涵火，火动内扰，上为面热心嘈，下为溲黄便秘，中为梦扰纷纭，均属一线贯串。治其巢穴，则诸恙自退，为议一方，试服观效。

大生地三钱　龙胆草八分　梗木通钱半　京元参三钱　焦川柏钱半　全瓜蒌三钱　生牡蛎八钱　焦山栀钱半　熟绵纹钱半　京赤芍钱半　生甘草八分

（《中医世界》1930年2卷9、10期　秦伯未医案）

肝火腹热呕胀案

大春五月间，以讼事抑郁，则少阴火皆化壮火，一日腹中烧热难当，又呕，觉气上逆胸脘胀，此肝胆气逆为胀为呕也。先患热，前医用退热，而未理气，故热退又反复也。自云服广木香较好，可知有肝气，但太燥耳！肝脉数甚，尺细，右滑，面灰白，唇微黑，舌白光，此有湿也。脾亦虚，口渴，以肝火上逆，治：川连，吴萸（同炒），黑栀，郁金，木香，金铃子，竹茹，枳壳，广皮，茯苓，佛手花，丹皮，金钗，服一剂难过

定，而呕减，二剂诸症均愈。舌质白光，而有微黄，脉左调不数矣，右关浮大，此胃气也，改方治之而愈。

（《现代中医》2卷3期　吴勋　医案一脔）

临症医案

税契局局长　胸满烦扰，心火内盛，呕逆脉急，胃热内阻。心为君主之官，心火动则神不守舍而烦躁。肝为将军之官，肝火炽则魂不内收而惊梦。宜平胃热，清心宫，如胃热平，则心静而肝魂自不乱动矣。

淡竹心二钱　生石膏一两　陈半夏二钱　南沙参三钱　贡麦冬三钱　莲子心二钱　粉甘草一钱　京丹参三钱　新竹茹二钱

（《中医世界》3卷16、17期；7卷3期）

临症医案

徐女教员　肝络受损，血不循经，血积肝硬，日久成瘀，故两胁刺痛。加之郁怒激动，肝火愈炽。火甚则经逆而呕血，呕血既多，肌体虚惫。故头晕体倦，四肢疲乏，脉象虚芤，补正养血，以固内虚。去瘀通络，以调肝气，庶不至虚虚实实之患。

京丹参五钱　降真香钱半　当归身二钱　田三七二钱　苏党参二钱　光桃仁三钱　生地炭五钱　生藕片三钱　川茜草三钱　黑栀子二钱

（《中医世界》3卷16、17期；7卷3期）

温邪夹食肝胃同病

周　古人云：邪有在经、在腑之殊，湿与热为无形之邪，痰与食为有形之邪，阳明胃腑，是诸经之海，蕴邪皆所归也。据述始起壮热，得汗略间。经旬日余，而热势不净，脘腹闷满，纳呆寐少，有时火升嘈杂，莫名懊侬，便稀溲赤，脉来两手缓滑，舌苔遍腻中花，口干不思饮。拙见是无形湿热，不能由经而外达，与有形痰食，胶结于胃腑，致阳明失肃，升降均乖。《内经》谓：胃不和则卧不和，胃有邪则不思谷，即此候也。叶氏谓：阳明宜降宜通，胃有邪滞，肝阳必乘机上扰，嘈杂不宁，其为肝阳乘胃可知。见症繁多，当责之胃病为本，肝病为标，爰以清疏蕴邪，参泄木主治。望其邪去胃和，肝木不再侮其所胜，庶可转危为安，而少迁变，未识能如愿否。录候，酌正。

藿梗　金斛　川贝　辰神　郁金　竹茹　半夏　山栀　枳壳　菔子　赤苓

（《中医杂志》5—10 期　陈良夫　颖川医案）

肝胃不和

季右　宁波　初肝胃不和，气营交滞，经事愆期，乳中结核胀痛，头晕目花，白带淋漓。屡服平肝养血，通瘀之品，无效，宜柔肝和胃治之。

逍遥丸　土炒白术　炒枳壳　土炒白芍　粉归身　炒川芎　阿胶珠　云茯苓　淡吴萸　制香附　制女贞　绿萼梅

改方　诸恙均安，经事已来。去阿胶、蕲艾、萼梅，加广郁金、大贝母二剂愈。

汝案：此人为药肆中伙，因乳胀经停，自服茺蔚、延胡、三棱、莪术、木香、吴萸之属，乳愈胀而经仍不通。眼前方，一剂知，二剂愈。伊夫云：无怪医之宜学也，余为之轩渠不置云。

（《神州国医学报》1—5 卷　张汝伟　临床一得录）

肝胃气痛

某妇早寡，抚三子长大，历尽艰辛，胸怀抑郁，屡发肝胃气痛。发时胸腹引痛，呕吐不食，用泄肝和胃，如香附、延胡、金铃、苏梗、枳壳、郁金、仙半夏、陈皮等，两服而愈。一日会邻里有嫁娶者，妇往照料，竟日未得休息。翌晨归，腹痛甚剧，胸膺腰胁，均牵引而痛，四肢厥冷，额部微汗，呕恶不止，昏晕不知人事。呼痛之声甚低，气息几不能续，邀余往诊。按其左脉时，以右手捶胸，按右脉亦如之。情状扰动不安，脉乃伏而不见，以箸撬其舌视之，则黄而干燥。此阳明伏热之象。因念足厥阴脉抵少腹，属肝络胆，夹胃贯膈，肝郁生热，胆汁不能输化，阳明滞阻，阳气不能外达，里气不通，表阳不达之故。乃用四逆散去甘草，加金铃、延胡、半夏、陈皮，又乌梅安胃丸等，谓其服后回温则有可望。得连进一剂，翌日病家来云，肢温呕止，额汗已收，胸腹痛仍未愈，令再进前方，并以艾绒姜渣炒热布包熨之。痛良已，肝气痛而至于晕厥，实为最重之症，而余乃以轻剂取效，故志之。

（《中医杂志》3—5、10—17 期　王一仁　临症笔记）

癃秘

张　肝主疏泄，肾司二便，小溲不利者，症名癃，大肠失通者，症名秘，二者均有虚实寒热之殊也。经云：膀胱者，州都之官，津液藏焉，气化则能出。大肠者，传导之官，化物出焉。其实膀胱但主藏溺，其主出溺者，在乎气，大肠之传导与否，亦气主之。今始因停食，继又郁怒，遂至二便不通，少腹微有胀疼，嗳气不纳，经四日余，溲略行而大便仍秘，脉来左弦右缓，舌苔薄腻，拙见是中气共肝气均滞，窒碍膀胱，气化乖而疏泄失常，实证也，亦即寒象也。考昔人谓：膀胱只有上口而无下口，盛满则覆。小溲点滴不爽，以理推之，当属满而溢，而仍非满而覆也。其更衣不行，腑气之失达可知。且从泄木理气主治，复其疏泄之权，必得小溲通快。庶气化如常，而传导亦复。无肿胀喘逆之虞，应手为佳，录方请正。

官桂八分　左金丸六分　郁金钱半　枳实三钱　青皮钱半　佛手八分　腹绒钱半　川膝四钱　萆薢三钱　赤苓四钱　麻仁三钱　蝼蛄去头足翅，二只

（《中医杂志》5—10期　陈良夫　颖川医案）

肝肾两亏

叶　人生阴阳本互为其根，阳欲上浮有阴以涵之，则不浮；阴欲下脱，有阳以吸之，则不脱；此自然之理也。肝为刚脏，体阴而用阳，其脉夹胃，贯膈环绕少腹，其支者上至巅顶，气与火皆从肝出，攻冲于胸腹者多属气，升浮于头面者多属火，且肝与肾为子母之脏，肾水内亏，肝木失于灌溉，于是肝气动而肝火亦浮矣。前进益气存阴，以平气火之法，察视神气，虽似可恃，而脉象左关弦大，两尺细小，其肝肾俱病可知。想内伤之证，重在脉，《内经》谓独大者病，独小者病，凭脉论证，不得不专重肝肾。至头面色红，形寒肌热，即肝阳上越之征。嗳气矢气，正肝气内郁之象。舌苔干糙中有灰色舌底，略绛，阴液亏于下，虚阳浮于上，显然无疑也。目前治法拙拟滋养肾阴，以安肝木，俾得阴阳相恋，庶无虚脱之虑。录方　候正。

吉林须八分　地炭四钱　辰神四钱　知母三钱　郁金钱半　西洋参八分　冬青三钱　牡蛎六钱　白芍三钱　代代花八朵　霍石斛四钱　木蝴蝶十四张

（《中医杂志》5—10期　陈良夫　颖川医案）

肝肾两伤

王右，卅八，常熟，肝肾两伤，冲任失固，崩漏之后，

少腹滞痛，腹中瘕气上攻，背部形寒，带下色黄，宜温运理气，勿过于止涩。

淡吴萸　当归身小茴香同打酒炒川芎　佩泽兰　醋煅瓦楞　姜竹茹　制香附　炒白芍　半夏曲　青陈皮　广郁金　佛手花

汝按：此妇崩漏四十余日，经他医服药数十剂，不外止涩十灰，延胡、木香之类，已卧床下瘫，不能行动。服此药两剂，竟然漏止带少痛定。三日后，即能走来复诊。自治妇人疾来，未有如斯之奇效。方虽平淡，然可知气能率血，阴必从阳之理，洵不诬也。而为妇科者，每泥于血药从事，致多所周折，录此以质博学者。

（《神州国医学报》1—5卷　张汝伟　临床一得录）

肝虚风动

右　两目眩晕，项强似痉，口苦纳少，右脉弦细，左寸数，乃肝虚风动，营虚火炎。经云：诸暴强直，皆属于风，诸风掉眩，皆属于肝。此为的确病根，不特仲景葛根汤不能服，即桂枝加栝蒌汤，亦非所宜也。

炒黄芩钱半　炒归身三钱　白菊花钱半　陈皮钱半　荆芥炭钱半　炒白芍二钱　夏枯花钱半　丝瓜络二钱　煨天麻六分　阿胶珠钱半　酒秦艽钱半　炙升麻五分

（《中医杂志》16期　上海秦乃歌笛桥遗著灵兰书室医案）

肝阴不足

赵右　由去岁产后，因虚而起，肝阴不足，热自内生，肝气不舒，脱口作痛，甚则嘈杂吐酸，头晕心悸，天癸不一，食纳不多，已经数月，拟方缓图可也。

春柴胡七分　杭白芍三钱　箱当归二钱　冬桑叶一钱五分

粉丹皮一钱五分　杭菊花七分　制半夏一钱五分　广橘络一钱　青蒿梗三钱　鲜石斛三钱　黄郁金一钱五分　双钩藤三钱　竹茹一钱五分　地骨皮露一大杯

（《中医世界》4卷20期　翟冷仙　碧荫书屋医案）

肝阴不充，肝阳上引

左　右脉弦数，寸部最甚，左脉虚细沉弦，右额角疼痛，日轻夜剧，现右目羞明少光，甚则胸泛指麻口干。夫肝从上升，肺从右降，责之肝阴不充，肝阳上引，少阳相火，侵及肺金。前医谓中风寒，恐与无涉。姑拟轻清宣扬，以冀火衰风熄，然后和血为主。

黑荆芥钱半　粉丹皮二钱　池菊炭钱半　荷蒂二个　炒归身二钱　炒山栀二钱　白蒺藜二钱　黑稆豆三钱　炒川芎八分　石决明四钱　冬桑叶钱半

（《中医杂志》16期　上海秦乃歌笛桥遗著灵兰书室医案）

肝阳化风

肝阳化风，头额昏胀重痛，甚则项筋牵掣，再剧则犯胃作呕，舌心剥，边苔薄糙，脉软弦，血虚已极，息风潜阳暂治。

明天麻一钱　石决明一两　黑橹豆钱半　东白芍钱半　白蒺藜三钱　滁菊炭钱半　青龙齿五钱　左牡蛎一两　嫩勾勾三钱　制半夏钱半　炙橘皮钱半　荷叶边一圈

（《中医世界》1卷5期　常熟杨百城先生）

肝强脾弱

余姓妇过不惑之年，佣工度日。家道平常，素来肝强脾弱，羸瘦之至，客年春患类似噎隔之病，但便未如羊粪，肠液尚未全部消失，一再详视，实未可作噎膈为治，今将原案列下，望同仁有以教我也。

初诊

食咽即呕，动作则疼，精神衰颓，形瘦骨列，面色萎黄，大解时溏时鞭，通行极艰，病势牵延，旋发旋止，今按肝脉颇弦，舌苔且乏光彩。症由肝用素旺，影响及脾所致。处方见下：

左金丸五分　土炒冬术钱八　青广皮各钱八　炒白芍钱八　元胡索钱八　制香附钱八　白茯苓四钱　清水夏钱八　白蒺藜二钱四分　炙甘草七分　淮山药三钱六分　广橘核一钱

二诊

肝脏旺盛，凌克脾家，运化难健，痰多口渴，湿浊所由来也，疼痛虽已稍愈，病情仍未轻减，药饵以外，仍当侧重调养，未可劳作。

土炒白术钱八　薄橘红钱八　炒白芍钱八　藿香梗钱八　清水夏钱八　白蒺藜二钱四分　炙甘草八分　佩兰叶钱八　淮山药三钱六分　两头尖卅粒　金橘叶钱八

三诊

痰浊渐化，胁部不时仍痛，精神稍健，胃纳难能如常，筹思再三，脾胃病亏至此，宜舍强悍多增补益之药。

潞党参三钱六分　白扁豆三钱六分　土炒于术钱八　炒白芍钱八　白茯苓三钱六分　清水夏钱八　左金丸五分　淮山药三钱六分　炙甘草八分　当归身钱二　伏龙肝六钱，包煎

三诊共服五剂，饮食渐能加增，虽未能完全恢复，亦可谓十去其九，因于饥寒驱使，急于复职，未知其后如何也。

（《现代中医》2卷12期　姚世琛　治验简编）

五、厥阴诸疝

狐疝

王 狐疝因受气而得，治宜温通。

油肉桂五分 大白芍二钱 小茴香钱半 胡芦巴钱半 淡吴萸五分 台乌药一钱 川楝子二钱 补骨脂二钱 炒归身二钱 橘络核二钱 广木香五分 宣木瓜一钱半 川椒十粒

（《国医杂志》1933年6、11、12期；1934年6—11期 澄斋医案）

狐疝

余左，安徽 狐疝一年，立则有形，走则胀痛，坐则缩小，眠则无踪。高年肝郁气滞，服疏肝流气之法，胀痛减已七八，有形之时亦少，惟左脉结代未除，每三至一停，五至一顿，三五不调。正在春令，何以滋生，拟生脉复脉之意，固其根蒂，勿以脉病人不病而忽视之也。

吉林参须 茯苓参 炒枣仁 湘莲肉 大麦冬 制熟地灵磁石同打 生淮药 津红枣 五味子炙甘草同打 绵黄芪 生白芍

二诊：前方服十二帖，狐疝已似有似无，脉代能延长至十六七至一停，或二十一二至一顿，可知根木之漓，得补而其效已见，前方加减。

吉林参须 山萸肉 云茯苓 补骨脂 绵黄芪 甘枸杞 炙甘草 厚杜仲 制熟地 生淮药 大白芍

伟按：此方又服十帖，再来复诊，脉已知矣。狐疝曾诊三次，前后共计六次，此为四、五、二方也。

（《神州国医学报》1—5卷　张汝伟　临床一得录）

癞疝

王　癞疝偏坠，少腹胀急，小便不利，四肢无力，脉象濡弦，治以温通。

全当归三钱　川楝子四钱　台乌药一钱　川续断五钱　赤芍药二钱　延胡索二钱　广木香一钱　车前子三钱　小茴香钱半　旋覆花二钱　淡吴萸五分　荔枝核三个

（《国医杂志》1933年6、11、12期；1934年6—11期　澄斋医案）

癞疝

沈　癞疝胀痛未已，仍从厥阴主治。

淡吴萸五分，酒炒　炙熟地五钱　小茴香钱半　炒全当归二钱　广木香五分　油肉桂五分　台乌药钱半　炒赤芍二钱　金铃子四钱炒　大白芍二钱　川柏炭一钱　胡芦巴一钱盐水炒　车前子二钱

（《国医杂志》1933年6、11、12期；1934年6—11期　澄斋医案）

治黄生楷平寒疝验案

丁酉夏余馆海州谢府，黄生楷平于午饭后卒患腹当脐痛不支，谢生汝贤亦通医理，告余曰：楷平六脉大而有力，眼白睛赤，舌苔黄稠，恐属热病。余诊罢良久，因忆金匮有寒疝绕脐一条，楷平病正合其候，不必复疑，盖食后卒受风寒，风寒与内食相搏，邪盛故脉盛有力，睛赤胎黄，中寒陷郁在上，尤拙吾论脉谓在此症，数反从弦，即其脉盛有力之变文。即令市乌头桂枝汤，煎成余亲督与服，服后大吐涎食遍地，即得安卧，下午已平复如故，能自起步行回家矣。于此见古圣之方对症，直效如桴鼓，但须得独断独行，旁无掣肘，方能救急一时。设当日谢生于余非信，心有素执，睛红

苔厚脉盛似热之说，从中间之，或另延医以寒凉之剂姑试，不致加病误事者鲜矣。后姻兄徐履伯症与楷平相似，脉候病象，尤与金匮处处符合，竟不听余用药，以致不起，惜哉。

（《中医世界》4卷21期）

寒疝腹痛

吉左　寒疝腹痛，风冷由脐而入，引动寒疝，脐腹攻痛有形，积块如拳，形寒怯冷，肠鸣不能饮食，舌苔白腻，脉象弦紧，阳不运行，浊阴凝聚。急拟温通阳气，而散寒邪。

桂枝心各三分　炒白芍钱半　金铃子二钱　延胡索一钱　熟附块钱半　小茴香八分　大砂仁一钱研　台乌药钱半　云茯苓三钱　细青皮一钱　陈橘核四钱　淡吴萸四分　枸橘打，一枚

（《中医杂志》1—12、14—16期　丁泽周〈甘仁〉　思补山房医案）

冯云槎痢痛遗浊消损论治

本寒疝，而误以寒药投之，吐泻将止，后脉迟而硬如筋者，余用二加龙骨汤，加苁蓉、沉香。

肝阳上亢，痛自腹中上冲，心脉弦数，面赤，得芳香疏肝益甚者，余用当归龙荟丸，淡海蛇、戈制半夏、橘皮、竹茹、枇杷叶、川楝子、山栀等一剂瘥，二剂则痰见能食矣。奔豚病从少腹起，上冲胸咽，发作欲死，复还止，奔豚汤主之。按此症从惊发得之，若夹痰饮六淫为病者，亦兼心胁之痛，但发作往还，时作时止，甚则奔喘。《千金》奔喘门，谓喘甚者，气绝而死，信非骇人之语，但不见耳。肾虚误服寒凉，久之亦发奔喘，然不心痛，急服干赤沙糖能镇之。随以八味地黄汤，加苁蓉、牛膝等引阳下返则愈。桂枝加桂汤亦治阳虚奔豚，然不亦兼心痛，与否未曾亲验。

（《三三医报》1926年4卷8期）

养浩庐医谈

吾友凤阳何云藻，字子翔，蠖叟，其别号也。精岐黄术，家本素丰，不为牟利欺人之举。凡病为药剂所误者，皆赖叟挽回之，所全活甚众。余与之同侨沪渎，每茶余酒后，述所治验，奇想妙悟，通于神明，非时手所能梦见，爰志其零金碎锦，以供有志斯道者研究焉。条列于下：某姓妇身热呕恶，少腹痛坠，时医进以楂炭、小茴、吴萸、川连、楝实、藿香、苏梗，少腹痛少止，而两胁膨胀，呼吸艰难，内热益炽，饮食不进，状甚危殆。蠖叟至，投以当归、白芍、牡蛎、瓜蒌、香附、旋覆等一剂，痛止热退，再剂而进食愈矣。问其所以，叟曰：适诊脉弦数而细，细为阴虚，弦为肝郁内热，前医以治寒疝之法治之，虽有小效，肝阳经茴、萸温燥，益横而难制，木旺克土，故愈不思食，且加舌苔厚腻，蕴饮生热，阻塞气机，是以升降无权，呼吸欲闭，而危症蜂起矣。夫阴虚之体，宜固其本，阴虚即血虚也，方用四物为君，去地黄，惧滋腻也；去川芎，防走窜也；归芍补血柔肝，牡蛎潜阳，能松经气，镇摄猖狂；瓜蒌、香附宽理胸胁，润而不燥，尤妙。使以旋覆则逆气降而蕴饮清，逆降血气归原，不治痛而痛自止，不健脾而食自进，所谓神而明之，存乎其人，彼头痛治头者，乌足以语此。

（《三三医报》1卷5、10、11、16；2卷2、5、9、26、28、29期　胡蕴珊）

癞疝

曹左　年四一，住天目乡，经以任脉为病，男子内结七疝，冲任同源，为十二经之海，起于肾，下出于气街，夹脐上行，至胸中而散。症因思虑烦劳，伤乎中气，亏及冲任，任虚失其担任之职，冲虚则血少不能荣筋，肝主一身之筋，与肾同归一体，前阴为宗筋之会，会于气街，以致睾丸下坠，不知痛痒，病名癞疝。先哲治法，效者甚鲜，暂从中治。

潞党参二两　春柴胡一两八钱　冬白术二两　淮山药三两　升麻一两二钱　云茯苓四两　炙甘草八钱　广陈皮一两五钱　生薏苡四两　晒干共研，炼蜜为丸，每早晚各服三钱，开水送下。

（《医学杂志》张泽霖　70、89 期　植林医庐验案）

阴癞

王妪（元诊）高年症发阴癞，脉细欠达，作痒且痛，此烦恼伤肝，肝虚气动脾湿下注使然也。宜宗东垣法。

炒白芍钱半　升麻五分　软柴胡八分　炒归身三钱　清炙绵芪三钱　二妙丸二钱　炒白术钱半　云苓三钱　生甘草五分　新会皮钱半　鲜荷叶蒂七个

二诊：前进补中益气加味，阴脱之重坠较松，而仍略觉痛痒，舌腻脉沉带弦，究属肝脾不和，气虚下陷，蕴湿未净，仍从前议。

软柴胡八分　香白芷钱半　炒白芍钱半　清炙绵芪三钱　升麻六分　陈皮钱半　炒白术钱半　云茯苓三钱　二妙丸二钱　鲜荷叶蒂八个

开水分送净槐米三钱。

（《幸福报》299 期）

徐渡渔先生医案

寒疝少腹微胀，与金匮法。

生精羊肉　归身　老姜

久痢，中宫气营并弱，后重肛痛，总属气陷，东垣补中益气汤主之。

补中益气汤

少阴虚而龙雷不宁，壮水为主，以制阳光，恰合是病。

大补阴丸　加山药　茯神　天冬　去猪脊髓

（《中医世界》三卷16期　吴之谦）

右腹痞块

右腹痞块作痛，多年未散，坚硬日增，脘中肝气作胀，季胁亦痛，舌苔黄干，脉象弦数，正虚邪重，先宜疏和经络。

吉林参须五分　杭白芍一钱半　制香附一钱半　仙半夏一钱半　玄胡索一钱　广郁金一钱半　全福梗一钱半　金铃子一钱　川贝母一钱半　白蒺藜三钱　福橘络二钱　陈佛手一钱

（《医界春秋》谢利恒先生医案）

结块腹痛

缪　脐右结块痛甚，咳则引疼，大便难解，络有停瘀，舌苔黄腻，脉象弦数，防成腹痈。

旋覆花钱半　赤芍药钱半　川郁金钱半　瓜蒌皮二钱　青归须二钱　延胡索三钱　橘皮络一钱　白芥子钱半　净桃仁二钱，打　象贝母三钱　甜瓜子三钱　生苡米五钱

（《国医杂志》1933年6、11、12期；1934年6—11期　澄斋医案）

腹痛作胀

陈右　心口宛痛，腹痛作胀，经阻二年。肝脾久郁，血络失宣，左脉细涩，从久痛治络法。

旋覆花钱半　炒归须二钱　炙鳖甲三钱　制半夏钱半　真新绛一钱　延胡索三钱　炒桃仁二钱　炒丹皮钱半　台乌药一钱　川郁金钱半　炒赤芍钱半　大腹皮二钱　荷叶络钱半　柏子仁三钱

（《国医杂志》1933年6、11、12期；1934年6—11期　澄斋医案）

经前腹痛

奚右　前恙已平，因经事适来，腹中痛甚，肝气旧恙复

发，今宜兼顾。

大丹参五钱　全当归钱半　炮姜炭七分　台乌药一钱　大生地五钱　砂仁一钱，拌炙　抚川芎八分　甘枸杞四钱　川续断五钱　制香附钱半　大白芍三钱　杭菊花二钱　延胡索二钱　茺蔚子三钱　黄郁金钱，半切

（《国医杂志》1933 年 6、11、12 期；1934 年 6—11 期　澄斋医案）

少腹痛

董左　少腹痛，少腹为厥阴之界。新寒外束，厥气失于疏泄，宿滞互阻，阳明通降失司，少腹作痛拒按。胸闷泛恶，临晚形寒身热，小溲短赤不利，舌苔腻黄，脉象弦而数。厥阴内寄相火，与少阳为表里，是内有热而外反寒之征。寒热夹杂，表里并病，延经两候，病势有进无退。急和解少阳，以泄厥阴，流畅气机，而通阳明。

软柴胡八分　黑山栀钱半　清水豆卷八钱　赤芍钱半　金铃子二钱　延胡索一钱　枳实炭钱半　炒竹茹钱半　陈橘核四钱　福泽泻钱半　路路通钱半　甘露消毒丹五钱　煎。

复诊：前投疏泄厥少，通畅阳明，已服两剂，临晚寒热较轻，少腹作痛亦减。惟胸闷不思纳谷，腑气不行，小溲短赤，溺时管痛，苔薄腻黄，脉弦紧较和，肝失疏泄，胃失降和，气化不及州都，膀胱之湿热壅塞溺窍也。前法颇合病机，仍从原意扩充。

柴胡梢八分　清水豆卷八钱　黑山栀二钱　陈橘核四钱　金铃子二钱　延胡索一钱　路路通钱半　方通草八分　福泽泻钱半　枳实炭一钱　炒竹茹钱半　荸荠钱半　滋肾通关丸三钱　包煎。

（《中医杂志》1—12、14—16 期　丁泽周〈甘仁〉　思补山房医案）

少腹痛拒按

钮右　经行忽阻，少腹痛拒按，痛引腰胯，腰腹屈而难

伸，小溲不利，舌薄腻，脉弦涩，良由蓄瘀积于下焦，肝脾气滞，不通则痛。急拟疏气通瘀，可望通则不痛。

全当归二钱　紫丹参二钱　茺蔚子三钱　抚川芎八分　川楝子二钱　延胡索一钱　制香附钱半　大砂仁八分研　五灵脂钱半　生蒲黄三钱，包　两头尖钱半，包　琥珀屑八分，冲服

（《中医杂志》1—12、14—16 期　丁泽周〈甘仁〉　思补山房医案）

肠痈

病者：徐爱华，年三十九岁，学界，住三茆乡。

证状：少腹痛胀，按之痛不可忍，左足屈而不伸，外症身热恶寒，头部晕疼，胸满呕哕，大便秘结，小溲短赤。

诊断：脉细而数，苔腻微黄，病名肠痈，原因系素喜烟酒，膏粱炙煿过度，致湿热蕴结肠中，而血液凝阻，酿成内痈。幸此时初起，尚未完全成形，只有血而无脓，若脓已成，则有穿孔之危险。

治法：宗仲圣大柴胡桃核承气法，逐瘀排浊，消炎解肌。

处方：炒柴胡　川桂枝各二钱　桃仁泥　江枳实各三钱　白芍　归尾各二钱　生蒲黄　五灵脂各钱伍　黄芩　丹参各二钱　元明粉冲服　生军后入，各四钱　甘草节　蒲公英各钱二

效果：连服两剂，大便排下浊瘀甚多，痛大减而表亦退，不三日即瘥。

（《医学杂志》张泽霖　70、89 期　植林医庐验案）

少腹痛治验

唐右，患少腹痛，历有数载，诸医束手。九月初旬，邀余诊治。切其脉，弦细无力，验其舌，白而润，问其因，谓值经行，则痛甚。平常忽痛忽止，乍轻乍剧，此乃肝肾虚寒

之痛也。大忌破血耗气之品。盖小腹两旁，谓之少腹，少腹者，厥阴肝脏之部，为胞中之血海，盖胞中之水，主于少阴，而胞中之血，主于厥阴也。痛者厥阴肝气不合胞中之血而行也。仿暖肝煎法，用当归、白芍、枸杞、茯苓、乌药、小茴、肉桂、沉香、女贞等味，服二剂，忽然痊愈。

（《中医杂志》11期）

少腹痛

施祖成，时患少腹痛，已十余年，用肉桂服之，能暂愈。香砂六君丸服之，而反觉满闷。近年痛益剧，恒自用炒热莱菔子熨之，而仍复起。乃延余诊，苔微黄，气时从少腹上冲心下而痛，饭食不进，嗳气腐酸，小便黄，脉沉弦。余曰：此系久受寒湿，袭入厥阴，已经化热，遂用元胡索、川楝子、柴胡、当归尾、青皮、陈皮、香附、吴萸、炒川连、泽泻、赤苓、厚朴、枳壳服之。次日再诊，腹中气流动宽松，而舌苔黄，小便有红象，照原方加黄芩、黄柏、知母服之。三日再诊，诸恙愈而觉口燥，食运不佳，用润燥和中法，以枇杷叶、冬桑叶、南沙参、扁豆、生苡仁、白术、生谷芽、生麦芽、白茯苓投之而愈。

（《中医杂志》10、15、16期　季廷栻　临症笔谈）

少腹痛

余寓间壁上海道院执事胡君，住西门中华路，其夫人体素清瘦，夜半腹痛甚至剧，叩门邀诊，至则头额汗出，四肢清冷，谓痛在少腹，如针刺刀割之难耐。按其脉沉细，苔淡红，病家言腹痛屡发，不若今番之重。余曰：此外寒引动厥气，气滞寒凝，故其发暴。其痛剧，观其痛时蜷卧，而呼痛之声甚微，以是可见。虑其痛剧昏晕，额汗不止，肢冷不回，则危矣。处方用附片、肉桂、桂枝、吴萸、香附、木香、金铃，大剂回阳理气，令即购服。翌晨复诊，则痛已大减，唯有时作痛，仍在少腹，苔沉干燥，而口不渴，此营血亦虚，附桂劫阴，不宜再用。仿仲景当归四逆汤意，二剂痛止。舌上津液亦回，胃纳欠佳，以芳香悦脾调理而愈。

（《中医杂志》3—5、10—17期　王一仁　临症笔记）

腹痛

病者：方氏，年卅六岁，慈溪人，侨居沪江。

病名：肝乘脾，腹痛。

原因：形素瘦，性多妒，因无子，恐夫娶妾致郁。经不行者三月，病腹痛恶心，诸医皆云有孕。其夫粗知医，亦以为然。举家欣喜，服安胎行气止痛之药数十剂不效，痛苦益甚。

症候：经已五月不行，每日未申时发寒热，腹中有块如弹子大者二三十枚，翻腾作痛，行动则水声漉漉，痛极则吐酸水五六碗，吐尽则块息，而寒热除。痛亦不作，明日亦然。医又作疟治转剧。

诊断：脉左手弦，尺涩，右手濡弱，重取则活。尺同左，脉症互参，岂有涩脉成孕之理，若然则前药当效矣。此郁火病也，起于肝胆。盖肝主谋虑，胆主决断，谋不决则郁生，郁生则肝盛，肝盛则凌脾，脾伤则不能运化精微而生气血，故月水不来。肺金失于母养，则降杀之令不行。肝木寡于畏，而侮所不胜，是以直犯清道，以作吐。吐后诸症皆减者，木升而火息。遂以六郁汤加减主之，药进而痛止，连与四帖皆效。但药止痛发如故，不能断根。夫寒热者，少阳胆也，吐酸者，厥阴肝也。痛而腹块翻腾者，火盛激动其水，如锅中汤滚泡浪，沸腾是也。吐多则肺金愈伤，复拟制木缓中，开郁清火，逐涎之剂，为正本清源治法。

疗法：用黄芪补肺以制肝木为君，柴胡升发肝胆，开其郁结。经曰：损其肝者，缓其中。甘草缓中为佐，白芍于脾中泻肝为臣。病久则生郁，久郁则生涎，以贝母、陈皮、枳实开郁逐涎为使，生姜和脾行水、止吐为引。然后肺得其正，肝得其平，脾得其安，不难病去而愈速，水煎，日服一剂。

处方：茯苓二钱　制香附一钱　陈皮一钱　制半夏二钱　甘草八分　酒炒山栀一钱　元胡索二钱　当归二钱　红花五分　川芎一钱半

又方：蜜炙黄芪五钱　柴胡二钱　白芍三钱　甘草一钱　陈皮五分　川贝母研末冲，五分　枳实五分　生姜三片

结果：前方药进而痛止，药止而痛发如故，不除根。后方一剂，而寒热除。再剂而痛减吐止，水声亦绝，七日不发。原方加酒炒川连五分，佐柴胡泻肝胆之火，黑山栀一钱，清三焦之火，一剂遂绝根。

（《神州国医学报》1卷1、2、3、7、11期2卷2期　洪巨卿　守拙医庐验案）

腹痛肝厥

常熟西弄徐仲鸣幼女杏宝，年八岁，始以寒热腹痛痉厥，经某医以牛蒡、豆豉、枳实、槟榔等味，无效。又经一医以石斛、珠粉、钩藤、羚羊、石决等味，腹痛痉更甚，腹痛即厥而痉，痛平则痉厥亦止。一日夜三四十次，症已危险，黄昏邀余过诊。其脉细而微弦，舌心焦黑，舌边干白，目眶低陷，神倦音瘖，两目少神，腹痛痉厥，时作时止，身无寒热。余细思热病痉厥，当神昏而腹不痛。若是寒厥，四肢厥冷，只有转筋而无痉，此乃腹痛痉厥并见，定是寒热阴

阳杂乱于中。夫温病之厥，关乎手厥阴者，多宜寒凉，寒病之厥，关乎足厥阴者，多宜温凉并进，此症皆不离厥阴一经。先煎仲景乌梅丸三钱，连渣灌下，越一时即吐出白痰半碗，再服又吐白痰半碗，再服再呕，约服药汁三分之二，而腹痛痉厥亦止，即能安寐。明日复诊，舌黑亦细，喜笑如常，惟腹中略痛而已，余即进以乌梅丸原法，再服小剂一剂，即饮食如常矣。

（《国医杂志》7集　荆溪余景和听鸿甫著　孙鸿孙　诊余集）

肝气作胀

右腹痞块作痛，多年未散，坚硬日增，脘中肝气作胀，季胁亦痛，舌苔黄干，脉象弦数，正虚邪重，先宜疏和经络。

吉林参须五分　杭白芍一钱半　制香附一钱半　仙半夏一钱半　玄胡索一钱　广郁金一钱半　全福梗一钱半　金铃子一钱　川贝母一钱半　白蒺藜三钱　福橘络二钱　陈佛手一钱

（《中医世界》1卷3期　近代名医医案一脔）

程门雪近案

腹痛泛恶痰红，头眩脉弦带数，肝经气火过盛，治以化肝煎加味。

金铃子二钱　象贝母三钱　福泽泻钱半　大白芍二钱　粉丹皮钱半　炒杭菊二钱　青陈皮各八分　黑山栀一钱　茜草炭钱半　清炙枇杷叶三钱　荷叶边一圈

（《现代中医》2卷6、7期　何时希）

两胁刺痛

杨左　怒气伤肝，将军失职，愤郁伤肺，清肃失权，金乘木位，肝络壅窒，因之两胁刺痛，少阳枢机不转，太阴相傅不周，恶呃吞酸，头晕耳鸣，脉象两弦，疏通肝络，调和肺气。

旋覆花二钱　新绛纬钱半　广青皮二钱　川郁金二钱　川黄连二钱　牡丹皮二钱　降真香一钱　光桃仁三钱　当归尾二钱

（《中医世界》3卷16、17期；7卷3期　临症医案）

胁痛

病者：张志香，年四旬外，镇海北乡人。业木匠，住城外。

病名：胁痛。

原因：性急好胜，胁腹常有微痛，时发时止，彼以小疾，亦不介意，而且厌药，后偶因触怒，而痛暴发。

症候：右胁疼痛，上至耳后，夜分尤甚。左右不能转动，转动则痛甚，饮食减，面色青，闭目汗出如雨，医皆用青皮、香附、桃仁、芥子、乳香、没药等剂，而痛愈甚，汗愈多，面愈青。

诊断：脉左关弦而搏指，右关沉滑，六脉皆近七至，细审此症，据痛在少阳经分野，由动怒以致木火之性上而不下，故上冲耳后亦痛。夜痛甚者，盖夜属肝气用事，《内经》云：司疏泄者，肝也。邪在肝胆，故合目汗出，汗出而痛减者，是火从汗出，盖汗乃邪出之门户，不可止汗，而使邪无出路。如敛汗，是逆其木火之性。经云：木郁则达，火郁则发，言当顺其性而利导之。热则易克，师其意而用药，于治不难。

疗治：重用柴胡达木郁，佐黄连泻肝胆火为君，白芍于土中泻木，佐甘草缓中为臣，栝蒌滑润柔肝，于郁不逆，胆草清火领诸药直入本经，连翘清火舒气为佐，红花流通血脉为使。

处方：柴胡三钱　酒炒黄连一钱　生白芍二钱　粉甘草八分　连翘一钱　红花五分　全栝蒌三钱　酒炒胆草五分　水煎服。

结果：服后汗虽仍出，痛已减半，不妨睡矣。仍用前方二帖，汗痛全止。左右转动如常，饮食亦加。

（《神州国医学报》1卷1、2、3、7、11期2卷2期　洪巨卿　守拙医庐验案）

胁疼

陈锡周君，安徽人，寓天津英租界，年六旬，得胁下作疼症。

病因：素性仁慈，最喜施舍，联合同志，共捐钱开设粥场，诸事又皆经管，因操劳过度，遂得胁下疼病。

症候：其疼或在左胁，或在右胁，或有时两胁皆疼，医者治以平肝、舒肝、柔肝之法，皆无效，迁延年余，病势寖增。疼剧之时，觉精神昏瞶，其脉左部微细，按之即无，右脉似近和平，其搏动之力，略失于弱。

诊断：人之肝居胁下，其性属木，原喜条达，此因肝气虚弱，不能条达，故郁于胁下作疼也。其疼或在左或在右者，《难经》云：肝之为脏，其治在左，其藏在右胁，右肾之前，并胃着于胸之第九椎（《金鉴刺灸篇》，曾引此数语，今本《难经》，不知被何人删去）。所谓藏者，肝脏所居之地也。所谓治者，肝气所行之地也。是知肝虽居右，而其气化实先行于左，其疼在左者，肝气郁于所行之地也；其疼在右者，肝气郁于所居之地也。其疼剧之时，精神昏瞶者，因肝经之病，原与神经有涉也（肝主筋，脑髓神经，为灰白色之筋，是以肝经之病，与神经有涉），治此症者，当以补助肝气为主，而以升肝化郁之药辅之。

处方：生箭芪五钱　生杭芍四钱　玄参四钱　滴乳香三钱　明没药不炒，三钱　生麦芽三钱　当归三钱　川芎二钱　甘草半钱

共煎汤一大钟温服。

方书有谓，肝虚无补法者，此非见道之言也。周易谓同声相应，同气相求。愚尝以此理推之，知黄芪当为补肝之主药，何则？黄芪之性，温而能升，而脏腑之中，秉温升之性者，肝木也，是以各脏腑气虚，黄芪皆能补之。而以补肝经之气虚，实更有同气相求之妙，是以方中用之为主药。然因其性颇温，重用之虽善补肝气，恐并能助肝火，故以芍药、玄参之滋阴凉润者济之。用乳香、没药者，以之融化肝气之郁也，用麦芽、芎䓖者，以之升达肝气之郁也（麦芽生用，有升达之力）。究之无论融化升达，皆通行其经络，使之通则不痛也。用当归者，以肝为藏血之脏，既补其气，又欲补其血也。且当归味甘多液，固善生血，而性温味又兼辛，实又能调和气分也。用甘草者，以其能缓肝之急，而甘草与芍药并用，原又善治腹疼，当亦可善治胁疼也。

再诊：将药连服四剂，胁疼已愈强半，偶有疼时，亦不甚剧。脉象左部重按有根，右部亦较前有力，惟从前因胁疼食量减少，至此仍未增加，拟即原方再加健胃消食之品。

处方：生箭芪四钱　生杭芍四钱　玄参四钱　于白术三钱　滴乳香三钱，炒　明没药三钱，不炒　生麦芽三钱　当归三钱　生鸡内金二钱，黄色的捣　川芎二钱　甘草钱半

共煎汤一大钟温服。

三诊：将药连服四剂，胁下已不作疼，饮食亦较前增加，脉象左右皆调和无病，惟自觉两腿筋骨软弱，此因病久使然也。拟再治以舒肝健胃、强壮筋骨之剂。

处方：生箭芪四钱　生淮山药四钱　天花粉四钱　胡桃仁四钱　于白术三钱　生明没三钱　当归三钱　生麦芽三钱　寸麦冬三钱　生鸡内金二钱，黄色的捣　真鹿角胶三钱

药共十一味，先将前十味煎汤一钟，再将鹿角另用水熟化，和匀温服。

效果：将药连服十剂，身体寖觉健壮，遂停服汤药。俾用生淮山药细末七八钱，或至一两，凉水调和，煮作茶汤，调以蔗糖，令其适口，当点心服之，服后再嚼服熟胡桃仁二三钱，如此调养宿病可以永愈。

（《医学杂志》68期）

胸胁痛

胸胁痛，如兼恶寒咳嗽，喉中痰鸣，身热脉浮大而数者，属肺胀，冬月最多。时法治痛，以猩绛旋覆花汤，每不验，迨至恶寒止则病，已入营矣。前症仍在者，以越婢汤加减之。兼咯血者，加茅根、冬瓜子，轻者即愈，重者亦易调理。

久咳而胸痛寒热者，防肺痈，当察其胸中甲错、指梢肿大否？与痰中带血或臭否？有之，则仿肺痈治。

肺痹治法，见天士《临症指南》。但余所治者，胁痛不能转侧，项强如痉，步履则痛甚，是与悬饮相仿。又与结胸相埒，盖结胸亦如柔痉状，但结胸因误下而起，此则无端而来。治法亦不同悬饮、结胸之峻，只以开肺之痹，大便溏则愈。如紫菀、桔梗、杏仁、葶苈、冬瓜子、丝瓜络、山栀等，轻可去实之法足矣，故云肺痹。此病若作风痰入络治，误投散风劫痰之药，则痉厥立变。族叔元初尝为范松斋所误，岂可因其无寒热，而能行走为小病哉。

（《三三医报》1926年4卷8期　冯云槎痢痛遗浊消损论治）

胁痛

家兄服务杭垣审判厅，因每日回江，乘车过于劳顿，于秋间病咳血，胁痛甚重。余独用一味三七末一钱，陈酒化服，服三日而痛止，咳亦渐平。服清肺化痰殊合度，乃移家入城，可免劳顿。余告以每晚洗足，引火下趋，兼活血脉，行之月余大效。余后寄脉案云，慎风寒，勤洗足，饮食以时，起居有节，别无他药一味，爰附于此。志喜也。

（《中医杂志》3—5、10—17期　王一仁　临症笔记）

左胁刺痛

顾景春年四十五岁，于甲子七月下旬，骤然左胁刺痛，坐卧不安，气息短促，有呼无吸，至寓求诊。脉来紧，舌苔薄黄而腻，病者自知症重，惶急万分。余曰：此乃邪袭肝络，气机失于条达，若能一剂投下，气顺疼减，可保无虞。处方用叶苏梗三钱，广藿香三钱，旋覆花绢包三钱，代赭石六钱，真猩绛五分，橘络二钱，金铃子三钱，延胡索二钱，紫沉香七分，生香附四钱，川郁金一钱五分，通草一钱。翌日来诊，息促得平，胁疼减去十之七八，神情已安，嘱其原方再服一剂，即安然如常。

（《中医杂志》13期　朱竹荪　忠仁医庐笔记）

左胁疼痛

一妇向患左胁疼痛，服行气逐血剂，反加呕吐，甚至勺水难容。脉左沉右洪，明系怒动肝大，来侮脾阴，过投峻药，转伤胃气，脾三阴失职，仓禀无由而化，五阳衰惫，传导何由而行，所以下脘不通，食泛上涌，斯理之自然，无庸议也。主以异功散加白芍、肉桂，于土中泻木。并禁与饮食，用黄芪五钱，陈仓米百余粒，陈皮、生姜三片，用伏龙肝水三碗约煎一半，饥时略进数口，三两日后，方进稀粥，庶胃气和，而食自不呕也。依法而行，果获奇效。

（《中医杂志》4期　李用粹遗著　王雪楼录　旧德堂医草）

胁痛

张左　嗜烟病咳，胁痛不可转侧，夜睡盗汗，且有寒热，不重，舌质红，苔腻黄，脉弦滑，投大剂生地、石斛、山药、丹皮、牡蛎、柴胡、桃仁、延胡、杏仁、象贝、蛤粉，服十余剂诸恙减，脉滑亦平。乃用七味都气意，厥疾顿瘳。但此类病症，势难杜根，恐来春复发，然舍扬汤止沸之计，将从何年觅妙药乎。

（《中医杂志》3—5、10—17期　王一仁　临症笔记）

胁痛

胁肋疼痛时统属肝，或虚或实或因寒，脉沉气郁须开导，扎涩原来死血干，食积一条长梗起，肝虚痛在胁梢间。若然痛甚肝经火，干胁之疼疗最难。

大意

胁痛者，肝炎火盛，木风气实，亦有痰流注肝急者。

内因

因暴怒伤触，悲哀气结，饮食过度，冷热失调，颠扑伤形，或痰积流注，瘀血相搏，皆能为痛。

外候

气痛则在左胁肋，相吸而痛，火痛则时作时止，而止发无常，痰痛则胸胁作痛，而咳嗽不利。食痛则逆害饮食，而中气不清。瘀血则一处坚硬作苦，或见青红黄色，食积则扛梗直起一条。实痛则手足烦躁不安卧，虚痛则悠悠不止，耳目睆愦善恐。

青皮不可过用

去滞气，用青皮。人多苦胁下有痛，固宜以解二经之实，或二经气血不足，先当补气血，少加青皮，可也。

脉法

脉双弦者肝气有余，两胁作痛。

治法

治宜伐肝泻火为要，不可骤用补气之剂，虽因于气虚者，亦宜补泻兼施，主以二陈汤加柴胡。气加枳壳、青皮、川芎，火加胆草、黄连、白芍，或当归龙荟丸，痰加南星、苍术、川芎，食积加枳实、青皮、厚朴、山楂、麦芽，或保和丸。瘀血合四物汤加桃仁、红花、乳香、没药，或桃仁承气下之愈。有虚甚成损，胁下常一点痛不止者，名干胁痛甚危，用八物汤加木香、青皮、桂心等。

疏肝散　治左胁下痛，肝积属血，或因怒气所伤，或跌仆闪挫，所致为痛。

黄连　柴胡　当归　青皮　桃仁　枳壳　川芎　白芍　红花

推气散　治肝邪入肺，右胁痛甚，胀满不食。

姜黄　枳壳　桂心　炙草　入生姜水煎，食远服。

一方加陈皮、半夏。

柴胡芎归汤　治肝火盛而木气实，左右胁痛。

柴胡　川芎　当归　白芍　青皮　枳壳　香附　胆草　木香　砂仁　甘草

当归龙荟丸　治肝火盛，因内有湿气，两胁痛甚。先以琥珀膏贴在痛处，却以姜汤吞下。

当归　胆草　山栀　黄连　大黄　芦荟　柴胡　青黛各

五两　木香一两五分　青皮一两　麝香五分

上为细末，神曲糊为丸如梧子大，每服二十丸，姜汤下。

左金丸　泻肝火，行湿热，甚之反佐。

川连六分　吴茱一分

上为末，汤浸蒸饼丸绿豆大，每三十五丸，姜汤下。

（《中医世界》“医药提要”7卷4期）

胁痛

汪左，常熟，廿一岁。咯血有年，胁痛，咳引少腹，脉弦苔干，拟三才加味法。

南沙参　大生地　淡天冬　女贞子　旱莲草　青蛤散　桃杏仁　蒲黄炭　旋覆花　干藕节　朱茯苓神

汝按：此症本人素有血症，本年适被抽为壮丁训练，跑步过度，以致气升而咳，遂引动旧症，来势甚剧。服此方三剂，即霍然。停一星期，又见伊在训练矣。

汝再按：吾国国民，体质素弱，固由于少年时之不知训练所致。但此次抽训，凡在年龄合格者，不论有病无病，一律难免。为此牺牲性命，实亦不少。吾愿以后之凡为父母者，切勿姑息溺爱。俾养成强壮之体质，而当局者，亦当斟酌情形，略予圆通，不至枉死，其造福岂浅鲜哉。

（《神州国医学报》1—5卷　张汝伟　临床一得录）

筋病

左，筋者束骨而利机关，血虚风湿内踞，手臂酸楚，不利举动，已阅三载，势成痼疾。《内经》原有醪醴之法，今仿其意。

生黄芪五钱　甘枸杞八钱　淮牛膝一两　秦艽五钱　当归一

两片　姜黄五钱　威灵仙八钱　赤芍一两　桑寄生八钱　海桐皮八钱　川桂枝二钱　炙甘草四钱　北沙参一两　独活四钱　川芎三钱　茯神一两　防风四钱　杜仲一两　上药浸无灰酒五斤。

（《中医杂志》16期　上海秦乃歌笛桥遗著灵兰书室医案）

元阳不足筋络抽搐

张左（元诊）先天元阳不足，后天培养失宜，时交春令，阳化为风，阴虚体质，肝阳内扇，则筋络抽搐如惊象，脉至左弦浮，右寸关带数而滑，苔绛，法宜息风阳理气血。

大生地五钱　云苓三钱　玳瑁边三钱　京川贝三钱　生白芍三钱　纯钩钩三钱　伸筋草三钱　丹皮二钱　石决明六钱　川桂枝五分　天竺黄三钱　丝瓜络三钱

二诊：诸风入络，皆由肝阳引动逼灼所致，脉左弦滑，右数，法当息风化痰为主。

驴胶珠四钱　木蝴蝶四对　伸筋草三钱　珍珠母六钱　生白芍钱半　南烛子钱半　炒白薇三钱　明琥珀五分　天竺黄三钱　丝瓜络三钱

（《幸福报》288期）

大惊呕吐绿胆汁热昏治法

去秋战汛，有袁姓大惊呕吐苦胆，转身热下利殁。今春战汛，闻吴姓妇，呕吐绿胆汁，舌干神昏殁。想由伏热蕴于胆肝，故一起即凶。虽未应诊，后有遇此，将以何治？悬拟治法，黄连温胆加石斛、麦冬、羚羊、桑菊、银翘，加珍珠、熊胆、金箔、狗宝之类酌量研服，或另制抱胆丸，间用，是否有当，如有妙方请为研究公布。

（《如皋医学报》1930年）

肝管血郁案

尊躯为湿胜阳微之体，考六淫之邪，惟湿有三：有天之湿，云雾是也，天本乎气，故先中表之营卫。有地之湿，水泥是也，地本乎形，故先伤皮肉筋脉。有饮食之湿，酒浆乳酪之类是也。胃为水谷之海，故先伤脾胃。尊躯之湿，乃脾胃之湿也。何以言之？盖饮食入胃，游溢精气，上归于脾，脾气散精，上归于肺，通调水道，下输膀胱，水精四布，五经并行。如此则水谷之清者，营养腑脏，浊者，通行浊窍。夫水既不停留，则湿亦何系而生？湿者，水之所积，良以脾阳不健，输精无权者。阳不化精，精不化水，水积既久，湿邪乃盛，尊躯之病湿者亦此也。所以湿胜脾胃不和，蕴积三焦，传为湿疟。疟久则脾气益伤，脾为中州之土，生化之源，肌肉之荣，土既衰微，火又不振，故脾气之浮溢四体者，则为浮肿。命火之不振于土者，则为喘息。而又有湿邪盘据，藉为厉阶，此时图治，诚难速效。王太仆“益火之源，以消阴翳”，不图披郤导窍，奏凯歌于俄顷，诚快事也。今者余湿复逞，阴霾复合，发热面黄，竟有如《内经》所云，湿热相蒸，民多病疸之势，疸即黄疸。仲景分有五疸，然虽有寒热虚实之分，而为湿伤脾土则一。西人以黄疸为肝管血郁，胆汁溢漏皮肤，然湿胜则血脉无有不瘀而郁者。盖血脉之流通活泼，自有脉中清气以为之鼓荡先导，清气即血中之营气，与脉外之卫气者是。设无此营卫，血即停顿而瘀滞。惟湿性重浊，则清气被遏，而血为之郁，是西人以病之形态言，吾国中医，以病之主因着想也。投通阳宣络，化湿除疸之剂，竟得热退黄淡。然清之、泄之，厥赖汤剂，而端本澄源，似非膏滋缓调不可，使脾阳健运，湿邪自消，则庶无后患矣。

潞党参　炙顶芪陈香橼煎水炒煨益智　淡干姜　炙柴胡

春砂仁　淮山药　云茯苓　炙甘草　炒泽泻　白扁豆　冬瓜皮　水生姜　绵茵陈　宋半夏　制冬术　鹿角胶　华冰屑　炒赤芍川桂枝同炒生熟米仁各　菟丝子　炒川续断　金毛狗脊　淡苁蓉　炒车前

（己巳九月贰拾叁日诊）

附按，本案既属湿胜阳困，宜温化，不宜培补；宜疏泄，不宜滋润；宜丸剂，不宜膏剂也。然世人不识，以为冬令进补，为治病养生，不可缺者。本案亦不过随俗而已，非计之得也。

（《国医公报》1932 年）

胆汁不清

浙江某大令彻夜不寐，已有年余。就诊孟河马省三前辈，用黄连八分，猪胆汁一钱拌炒山栀三钱，煎服，当夜即寐。大令曰：余服药近二百剂，安神养血，毫无效验，何以一剂而能平年余之疾乎？省三曰：此因受惊，胆汁上泛而浑，少阳之火上升不潜，故不寐也。当用极苦之药降之，使胆汁清澄，故取黄连之极苦，降上潜之阳，取山栀清肝胆之热，以胆汁炒之者，欲使其直入胆中也。胆热清，则胆汁亦清，其理甚明，并非奇异。大令曰：疾果因受惊而起，夜与友手谈，梁上鼠忽跌落在盘，子散满地，散局而卧，即不成寐，先生真神医也。前辈医道，岂后学所望其项背乎。此症丁坦庵先生亲目见之，今特志之。

（《国医杂志》7 集　冯云槎痢痛遗浊消损论治）

肝旺胆虚

林右　平时肝旺胆虚，郁而不伸有日矣。自二月外风郁热，酿成喉症，渐加呛咳干呕，呃逆神糊，四肢抽搐，由肺而胃，由肝胆而至心胞，皆顽痰压伏，变幻无常，莫能情状，谷食无多。脉象弦细而滑，体虚证实，攻补两难，有厥脱之虞，难于着手，不得已，又拟一方以尽人力而邀天相。

真熊胆三分，溶化和服　九制于术八分　汉防已一钱五分　光杏仁三钱　瓜蒌皮一钱五分　苏茎一钱五分　黄郁金一钱五分　橘络一钱　皮一钱五分　乌扇一钱五分　制半夏一钱五分　鲜薤白洗，三钱　灯心草半分　鸡心胞一具

（《中医世界》2卷12期、3卷14期　翟冷仙）

六、血　症

腹痞结呕血

腹痞结已数年，单腹延三月，曾经呕血数升，现在便泄日五六次，右脉滑实，左脉弦细，舌白不浊，溲黄而少，病难期愈，姑以和化再议。

潞党参三钱　汉干姜五分　淡酒芩钱半　赤猪苓各三钱　莱菔子三钱　川桂枝五分　细川连五分，酒炒　法半夏二钱　大白芍二钱　大腹皮三钱　建泽泻三钱　制香附二钱　鸡内金炭二钱　陈葫芦半个　陈稻草煎汤代茶。

（《国医杂志》1933 年 6、11、12 期；1934 年 6—11 期　澄斋医案）

中脘痞窒呕血

倪右　宁波　先中脘痞窒而咳，忽然呕血数盏，色紫而殷，此系胃血，不可止。苔糙黄腻，脉弦滑数，宜清胃化痰，和血疏气。

川郁金　单桃仁　侧柏炭　湖丹皮　绛香屑　象贝母　山栀仁　光杏仁　瓜蒌皮　藕节

伟按：此方服二剂，复诊，血止咳已，再予清化法而愈。

（《神州国医学报》1—5 卷　张汝伟　临床一得录）

藕香室医案

胡先生　素喜饮酒。忽然大吐狂血一盆，脉洪数，面赤，此三阳实热也。宜大黄黄连泻心汤。

大黄三钱　黄连一钱　黄芩三钱

（《中医新刊》6、7期　沈仰峰遗著　男良卿录）

吐血

王先生，忽然吐血，大便多日不行，心下痞，脉数甚，舌欲不降。

川军一钱，后下　淡芩二钱　干姜一钱　川连五分　黑芥穗一钱　炙草一钱

（《中医新生命》1934—1937年1—31期　陆渊雷医案）

吐血

王先生，咳在早，前日吐大口鲜血，见身热，今日脉数，舌色仍平。

南沙参三钱　青蒿钱半，后下　参三七七分，研　杏仁三钱　知母二钱　花蕊石五钱，打　黑芥穗一钱　炙紫菀三钱　白薇二钱　炒白及钱半，研末吞　川贝三钱

再诊，血虽止，喘咳不可平卧，夜间盗汗多，脉不若前日之数。

生麻黄连根六分　苏子炒二钱　花蕊石四钱，碎　青蒿二钱，后下　生石膏打碎，六钱　炒白及钱半　银柴胡二钱　炙草一钱　杏仁三钱　沼食子钱半　炙鳖甲三钱　浮小麦四钱

三诊：热与咳喘虽略减，然痰多血不能绝，日晡骨蒸，难治。

天麦冬各二钱　桔梗一钱　钟乳石二钱，碎　浮小麦四钱　川贝母三钱　杏仁三钱　地骨皮二钱　知母二钱　炒白及二钱，末冲　炙款冬二钱

四诊：咳喘潮热俱差，精神较好，惟血未净，此或因破裂动脉较大血管故。

参三七六分，研冲　炒白及钱半　川贝三钱，去心　杏仁三钱　花蕊石三钱　天麦冬各三钱　知母二钱　云苓四钱　茜根炭二钱　地骨皮钱半　炙款冬二钱

诵穆谨案：此病四诊以后，病势剧减，现在休养调理中。

（《中医新生命》1934—1937 年 1—31 期　陆渊雷医案）

吐血

丁先生　吐血旧疾，无端复作，舌色平脉，左微细右弦大，左胁似痛非痛，稍有咳，须封闭已裂之血管。

焦山栀三钱　炙紫菀三钱　参三七七分，研冲　柴胡钱半　茜根炭二钱　杏仁四钱　白芍三钱　黑芥穗一钱　侧柏炭二钱　钟乳三钱　蒌壳三钱

复诊：药后血不复见，惟咳呛旧疾难以骤除，痰颇黏，时俱喘，自觉胸中热，舌绛亦不湿，脉仍左细右大。

炙紫菀三钱　杏仁三钱　钟乳石二钱，研　炙款冬二钱　焦山栀三钱　苏子三钱炒　云苓五钱　茜根炭一钱　天麦冬各三钱，去心　桔梗一钱

（《中医新生命》1934—1937 年 1—31 期　陆渊雷医案）

吐血

张左　吐血经西医施注射而止，止后咳嗽，胸胁隐痛，脉形弦涩，此血内瘀也，血既离经，当使外出，不当内遏。拟散瘀通络，勿以虚劳自恐。

藏红花八分　真独绛五分　紫丹参二钱　桃仁泥二钱　侧柏炭二钱　制香附二钱　橘叶络各二钱　广郁金二钱

（《中医世界》1930 年 2 卷 9、10 期　秦伯未医案）

咳呛吐血

赵左　春令木旺，肝胆之火升腾，风燥之邪外袭，肺金

受制，阳络损伤，咳呛吐血，胁肋牵痛，燥化火，火刑金，肺炎叶举，脉数苔黄，虑其血涌狂吐，亟拟凉肝清燥，润肺去瘀。

冬桑叶二钱　粉丹皮二钱　生石决八钱　马勃八分　茜草根二钱　侧柏叶钱半　川象贝各二钱　甜光杏三钱　竹茹三钱　白茆花包一钱　冬瓜子三钱　活芦根一尺　蚕豆花露　枇杷叶露各四两

（《中医杂志》1—12、14—16 期　丁泽周〈甘仁〉　思补山房医案）

吐血

喻左　负重努力，血由上溢，吐血盈碗，胁肋牵痛，艰于转侧，脉象芤数，去瘀生新主治。

全当归二钱　紫丹参二钱　怀牛膝二钱　茜草根二钱　川贝二钱　刘寄奴钱半　仙鹤草三钱　真新绛八分　川郁金钱半　竹茹三钱　白茆花包一钱　茺蔚子三钱　另参三七研细末　藕汁二两冲服

（《中医杂志》1—12、14—16 期　丁泽周〈甘仁〉　思补山房医案）

吐血鼻衄

鲍左　感受外邪，引动伏温，蕴袭肺胃，寒热头胀，咳嗽胸闷，吐血鼻衄，舌质红苔薄白，脉象浮芤而数，良由伏温之邪，由内达外，由荣及气也。虑其增剧，先拟清解伏温，宣肺祛瘀。

炒荆芥钱半　冬桑叶三钱　粉丹皮钱半　清水豆卷四钱　银花三钱　连翘壳三钱　光杏仁三钱　象贝母三钱　京赤芍钱半　马勃八分　鲜竹茹三钱　茜草根二钱　白茆花一钱包　白茆根两札

（《中医杂志》1—12、14—16 期　丁泽周〈甘仁〉　思补山房医案）

咯血内热

匡左　水亏不能涵木，木火升腾，阳络损伤，则血上溢，咯血内热，舌质红，脉芤数，还虑血涌，宜壮水柔肝，祛瘀生新。

天麦冬各二钱　左牡蛎四钱　粉丹皮二钱　生石决八分　白芍二钱　茜草根二钱　侧柏炭钱半　川贝母二钱　紫丹参二钱　牛膝二钱　鲜竹茹二钱　白茆花二钱　白茆根两扎　鲜藕二两

（《中医杂志》1—12、14—16期　丁泽周〈甘仁〉　思补山房医案）

吐血

包左　仲秋上失血，下便血，治愈之后，季冬又发吐血盈盆，便血如注，发热形寒，头痛骨楚，咳嗽胁肋牵疼，艰于转侧。舌苔罩白，脉象浮滑芤数，良由阴分大伤，肝火内炽，蓄瘀留恋，复感新邪，蕴袭肺胃，引动木火上炎，损伤血络。血不归经，邪不外达。书云：夺血者不可汗，然不汗则邪无出路，病已入险，用药最难着手，暂拟轻剂解表，以透其邪，清荣祛瘀，引血归经，冀其应手为幸。

炒黑荆芥钱半　桑叶二钱　丹皮二钱　清豆卷四钱　薄荷叶八分　茜草根二钱　侧柏炭钱半　川象贝各二钱　马勃八分　鲜竹茹三钱　白茆花一两　白茆根二扎　参三七三分，另研末　藕汁二两同上冲服。

二诊：服药后，烦躁得汗，表热头痛，均已轻减，温邪虽有外解之势，而吐血不止，咳呛胁肋牵痛，寐不安，便血依然。舌苔转黄，脉弦芤而数，此阴分素亏，君相之火内炽，逼冲任之血妄行，假肺胃为出路。肺受火刑，肺炎叶举，清肃之令不得下行，颇虑血涌暴脱之险。亟拟养阴凉荣，清肺降气，冀水来制火，火降气平，气为血帅，气平则血自易下行，然乎否乎，质诸高明。

西洋参钱半　粉丹皮二钱　炙白苏子二钱　元参二钱　桑叶

二钱　茜草根二钱　羚羊片四分，煎冲　川贝母二钱　侧柏叶钱半　甜杏三钱　犀角尖四分，煎冲　鲜竹茹三钱　茆芦根各一两

三诊：投养阴凉荣，清肺降气之剂，吐血大减，咳呛依然，里热口干，内痔便血，舌边红苔黄，脉芤数不静。此坎水早亏，离火上亢，肺金受制，清肃之令不得下行，肺与大肠为表里，肺移热于大肠，逼血下注，内痔便血，所由来也。虽逾险岭，未涉坦途，既见效机，仍守原意扩充。

西洋参钱半　羚羊片四分，煎冲　生石决八钱　冬桑叶二钱　丹皮二钱　茜草根二钱　侧柏炭钱半　槐花炭三钱　川贝三钱　甜杏三钱　鲜竹茹三钱　冬瓜子三钱　活芦根一尺　加枇杷叶露、蚕豆花露后入，各四两

四诊：吐血渐止，便血亦减，而咳呛内热，胁肋牵痛，动则气逆，舌质红，苔黄，脉芤数不静，血去阴伤，木扣金鸣，肺炎络损，清肃无权，再以凉肝清肺，养阴生津，冀阴平阳秘，水升火降，始能出险入夷。

西洋参钱半　川石斛三钱　桑叶二钱　丹皮二钱　生石决八钱　茜草根二钱　侧柏炭钱半　川贝三钱　甜杏三钱　槐花炭三钱　鲜竹茹三钱　冬瓜子三钱　活芦根二两　枇杷叶露四两

五诊：吐血便血均止，里热亦减，惟咳呛依然，痰多而稠，动则气逆，脉数较缓，舌质红苔黄。阴液复，木火易升，肺受其冲，不能输布津液而反化为稠痰也。今拟补肺阿胶汤，合清燥救肺汤意，滋养化源，而清木火。

蛤粉炒　阿胶二钱　川贝二钱　甜光杏三钱　生石决八钱　川石斛三钱　粉丹皮钱半　桑叶二钱　茜草根二钱　生甘草五分　大麦冬二钱　鲜竹茹三钱　冬瓜子三钱　活芦根一尺　北秫米三钱　枇杷叶露四两

六诊：投补肺阿胶、清燥救肺以来，咳呛已见轻减，肺获滋润之力也。脉濡软而数，胁肋痛亦止，木火有下降之势，再守原法。加入培土生金之品，取虚则补母之意。

蛤粉炒阿胶二钱　川贝二钱　甜光杏三钱　左牡蛎四钱　大麦冬二钱　茜草根二钱　桑叶二钱　抱茯神三钱　淮山药三钱　鲜竹茹三钱　冬瓜子三钱　北秫米三钱　干芦根一两　枇杷叶露四两

另琼玉膏三两，每日用三钱，分早晚两次，开水冲服。

（《中医杂志》1—12、14—16期　丁泽周〈甘仁〉　思补山房医案）

吐血

戚左　吐血四天，盈盏成盆，色不鲜红，脉象芤数无力，舌苔淡白，阅前服之方，均是凉血清荣，未能应效。今脉舌参看，阴分本亏，阳气亦虚，不能导血归经，而反上溢妄行也。势非轻浅，姑仿金匮侧柏叶汤加味。

蛤粉炒阿胶三钱　侧柏叶三钱　炮姜炭六分　丹参二钱　茜草根二钱　怀牛膝二钱　茯神三钱　川贝二钱　竹茹二钱　藕节三枚

清童便一酒杯冲服。

二诊：前方服二剂，吐血已止，原方加茺蔚子三钱。

（《中医杂志》1—12、14—16期　丁泽周〈甘仁〉　思补山房医案）

吐血

崔右　经云：中焦受气取汁，变化而赤，是为血，血属阴主静，赖阳气以运行。内则洒陈五脏，外则循行经络，今阳虚气滞，不能导血归经，血因停蓄，蓄久则络损血溢，上为吐血，盈盏成盆，下为便血，色黑如墨。舌淡白，脉芤无力，所谓阳络损伤，则血上溢，阴络损伤，则血下溢是也。上下交损，宜治其中，理中汤加味。

炒潞党参钱半　生白术钱半　云苓三钱　清炙草四分　炮姜炭八分　陈广皮一钱　全当归二钱　丹参二钱　怀牛膝二钱　藕节二枚

二诊：投两剂，上下之血均止，惟胃呆纳少，加砂仁八分，焦谷芽八钱。

（《中医杂志》1—12、14—16期　丁泽周〈甘仁〉　思补山房医案）

吐血

支左　吐血七昼夜，狂溢不止，有数斗许，神志恍惚，气短，四肢逆冷，过于肘膝，舌质红，苔灰黑，脉象微细，似有若无。此乃阴不敛阳，阳不抱阴，气难摄血，血不归经，虚脱之变，即在目前。先哲治血，有血脱益气之例，有形之血，势将暴脱，无形之气，所当急固。益气纳气，大剂频进，冀挽回于万一。

吉林人参三钱，另煎冲服　蛤粉炒阿胶三钱　炙白苏子二钱　左牡蛎五钱　花龙骨五钱　川贝母三钱　白归身二钱　怀牛膝二钱

养正丹三十粒，分三次吞服，水、童便各半煎服。

二诊：连服益气纳气，气平血止，肢温脉渐起，汗亦收，阴平阳秘，大有生机。仍守原方法，毋庸更张。

原方去养正丹，加抱茯神三钱，淮山药三钱。

三诊：原方加旱莲草二钱。

此吐血中之最剧者，家祖连诊十余次，守方不更，至半月后停药，每日吞服人参粉钱半，琼玉膏三钱，开水冲服。服至一月后，诸恙已愈，精神渐复，亦可谓幸矣。

（《中医杂志》1—12、14—16期　丁泽周〈甘仁〉　思补山房医案）

吐血

翁左　吐血已延数月之久，时发时止，形神委顿，面无

华泽，所吐之血色，淡红不鲜，脉象虚细，良由烦劳太过，心脾并亏。络松血溢，气不摄纳，拟归脾汤加减，恐养阴凉荣，徒然无益也。

潞党参三钱　炙黄芪三钱　淮山药三钱　茯神三钱　炙远志一钱　酸枣仁二钱　白归身二钱　大白芍二钱　清炙草五分　橘络一钱　红枣五枚　藕节三枚

（《中医杂志》1—12、14—16期　丁泽周〈甘仁〉　思补山房医案）

吐血

周左　始由胁肋作痛，烦躁少寐，继则吐血不止，内热口干，舌质红苔黄，脉弦芤数，良由郁怒伤肝，操烦劳心，气郁化火，火炽气焰，扰动阳络，则血上溢也。亟拟凉肝，祛瘀生新。

生白芍三钱　茜草根二钱　川贝母三钱　粉丹皮二钱　侧柏炭钱半　黛蛤散四钱　黑山栀二钱　山茶花钱半　羚羊片四分，煎冲　竹茹三钱　鲜藕汁二两，冲服　白茆根二札

二诊：服清气凉肝，祛瘀生新之剂，吐血渐减，而未能尽止，烦躁不寐，胁痛依然，脉弦数而芤，按之不静，气火入络，络热则痛，水不制火，心肾不交，还虑血涌。今拟壮水清肝，泄热和络。

大麦冬三钱　生白芍二钱　生甘草五分　粉丹皮二钱　川贝二钱　茜根二钱　侧柏叶钱半　黛蛤散四钱　生石决八钱　茯神三钱　制军炭钱半　真新绛八分　鲜竹茹三钱　白茆花一钱　白茆根二扎

三诊：胁痛减，夜寐稍安，吐血不止，而反狂涌，幸脉转小数，神疲萎顿，缘已出络之血尽去，阴分大伤，虚火炎炎，大有吸尽西江之势，颇为可虑，今仿血脱益气之例

治之。

西洋参三钱　大麦冬三钱　左牡蛎四钱　阿胶珠三钱　石斛三钱　茜草根二钱　侧柏炭钱半　生白芍二钱　丹皮二钱　怀牛膝二钱　茯神三钱　鲜竹茹三钱　鲜藕汁二两，冲服

四诊：吐血已止，原方去藕汁，加琼玉膏三钱冲服。

（《中医杂志》1—12、14—16期　丁泽周〈甘仁〉　思补山房医案）

伤寒两感

褚左　伤寒两感，症已半月，叠投温经达邪，诸恙向安。昨忽吐血鼻衄，牙龈舌衄俱见，昼夜不止，盈盏成盆，幸脉象濡芤不洪，神识尚清明。盖由气分大伤，邪热入营，逼血妄行，虽曰衄解，然尚在危险中也。今拟大剂育阴清营，以制炎上之火，未识能得挽回否。

西洋参三钱　元参三钱　麦冬三钱　大生地一两　犀角片四分，煎冲　生白芍三钱　粉丹皮二钱　侧柏叶二钱　鲜竹茹三钱　鲜藕四两

复诊：服育阴清营之剂，诸衄已见轻减。原方去犀角，加川石斛三钱。

三诊：加清阿胶三钱。

（《中医杂志》1—12、14—16期　丁泽周〈甘仁〉　思补山房医案）

治吐血单用赭石验案

天津南门西沈家台张姓，年三十余，偶得吐血证，医者谓系肝气不舒，方中用柴胡升提之，遂大吐不止，顷刻盈一痰盂。有危在目前之势，仓猝迎为调治。为其病势急迫，临行时自带生赭石细末二两备用，既至见其困顿已甚，又复连连倾吐，遂急将赭石细末，俾用开水兑服一半，其吐立止。诊其脉象弦长，按之似有力，其搏五至强，俾再用生淮山

药、玄参各一两，与所余赭石同煎汤，遂服广三七细末二钱，连服两剂痊愈。用三七者，以其既善止血，又善化瘀血。因其初次服赭石时，其血遽止，恐经络之中，留有瘀血为恙也。

(《幸福报》1930 年)

吐血三年半月治断论案

朱柏衡年二十四，寓上海天潼路。

朱君与孔君丽川交好，同业五金者也，吐血三年，中西求医未愈，孔君荐余诊治焉。

君面赤气吁，舌干无苔，渴饮恶热，时闻嗽声，血一涌即吐出，脉数动有力，而两尺显然独浮。余曰，《内经》言脉，独见者病，此肾火上冲于胃，不兼痰瘀者也。前贤谓血症兼咳嗽者多死，不兼咳嗽者多生，以肺脏为大气之统司，脏腑之华盖，名为娇脏。肺络掣引，上不安则下愈不宁焉。若吐血虽多，肺嗽未久，肾上连肺，法宜专治肾火胃热，兼清其肺，庶或得之。与之旧贯众煅存性，研末，粥饮糊为小丸一两，分十余次，鲜藕汁下。方拟加减知柏地黄汤，鲜生地一两，知母四钱，盐炒黄柏二钱，加款冬花、竹茹、全瓜蒌各二钱，秋石八分，鲜杷叶三片，白茅根八钱，此类药一星期，嗽止血少。复重用前药，去秋石、竹茹、瓜蒌，加龟板、重楼金线、小蓟、沙参、鲜枸杞根各三钱，紫菀茸二钱（紫菀能引肺气降至大肠，润大便），太阴玄精石一钱，烊化阿胶二三钱，和服，血止胃强。另饮鲜藕汁，鲜旱莲草汁，兼以之熬猪胰子汤，鲜西洋菜，或南杏仁，熬猪肺汤，又制服加减煎红膏三料，癸亥至今，病未复发。君自此厚余，尝问曰：中西更医数十人，用止血药，止而旋发，而药多有棘喉闷胃者，何欤？余曰，此非片词所能尽，感君之意，举我所知，请言其略，可乎？西说血症，心房爆裂者不治，脑充血大回管裂者难治，其余血管破裂可治，与《内经》阳络伤则血外溢，阴络伤则血内溢，似异而意同。但一切咳嗽吐唾症，医籍分别纂详，而血溢必有所以伤溢之原因，不求其本，非治之得者也。治法，有瘀者必先去瘀，决壅以归经，血多者必先止血，后去瘀，保生以图治。积瘀者，金匮大黄䗪虫丸等缓攻之。就检《十药神书》便知。若夫致病之何部何因，务宜细审，不得尽单执解剖之形质以相绳。单论吐血，血溢归胃腑而出，因胃逆也，而冲脉为五脏六腑所禀气，则肝肾亦能夹冲气而上冲于胃，并宜审其虚实，以清之、降之、养之、镇之，固非恃一强涩之炭灰，便无余事。观于小儿吹玩皮泡然，新则气太胀而裂，旧则皮绉萎而裂，一虚一实，借证自明。至于用药，《洄溪医案》治诸吐血，又治嘉兴王蔚南，血由左胁直上，汩汩有声，冲口而出，断为冲逆，专用阿胶、三七，或助人参少许。按《内经》，阳明厥逆，喘咳身热，善惊呕吐血，可见是症亦逆于胃经。但冲为血海，渗诸阳、渗诸阴，注肾脉下行，夹脐而上，至胸中，出颃颡，胃逆既由冲脉上冲，滋镇法所宜用。而余历见兼气滞者，或夹风者，或痰太胶者，不宜阿胶，即由广西田州带回三七，效而平常。惟郑君玉田，年二十四，因用力挫伤胁部，吐血经年，每吐必由左胁，汩汩直上。其脉弦实，断是留瘀肝逆，遵《本经》主治，以鲜藕汁送下田七末每一钱，又嘱碗盛猪胆一枚，白蜜一汤匙，入胆汁中蒸服（此汁治肝胆热呕吐血多甚妙），又加刘寄奴、紫金藤、花蕊石各一钱，板蓝根、大小蓟、桑葚各三钱，鲜生地四钱，生牡蛎二钱，珍珠母八钱，连并服，再制服琼玉膏，吐断根（二膏俱后）。医籍多载止血方，余的杨公，教余虚证用旧姜灰，童便下（方出《赤水元珠》）。普通则用旧十灰散，余以黄君登云，教余虚实上下者，可用旧贯众炭，曰周有和缓，医之令名也。廉颇思用赵卒，用其所亲练也，维药亦然。言通而正，即如前半月，余外甥妇何鲍氏，孕三月，误食破药堕胎，晕厥，血流盈席，肢冷脉微，急须撮摄，余以生箭芪三两，当归四钱，醋炒焦荆芥穗，炮附子各钱半，旧姜灰一钱，旧贯众炭三钱，煎服，一剂晕定血止，略口干腹痛，去荆芥灰炭，入泽兰、白薇各钱半，丹参、茅根各三钱，乳香末六分，减归芪大半，三剂已痊。单方治血崩，用煅研极细毛毡帽炭末最良，此类不能殚述。查贯众，徐洄溪谓其生于阴涧，最得天地清气，余见广东人家炊爨所烧芸草，芒硝多种，茸生涧谷，而芒根即是贯众，纯似大血管分布小管之形，味苦微寒，能解热毒，辟时疫，骨哽，杀三虫，制三黄，化金石，伏钟乳，发斑痘。王海藏快斑汤用之，又止崩带，破癥瘕，治产后气血胀痛，是化瘀解毒软坚之力甚大，煅存性，则寒性去，涩力存，不留瘀而活血归经，故用之多效。举此一药，便知杀虫灭菌，中药亦多有此效能，惟是炭灰止血，余究以为是治标药耳。其收全效，仍在治本，如不治肾火，必不能愈也。君脉乃六阳赋禀本厚，立心已善，慎加保养，阴平阳秘，天能无赐以纯嘏遐龄耶。君曰：善哉，今闻先生之言，而知养生焉。

加减剪红膏，此方杨公所抄示，因屡验，曾录于福州俞如夫人前案，今又验，因再录加减法也。

生藕四斤，磨汁　留皮去心雪梨磨汁　红枣廿枚，去皮核　柿

饼四枚，去蒂核　鲜荷叶三片　鲜白茅根八两　莲子带心廿粒

以上系原方，今去莲子、红枣，加鲜茅根作三斤，麦冬四两，知母八两，先以水一盅正锅。满水煮荷叶、茅根，去渣，入柿饼再煮，后入梨藕汁，缓火熬成膏，每日二次，每次一汤匙，兑枇杷膏一汤匙，或再和些开水服。因朱君燥甚，故如此加减。若肺胃虚燥者，可加参须一两，沙参、百合、淮山药各二三两。肝肾虚燥者，可加生地一斤，桑葚一斤，煮汁之属，惟此膏与琼玉膏，有外感时，均须暂停勿服。

琼玉膏申先生方，治虚荣干咳，有如沉香血珀，各一钱五分者。

生地黄四斤，须以鲜生地取称足四斤　白茯苓十三两　白蜜二斤　人参六两

先以生地汁，同蜜熬沸，用绢滤过，将参苓研末，入前汁和匀。以瓦瓶，用线纸裹十数层，加箬叶封瓶口，入砂锅内，以长流水没瓶颈，桑柴火煮三昼夜，取出，换纸扎口，以蜡封固，悬井中一日，取起，仍煮半日，汤调服。徐洄溪先生云，此方别本制法各殊，此为血症第一方，除此未有无弊者。又干淮地四斤，没透可取白汁一斤，若浙地则十斤只取自然汗一斤，须三十斤，方可配诸药，故修合之法，须随时随地变通也。今郑群宜清宜降，余减人参，作高丽参二两，白蜜减作一斤，沉香末只用八分，血珀末则二钱，合配于此。

（《医学杂志》68 期）

时师逸人治验咳吐血症之始末笔记

舍戚郭子奎先生，年四十四岁，先天薄弱，壮年时精研

法学，致体质尤为不佳。今春因思虑抑郁，忽而咳吐血液，盈盆盈碗，势甚汹湍。初注射白阿胶食盐水，血日渐减，并迓余一商调治。诊得六脉极度沉迟而细，面色光采异常，心跳气短，胸胁作痛。余深知郭君之素体，虑其难逃命关，故不欲轻投药饵。乃语其家人曰，面色光采，恐为津液外露，非佳象也。惟不发热，脉不数，总为佳象，但此时乃生死之关头，切不可率尔轻治。盖脉之沉迟而细，心脏衰弱也，强心则虑失血，止血又碍心脏，思所以两全之法颇不易，容再商请名医，详加讨论可也。此时即可专用注射，以止血为唯一之目的，所谓急则治标之义也。乃逐日延某医注射白阿胶、副肾素液以止血，吗啡以强心脏，十日间，虽痰中略带血丝，终无大咳大吐。逾十日，患者自觉心烦不安，其家称昨夜眠不甚静。余诊右寸脉略大，虑其胸膈瘀结，冲激复吐，乃劝令可服中药数剂，宣肺镇逆，以为预防。然举家恐惶，犹疑莫决。余仅可据理详释，俟以主病者，因无保愈之医而罢。次日，遽而又咳又吐，血液先紫后红。又急迓余，诊得前之右寸洪大，今已沉细静安如前矣。询患者胸部，较为咳吐血时，畅快殊异，据此二诊，余乃断定内部必有瘀结，止血剂仅可施于暂时以救急，不可久用以为足。若久用，恐冲激陡发，反甚于前也。乃与病家详细说明，奈主病者见势危急，更无主张。余思再荐一医，必能壮彼胆力，乃荐业师时逸人先生为其诊治。病家从之，兹录时师诊案：

前患失血症，血止之后，忽又复吐色紫，肺部左右侧作痛，心跳而热，苔色灰腻开裂，中现小黑点，脉弱证属肺有停瘀，心脏衰弱之象，拟方止血，佐以强心。

炮姜炭六分　条沙参三钱　白茯苓三钱　全当归钱半　橘络

钱半　牛蒡子钱半　粉丹皮三钱　炙草二钱　桔梗钱半　浙贝母钱半　生白芍三钱　鸡血藤膏二钱

连进二帖，咳嗽血液俱减，胸部较通，痛亦略减。其他神色睡眠，俱略进步。三诊脉搏较大，略觉干渴，随除姜炭，加入山栀、川连凉血等味，服药后，自觉停滞胃中不下，嘔欲吐状，乃惊惶招余曰，前服甚效，今滞不下，吾命殆矣。余曰素嗜烟酒者，肺脏血分多系燥热，而胃则多寒湿，因嗜烟者，每多兼啖生冷也。尊体适为如此，顾胃之寒湿，有碍肺脏与血分之燥热，清燥热则有妨于胃之寒湿，此所以服药而不下也，毋惧。余当请时师设一两全之法，乃又延诊。处方用二陈汤加炮姜、赭石、白芍、三七等，服此胸次顿快，痰涎亦少，后即本宣肺、行瘀、温中、化痰诸法，出入加减，进步之速度，无异顺风扬帆。

尔康按：记载此症详细之始末，及余与病家所谈之论，既非鼓吹时师“妙手回春”，亦非吹拍余之识力见到。盖知郭君者，莫不知其危险万分，故郭君病愈，在其全家及亲友等，无不喜出望外，叹以为神。此病实有研究之价值，兹录数点于下：（一）二陈汤原非治血之药，且药性俱属温燥，一般用治血症，无不惊疑。然吾师独具只眼，藉此成功。盖因咳痰独多，则必夹杂血液，舌苔灰腻，证明胃有湿浊，故用二陈化湿利痰，痰少则血亦少，其理诚一以贯之乎。先伯宜时，在吾平遥颇负盛名，每受庭训，只言“理”一字。尝曰：通理而已，无所谓秘密也。后受时师之训，仍以“明理”二字教之。余尝谓明理则一方可治数病，运用无碍。不明理，一方仅治一病，取之不暇，且不敷用。今于吾师治此症，可以证明。（二）拙见谓止血注射剂，仅可用于暂时之救急，不可久用以为足。盖恐该药入体后，仅足弥补血管之破裂，而不能治其根本原因，遇有引动触发，其血液冲激之力，将破损处所弥补冲裂，如水堤之决口，则失血尤甚。鄙说是否有当，敬候阅者评判。（三）烟酒之徒，肺与血分有燥热，而胃则有湿，盖酒气燥质湿，嗜鸦片者，尤喜多食生冷，此肺热胃湿之说，是否合理。（四）此症既咳且吐，虽时咳血，量亦甚多，为胃出血否？饮食照常，胃部不疼。为肺出血否？肺部既出大量之血，何以不曾发热，且胸部痛，亦系游走间歇的，而非固定不移的。莫非血管破裂之部，不在重要之脏器乎？上述数点，深望医界巨士有以教我是幸。

（《医学杂志》74期 刘蔚楚）

温邪吐血案

心主血而不能藏，夜则复归于肝，肝藏血而不能主，昼则听命于心。心为君火，肝为相火，君火一动，相火从之，相火一动，六经之火从之。火动则血随以动，火升则血随以升，所以吐血、衄血也。今初起吐血衄血，旋即身灼热不退。可知温邪由营分而及气分，延今三候，汗泄不畅，神识模糊，呓语喃喃，七八日未更衣。舌诊焦糙无津，唇裂口渴不多饮。脉象滑数有力，此乃伏温夹湿内蕴，阳明为病，消烁津液。津液愈伤，邪火愈旺，加以吐血、衄血后，阴分亦亏，阴虚阳亢，则津液无以承。邪热郁蒸于胸中，蒙蔽于心包，盖胃络上通心包，热甚则神昏，无以自主，神识模糊，呓语喃喃，所由来也。今七八日未更衣，阳明燥也，舌焦糙也。舌焦糙无津，唇裂口渴，不多饮，胃中热甚也。脉象滑数有力，的系伏温夹湿互阻，经府同病，热甚于湿，湿化为热也。治不可拘因吐血、衄血、呓语，舌焦糙，无津唇裂，而用犀角地黄之类，亦不得以热甚猖狂，血去阴液被伤，妄用滋阴之品。今仿仲景急下存阴之意，通其腑气，俾从下夺，则津液自回。

生川军二钱　江枳实二钱　粉丹皮钱半　玄明粉三钱　带心连翘三钱　黑山栀钱半　生甘草八分　金银花三钱　天花粉三钱　生石膏四钱　肥知母三钱　活芦根一钱

（《中医杂志》14期）

肝阳吐血

常熟大东门外，吾友谢荫庭，辛卯六月间，忽大吐血，每日约有碗余，半月不止，某医进以犀角地黄汤，加羚羊角、山栀、生地、石斛大凉之剂，罔效。半月以来，已有气随血脱之状，饮以井水亦不止，是夕三鼓，邀余诊之。脉来沉细，目瞑声低，言语轻微，肢冷汗冷，面红烦躁，欲寐不能寐。余曰：事急矣。气随血脱，阳随阴脱，速宜引阳入阴，引气纳肾，先将陈酒十斤煮热，浸其两足，两时许，再以生附子钱半，元寸五厘，蓖麻子肉七粒捣如泥，贴左足心涌泉穴，立方以中生地一两，元参四钱，麦冬四钱，蒲炭二钱，阿胶四钱，生龟板一两，石斛一钱，生牡蛎六两，生石决一两，怀牛膝二钱，茜草炭二钱煎好，再以鲜柏叶、鲜荷叶捣烂绞汁，入童便一茶杯，或秋石一钱化水同冲，一气尽服之，血即止，后服沙参、麦冬、梨、藕、石斛甘凉养胃数剂而愈。其友问余曰：前医进犀角、羚羊角、生地、石斛等，可谓寒矣，何以半月不能止其血，今方服之即止，何也？余曰：实火宜凉，虚火宜补，此乃肝阳夹龙雷之火上腾，况吐血已多，阳随阴脱，下焦之阳不安其位。方书云：

在上者当导之使下，陈酒附子是也，咸可下引，介可潜阳，童便、阿胶、龟板、牡蛎、石决是也。甘凉泄热存阴，生地、麦冬、元参、石斛是也。清血络，引血归经而止血，鲜柏叶、荷叶是也。若专服寒凉，是沸油中泼水，激之使怒，岂能望其潜降乎。

（《国医杂志》7集　荆溪余景和听鸿甫著　孙鸿孙　诊余集）

吐血

吐血阳盛阴衰，故血不得下行，因炎上之势而上出。

内因

或因四气伤于外，七情动于内，及饮食房劳，坠闪伤损，致劳血留聚膈间，满则吐溢。鉴云：有因饮食过饱，负重伤胃而吐，有因思虑伤心，及积热而吐者，有因思伤脾而吐者，有因肺生痈疽而吐者，有从高坠下，伤损内脏而吐者，有伤寒不解，邪热在经，随气上涌而吐者。

血分顺逆

凡血症上行，或唾、或吐，皆逆也。若变而下行，为利者顺也。血上行为逆难治，下行为顺易治。

血分难易治

诸见血身热脉大者难治，是火邪胜，身凉脉静者易治，是正气复。

血见黑即止

大抵血热则行，血冷则凝，见黑即止，理之必然也。

血症宜服童便

服溲溺则百不一死，服寒凉则百不一生，盖溲溺降火滋阴，又能消瘀血，止吐衄诸血也。

治血大法

口鼻出血，皆为阳盛阴虚。有升无降，血随气上，越出上窍，法当补阴抑阳，气降则血归经。《绳墨》云：吐血久而不愈者，乃服寒凉药过多，当用温补健理脾胃，使脾和而能裹血可也。又《入门》云：凡血不可单行止，盖血来未多，必有瘀于胸膈，必先除瘀而后凉之止之。又云：降火误用燥热，瘦怯劳伤，误用寒凉，则胸满膈痛，坠堕闪挫，误行补涩，则瘀蓄于胃，心下胀满，食入即吐，名曰血逆，此活法也。

脉法

脉得诸涩濡弱为亡血，脉芤为失血，涩为少血，脉弦而紧为胁痛，脏伤有瘀血、吐血、唾血，脉滑小弱者生，实大者死。

治法

主以四物汤去川芎，加黄柏、知母、元参、童便。或清之以犀角、黄连、山栀，或止之以蒲黄、藕节、茅花、棕榈炭，或消之以韭汁、童便、山茶、牡丹皮。如酒肉厚味，负重远行，坠闪损伤，肺痈疽，外感未尽等症各别见。

呕血

怒气逆则呕血，但怒气致血症者，则暴甚，故经曰：抑怒以全阴者是矣。否则五志之火动甚，火感血上，错经妄行也。

衄血

鼻通于脑，血上溢于脑，所以从鼻而出，大抵与吐血同。

咳血

咳血因热壅于肺，久能嗽血，久嗽损肺，亦能嗽血。壅于肺者易治，不过凉之而已。损于肺者难治，积久成痨也。

咯血痰涎血

咯唾血者出于脾。丹溪曰：诸见血为热证，主以四物汤。呕血加柴胡、黄连、黄芩、骨皮。虚者加枸杞、天冬、知母、黄柏。衄咳，加黄芩、茅花、山栀、犀角。咯血，加天冬、麦冬、百部、知母、远志。痰涎，加葛根、黄芪、黄连、沉香、甘草。

十灰散　治痨症呕血、吐血、嗽血，用此遏之。

大蓟　小蓟　柏叶　荷叶　茅根　茳根　大黄　山栀　丹皮　棕榈

上等分，烧灰存性为末，绢包碗盖地上一夕，次以藕汁磨京墨半碗，调灰五钱，食后或萝卜汁调服亦可。

独参汤

拣人参一两　上咀枣二斤，水煎，不拘时细细服。

犀角地黄汤节庵　治郁热不解。于经络随气涌泄为衄血，或清道闭塞，流入胃脘吐出清血，衄吐不尽，余血停留，致面色萎黄，大便黑者并宜服。

乌犀角　根生地　白芍药　粉丹皮

上咀，每四钱水煎。

四生散济生　治吐血、衄血，阳乘于阴，血热妄行。

生荷叶　生艾叶　生柏叶　生地黄

上研烂为丸，鸡子大，每水煎服，或用盐汤化下。

鸡苏散　治劳伤肺经，唾内有血，咽喉不利。

鸡苏散　黄芪　生地　炒阿胶　川贝母　白茅根　桔梗　麦冬　生蒲黄　小甘草

上咀，每五钱，入姜枣水煎。

（《国医杂志》　门人王慎轩记　再门人南山编　曹颖甫先生内科医案·续）

吐血之原理考验及治法

（一）原理　血者心所主，脾所统，肝所藏，一有失调，病随生焉。《医宗辨血》条云：唾出于肾，咯出于心，咳出于肺，呕出于肝，吐出于胃，皆为内衄。考吐血之原，实居六七，虚居二三。如从心肾间来者为虚痨重症，从肝肺胃经来者，属瘀热居多，总不外阳络伤则血上溢，内因外因，均足致病也。

（二）考验　在未诊病之初，先用清水一杯，令病人唾一口血其内，如色黑沉下属肾，半沉半浮属心，鲜红而上浮属肺，紫黑而成块属肝，紫暗而杂碎屑属胃。如此考验，斯诊断了然于胸中矣。

（三）治法　吐肾血则尺脉必沉，上气喘逆，宜六味丸合四磨汤加减，并佐童便及降气之药。心血则其脉芤数，惊悸面皖，宜养心汤合天王补心丹加减，肺血则其脉浮芤，痰红背痛，宜咳血方合百合固金汤加减。肝血则脉必弦数，喉鸣胁痛，轻者但凉肝血，调胃气，则血自止；重者宜当归芦荟丸合丹栀逍遥散加减，左金丸亦可酌用。胃血则其脉芤滑，当脘发迸，虚则宜归脾汤加味，实则宜甘草泻心汤合犀角地黄汤加减，并多佐凉血止涩之品。是篇均遵古法，所谓治病必循规例也。

（《现代中医》2卷3期　孙道明）

治验简编

王姓妇系邻人之女，患肝风吐血，病已两旬，血失之多，颇堪骇惧。患者时觉多汗口渴，心悸不安，夜眠恍惚，面皖神疲，虚象迭见。因于母女爱深，未归夫家，中间延医服药，未见大效。余岁腊回家度年，年轻学浅，未得乡人深信，召往试诊，处方如下：

生牡蛎一两　大生地三钱六分，蛤粉炒　生白芍二钱四分　青龙齿五钱　霍桑叶三钱六分　柏子仁三钱六分　朱茯神钱八　朱莲心钱八　仙鹤草钱八　生甘草六分　生谷芽三钱六分　夜交藤三钱六分

翌日复诊，吐血稍愈，夜卧略安，心肝二脏营养渐佳，拟加玫瑰花三朵，丹参二钱。因其脏阴仍未全复，三诊爰去谷芽、玫瑰花，加旱莲草、女贞子二味，服后精神渐复，回家守岁。新正气象蓬勃，能作雀战，消息传来，余之浮名亦稍稍为乡里知矣。

（《现代中医》2卷12期　姚世琛）

血泄

病者：鄢鸿文，年三十五岁，业商，南城人，住南昌市香平巷。

病名：血泄。

原因：庚午年六月受暑发疟，疟止患痢，痢止下血。

症候：喘咳肠引，喉咙如索吊，口渴倦怠，舌苔黄燥，大便先硬后溏，下血如注，肛门似塞，似觉急重，压之无粪，不压胀坠，清通补涩，三月未效。

诊断：脉细数属内热。《素问》曰：少阴司天（庚午），热淫所胜，怫热至，民病血泄膨膨而喘咳。又曰：少阳之复，火气内发，甚则入肺，咳而血泄。病本于肺，标在大肠。盖大肠之脉，入缺盆络肺，肺脉起于中焦，下络大肠。今肺受热气蒸熏，则肺叶焦，肺系缩，肺络伤，肺病不已，则移于大肠，故喘咳则肠牵引。喉咙属肺系。经曰：肺主气，今伏暑伤肺，伤则不能生津，故口渴。经曰：壮火食气，故倦怠也。经曰：阴络伤，则血内溢，血内溢，则后

血。子午之岁，少阴之火，起于阴中，为怫热。怫郁也，热郁于内，迫血妄行，从络而溢于大肠，故下血如注也。先粪后血者，远血也，其为阴络溢出之血，确凿可证矣。大肠者，传化之府，肛门乃大肠之下口，传之出路也。今内热伏暑，与痢后之浊气相并，下聚于大肠，阻其物之排泄，碍其气之升降，故肛门塞急重坠也。

疗法：经曰：热淫于内，治以咸寒，佐以甘苦，以酸收之，以苦发之，用参麦之甘，平以清伏暑；胶硝之咸，以治内热；黄连之苦以发之；五味之酸以收之；加升麻、柴胡以升清气，地榆、侧柏以理浊血。

西洋参二钱　杭麦冬二钱　云黄连一钱　真阿胶二钱　五味子五分　川升麻五分　北柴胡五分　风化硝五分　地榆炭一钱　侧柏炭一钱

复诊：脉细咳止，下血略减，惟解后余沥。盖脾统血，久泄则脾虚，脾虚则不能统血，故仍下血。乃于前方，加和血理脾之品。

二方：炒西党参三钱　萍白术五钱　粉丹皮二钱　云黄连一钱　真阿胶三钱　生地三钱　地榆炭一钱　侧柏炭一钱　灶心土五钱

煎水去渣，用水煎药。

效果：服四剂血止，去地榆、侧柏，服十剂而健。

（《医界春秋》67、68、70—72 期　谢寿枬　生春医馆验案）

血疾

病者：徐振声　年卅三岁，宁波人，业洋务居申江。

病名：血症。

原因：嗜酒无厌，又常食煿炙热物，致患血疾，已经二星期。

症候：上吐血，下溲血，潮热咳嗽声哑，人皆谓，吐血身热脉大，法在不治。

诊断：脉六部右寸洪活而数，观其舌，紫暗而湿，细审此症，显系酒湿痰火瘀血，壅塞肺窍使然。盖肺主气，血不自运，藉气运之，气逆，则血不循经，失其行散常道，故上吐而下溲。症虽似乎虚象，而形容未见憔悴，此非吐血者所可比也。宜用清火化痰宣窍去瘀之品，除其扰血之邪，导其归经之血，邪去则血不妄行，吐溲自止矣。

疗法：用活石、青蒿退热解酒湿，山栀、香附、郁金清火理气，桔梗、杏仁、贝母化痰宣肺窍，丹参、丹皮、小蓟，去瘀导血归经，甘草清火为和中。

处方：原活石五钱　青蒿三钱　川贝母一钱　桔梗一钱　光杏仁二钱　酒炒山栀一钱　酒炒香附一钱　川郁金一钱　紫丹参三钱　丹皮二钱　小蓟一钱　甘草五分　水煎服。

结果：三剂血减，再加童便服三剂，全瘳。

（《神州国医学报》1卷1、2、3、7、11期2卷2期　洪巨卿　守拙医庐验案）

咯血

黄师尝言治病当以辨症为先务，症既辨明，则温凉补泻用药自有余地，虽不中不远矣。自惭久列门墙，于先生之传，略无一得，唯观先生治病每有奇验，反复寻绎，胸中少有启悟。兹选录方案，与世共见，其精其粗，所不敢知。当辑录诸病方案，呈明先生手订，则当更胜于此耳。志仁附识

陈左　肝为乙木肾为癸水，先天真阴素亏，水不涵木，木火刑金，久咳不已，肝火升腾，引动冲阳，少腹之间冲气时动，动则气逆咯血，血多鲜红，此以冲为血海，上隶阳

明，阳明之脉上通于口，血从气火上逆，故满口咯血，所由来也。刻诊脉象，弦细而数，弦为肝脉，数为内热，阴虚阳盛可想见矣。形质渐瘦，饮食不为肌肉，则内热甚炽，消耗津液，更可知矣。病已根深，颇虑由虚入损，姑拟泄肝清肺，养阴潜阳，而平冲逆。

炒丹皮　淮山药　鲜竹茹　鲜藕汁　赤白芍　甜杏仁　栝蒌皮　黑山栀　川贝母　茜草炭　生地炭　煅牡蛎　海蛤粉

复　阴虚阳盛，木火刑金，咳嗽延经一载，肝火升腾，引动冲阳，少腹之间冲气时动，动则咳血，此系冲为血海，血从气火而上逆也。前进泄肝清金，养阴潜阳，而平冲逆，咳嗽咯血，形寒内热，脉象弦数，均已大退，但形质消瘦，病已根深，宜静心调养，冀谷食加多乃吉，否则病虽见退，还防变端，仍守前法进治。

北沙参　炒丹皮　干地黄　陈海蜇　甜杏仁　鲜竹茹　煅牡蛎　藕汁　川贝母　栝蒌皮　煅龙骨　淮山药　茜草炭　生熟谷芽

（《中医杂志》2 期　孟河黄体仁先生医案）

记胃出血案

荣河郭林福，年二十四岁，体质素壮，十三岁时，忽患鸠尾骨下胃之中央痛。左旁近胁处有块，不可揉按，按之跳痛应手，复痛势渐延及脐部四周作痛，常于午后发作，夜间间发。遇食硬固生冷等物，尤易发，发则剧痛。继吐酸水（味极烈，过一二日牙床尚觉余酸而软），色澄清，后吐食物，吐尽痛止（吐物三分之二为酸水，一为食物）。不时饮食，不讲卫生，饥时腹中常觉搅扰不安，时复恣意饱啖，以故多年疾患，有增无减，惟形气神色，一如往昔。忽于十月二十二日，食羊肉汤面，晚即大痛，吐酸水，食物中杂黑紫血块片，遂至与水，格拒不纳。

二十四日初诊，两日来，吐血及酸水，神气馁弱，脉细数。拟和胃降逆，行瘀止吐之剂。

二陈汤加木香、砂仁末、广藿梗、砂神曲、桃仁、南红花、醋川军，水煎空腹服。

二十五日二诊，呕吐未止，失血颇多，面唇舌指甲结膜白，无血色，晕不可动。粥汤不能下咽，痛势危重。所幸神识尚清，脉浮滑，大数已减。拟下气逐瘀，止血养血重剂。

原方加黑沉香、焦楂肉、焦茜草、焦侧柏、焦芥穗、当归、酒杭芍、鲜藕节，水煎服。

血随气行，呕为气上冲逆，气冲逆则呕不止，呕不止则血不宁，逆之微者，降之而已。逆重则非下无以折其上冲之势，方用醋军，所以折其冲也。

血管破裂则出血，血中胶质，填补破裂之处，则色紫黑而形成片块，古称为瘀。治血症之法，当止血与行瘀并用，再补养其已出之缺，则逆降、胃和、瘀去、血和，就痊可期。

养血法

一精神　以豫后佳良，安慰其心，使勿受惊慌，并戒其除去杂念，遇忧虑心发动时，令侍者为陈生平得意事项转移之。

二起居　令安卧勿动，房屋要清洁，阳光充足，空气流通（但气道宜曲折，以防贼风侵袭），室温衣被，均须寒热适体。

三饮食　饮可满口，不许盈杯，食以口计，不可成顿。

且须细嚼缓咽，食品宜大米粥、拌汤面片面条（带汤者煮软）、馒头等，忌糖饼、干蜜、红薯、蒜、莜荞豆面、小米、糖类、酒类、辛辣、生冷、肥腻，及其他助酸难化之物，饮以热汤为善。

十一月二日三诊　前药一剂，呕止血停，调养数日，症势大平。自恃体强，略事动作，饮食失慎，病又大作。食思益减，形气益衰，惟脉象同前八十余至，且无寒热等候为幸。

前方小其制，加焦生地、代赭石、焦于术，去沉香、怀牛膝，水二杯兼取半杯。不拘时，适寒温，徐徐饮之。另用焦楂肉为末，每服二钱，加红糖一钱，开水冲，随意饮之。

三日四诊　饮食无味，时呕，但未吐，原方再服一剂。

四日五诊　不呕不吐，又能安食，嘱如法调养，与以补中、降逆、消瘀之品，艰于饮汤可作散服。

潞党参一两　于术四钱　焦楂肉一两　代赭石三钱　炮醋川军一钱　姜半夏三钱　共为细末，分十包，每服一包，黄酒三分，水七分，调下，日三服。

五日六诊　脉略弱，舌苔浊而微焦，大便四日不行，虚证所常有，暂置不论。于散药前方，作丸服。

八日七诊　脉虚滑，左寻之有弦象，便仍不行，舌苔如前。昨以饮食微有不宜，病又复发，形气益败，自言每作一次，食思不减退，焦思渐多，仍以善言安慰，于补中、止血、散瘀、养血剂中，兼用通利之品。

潞党参　于术　血余炭　棕皮炭　生地　煅龙骨　醋军　当归　生杭芍　桃仁泥　南红花　水煎服，得泻止后服，不泻，加元明粉五分冲。

九日八诊　初服即便结粪两块，余溏，血止，呕不少减，水谷不下，晕不能动，脉较昨微小。据病者述，自血止后，腹再未痛，消化之难，不在谷而在水。与以大剂香砂六君加黄芪、肉桂，水六杯，泡一小时，煎取二杯，不拘时，每次服一两口，呕止，能进饮食，再议其他。另以焦楂肉末三钱，红糖一钱，淡黄酒调下，每日一二次。口干渴时，少少与熟水，再用砂仁、陈皮、草果仁、肉桂为细末，同盐椒作极薄饼干，饥时少少与食。

十三日九诊　再未呕吐，馍粥渐进，唇舌等处微有血色，惟四日未便，小有胀闷，时作干呕，用导引法，原方内服。

二十一日十诊　用导引法后，每三日便一次。饮食可进半数，头晕大减，可坐，惟自觉胃中气冷，原方小其制，加当归、熟附片、吴茱萸服后头汗出，去吴萸再服。

二十七日十一诊　不思饮水，调养失宜，脐上又痛，又呕酸水，原方加干姜，呕痛止后，作丸服。

十二月一日十二诊　胃中时时觉气冷不渴，不欲饮，午后吞酸，间吐酸水，胃阳不足，消化不良，用六君去炙甘草（嫌其助胃酸）。加干姜、肉桂、熟附片、砂仁、淡吴萸、苍术，水煎温服。如欲作丸，在配数剂，为细末，水泛梧桐子大，每服三钱。食前开水送下，日三服，谨遵前列调养法。饮食部分尤须严守。期年不发，可免后患。

（《医学杂志》陈宾卿　63期）

血箭验案

辛未秋初，有华墅隆泰槽坊伙查姓，年三十三，浴后乘凉入内盘铜元，同坐者两人，少顷一同事起立小便，觉有水射入臀部。讶之，以灯照，见查某足胫上有血射出如水枪状，而地下已积血盈盆，查犹未觉也。同事惊怖而号，手灯堕地，合店惶惶，莫所所措。余适自桥上纳凉归，过横街见围观者众，询以故，知查某患血箭，乃以危险告。同事亟邀余入视，则查面无人色，惨白可怖，然血流剽悍，凶逢难遏。余即返身入三元堂，令速研生半夏一分，上血竭半分，化龙骨半分，杵之极细，唾津作饼，帖油纸上，令同事持归罨上出血处，嘱将布绕好，即扶查入睡。后疏景岳玉女煎，以鲜生地一两易熟地，牛膝炒用盐水，大剂煎服，频频灌入，天明询之，病人索藕食。余曰良佳，藕清血热，能去瘀生血，养阴之主药，不妨恣食。盖此症全属血热所致，缘阳明为多气多血之乡，日间烧酒工作，而酒性辛热之气，由口鼻直入中道，助阳明气火燃烧，郁而不发，流窜营络，注射而出。苟不制止，则一身血液顷刻而尽，然血涌之时，正如江河溃决，无法制止。所以必用生夏之麻性，龙骨之涩性，血竭之黏着，唾津之阳和，以凝敛其血液，且恃同类之唾津，迎合阴液，有阴阳互根之妙，非言论所能形容者，灵机应变，存乎其人，特表而出之，以供学者之参考。

（《医学杂志》84 期）

远血治验

丹徒孙少纭患大便后下血，亦或便溏，少腹膨胀，腿足浮肿，已经年不愈，是属远血，由脾虚气寒，失其统御之职，致胞中血海之血不循经脉而行，渗漏于下所致。金匮下血门有黄土汤，为后世治远血之主方，但其中药味如附子、阿胶、芩、地等味刚柔并用，以兼补脾肾，与远血而兼脉胀者似不尽相宜，当于前方中减去柔药，加姜桂等刚药，合五苓加味，以健脾渗湿为主，服十数帖后不但肿胀俱消而远血亦止。夫病情有变，而方治无常。洁古谓古方新病，决不能相值，须随时加减治之，方易获效，诚至论也。

（《中医杂志》8期　袁镜人）

浮肿属血分治法

陈淇泉之母，年五十余岁，素患腹痛，因平素血虚，以天癸将断时，遘二次血崩也。丙辰冬，忽患浮肿之症，遍身晶莹，按之不起，口不渴，少腹独胀，脉革而代。余曰：此血分肿症，若不速疗，将成血蛊矣。检其所服之方，治实如疏凿饮子、茯苓导水之类。补虚如真武汤、肾气丸、附子麻甘之类，均不中病情。余曰：令堂之症，旧时必有失血过多，故脉革而代，口不渴，而少腹独满，显见脾不统血，血虚化水，阻滞肌肉间，故有此现象。泉因述曾患血瘕腹痛而致子宫出血二次之已往症状，及素患腹痛之远因，即拟小调中汤与之，即《金鉴》方也。

方用：酒芎一钱二分　于术一钱五分　细辛五分　琥珀一钱　麝香一分　酒芍一钱五分　炙草七分

服三剂，皮绉腹舒，连服十余剂，肿胀全退矣。后以当归建中汤收功，此方妙者，淡而不燥，奇而能稳，故成功其速。幸勿以时方而忽之也。

（《医学杂志》89期）

血蛊

血蛊：王右　瘀滞经闭，湿食互扰，脾胃困顿，蛊胀已成，治之非易易耳。

代抵当丸、小温中丸各一钱，和匀以枳术丸煎汤送下。

（《中医杂志》11、14、15期　非非子录　凌晓五医案）

答琼州陈汉英君问咳血症

综察病情，陈君素体湿热者也。早岁曾患小溲黄赤，继病眦红，服西瓜蔗浆柳子水而减，此明征也。盖西瓜蔗浆，有天生白虎之名，直清内热故。

于二十二岁时，又患咳呛痰红，此风热内袭，肺络交伤也。于此时苟名手，外泄风热，内清络火，何得缠绵，乃服及丸剂，尝及顺气。夫医家治病，暴疾治之以急，久病治之以缓。顺气丸剂之投，均久病之计也。于暴疾似乎不合，宜其不效。且上亡血，下则失精，寐不安神，心中荡跃，形体消削，幸食量如常。然肠鸣便溏，脉象细数，果已肺败肠损之征。一入秋冬，夜患口干，饮食喜清淡，恶浓热，早是虚火旺阴液亏，而症象既如此，天不肯假幸，今则肺部缺盆，左右形痛，上则气促而喘，下则溲热且赤，防咳血之复发。然阴液久亏，大剂投补，犹恐不及，草上之霜，风中之烛，经此波澜，难免有失音之虑。一经失音，虽卢扁重生，亦难治矣。盖金实无声，金破亦无声，久咳伤肺，失血亡阴，则失音系意料事耳。为今之计，急拟宣络清热，盖急则治标也。

方（师苇茎白虎六一散意）

桃仁二钱　鲜苇茎去节一尺　瓜蒌四钱　北沙参三钱　生石膏四钱　丝瓜络四钱　竹二青四钱　生草梢八分　飞滑石六钱

上药三碗煎水一碗。

附注：此方服后，如肺痛差，溲赤减，接服百合、地黄，及百合滑石法。

本方系大队清热宣络之剂，若服后便溏加甚，胃纳未呆，仍宜服此，因顾及二面，不能见功，且病日深焉。

如各恙皆差，速延明手调治，以不出养阴宣络等法，轻则洋参、石斛、麦冬、玉竹茹、川贝之属，重则百合、地黄、阿胶、鸡子清之类。若胃纳呆而便溏加甚，则当肺脾同治，不可专用清补。然其病难治矣，盖治肺必宜清润，因肺恶秋也。治脾必宜振阳，因脾恶湿也。今肺脾同病，治脾则碍肺，治肺则碍脾，万分棘手矣。

（《医界春秋》陆清洁）

肝强肺弱咳血案

俞如夫人　年二十外　住福州中洲

浙帮杉行大商，俞鸿宾翁之如夫人杏元，小家碧玉，流落风尘，眠食失时，兴居无节，弱质加以雕伤，归俞翁而已多病矣。

余往诊，据言三年来时咳痰血，每药有参芪更咳，历诸大医未愈。初秋受凉，咳甚血多。诊脉弦细，舌白苔黄。余曰：此病由血虚肝亢，肝阳易升，秋凉咳剧，牵动血络，肺气虚而痰饮积矣。脾为生痰之源，肺为贮痰之器，宜顺气化痰，立方治之。苏梗、前胡各钱半，炒竹茹、冬瓜仁、鲜杷叶、款冬花各三钱（布包），旋覆花四钱，法夏二钱，北杏（连皮打）、橘络、紫菀各一钱（淡蜜炙），广皮八分，煎服。另鲜梨、藕汁各半杯，鲜竹沥一钱和匀服二剂，病状如前。第三日，诊脉弦细。余曰：久咳肺气受损，浊饮易升，受凉咳剧，今咳稍顺而神倦力乏，喉痒血未止。痰之黄浊者，变作清稀起泡，仍以降气祛饮立法。前方前胡、北杏，用款冬花、丝瓜络、冬瓜仁各三钱，北沙参、冬虫草、银杏肉（去尖）、蜜水炙鲜杷叶、竹茹、布包旋覆花、蜜水炙苏子各二钱，炒麦冬、紫菀、炙广皮各一钱，白蛤壳、生牡蛎俱布包四钱煎服，至五剂。前方去蛤壳、牡蛎，加丹参、白芍、浙贝母各钱半，盐水泡川楝一钱，五味子六分，鲜香橼三片，煎服。另取生大梨一枚挖心，纳川贝母粉，冰糖一钱炖食，又五剂。再诊，脉弦滑，舌红，咳已见平，然肝热气滞，忽胸痛气逆，气似不能下，腹微胀，此亦中虚而欠运化其他食物，恐有不合者在也。肺弱痰生，肾亏饮泛，肝亢则气逆而两颧红，口燥而津液涸，血复见多，宜止痛顺气舒肺为法。略减前方，加旧谷芽三钱，射干、郁金各钱半。另上午左金丸一钱，下午旧十灰散一钱，开水送下。越二日，脉细数，余曰：胀痛气逆已半，血亦少，惟肝血早亏，肺气又弱，肺燥则痰黏，气燥则喉痒，自觉吐痰不易，实津液不能上输，不得执着外感，压抑其气，为比例也。脉有中枢未运，肾气不纳之象，所宜注意焉。拟北沙参、女贞子各三钱，炒菟丝子、炒竹茹、丹参各二钱，阿胶、珠紫菀炒、麦冬各一钱，五味子八分，甘草炭五分，生谷芽，布包旋覆花，牡蛎各四钱，鲜荷鼻五枚，煎服。另布包毛燕二钱，冰糖一钱，煎水代茶。又煎西洋参一钱，橘红五分，代茶。又酥炙蛤蚧尾末、川贝母粉各一钱，和枇杷叶膏一钱（此膏现上海蔡同德有制），开水分二次开下。诸症渐顺，因服药太久，暂停一星期，后脉现细弱，舌绛红。余曰：久咳肺气不收，停药数日交白露节气。又多粉红痰，实系肺虚气弱，痰饮上泛，秋燥之时，体虚者每随天时节令而变，所谓脏气无权，持以测病之进退死生，余师杨公极准，不能不信。宜加意静义为要，方亦不外北沙参、炒麦冬、玉竹、丝瓜络、竹茹、蜜水炙鲜枇杷、紫菀、川贝母、重楼金线各二钱，真建兰叶一钱，金钗斛、旋覆花布包各三钱，牡蛎、蛤壳，布包各四钱，鲜茅根八钱，炙茜草根三钱，荷鼻三枚煎服，嘱其倘见血多，速买西大药房止血药，今已无。现有与前药性力相等者，斯惟怕茜尔一瓶，每日每次服二粒至三粒，爱而邦每日服六片（上海五洲药房，现有此二药，亦甚效。但服此须遵西师所嘱，与中药离四小时）。

又制剪红膏，能使阴虚肺胃燥而见血者断根。

生藕四斤　留皮生梨四枚　红枣廿枚　柿饼四枚　鲜荷叶三片　鲜白茅根八两　带心莲子廿粒　入锅水熬成膏，每服一汤匙，每日二服。可以用开水兑开，服完再制。此方杨公所授，除阳虚无用外，阴虚而燥者辄效。自美其名曰剪红膏，思之可笑，然此方亦有加减，另详别案。此时治已三月，血痰少，胃纳渐加，乃再订一善后方。西洋参或高丽参一钱，于术、旧法夏、合欢皮、丹参、淮山药、杜仲、生地、百合、云苓、菟丝子、冬虫草、女贞子、紫石英、络石藤、重楼金线各三钱，蜜水炙砂仁八分，阿胶珠一钱，五味子、炒麦冬各五分，不时取服。嘱其慎风寒，节劳苦，和意志，禁肥腻燔诸品。可食南杏，或百合，炖猪肺汤，牛肉勿干煏，用水加生莱菔一片炖汤，如干燥，即加入生莱菔一二片，亦太味浓力厚。故西人干燥者，每兼以煮洋薯及隔夜面饵片，炙亦停歇，畏其壅也。

最后又嘱制凉玉膏一料，内入沉香木六分，血珀末二钱多服，病悉清除。此病初用参芪过重，立见气促胸烦，提而不降也。因知对症用药之不得不有法矣。

（《三三医报》1925年3卷11期）

记松陵王友杉先生血瘕治验

余太夫子王宝书先生，号友杉，松陵名医也。清咸丰间，避难寄居沪上，时值霍乱大行，盛泽王氏子，年十三岁，亦患是症，与先生寓相去半里，朝夕诊视，霍乱已愈，无端腹大痛，呼号彻昼夜，合家惊惶。先生诊之，谓腹不痛于吐泻之时，而痛于吐泻之后，且痛时有形亘起，必有虫积在里，因肠胃空虚而发，用梅、连、姜、椒、雷丸、鹤虱、使君、芜荑等味，痛仍不减，病家复延张玉书、金燮堂两君治之，俱束手。谓元气不支，恐厥脱，仍请先生施治，按其脉弦大，左部尤甚，是血瘕也。以白马溺投之，服后连下血块数枚，痛亦顿除。

（《中医杂志》2期）

血证治验之经过

余素嗜医学，而家世又系业医，故每有从事深究医学之思想。但以职业关系，未能尽心于此，殊为歉焉。数年来，服务社会，效劳教育，近又滥竽党务，职责繁忙，大有应接不暇之势。然心之所嗜，几成第二天性，每于公务之余，未尝不忙里抽暇，而阅读医书。目张晚近文明愈进，人智愈巧，而各种疾病亦随之而愈多。其最盛者，莫如肺劳与血证，此鄙人于研究医药书籍，之所以注意于血证与肺劳也。亲友中以余注意于此，每遇斯症，辄登门求治。余以学识简陋，未敢遂行应诊。但戚友关系，谊不容辞。幸所诊皆中，稍堪自勉。爰将治验数则，录登报端，以就正省内医学大家，叭冀高明者，弗吝指教，藉匡不逮，则幸甚矣。

（1）游友远君（男性），浙江平阳蒲门中山学校校董也。年廿二，以早婚性欲过度，咯血时作。其性好动，喜拍球，所以动辄发生。民国十六年，鄙人滥竽该校教务主任，时游君拍球之后，乘风纳凉，感冒风寒，头痛恶寒，咯血颇多。先就诊于女西医士，投以单宁酸（即树皮酸）等止涩之药，连服十余次，毫不见效，且病势加重，呕血愈多。至第三日，急邀余诊。其脉虚浮，按之不实，舌苔微白，中部夹黄，头痛、恶寒、壮热、饮食不进，咯出之血，鲜红中微有紫黑。余诊毕，谓其家人曰：症系外感，牵动阴血，宜轻解化血，何可妄投止涩之药，殊属谬见。纵使一时血止，而风邪不解，势必传经入里，而积血不化，安保不酿成肺炎等病。遂投以香苏饮加减成方，二剂病已减半。

秦艽二钱　陈皮钱半　荆芥钱半　防风一钱　制香附钱半　甘草八分　瓜蒌壳二钱　苏叶八分　生地三钱　广三七一钱　研末调服。

复诊：服前方诸症悉退，咯血仍旧。按脉微弱，怔忡盗汗。进以：

正西潞一钱　天生术二钱　茯苓二钱　生地三钱　防风一钱　枣仁四钱　广三七一钱　调服两剂。

三诊：服前方二剂，诸症均差。咯血减少，血色纯红不紫，脉微细，进以加味归脾汤。

老太极三钱　正于术三钱　炙大有一钱　远志八分　木香四分　生甘草八分　净枣仁二钱　箱归中二钱　龙眼肉四枚　茯神二钱　童便半杯　三七末二钱

四诊：服前药觉精神大增，咯血大减，饮食亦多进。按脉渐趋和平。原方加重，再进三剂。

五诊：脉象稍弱，余均愈。

西洋参三钱　天生术三钱　云茯苓三钱　炙甘草五分　陈皮二钱　广三七二钱研　童便一杯　三服痊愈。

（2）游天民（男性），福建古田人，建宁济世医院护士也，年二十八。来沙开设西药房，业已数载。素有血症，身体羸弱，本年二月中旬，因感冒咳血，遂用西药安知必林等散剂，服后表证虽解，而嗽血愈甚，连服西药，病势愈重，后以西药不效，迎愚诊视。察其舌苔白厚，呼吸困难，盗汗自汗兼见。气息奄奄，身难转侧。按其脉洪大有力，查其前药，渠云：系用止涩之剂，日服八次。余曰误矣。贵恙系肺部损伤，因感受风邪，咳嗽剧作，牵动肺血，兼之贵体素弱，肺失统摄之力，所以见血。出血愈多，则肺经愈损，阴不济阳，所以盗汗自汗，呼吸困难。但表证已解，理宜敛肺化血，辅以消痰止汗，冀渐挽回。何可一味止血，至于气虚脉实，病势渐呈危候，所幸饮食稍进，脾胃未败，尚有一线生机。仿张锡纯法，投以补管补络汤加味成方。

生赭石六钱　生龙骨四钱　生牡蛎四钱　净萸肉六钱　叭杏仁三钱　川三七二钱，研末调　净杏仁四钱

二诊：询服前方，呼吸颇顺利，血减少，他症如故。余曰病重药轻，未易奏效。

生赭石七钱　生龙骨六钱　生牡蛎六钱　净萸肉六钱　叭杏仁四钱　净枣仁六钱　川三七三钱，研末　分两次调服。

三诊：服前药，咳减血少，脉息稍缓，惟汗仍多。余曰，有生机矣。仍须收敛肺阴，辅以消痰化血。

生龙骨八钱　生牡蛎八钱　生赭石六钱　净萸肉六钱　浮小麦六钱　京川贝三钱，研　净枣仁一两　川三七三钱，研调

四诊：前方服过夜，精神愉快，咳血大减，汗亦渐少，周身转侧自如。舌苔微退，饮食多进，惟气稍弱，大便未去。

老太极四钱　正于术四钱　箱归中二钱五分　新会皮二钱　抱木神三钱　蜜远志八分　净杏仁一两　广木香七分　炙草一钱

眼肉五枚　叭杏仁四钱　川三七三钱，研

五诊：服前方两剂，诸症悉退。但咳出之血，色微黄，家人惧。余曰：症平血化，好现象也，勿虑。原方加赭石六钱，再进二剂。

六诊：脉息渐趋和缓，精神复元，汗虽少而未尽除。

净枣仁一两　浮小麦八钱　川贝母三钱　叭杏仁三钱　真阿胶二钱　生赭石四钱　川三七一钱，研调　老太极三钱　炙草一钱

七诊：汗止，嗽稀，血去，坐卧自如，脉近和平，病机挽回，洵属可喜。调和阴阳，双疗气血，为今后主治方针。

太极参四钱　天生术四钱　云茯苓三钱　炙草一钱　九蒸熟地三钱　杭贡芍二钱，炒　箱归二钱　炙大有二钱　远志八分　陈皮一钱　五味子一钱　仙鹤草二钱　冬虫夏草二钱，研末

八诊：前方服二剂，眠食安适，有时尚有一二嗽声，昨晚更换内衣，觉有冒风，入夜嗽疾微有带血，余无恙。

荆芥穗一钱　生龙骨三钱　净萸肉三钱　川三七一钱，研　阿胶二钱　粉草七分　生芪五分　防风六分　东洋参一钱

九诊：上药服后平愈。其家人曰：可以勿药，用滋补食品可否。余曰：此病得愈，诚属幸事。但精神虽觉和快，气血究未复原，理宜再服收功药一星期，然后进以滋养品，守身静养非年余不可，即至小之工作。亦当两月后方可开始，此乃万全之计。若病初愈，即不服药收功，照常工作，一经再发，难保无性命之虞。其家人以病愈不再服药，余即退，盖彼自己系西医，对于病后之静养谅能明了也。

（《医界春秋》1930年48期　张藤蛟）

血症案

卢左，身热咳嗽，延经匝月，迩来腹疼便溏，吐血色

紫，脉象濡滑，舌苔薄腻。阳虚无以行，血瘀失于循经入络，土虚不能生金，肺金肃令无权，脾乃荣之本，胃为卫之源，脾胃既不能自运中焦，卫外之阳，不入于阴也。前医投柴葛等药不效，今拟侧柏叶汤加减，温中阳，肃肺去瘀。

炮姜炭六分　炒扁豆衣三钱　炒川贝二钱　紫丹参二钱　侧柏炭五钱　炒苡仁四钱　炙紫菀五钱　茺蔚子三钱　广艾叶八分　云茯苓三钱　炙款冬五钱　焦楂炭三钱　藕节炭二枚

服药后吐血即减，身热渐退，前方去扁豆衣、苡仁，加炒白术、生甘草。连服三剂后，吐血止，身热退，便溏亦结，惟咳嗽依然，两颧发红，此虚阳上升也。用归芍六君子汤，调理而痊。盖虚则补其母，土厚则浮阳自敛也。

（《中医杂志》1 期）

治验简编

吴姓妪年近知命，忽一日血下频频，络脉掣痛，神志怫郁，口常作渴。时余作客古潮，速往诊视，即将前情略述。余以为奇经主一身之脉，肝脾为血液统藏，荣养不固，便生内热，热邪下迫，血下固有来也。生水涵木，和脾固统，调经理血，养营柔肝，治法不脱此四门也。方用：

煅石决明五钱　生鳖甲五钱　当归身钱八　炒白芍钱八　云茯苓二钱四分　焦冬术钱八　细生地五钱　紫丹参二钱四分　越鞠丸三钱六分，包　炙甘草六分　炒冬瓜仁三钱六分　陈棕炭钱八包

上药服后，血下稍止，去冬瓜仁，加淮山药、柏子仁，连服两剂，月余得竟全功。

（《现代中医》2 卷 12 期　姚世琛）

血症治验

医者操生死之权，责任綦重，故必存利济之心，并参以

明通之经验学说，庶于病人有济。盖病者临危授命，惟医是懒，若不究虚实，不审寒凉，药剂妄投，反速其死，固为罪无可逭。而心存敷衍，病重药轻，致难起色，亦属咎无可辞。瑶学虽未逮，然于此未曾不兢兢自励也，先严在日，夙负儿科盛名，瑶承庭训久，于儿科一门，虽未能升堂，要亦赖此得到不少之经验焉。至妇科之胎前产后，则非我之所长，故有求治者，余屡遣之他往。城西钱妇，余友陈君之至戚也，年二十岁。五月初，泛来寒热，体酸窜痛，经医诊治，进以疏解和血，而身热不已。经水不绝，绵延旬日，更医用生地、丹皮、龟板胶、地榆、棕炭等，而血崩愈多。旋请某西医施用针术，不惟无效，反增大汗（注：庭瑶不谙西理，故于该西医所用何针不能加以考虑可憾）。当此之时，危象毕呈，陈君乃商诸余，余以若是危症，况非熟手，婉却之。陈君曰：目见垂毙而不救，君心其忍乎，盍往诊之，究属如何，生死听其造化耳。余以陈君如此恳切，况友戚关系，遂勉允所请。一诊其脉，沉微欲绝，探视其舌，亦无华色，四肢厥冷，冷汗淋漓，神志恍惚，目珠上泛，面晄唇白，呼之不应。余曰：此血崩亡阳证也。生机殆焉，惟其气喘，尚或一线之可望，当时随忆及《名医类案》中，有江篁南先生，治一妇崩漏阳脱一症，用大剂参附补中益气等药，而病得回生，余就仿古意增减，于是嘱其急进淡附片三钱，淡干姜三钱，别直参三钱，生黄芪五钱，山萸肉五钱，淮山药五钱，北五味三钱，陈阿胶五钱，蕲艾炭二钱，海螵蛸四钱。以回阳固脱，益气血。次晨复诊，血止神清，而肢犹未温，汗似未休，脉象未起，乃踵原方去阿胶、蕲艾、螵蛸，加于术三钱，当归炭三钱，炙甘草钱半，山药、山萸倍用八钱，再服一剂，肢温汗休，脉象亦起。惟咳嗽腹痛，三诊于原方去姜附、别直、五味，加入西党三钱，木香八分，陈皮一钱，吴萸八分，肉桂三分，白芍三钱，余药悉减轻分量，连进数剂，嗽痛渐减，胃纳日增，继为调理而复。考此症初起，泛至寒热，是阴不恋阳，体疼是所乏血虚，既非外感，疏解宜乎不应，延之数日，血耗已多，气亦涣散，凉摄当然无效。血无气摄则下崩。阳失阴附则上脱。三诊见咳嗽腹痛，乃中阳不运，脾虚及肺，专以温运培脾，此虚则补母，补土生金之义也。如此危症，猛进温补，竟得回生，可见治病必先辨其虚实，追根溯源，病重药重，自有造化之功，否则庸有济欤。余非欲自喜，不过志之以供同志之教正焉。

（《中医新刊》6期　董庭瑶）

七、虚证并内伤杂症

年老枯槁病

疟痢虽止，两足胀痛难行，曾经昏晕，脉形微细，此年老枯槁病也。

制冬术三钱　川桂枝一钱　宣木瓜钱半　怀牛膝三钱　焦白芍二钱　青防风一钱　延胡索二钱　川续断五钱　当归身二钱　炙绵芪三钱　威灵仙二钱　杜红花五分　骨碎补五钱

（《国医杂志》1933年6、11、12期；1934年6—11期　澄斋医案）

年老血衰

年老血衰风动，眉棱骨痛，遍体酸疼，心嘈易饥，阳明虚馁矣。

大麦冬二钱　炒扁豆四钱　川续断四钱　怀牛膝三钱　丹元参各二钱　冬桑叶钱半　全当归二钱　炙生地四钱　炒白芍二钱　黑荆芥钱半　骨碎补七钱　炙甘草五分　淮小麦五钱　黑脂麻乙撮　大黑枣三个

（《国医杂志》1933年6、11、12期；1934年6—11期　澄斋医案）

内热骨蒸

入暮内热骨蒸，遍体酸疼，年高阴虚血少，无能荣表，宜清骨散加味。

银柴胡一钱　地骨皮三钱　大白芍三钱　益元散四钱　香白薇二钱　炙鳖甲三钱　炒知母钱半　川续断五钱　青蒿子三钱　胡黄连一钱　白归身钱半　细生地四钱　骨碎补七钱　生谷芽

四钱

（《国医杂志》1933年6、11、12期；1934年6—11期　澄斋医案）

年高嗜酒

年高嗜酒，血枯风生，舌强语謇，两足无力，痿躄渐着，病难脱体矣。

制附片一钱　大麦冬三钱　朱茯神三钱　淡苁蓉二钱　炙熟地八钱　五味子一钱　法半夏一钱　甜巴戟三钱　川石斛四钱　远志肉一钱　陈萸肉三钱　左牡蛎八钱　酒川续断五钱　嫩桑枝五钱

（《国医杂志》1933年6、11、12期；1934年6—11期　澄斋医案）

碧荫书屋医案

周左　素本气血两虚，咳逆失血，今咳虽愈，而气体未复，脾虚蓄湿，郁久化热，移于广肠，内外刺痛，常渗浓水极多，延有半载之久，用药难以霍效，拟国老膏缓图可也。

粉丹草　南沙参等分熬取浓汁，以白蜜收膏，每早晚用沸水冲服三钱。

（《中医世界》4卷20期　瞿冷仙）

藕香室医案

吴先生　素体阳虚，冬日畏寒，四肢觉冷，夜有盗汗与遗精。

生黄芪三钱　淮牛膝三钱　炒白芍三钱　茯苓三钱　橘皮一钱　牡蛎四钱　炙甘草一钱　桂枝一钱　生姜三钱　红枣六枚

（《中医新刊》6、7期　沈仰峰遗著　男良卿录）

虚弱之自觉症

沈先生　并不羸瘦，而有种种虚弱之自觉证，口淡舌腻为湿，脉细弱为阳虚，近因负重致腰脊酸痛着微伤，先治之。

桃仁打四钱　怀膝三钱　绵仲三钱　赤芍三钱　川断三钱　苡仁五钱　归尾三钱　金狗脊三钱　茅术二钱　云苓四钱　六一散四钱

七厘散五分，分作三包，每日空腹开水送服一包。

又诊：痛处已差，恐逢节再发，以药善其后，脉舌之寒湿可稍稍兼顾。

绵仲三钱　桃仁四钱　生白术二钱　川断三钱　赤芍三钱　云苓四钱　怀膝三钱　黑附块二钱　泽泻四钱　当归三钱　炙草八分

（《中医新生命》1934—1937年1—31期　陆渊雷医案）

神经衰弱

于先生　病当是神经衰弱及旧所谓阳虚见证。最苦失眠及消化不良，又常脚趺肿，晨起脚肿退而面浮肿，手指尖有麻，脉迟软，舌质绛而苔满白，欲补阳则碍于失眠，故用药较难。

生白术三钱　远志二钱　川连五分　太子参四钱　当归二钱　猺桂心五分研末丸吞　枣仁研三钱　云苓五钱　黑附块三钱，先煎　夜交藤三钱　陈皮二钱

（《中医新生命》1934—1937年1—31期　陆渊雷医案）

阴阳虚症

范太太　伤食感寒吐利之后时时欲寐，目闭则汗出，此是阳虚，然阴亏体质，偏用阳药，虚其劫津，故用药较难。

生西芪四钱　桂枝钱半，后下　谷麦芽各三钱，炒　煅牡蛎七钱，打，先煎　浮小麦四钱　赤白芍各钱半　原钗斛三钱　炙草一钱　黑附块钱半　丹玄参各三钱　陈皮二钱

复诊：盗汗差减，早晨苦头痛，脉较有神，但甚迟，舌苔薄而润，中作沉香色。

淡苁蓉四钱　生白芍四钱　钗斛三钱　黑附块一钱　柏子仁

三钱　桑叶三钱　谷麦芽各三钱　浮小麦四钱　生西芪四钱　杭菊三钱　丹参三钱　枳壳二钱

三诊：前药进两剂后，诸恙悉愈，思食，今日忽又头痛微热，脉极迟细，舌上稍有灰苔，阴虚之甚殊棘手。

大生地四钱　丹玄参各三钱　银柴胡三钱　象贝三钱　地骨皮二钱　淡苁蓉四钱　青蒿钱半，后下　海藻五钱，洗去咸　原钗斛三钱　生山药五钱　生谷芽三钱　黑附块一钱

服此方后极恬适，连服收功。

（《中医新生命》1934—1937 年 1—31 期　陆渊雷医案）

守素斋医话

（一）老人阴虚便结心嘈头眩之妙法

《重庆堂随笔》有云：世人只传儿丸，无养老方，可见世风日薄，三复斯言，良深浩叹。家母患血崩多年，予徼幸治愈后，继患嘈杂头眩，苦状莫名，半身酸痛，时或心疼，大便坚结，虚坐努责者半日。大汗如浴，时或痛泻，是阴虚而肝失其养，相火妄动，木喜条达，郁勃故心嘈头眩，大便燥结。或疏泄太过，故心疼痛泻。予制益阴二脂膏服之，功效卓著。母病竟获安康，亦快事也。其方为黑脂麻一斤（淘净晒干炒香研细），熟猪脂七两，真白蔗糖半斤，先将白糖用水调入砂锅，略熬去水气，再下熟脂油化和，再下脂麻屑和匀，其膏即成，贮磁罐内，早晚随意作点，白汤送下一二匙，后用此方专治阴虚，无论老年少年便结难出应验，专治头眩心糟痛泻亦验。以上列症并见者亦验，且香甜适口，悦脾醒胃，养五脏之阴，明目润肠，驻颜乌发，亦畏药者之救星也。审无暑热，外感痰湿等因，放胆服之，有益无损。

（《中医世界》5 卷 1 期　东台王锡光）

阴虚骨蒸

阴虚之体，入夜热发，骨蒸身痛，治宜汤丸并理，缓以图之。

银柴胡一钱　炙鳖甲四钱　左秦艽二钱　生甘草六钱　地骨皮四钱　生首乌六钱　肥知母二钱　香青蒿二钱　炒白芍二钱　左牡蛎五钱　黄归脾丸四钱

（《国医杂志》1933 年 6、11、12 期；1934 年 6—11 期　澄斋医案）

阴虚发热

徐小姐，闸北中兴路生昌皮鞋作。

发热十日，时复恶寒，头不痛，脉不浮，非外感。脚冷体弱，发育早，月事十日许一行，此非细故，今作阴虚发热治，而阳亦虚。

当归三钱　白芍三钱　生地五钱　银柴胡钱半　川芎钱半　云苓四钱　黑附块二钱，先煎　白术二钱　泽泻四钱　青蒿二钱，后下

二诊

口渴脚冷俱差，热未退净，夜间较盛，起则头眩，脉舌俱和，但见不足。

黑附块二钱，先煎　白芍三钱　生地五钱　菟丝饼三钱　云苓四钱　当归三钱　太子参三钱　炒谷芽四钱　白术三钱　川芎钱半　炙草一钱　青蒿二钱，后下

诵穆谨案：外感与内伤审机甚微，此病以补养得全，时医之竞兢于腻补留邪者，决无此手笔也。览之者其谓何？

（《中医新生命》1934—1937 年 1—31 期　陆渊雷医案）

蒸热盗汗

病后荣亏不复，入暮蒸热盗汗，咳嗽不清，力乏形羸，脉来虚数，当与和养。

嫩绵芪二钱　左秦艽钱半　银柴胡一钱　左牡蛎六钱　炙鳖甲三钱　当归身二钱　紫菀茸钱半　阿胶珠钱半　地骨皮三钱　大白芍二钱　炙桑皮钱半　川续断四钱　乌梅炭一钱　青蒿子二钱

（《国医杂志》1933 年 6、11、12 期；1934 年 6—11 期　澄斋医案）

咽痛便溏

先天不足，天癸未通，二月间风咳延久，今仍不已。时常发热，形热口碎，舌绛苔黄，脉来细数，腹胀且痛，咽痛便溏，风劳可虑。

嫩绵芪三钱　银柴胡一钱　炙桑皮二钱　大白芍三钱　南沙参五分　香白薇二钱　款冬花三钱　二泉胶二钱　大丹参二钱　地骨皮四钱　川百合四钱　台乌药一钱　枇杷叶四片

（《国医杂志》1933 年 6、11、12 期；1934 年 6—11 期　澄斋医案）

劳风

劳风复萌，咳吐干痰，遍身酸痛，胸腹引疼，舌红唇裂，脉濡，亟宜安养。

南沙参五钱　川百合四钱　旋覆花钱半　怀牛膝二钱　大麦冬二钱　大白芍二钱　炒苏子三钱　川续断五钱　炙生地五钱　清炙草五分　女贞实三钱　炒当归二钱　骨碎补一两　功劳叶三钱

（《国医杂志》1933 年 6、11、12 期；1934 年 6—11 期　澄斋医案）

终宵蒸热

入暮寒热，终宵蒸热，得汗而退，腹饱胸闷少纳，或为便溏，病久翻复多端，童劳终不能免，如何如何。

潞党参二钱　川桂枝五分　淡酒芩一钱　鹿角霜三钱　生首乌五钱　炒归身钱半　炮姜炭五分　银柴胡一钱　焦白芍二钱　法半夏二钱　广陈皮一钱　大腹绒二钱　生熟谷芽各四钱

（《国医杂志》1933 年 6、11、12 期；1934 年 6—11 期　澄斋医案）

精血两脱

咳经十月，先时遗泄，继则吐血冲血，精血两脱，脏气无依，驯致喘促不能行动，面黄肌瘦，神色尪羸，损怯如斯，将难挽救。姑从肺肾子母相生论治，以尽心力。

真枝大熟地八钱，勿切　大麦冬二钱，去心　陈萸肉三钱　左牡蛎六钱，煅　西潞党参片三钱　五味子五分　甘杞子三钱　怀肉四钱　酒炒白归身钱半　潼沙苑四钱　川百合四钱　诃子皮一钱　坎炁一具，洗　炙青铅一两，悬煎

（《国医杂志》1933年6、11、12期；1934年6—11期　澄斋医案）

干血痨

经断一年，往来寒热，咳嗽呕恶，胸闷腹痛，便泄，形枯肢肿，脉细数无神，干血已成，殊难收效。

川桂枝七分　白归身二钱，土炒　真阿胶二钱　炮姜炭五分　炙绵芪三钱　大白芍二钱　全福花钱半　制香附钱半　大麦冬钱半　水甘草一钱　川百合四钱　延胡索钱半　干漆钱半　新绛纬一钱

（《国医杂志》1933年6、11、12期；1934年6—11期　澄斋医案）

吐血荣卫气血俱亏

发热咽痛得减，而干咳如故，食入则懊侬，腹痛泄泻，脉仍细数无神。舌亦无光绛，荣卫气血俱亏，病本由郁而成，有风消、息贲之虑，用景岳逍遥加减。

炙绵芪四钱　大生地五钱　酸枣仁四钱　朱砂　茯神各三钱　北沙参三钱　全当归二钱　制远志八分　煅左牡蛎八钱　大麦冬二钱　大白芍三钱　炙黑草一钱　炙元武板四钱　震灵丹三钱　功劳子三钱　冬虫草二钱

（《国医杂志》1933年6、11、12期；1934年6—11期　澄斋医案）

劳乏百节

劳乏百节皆伤，咳嗽无痰，内热口碎咽干，咳则遗溺，带下尤多。脉虚无力，久延防入损怯。

南沙参五钱　肥知母二钱　地骨皮四钱　川续断五钱　大麦冬三钱　大贝母三钱　蛤黛散四钱，包　丹元参各二钱　炙桑皮二钱　甜杏仁三钱　马兜铃钱半　骨碎补五钱　枇杷叶三钱

（《国医杂志》1933 年 6、11、12 期；1934 年 6—11 期　澄斋医案）

自汗盗汗

咳逾半载，背寒，自汗盗汗，痰味甚咸，中下阴伤，劳怯之势也。

上绵芪三钱　炮姜炭五分　大麦冬三钱　大熟地五钱　炒归身二钱　大白芍三钱　二泉胶二钱　炙鳖甲四钱　川桂枝一钱　清炙草一钱　左牡蛎八钱　北五味一钱　乌梅炭一钱　罂粟壳二钱，蜜炙

（《国医杂志》1933 年 6、11、12 期；1934 年 6—11 期　澄斋医案）

热在荣分

热在荣分，周身作痛，口渴舌黄，胸痞腹饱，脉沉滑，和荣化热主之。

银柴胡钱半　黑山栀钱半　全当归钱半　地骨皮四钱　香白薇二钱　肥知母钱半　大白芍二钱　左秦艽钱半　大豆卷四钱　玉泉散三钱，包　大贝母二钱　炙鳖甲三钱　淡竹茹钱半　川枳壳二钱　芦根五钱

（《国医杂志》1933 年 6、11、12 期；1934 年 6—11 期　澄斋医案）

内热

入暮内热，渴不思饮，肢体乏力，胃纳日减，小溲色赤，从荣分主治。

银柴胡一钱　地骨皮三钱　炙鳖甲三钱　炒知母钱半　香青

蒿二钱　炒白芍二钱　淡酒芩一钱　益元散四钱　香白薇二钱　细生地四钱　左秦艽二钱　骨碎补七钱　生谷芽五钱　淡竹茹钱半

（《国医杂志》1933年6、11、12期；1934年6—11期　澄斋医案）

体虚不复

病后体虚不复，心中懊侬，以归芍六君汤缓图调理。

潞党参三钱　赤茯苓二钱　当归身二钱　炒枣仁二钱　焦冬术钱半　广陈皮一钱　白芍药二钱　炙远志一钱　制半夏二钱　炙甘草五分　元眼肉五枚　生谷芽三钱

（《国医杂志》1933年6、11、12期；1934年6—11期　澄斋医案）

耳鸣而聋

朱太太，耳鸣而聋，垂二十年，行动稍久，手脚辄肿，用脑则烦躁不自宁。将届断绪，经行反多，脉舌俱不足，血液少，心脏及内分泌亏损。

菟丝饼四钱　山萸肉二钱，去核净　柴胡一钱　淡苁蓉四钱　丹参三钱　白芍三钱　制首乌四钱　大生地六钱　当归三钱　煅牡蛎一两，煅先煎　生山药五钱

（《中医新生命》1934—1937年1—31期　陆渊雷医案）

便血

傅太太　便血发作，色红且多，头中空痛，胸次热闷，心悸，食思损，食后噫气，此因去血过多，影响胃力故也。

干地黄六钱　丹皮二钱　炒白术三钱　当归二钱　黑附块三钱　槐米四钱　炙草一钱　伏龙肝二两，包煎　淡芩三钱　地榆三钱　枳壳二钱

贫血者多消化不良。编者

（《中医新生命》1934—1937年1—31期　陆渊雷医案）

但热不寒

袁希濂律师　八月二十七日

每日但热不寒，而汗出多，似疟，颇觉少力。脉亦弱，不似平常洪大。舌红甚，中有黄苔，则热也。

柴胡二钱　淡芩二钱　生首乌四钱　红枣五枚　槟榔钱半　山栀三钱　太子参二钱　川连五分　生常山二钱　炙草二钱

复诊：八月二十九日

服药两剂，疟遂不发，今苦大便不通，窘急。如厕但矢气，又汗多，因不耐风，小便畅而红赤，脉舌却不甚热，食不香，当理其胃。

川军钱半　生芪五钱　壳芽三钱　红枣四枚　玄明粉三钱，冲　浮小麦四钱　全瓜蒌三钱，切　炙草一钱　陈皮二钱　生常山二钱

服此方后，腑气通，遂愈。袁先生历宰大邑，清廉慈惠，今以律师业自给。信佛法甚笃。诵穆谨识

（《中医新生命》1934—1937 年 1—31 期　陆渊雷医案）

虚热

邓夫人　体虚有虚热。月事廿余日一行，近因惊惧，薄暮辄觉胸次气浮而毛戴，又善呕，脉甚迟软，舌苔微黄。

人参钱半　煅牡蛎一两　桂枝一钱，后下　于术三钱　云苓五钱　制香附钱半　枣仁四钱，研　姜夏四钱　炙草一钱　天王补心丹五钱包煎

（《中医新生命》1934—1937 年 1—31 期　陆渊雷医案）

遗泄

赵先生　遗泄多年，夜多梦，体质尚好，脉稍迟，一面服药，一面须清心寡欲。

生龙骨先煎，三钱　白芍三钱　炙草一钱　地骨皮二钱　赤苓

四钱　煅牡蛎先煎，一两　桂枝一钱　连须二钱　泽泻二钱　赤石脂三钱，包　陈皮二钱

又诊：药后遂不泄，惟胃口不佳，舌上犹有湿象，脉右弦大，拟常服丸方。

生龙骨一两　菟丝饼一两　云苓一两　煅牡蛎一两　猺桂心四钱　茆白术各五钱　赤石脂一两　杭白菊一两　泽泻一两　淡茯苓六钱　莲须一两　地骨皮一两　陈皮五钱　枳壳五钱　原钗斛八钱　谷麦芽各五钱　生内金四钱　炙草五钱

上药研细末，水泛丸如萧豆大，每早晚用姜一片，红枣一枚煎汤送服，三四钱渐加至五钱，感冒停服。

（《中医新生命》1934—1937 年 1—31 期　陆渊雷医案）

阴虚阳损

张左　依据病症，似属阴虚，脉象迟缓，又为阳损。阴阳二气，俱伤于中矣。阳者气也，阴者精血也。头空眼昏，血液不足以上濡，虚汗掌热，内热因之而炽扰，肠鸣肢软，俱由中气不能盘旋，溺有余沥，系于气化不及州都，法当气血两补，庶无偏颇，但精神血气，易耗难复，设非久期服药，不易收效。

绵芪皮钱半　白归身钱半　炒杭菊钱半　炒子芩钱半　潞党参钱半　炒白芍钱半　煅牡蛎六钱　炒陈皮钱半　大熟地三钱　潼沙苑三钱　酸枣仁三钱　大芡实三钱　淡茯苓钱半　黑芝麻三钱　灵磁石三钱

（《中医世界》1930 年 2 卷 9、10 期　秦伯未医案）

阴阳俱虚

张右　午后形寒，胃纳减少，此阳气之虚，盗汗头晕，惊悸难寐，此阴血之亏。然按脉左细弱而右弦，则肝火更扰

乱于中，病发辄两耳如蝉鸣，则肾阴尤暗耗于内。阴阳之气根于肾，生发之机原乎肝。即症论病，以病合时，当以调养肝肾为法，泛泛之剂，无益也。

生潞党参三钱　生熟地各三钱　沙苑子三钱　清炙芪三钱　酸枣仁三钱　左牡蛎八钱　熟女贞二钱　炒橘皮钱半　灵磁石三钱　核桃肉二枚

（《中医世界》1931年2卷11、12期　谦斋医案）

体虚弱

史左（原因）体本虚弱，外感取汗过多，思太过。

病形：烦渴潮热，颧红气上冲胸，咳血夜不安寐，怔忡健忘，口臭，大便燥。结脉至濡弱，左寸独细，舌苔腻黄，根厚尖有细疮。

诊断：汗者血之余，取汗多则伤阴，思太过既伤脾，又耗心血而伤阴，以致水亏火旺，故烦渴潮热，心血耗则心虚，故怔忡健忘，水不胜火。则虚火上炎，故颧红而舌上生疮，血不足则便燥结，浊不降则苔腻口臭，心肾不交则夜不寐，阴虚火动则气上冲，而血溢脉至濡弱阴损也。左寸属心，虚则脉细，此怔忡不寐之由来也。合参脉皆系水不制火所致，治宜滋水抑火。

处方：大生地二钱　川续断二钱　酸枣仁三钱　大熟地五钱　生甘草六分　泽泻二钱　炒白芍二钱　淮牛膝五分　茜根二钱　辰麦冬二钱　丹参二钱　当归三钱　服二剂。

次诊（病形）咳血已止，烦渴潮热皆退，颧红便燥，通宵不寐，气上冲胸，则心胸筑筑振动，脉至细弱，左寸独芤，舌疮退，苔仍厚腻。

诊断：心胸筑筑振动者，心血虚而神伤。经云：胃之大络名曰虚里，出于乳下，宗气泄也。宗气撼于胸臆，致成怔忡，治宜生心血而宁心神。

处方：病人即欲赴差，请给长方。

当参三钱　大生地四钱　酸枣仁二钱　丹参二钱　辰茯神二钱　远志二钱　玄参三钱　辰麦冬二钱　天冬二钱　当归二钱　灯心七枚　桔梗二钱　柏子仁二钱　五味子四分

服十剂，如有变证及外感，随时来转方。

三诊（病状）函述前方，连服十八剂，步步见效。现在心神已宁，夜能安寐，大便通润，每日一次，气不上冲，两颧红退，舌苔亦薄，根尚厚腻，口中尚有臭气，久立或行路稍远，即见腰酸。

断案：据述各状，诸恙皆愈，惟元气尚未恢复，治宜培元固本。

处方：当参三钱　炒丹参三钱　白茯苓二钱　炒白术一两　酸枣仁二钱　远志二钱　当归三钱　柏子仁二钱　大生地三钱　元参三钱　生甘草六分　麦冬二钱

（《医界春秋》5—12期　嬾园新医案）

脾胃两伤

蒋左　劳役太过，脾胃两伤，荣卫循序失常，寒热似疟，已有数月，形瘦色痿，食减神疲，脉象虚迟，舌光有津，势将入于虚损一途，损者益之，虚者补之，甘温能除大热，补中益气汤加减。

潞党参三钱　炙黄芪三钱　炒冬术二钱　清炙草五分　银柴胡钱半　陈皮一钱　全当归二钱　淮牛膝二钱　西秦艽钱半　大砂仁研，八分　焦谷芽四钱　生姜两片　红枣四枚

（《中医杂志》1—12、14—16期　丁泽周〈甘仁〉　思补山房医案）

心肾两虚

匡左　诵读劳伤乎心，房帏劳伤乎肾，阴虚于下，阳升于上，头眩耳鸣，心悸少寐，遗泄频频，神疲肢倦，脉象尺部细弱，寸关虚弦，舌质淡红，虑入虚损，姑拟育阴潜阳，交通心肾。

大生熟地各三钱　粉丹皮钱半　生石决四钱　左牡蛎四钱　茯神三钱　淮山药三钱　炙远志一钱　炒枣仁三钱　潼蒺藜三钱　北秫米包三钱　生白芍二钱　白莲须钱半　另三才封髓丹三钱，清晨淡盐汤送下。

（《中医杂志》1—12、14—16 期　丁泽周〈甘仁〉　思补山房医案）

阴虚潮热

宦左　入夜潮热，延今两月，纳少形瘦，神疲乏力，舌质光绛，脉象濡小而数，此三阴亏耗，脾胃生气受戕，虑成损怯。

西洋参钱半　川石斛三钱　茯神三钱　淮山药三钱　青蒿梗钱半　炙鳖甲四钱　嫩白薇钱半　陈皮一钱　生熟谷芽各三钱　红枣五枚

（《中医杂志》1—12、14—16 期　丁泽周〈甘仁〉　思补山房医案）

脾胃虚弱

姜左　虚寒虚热，寒多热少，口唾白沫，纳减便溏，苔薄腻，脉濡细，脾弱胃虚，卫阳不入于阴也。虚劳堪虑，拟黄芪建中合二加龙骨汤加减。

清炙黄芪钱半　炒白芍钱半　清炙草六分　熟附片一钱　煅牡蛎三钱　花龙骨二钱　米炒术三钱　云茯苓三钱　炒淮药三钱　砂仁研，八分　陈皮一钱　焦谷芽四钱　煨姜两片　红枣四枚

（《中医杂志》1—12、14—16 期　丁泽周〈甘仁〉　思补山房医案）

虚劳

双倍经水，治法颇验，惟右脉滑大，症属虚劳。依效进求，力为挽回。

南沙参四钱　肥玉竹四钱　二泉胶钱半　蛤粉钱半　大生地五钱　细怀药四钱　川百合四钱　炙黑草七分　海浮石三钱　大麦冬二钱，去心　大白芍三钱　北五味五分　味甜杏仁四钱　济生肾气丸一两　大荸荠五枚　紫衣核桃肉三枚

（《国医杂志》1933 年 6、11、12 期；1934 年 6—11 期　澄斋医案）

虚损

蔡左　仲秋燥邪，咳嗽起见，至冬不愈，加之咽痛干燥，蒂丁下坠，妨于咽饮，内热纳少，脉象濡数，幸不洪大，舌质红，苔黄，平素阴虚燥邪化火，上刑肺金，下耗肾水，水不上潮，浮火炎炎，颇虑吐血，而入虚损一途，急拟清燥润肺，而降浮火。

蛤粉炒阿胶钱半　天花粉三钱　川象贝各二钱　京元参一钱　肥知母钱半　甜光杏三钱　柿霜八分　生甘草八分　冬桑叶三钱　冬瓜子三钱　枇杷叶露后四两　活芦根一尺

（《中医杂志》1—12、14—16 期　丁泽周〈甘仁〉　思补山房医案）

吐血屡发

方左　吐血屡发，咳嗽有年，动则气逆，咽痛失音，形瘦骨立，潮热口燥，脉象弦大而数，弦则为劳，数则病进，阴液枯涸，木火犯肺，肺叶已损，即是破金不鸣，肺劳显然，勉拟壮水之主以柔肝木，清养肺气而滋化源，然亦不过尽人工而已。

南北沙参各三钱　天麦冬各二钱　蛤粉炒阿胶二钱　生甘草五分　茯神三钱　淮山药三钱　川贝二钱　瓜蒌皮二钱　甜光杏三

钱　熟女贞二钱　冬虫草二钱　北秫米包　猪肤三钱，括去油毛　凤凰衣钱半

（《中医杂志》1—12、14—16期　丁泽周〈甘仁〉　思补山房医案）

五虚俱见

候左　肺虚则咳嗽寒热，脾虚则纳少便泄，心虚则脉细神疲，肾虚则遗泄，肝虚则头眩，五虚俱见，非易图功，惟宜培土生金，益肾养肝，苟能泄泻，止谷食，增寒热，除咳嗽减，则虚者可治。

炒潞党三钱　云茯苓三钱　炒于术二钱　清炙草六分　陈皮一钱　炒淮药三钱　炒川贝二钱　炒御米壳二钱　煅牡蛎三钱　花龙骨三钱　水炙远志一钱　北秫米四钱，包

（《中医杂志》1—12、14—16期　丁泽周〈甘仁〉　思补山房医案）

劳症

孙左　灵胎先生云：伤风不醒成劳症。盖谓伤风先传皮毛，皮毛主肺，肺受邪则咳，咳久则胁痛，胁痛则见红，见红则络伤，络伤则金不能生水，金水不布，则肾阴亏，肾阴亏则木无所制而旺，木旺则侮土，土虚则谷食不香，五脏递传，以致内热自汗诸症迭见。脉来浮数，按之中窒，治法自以扶正为本。奈从前未曾疏通，遽用补益，遂致肺气壅实。右边不能实卧，夏至阴生，慎防喘变。拟先去肺气之实，调脾气之虚。又兼固肾阴之不足，勉拟一方，以视后效，并缀病原于方首。望质高明。

西防风八分　牛蒡子三钱，炒　福橘络钱半　炙苏梗钱半　生扁豆皮钱半　干竹荷一钱，姜汁炒　炙麻黄八分　净蝉衣一钱　茜草根钱半　杏仁泥二钱　炙甘草八分　白茯神二钱　鲜藕节二枚　鲜荷叶一张，盖煎

二诊：上焦渐宣，已能转侧，右边之实，必有积瘀，原方加净桃仁钱半。

三诊：咳声已畅，并吐积瘀，左右转侧如常。惟脉息浮数如前，虚热自汗，未能尽退。以百二十日之病，阴分受亏，当此之时，肺气才通，仍未敢遽用补益。拟以前方用清宣而润，兼以育阴之法，以保夏至换气之虞。

炙苏梗钱半　福橘络钱半　怀牛膝钱半，盐水炒　炙紫菀钱半　生白芍钱半　黑大豆三钱，盐水炒　杏仁泥二钱　左牡蛎三钱　白茯神三钱　净桃仁钱半　茜草根钱半　藕节两个　童便半杯冲

（《中医杂志》6期　许梦苏　化奇轩验案）

虚体实证治验

童诗闻之母久病虚弱，举凡老年虚弱诸症一身皆备，而体犹畏寒，非火不暖，故秋季围炉，暮春始撤。又以中宫空虚，喜食糯米黏品，故一至初夏，常患寒郁食积，水火不调之病，而诸虚病亦随之悉发。医者至此，恒多束手。今夏忽而腹痛水泄，一日夜至百余次，痛深泄急，盗汗如浆，急延予诊。则病与去年相似，而实不同。肢麻为大虚，色晦隐红为戴阳，洞泄是脾病，然太阴不热，今有热是阳格于外，舌抽，心胃阴伤，面黄为宿积食滞，脉浮而空是阳格。腹痛手冷，不痛则否，为太阴厥阴并病，忽热忽冷兼少阳，黄苔兼胃府，是少阳阳明亦病。证近伤寒之两感，汗为阴液，汗多则阳气外越，且汗多脉当缓。今不然，脉不为汗衰，则阴阳有相交之象，病情为虚实皆病，万险之候。立方：用人参三钱，干姜六分，赤石脂一两，嘱分六次缓缓频服，服后泻数次稍缓。翌日复诊，以服参略喘，嘱加半夏于参汁中，以利湿痰而助行气，喘良已。又思泄不止，由于平日肝病甚深，

厥阴病，阴为标，风为本，风胜则木强。脏腑偏胜，风木从火化则热，太阴受制则泄泻，平日脾土受制于肝，脾病则无阳独阴，以人参、干姜温之，赤石堵之，而不尽应者，风气木强也。热自热，寒自寒，阴阳失和矣。高年泄泻而不见倦，脉亦不衰，是为难治。立方仍昨方加半夏二钱，猺桂三分，乌梅丸三钱以纳阳，半夏以利痰行气，乌梅丸以和风气木强，另用元寸、猺桂、胡椒，研末渗阳和膏贴脐，以助脾阳，一剂而痛泄均减。午夜定一方，略用降剂，至天明泻略见粪，其臭气特甚，而自利仍未止。腹痛次数减少，而痛势转剧，此积滞将下之象。乃更方用白头翁、柴胡，入香连丸中。一剂见块粪，痛大减，人倦而寐，于是进调理培元之品，逾三日，病良已。改丸方，不半月，人健倍常矣。

（《如皋医学报》1930年）

大实有羸状治验

读李士材大实有羸状，误补益疾，至虚有盛候，反泻含冤之句，不禁三复其词。虽寥寥十数字，然非阅历深，经验足者，不足以语此也。盖医之得失，全系乎此，当疑似之间，毫厘千里，不可不深思默察，以求其虚实。去岁秋间，余治邑庠生夏崇礼之夫人，年逾五旬，患泄泻症，日夜数十次。延近四月，大肉消削，诊脉细数无力，舌红无苔，腹常痛而脘中痞鞕拒按，汤饮随入随出。检阅所服之方，类皆党参、白术、乌梅等药，盖诸医咸谓胃败耳。吾辄独疑，因其脘痞拒按，决不符胃败之症，然其余病状，殆无一非虚极之象。更睹其形容神情，则进参术，已恐不主矣，反复审详，始恍然大悟（据述早岁患便血，继之水泻，四五年不愈，服参芪等，不知凡几，终未能霍然。后延西医诊治，治令服牛肉汁至数斤，遂愈。逾年余即患此，初起时水泻，疑为旧病复发，故仍延西医诊治。西医亦谓旧患，复令服牛肉汁。至月余后，即成此状。改延中医诊治，则谓胃败无救，惟参、术可冀万一云，顾药入口即出也）。余遂用姜、连、干姜、白芍、吴萸、厚朴、枳实、姜汁、荸荠汁，一服呕吐止，安然下咽。脘痞可按，舌苔反起黄腻，三剂后诸恙俱退，复从健脾运中立法，调理半月竟痊。余告之业师，师复为述曩岁治邑友何子厚夫人，五月食角黍，患夹虚温邪，初起时舌光脉细，壮热不退，为其解表。汗不衰热，继则发疹，而又不透。遂致内陷神糊，扬手掷足，舌根起灰黄苔一块，进以羚羊、鲜石斛、山栀、连翘、枳实、瓜蒌、川连等药，腑气频通溏薄，表热遂退，惟多汗神迷，俨若欲脱状。改进西洋参、麦冬、生地等药，阴液渐回，而胃气索然。又复改进南沙参、石斛、扁豆、炙草、荷叶、鲜莲子等药，胃虽略复，而又复热，热则神糊，舌上津液更枯，而舌根一块之灰黄苔，依然不腐，可见胃腑尚有积垢，嘱子厚按其少腹，并不鞕痛，且瘪陷如锅矣。进以育阴增液，兼通腑浊，越日则气坠如欲便状者不已，坠则呻吟呼号，汗出如浆，肢冷不和，一日数十次。复以增液五仁汤通其腑，陆续得便下七次，其坠始释。虚态亦复，且进米粥，数日后又复坠如前，伊自称分娩亦无如此之坠痛，坠时两手须请人紧握，尾闾须以物抵柱。脉细神疲，汗多音嘶，目光如豆。当时中心摇摇，虚实莫辨，忽思得一法。嘱先吸洋烟，如是虚坠，吸后必可定。迨吸后坠略减，未隔十分钟，复坠如前。遂服燕医生补丸四粒，兼服增液生脉汤，入夜大腑畅通，秽物如深粪，其坠始释。继又腑通数次，再从清养和中，调理至痊。

（《中医杂志》2 期）

虚痨并发盗汗惊惕梦遗滑精

咽痛、喉痹、咳呛、鼻衄，无非金虚水枯，五志之火上炎为病。肺气象金，以其清虚故也。肾脏主水，以其精液藏也。水藉金气以生，盖水出高源，肺为脏之高也。然金亦赖水精以为养，盖水精不布，金气无不枯萎者也。咽痛喉痹，全是肺气失调，清肃不行，则为咳呛。肺气通于鼻，肺络伤则上逆而为鼻衄也。此时治法，若仅清肺，则必不效，投六味地黄汤而效者，此水既得养，而金气自不枯燥，为进一层之治法。循后盗汗、惊惕、梦遗、泄精等证，继续而起者，此时不独肺金之虚，肾水之亏，而心营亦为不足矣。何者？汗为心液，故多汗者口必渴，惊则耳闻大声，目见异物。惕为神态不宁，致遗泄。前贤以无梦遗精，责肾之虚，有梦遗精，为心之病。盖精藏于肾，所以翕合者心，设心神不镇静，而梦想颠倒，精随亡而遗矣。故盗汗惊惕，为心之虚，即梦遗泄精，亦心之病也。然则心何为而病，心有心血为养，惟金虚水亏者，则五志之火，无不亢旺。火旺则血受灼烁，而心主不安，故病属于心，仍须兼进旺水清金，则事半功倍，此所以迭奏凯歌也。今读大函，谨悉舟车劳顿，虚火上炎，且届寒露节令，燥气伤金，恐其宿恙复发，防微杜渐，养生者果当尔尔。惟药饵滋养者半，而旷观怡情，尤为积精全神之要素，当书之为贤者一采纳也。致立方主要，清金以滋水源，壮水以养金气，此子母相生，合一之妙也。而尤以宁神静志，安养心君，则火不上炎，金水同调，而梦魇息，精气固，《内经》谓阴平阳秘，精气乃治。庶不致再起风波。

鲜生地　大熟地　甜杏仁　真川贝　炒牛蒡　款冬花　炙兜铃　炙知母　整玉竹　白茯苓　生薏苡　西洋参　川石斛　淮山药　炒扁豆　山萸肉　潼蒺藜　煎芡实　建莲子　真阿胶　金樱膏　鳖甲膏　龟板胶　华冰屑

（《医界春秋》1930年45期）

虚劳咳血形瘦便溏案

经谓正气夺则死。又曰，阴虚者，阳必凑之。《金匮》云，脉极虚为劳，良由真阴久亏，水不涵木，木火上凌肺金，金受火刑，肺失治节之权，咳嗽气逆，伤络见红，纠缠不已。盖肺为娇脏，又为五脏华盖，而朝百脉，肺之化源内戕，清肃无权，肝火上冲，颧红面赤，脾虚下陷，枯瘦日增。以脾乏生金之资，自上损及下，大便鹜溏，谷食少纳，阴虚阳浮，五内烦热，盗汗不摄，火烁金伤，津液默耗，是以口干舌燥，渴饮咽痛，声嘶不扬，形肉羸瘦，神疲体惫。肺痿渐形，火炎于上，则咳唾痰血。脾不约束，则大便鹜溏，乃脾为生化之源，其关键失守，以致元虚困顿，诸症蜂起矣。诊得脉象，左三部虚数迫弦，右寸关细而芤，舌光如镜色红，以脉参症，明是阴虚火炽，诚为劳损重候。难治何疑？然肺喜清肃，而凉润之品，不利于脾。脾喜香燥，而温燥之品，不宜于肺，是症燥润难施，殊属棘手，勉拟清金保肺，扶元培土，益阴平肝，则冀其转机入延而已。

西洋参　冬虫夏草　生地炭　白百合　杭白芍　淮山药　炙款冬　苋麦冬　官燕根　京杏仁　陈阿胶　川贝母　臞仙琼玉膏

按此法为治虚劳咳血，保肺益阴，调理之善剂也。用参麦百合为君者，盖西洋参乃西方之气，故能养肺生津，乃同气相求之义。麦冬强阴益精，滋补胃络脉气，清金保肺，为益金生水之资，白百合得土金之气，自百脉一宗，有补中扶肺之元勋。佐冬虫夏草、白芍、贝母、生地为臣者，盖其冬化为虫，夏乃生草，得天地变化之精，上能敛耗散之肺气，下足补枯涸之肾阴，岂非虚劳咳血必须之药乎。白芍色白属金，兼功和脾，能收阴气而和血脉，保中元而止溏泄，乃手足太阴调和之味。川贝性禀清肃之令，为治虚劳咳逆之要药。生地用炭者，生得甘寒之性，用烧炭以和营阴，乃引血归经之使，致无外溢之患。山药色白补中，而培土厚肠，且多滋液为扶元之妙品。燕根出自海中，性本轻浮，得燕含之精，且受水浪飘荡，补肺而益藏阴。阿胶以阿井泉水，用驴皮以煎胶，借血肉之品，能养金、水二脏，此所谓精不足者，补之以味。炙款冬得杏仁为使，治肺虚而利劳咳，降气之要品。复以琼玉膏能安和脏阴，为劳乏咳血第一神方也。人病此虚劳羸瘦便溏诸症，得此清补调养之剂，则能渐爽其精神，或得延年之一助耳。

（《中医杂志》1期）

旧德堂医草

分镇符公祖恭人，形体壮盛，五旬外觉手指麻木，已历三载。甲辰秋，偶感恚怒，忽失声扑地，痰潮如锯，眼合遗尿。六脉洪大，适余往茸城，飞骑促归。缘符公素谙医理，自谓无救，议用小续命汤，俟余决之。余曰：是方乃辛温群聚，利于祛邪，妨于养正，其故有三。盖北人气实，南人气虚，虽古今通论，然北人居南日久，服习本土，禀赋更移，肤腠亦疏，故卑下之乡，柔脆之风，每乘虚来犯，致阴阳颠倒，营卫解散，而成气虚卒中。此南北之辨者一，况中风要旨，又在剖别闭脱。夫闭者邪塞道路，正气壅遏，闭拒不通。脱者邪胜五内，正气飞越，脱绝不续，二症攸分，相去霄壤。小续命汤原为角弓反张，牙关紧闭症而设。若用于眼合、遗尿之脱症，是伤其阴，而复耗其阳，此闭脱之辨者二。又风为阳中阴气，内应于肝，肝为阴中之阳脏，外合于风。恚怒太过，火起于肝胆，内火外风，猖狂扰乱，必夹势而乘脾土，故痰涎汹涌。责脾不统摄，肾不归藏，滋根固蒂，尚恐不及，若徒事发散，是为虚虚，此真似之辨者三。《灵枢》所谓虚邪遍客于身半，其入深者，内居营卫，稍衰则真气去。邪气独留，发为偏枯，端合是症。当法河间、东垣用药，保全脾肾两脏，庶可回春。乃以六君子加黄芪、白芍、桂枝、钩藤、竹沥、姜汁，服二剂，恶症俱减，脉亦收敛。但声哑如呆，此肾水衰耗，心苗舌槁。至更余后，火气下行，肾精上朝，方能出音。遂改用地黄饮子，服至十五剂，大便始通，坚黑如铁。虽有声出，状似燕语，乃朝用补中益气汤加麦冬、五味以培脾。夕用地黄汤，加肉苁蓉、当归以滋肾。调理百日，语言如旧，步履如初，但右手不能如前耳。

（《中医杂志》4期　李用粹遗著　王雪楼录）

虚斑亡阳

常熟阁老坊范云亭，是年暑天，先因寒热，遍体红斑满布，延某医治之，进以牛蒡、山栀、豆豉、厚朴、枳壳、凉膈散、石斛、生地、沙参等，琴川所谓三鲜汤加减是也。服五六剂，遍体冷汗淋漓，神识尚清，脉沉细，目珠上反，喉间痰声漉漉，气促咳嗽痰多，项背反折。是日请医七人，有用鲜生地、石斛、大黄、芒硝者，有用豆豉、牛蒡、山栀、连翘者，有用草果、厚朴、苍术、陈皮者，有用附子、人参、熟地、阿胶者，各有主见，议论纷纷。七人之中，余不在焉。余至，各医均散。余诊之曰：脉微欲绝，冷汗淋漓，阴凝于内，阳脱于外，舌底绛，白润而灰，下焦浊阴水气，皆泛于上，再拘执红疹，宜服寒凉，阳即脱矣。若进枳朴、苍术香燥者，亦决无是理，惟温补似乎合符。然熟地、阿胶，有痰饮阻格，决不能入，不如以甘温固表扶阳，参以酸敛之品收之。服一剂，明日邵聿修先生到琴，应有卓识，立方用党参、茯神、枣仁、桂枝、白芍、炙草、炒淮麦、五味子煨姜红枣，病家及旁人，皆不肯用党参。余曰：此症当大服人参？既不相信，改北沙参可也。服一剂如故，至晨邵君到，即书字来寓，邀余并诊。余曰：先将昨方换人参，加龙骨、牡蛎，再服一剂，诊脉可也。聿翁曰：龙骨、牡蛎，前方已加，服过一剂，人参未也。余曰：何以不用人参，邵君笑而不答。余曰：君乃昭之仰望，若亦依顺人情，而仍用北沙参者，云亭无理矣，岂可比余之人微言轻乎。聿翁曰：用人参若干。余曰：此症人参宜以两计，然方上却难写，不如先用一钱，余使病家渐渐增进，即将原方去沙参，换人参一钱，服一剂，罔效。聿翁要往梅里，委余代看一日。余曰：代理一天犹可，如日久，恐病家不信，岂不误事。邵君去后，明日病人大汗如雨，痰升作厥。余曰：即独服参汤一味，以救其脱。另用五味子、枯矾二味，研细末，以人涎唾调烂，纳入病脐中，用膏药盖之。是日共服人参七钱，并未作胀。明晨汗稍收，气渐平，口中白糜布满，明日聿翁到琴，并诊之。斟酌一方，当舍表救里，不能顾其红斑，拟十四味建中加减主之。人参一钱，黄芪三钱，茯神二钱，炙草一钱，五味子五分，于术二钱，附子一钱，肉桂八分，干姜五分，白芍钱半，熟地四钱，杜仲四钱，杞子三钱，红枣五枚，煎服一剂。无效，原方再一剂。忽觉泄泻，脉变外浮。聿翁曰：此症难矣。脉浮汗出，阳从上脱又见泄泻，阴从下脱，阴阳两脱，又加白糜满口，痰塞咽喉，不死何待？余曰病势虽危，尚有一线，能服人参两许，兼以大补之剂而不胀，服姜、附、桂而不燥，尚有正气能支，有阴分可烁。今脉沉而转浮者，乃阴脉转阳脉也。大便溏泄者，乃服温药行动先所服凉药之积也。仲景太阳篇，有寒积太阴，阴动则腐臭秽不能内留而下者，即仲景桂枝加芍药条之文。然寒积遇温而下，不过两三日。若下之三日不止，汗更出，脉仍沉濡肢冷，则死定矣。如下之能汗收脉缓思饮，至第三日而痢止，即有生机矣。乃谓云亭之弟仲和曰：余二人之力不胜此病，宜再请高明。仲和曰：医祷俱穷，二公再推诿，无他望矣。生死由命，决不怨也。即将前方去熟地，加白芍二钱干姜五分，再进一剂口中化燥，脉仍浮而痢更甚。以原方再服一剂，痢止，略思饮食，精神稍振。即将前方桂、附、姜、芍减半，加熟地、萸肉，另服独参汤，又两日，病已大有起色。聿翁回支塘，余为调理月余而痊。所调理之方，皆归脾、四君、生脉、桂枝加龙骨牡蛎、小建中诸法，加减出入。此事已有五六年，刻下聿翁已作古人，今夏初有人来邀去，云亭病重，即过诊之。病已七八日，一日数医，所服皆牛蒡、山栀、豆豉、连翘、琴川三鲜汤枳实之类。诊其脉沉而下痢，痰声漉漉，汗冷，瞳神无光，阴躁。余曰：前次为凉药所误，不料今次又依样葫芦，惜哉。即写高丽参三钱，附子一钱，干姜一钱，于术三钱，炙草一钱等，服之如水投石。余曰：难矣。即起聿修于地下，亦无济矣。如此阳虚烟体，正虚邪陷，用清凉克伐而有生理者，未之有也。延三日而逝。

（《国医杂志》7集　荆溪余景和听鸿甫著　孙鸿孙　诊余集）

中虚病温治验

同里金君莲如，秉体丰伟，气分本虚，于正月应里党招饮，归而途中受寒，是夕即寒热头痛，呕泻交作，不得汗解，用麻葛解表之剂，依然无汗。翌日邀余诊视，脉来弦滑，舌苔淡黄。余思丰伟之体，中气必虚。盖中虚则不能达邪，邪陷则便泄无度，俗称漏底伤寒也。遂拟参须、白术、川连、干姜以和中化浊，豆卷、苏叶、桔梗、杏霜以宣肺泄邪，更佐茯苓、泽泻、陈皮、甘草、姜汁、炒竹茹为引，投药一剂，身热较扬，微微得汗，明日复诊，脉转细数，舌苔更腻，便泄略稀，易方去白术、陈皮、桔梗、茯苓，加桑叶、菊花、川贝、滑石，病益沉困。始知不甚相宜，乃抱定宗旨，仍主扶正达邪一法，参苓白术、干姜、川连、山药、滑石等品，随症加减，屡进屡退。自四诊以后，舌苔化为焦黄，偶进甘寒养阴，便觉泄泻加甚，诸多不舒，可知中虚之体，早用寒凉，必致不救。按：余遇此症极多，二十年来，计所得经验，无论伤寒下利，湿温下利，总须步步顾其中气。与治金君之法略同，卒能收获效果。至若火邪下迫之协热利，苟非中虚，固当另立一门，不在此例。

（《国医杂志》11期　俞天石）

虚烦病

阳虚则外寒，阴寒则内热，虚烦病，多是阴虚内热所致。

内因

由阴气偏少，阳气暴胜，则热乘于心，故烦闷。

外候

有房劳之人，色欲过度，肾水内亏，致心火上蒸而烦者，其烦必躁。有吐泻之后，汗液外耗，水谷内消，津液顿亡而烦者，其烦必渴。

治虚烦大法

宜用和平之药清心，实下未可峻药。按虚烦之症，非阴虚火动，即一切病后乃见。

治法

阴虚主四物汤加黄连、山栀、麦冬、知母、酸枣仁等，病后主生脉散、温胆散。

温胆散千金　治大病后虚烦不得睡，及心胆虚怯，触事易惊，短气惊悸，或复自汗。

法半夏三钱　二青竹茹三钱　炒枳实三钱　生姜肉四钱　广陈皮三钱　粉甘草一钱

上咀，作一服水煎。

（《中医世界》“医药提要”8卷2期）

阴虚

己未暮春，家君患阴虚发热，大汗如雨，舌绛口干，形瘦骨立，易医数手，病延两旬。族人瑞臣公，以脉象细数为辞，家人于危急时，顿忆阳歧陈裕荪之名，乃买棹求诊。先生诊察毕曰：此阴虚劳热也。方用青蒿、胡连各钱半，桑皮、地骨、银柴胡、知母各三钱，鳖甲五钱，一剂而知，七八剂而愈。时余十二岁，童子无知，聊忆大概。故方中药品，尚遗三四味，叩诸家君，亦未能悉忆，追述于此，以志不忘焉。

（《中医世界》7卷4、5期）

劳力症

劳力症十去其九，仍从原意治之，以束余波。

香豉三钱　春柴胡一钱　生甘草一钱　车前子三钱　粉葛根一钱四　酒条芩一钱　赤白苓三钱　宣泽泻三钱　黑山栀二钱　焦白术二钱　川续断五钱　川萆薢三钱　骨碎补五钱

（《国医杂志》1933年6、11、12期；1934年6—11期　澄斋医案）

中气虚寒

膈上作痛，渴热引饮则舒，乃中气虚寒所致，治宜温化。

潞党参三钱　炮姜炭一钱　台乌药一钱　大白芍三钱　焦冬术二钱　炙黑草一钱　制香附三钱　大黑枣五枚　炒当归一钱　炒枳壳八分。

（《国医杂志》1933年6、11、12期；1934年6—11期　澄斋医案）

虚损

补虚八物滋荣血，虚甚参芷白凤膏，男子必须先补肾，女人惟要把经调。

大意

大抵七情五脏之火飞越，男女生色之欲过淫，皆虚损之所由也。

虚与损不同

有因病致虚者，如伤寒暑饮食之后，或久病所致，至初愈而复劳，或复饮食劳倦，或房劳七情六欲，阳痿阴弱，此因虚致损则为重。《绳墨》云：虚者气血之空虚，损者脏腑之损坏也。按虚有气虚、血虚、阳虚、阴虚之殊。损有五脏损之异，细分于后。

气虚因候

夫喜怒不节，起居不时，有所劳伤，皆损其气。气衰则火旺，火旺则乘其脾土，脾主四肢，故内热，无气以动，懒于言语，动则喘乏。表热自汗，心烦不安。

血虚因候

吐衄崩漏，肝家不能收摄荣气，使诸血失道妄行，必眼见黑花，头目旋晕，不能起坐，甚则昏闷不苏。凡妇人产后阴血虚，阳无所依，而浮散于外，故多发热。

阳虚因候

阳虚者，心经之元阳虚也。其病多恶寒，责其无火，或大吐大泻之后，四肢逆冷，元气不接，人事不省。

阴虚因候

若劳心好色，内伤真阴，阴血既伤，则阳气偏胜而变为火矣。致骨蒸体热，面白颊红，口干咽燥，白浊遗精盗汗，饮食艰难，气力全无。又按肺经虚谓之气虚，肝经虚谓之血虚，心经虚谓之阳虚，肾经虚谓之阴虚，各有经络所属也。

虚久必致损

一损损于皮毛，皮聚而毛落；二损损于血脉，血脉虚少，不能营于五脏六腑；三损损于肌肉，肌肉消瘦，饮食不能为肌肤；四损损于筋，筋缓不能自收持；五损损于骨，骨痿不能起于床，至此元气已索危矣。按病至于此，则病势已过，元气已索，无可生之机矣。阴虚火盛，毛发脱落。

五脏损形色辨

心肺损而色敝，肾肝损而形痿，脾损而不能化谷。

治虚损大法

阳有余而阴不足，则当损阳而补阴，阴有余而阳不足，则当损阴而补阳。《难经》云：损其肺者益其气，损其心者调其营卫，损其脾者调其饮食，适其寒温，损其肝者缓其中，损其肾者益其精，此治损之法也。

脉法

脉来软者为虚，缓者为虚，微则为虚，弱为虚，濡为虚，弦为中虚。

治法

气虚主四君或补中益气汤，血虚主四物或八物汤，阳虚主三建汤，阴虚主补阴丸或大补丸。

三建汤　治元气素虚，寒邪外攻，手足厥冷，大小便滑数。

炒川乌　生附子　炮天雄　上咀，每四钱水煎。

人参固本丸　清心补水，养血滋阴。

天冬　麦冬　熟地　生地　人参

上为末，蜜丸桐子大，每五十丸，盐汤酒下。

人参养荣汤局方　治积劳虚损，四肢倦怠，肌肉消瘦，面白，汲汲短气，饮食无味等症。

人参　焦术　黄芪　赤苓　熟地　远志　当归　陈皮　五味　白芍　甘草炙

上咀，每四钱，入姜枣水煎。

十全大补汤　治男女诸虚不足，五劳七伤，八物汤加黄芪、肉桂等分。

滋阴大补丸　此阴阳平补之剂。

牛膝　山药　杜仲　巴戟　五味　山萸　赤苓　苁蓉

远志　茴香　石菖　枸杞　熟地

上为末，煮红枣，取肉和蜜，丸桐子大，每八十丸，盐汤下。

补阴丸　丹溪谓人阳常有余，阴常不足，宜常补其阴，使阴与阳齐，则水升火降。人惟以肾气为本，此方专于滋阴肾水，即丹溪之法天也。

黄柏　知母　熟地　龟板　白芍酒炒　陈皮　牛膝　琐阳　归尾　虎骨

上为末，酒煮羊肉，为丸桐子大，每五十丸，盐汤下。

六味地黄丸　治形体瘦弱，无力多困，肾气久虚久新，憔悴盗汗发热，五脏衰损。

熟地　山药　茱萸山　泽泻　白苓　牡丹皮

上为末，蜜丸桐子大，每五十丸，空心温水下。

补天大造丸　专培养元气，延年益嗣，壮水益阳。

紫河车一具生者佳，以米泔水洗净，新瓦焙干为末　败龟板三两，以童便浸三日酥炙　炒黄柏　杜仲　牛膝　熟地　人参　天冬　麦冬　如女人，去龟板，加归全二两

上为末，酒米糊丸桐子大，每八十丸，空心及临卧盐汤下。

全鹿丸　此方专为种子而立，男服此药添精补髓，壮筋和骨，充元神，助阳事。女服此丸养荣健卫，理气调经，滋血海，暖子宫，百病皆除，寒暑不侵，驻色延年，轻身不老。

川黄柏八斤，取净末五斤　北五味五斤，取净末一斤半　甘枸杞八斤，取净末五斤　菟丝子八斤，取净五斤　杜车前五斤，取净末一斤　金樱子五斤，取净末一斤　秋石三斤　人参二十四两

用雄鹿一只，取热血调和前药末，其鹿全身煎成鹿胶入药，内捣药余，下丸如桐子大，每服二钱，加至三钱，空心及午后饥时，盐酒送下，或淡盐汤亦可初服。觉胸中欠爽，大便或有不利无妨，但服之，须以渐耳。此药和平不燥烈，服时须忌他热药物，恐混杂也。

还少丹杨氏　大补心肾脾胃一切虚损。

干山药　淮牛膝　远志肉　山茱萸　白茯苓　五味子　巴戟天　肉苁蓉　石菖蒲　干楮实　南杜仲　舶茴香　甘枸杞　怀熟地

上为末，蜜炼丸如桐子大，每服三钱，温酒或盐汤下，日三服。久服令人悦颜，轻健不老。

（《国医杂志》下载　门人王慎轩记　再门人南山编　曹颖甫先生内科医案·续）

痿症（痿症治验之片言）

去年十一月间，治西医胡中民之妻王氏，年方三十二岁之经过。伊素患项疼，胡氏即用药针静脉注射一次，即愈。半载后项疼又作，仍用前法注射一次，又愈。如此二年之久，打针不下三十余次，厥后打针亦不见效。牙床不起，两手十指弯曲如木，毫无知觉，或活动之机两腿亦软如绵，不能站立，全身觉得如绳束紧，阴寒之日尤甚。饮食少进，大便燥结，越七八日便一次，须费半日之久，语言如常。如有转侧，需人强转，如扶起大便，则垂头而项软，如此症状又经半年之久，招请多医，毫无寸效。因胡君与本人同在本县省立第十三中学，为校医谈及此症，殊为束手。并云，此病已至极点，情知任何人无办法，故未谈及也。余即深斥西医之害人，君虽西医，余亦不避忌。胡云：此症尚有九死一生之法乎？既系同事请一援手？是否有效，亦所不计也。余即略述病人受害之点，凡六〇六等药质毒性热皆系砒精之数，常年打针人之津血为其耗竭，筋脉失其濡润而变痉硬化，病人年方强壮，如用中药将其筋脉濡润软化，扶其正气，运行全身，不难奏效。只须将尔洋化的西术屏弃，而为中医药之信徒，余即不避诽谤，代为发展黄农之妙术。盖以十指硬化乃筋脉干涸也，两腿软化乃正气不足也。全身如绳束，亦正气不能维护，八脉失职，非大剂濡润不可也。胡君听毕离座，恳请自动向黄农投诚矣。即于廿一年十一月开始进药，至廿二年五月间起床，现已行动自由矣。兹将前后脉象、症状及药方分述于下。

秦艽三钱　当归三钱　防风钱半　元参五钱　川贝母四钱　威灵仙二钱　生白芍三钱　生石决明五钱　生首乌五钱　酒炒桑枝切三钱　陈皮二钱　木瓜钱半　水煎服。

脉象软滑，沉取弦硬，自觉内热喜饮，气不调，重用首乌、元参、归、芍、贝母润之，桑枝、秦艽、灵仙，通经活络，陈瓜调气，石决镇逆以透窍，数剂后即见十指微动，余症仍前，改方列后。

秦艽三钱　羌活三钱　生山药三两　生山萸肉五钱　车前子三钱　淮牛膝五钱　生石决明五钱　生磁石五钱　红花钱五　炒青皮三钱　炒枳壳钱五　汉防己三钱　水煎服。

服前方未见大效，改拟此方，乃根据脉现软弱宽大，沉取紧小，两足不振，以肾气丸大意加减，重开山药、萸肉，潮润经络，羌艽通络，车、膝引导，磁决镇逆，以安冲气。余药佐之十五剂后大效，诸证减退。惟全身之紧束情形未见起色，乃加生库芪一两，当归五钱，助正气以活动血络，十剂后紧束之情形稍轻。又时重遇阴寒，天气或有气恼烦躁情事，即见重。又减枳壳，加广木香，忽又现感冒情形，乃停止前药，改用后方：

荆芥　防风　薄荷　炒杏仁　川贝母　陈皮　蝉蜕　炒莱菔子　炒苍术　制香附　六神曲　元参　水煎服，见汗。

此方乃以越鞠丸、香苏饮大意加减主之，越数日感冒退，清改用后方。经云：治痿独取阳明，以润宗筋，即本此意立方。

生库芪八钱　当归五钱　生山药四两　生山萸肉三钱　淮牛膝八钱　车前子三钱　生石决明八钱　打炒青皮三钱　红花钱五　地龙钱五，去土　汉防己三钱　陈皮三钱　羌活三钱　秦艽三钱　焦楂三钱　生鸡金三钱　水煎服。

照依此方服廿余剂，诸证减退。以肾气丸大意为主体，兼取补阳还五汤理血清瘀，佐之饮食，不开，加生鸡金、焦楂，助胃酸以运脾，或加生苍术以运中枢后，因药力不继，又令服食淮山药四两，猪胰一个切片，桂元肉煮粥间服，有时肝气发动，加用真木瓜（非宣瓜也）、陈香橼皮，有时胀满，令于日西时烧核桃肉二个，去外硬皮，以高粱酒半盅为引食之，每日如此，数日即胀满消去。“烧核桃肉，方治单腹胀尤效。单用此方，间用绿豆、杉木屑煮粥（去杉木啜粥）。继续用之，三星期大效，以愈为度，忌盐。百发百中，谓余不信，试用自知之。”半载以来，此方随症加减，随时出入而愈。并嘱其此症关键在五六月盛暑之际，将病人全身毛窍蒸得透发大汗，血液活泼流动，再单食野产人参，每日早晚二次，每次食豆大一点，以口津送下。如此服法又二月余，以补其元气，于是抬头而其项不软，站立而脊髓充足，此病方告成功，约略述之。所祈登报末以就正四方有道。

（《医学杂志》77 期）

痿

琴川小东门王姓年约十七八，素有滑泄遗精，两足痿软，背驼腰屈，两手扶杖而行，皮枯肉削。彼云：我有湿气，已服三妙汤数十剂，罔效。予曰：瘦人以湿为宝，有湿则肥，无湿则瘦。观其两腿，大肉日削。诊脉两尺细软，《难经》曰：下损于上，一损损于肾，骨痿不能起于床，精不足者，补之以味，损其肾者益其精。如再进苦燥利湿，阴分愈利愈虚，两足不能起矣。进以六味地黄汤加虎骨、龟板、鹿筋、苁蓉，大剂，填下滋阴，服十余剂，两足稍健。再将前方加鱼线胶、鹿角霜等，服十余剂，另服虎潜丸，每日五钱，两足肌肉渐充，步履安稳。后问曰，前方何医所诊？曰：吾受业师某所书也。我习医已三年矣，余即劝其改业，不必习此小道，夫医之一业，功少过多，利小任重，有生计者，不必习也。

治痿诸法，《证治准绳》各书言语甚为纷繁，以余思之，用法当简，惟干湿二字足矣。如花卉菜蔬，过湿则痿，人之痿而不振，亦惟干燥二字尽矣。看痿之干湿。在肉之削如不削，肌肤之枯润，一目了然。如肉肿而润，筋弛纵，痿而无力，病在湿，当以利湿，祛风燥湿。其肉削肌枯，筋脉拘缩，痿而无力，病在干，当养血润燥舒筋。余治痿症甚多，今忆两条，未尝不可为规则也。治翁府船夥钱姓，至上海，骤然两足痿软无力，不着站立，就诊于余。诊其脉带涩兼数，按之数更甚。口中臭气不当，小便短赤，茎中涩痛。问其上海宿妓否？答曰：住宿两宵。可曾受湿否？曰：因醉后在船篷上露卧半夜，即两足痿软，不能起立。余见其两足微肿软，扪之微热。余曰：此乃酒湿之热内蒸，露湿之寒外袭，化热难出，又房事两宵，气脉皆虚，湿毒流注于经络。即进以萆薢、猪苓、泽泻、赤苓、苡仁、木通、黄柏、牛膝、土茯苓、丹皮、草梢、桑皮等，服三剂，两足渐能起立。后以北沙参、麦冬、石斛、苡仁、甘草、茯苓、萆薢、牛膝、知母、黄柏、桑皮、桑枝等，再服四五剂，步履如常。此治湿热流注之痿也。又治一干痿。常熟小东门外东仓街，程筠章。自四月寒热，经他医治至九月，先以牛蒡、豆豉、枳壳、厚朴等，至夏以藿香正气之类，至秋以厚朴、枳壳、赤苓、腹皮等，均系燥湿淡渗之品，服百余剂，致遍身肌肉削脱，筋脉拘挛，四肢拳缩不能伸，手不能举，足不能立，十余日未能饮食，月余不能更衣，王姓医仍进以香燥淡渗，后邀余诊。见其口唇上吊，齿露舌干，不能吸烟，烟膏从齿缝中吞之。饮以稀粥，噎而难入，匝月不更衣，众皆谓不起之症。余笑曰：此症最易治，断断不死。众问故，余曰：精不足者，补之以味，损者益之，燥者润之。当先用老肥鸭一只，水海参一斤，猪蹄一斤，三物用大沙罐煨之糜烂，以布滤去渣滓，吹去油质，将此加以葱姜汁少许，酱油和好炖温，随其量饮之，使其食管腑道润滑，再论服药。依法制，饮之数日，似乎喉间稍爽，能下稀粥，再以大剂虎潜法去锁阳，服四剂，其热已平。再立一方：熟地一两，淡苁蓉五钱，牛膝三钱，龟板一两，虎骨五钱，蹄筋五条，麦冬五钱，石斛五钱，陈酒二两，芝麻五钱，煎浓汁饮之。以鸭肉海参汁服十余日，大便燥矢数尺，胃纳渐醒，服至四十天，肌肤润滑，两足渐能起立行走。服至百余剂，胃气大苏，两手渐能举矣。后调理二百余天，手指仍然无力，尚不能握管作小楷，肌肉虽充，肢尚少力。今已七年，尚未复元，如不以大剂滋润，藉灌溉之功，此症不死何待。服燥药百余剂，滋膏竭尽，医家病家，两不醒悟，岂非奇闻。余将痿症之干湿两条，录之以质高明，未识然否。

（《国医杂志》7集　荆溪余景和听鸿甫著　孙鸿孙　诊余集）

痿躄

封右　温病后阴液已伤，虚火烁金，肺热叶焦，则生痿躄，两足不能任地，咳呛痰不爽，谷食减少，咽喉干燥，脉濡滑而数，舌质红苔黄，延经数月，恙根已深，姑宜养肺阴，清阳明，下病治上，乃古之成法。

南沙参三钱　川石斛三钱　天花粉三钱　生甘草五分　川贝母三钱　肥知母钱半　瓜蒌根三钱　甜光杏三钱　络石藤三钱　怀牛膝二钱　嫩桑枝三钱　冬瓜子三钱　活芦根一两

二诊：前进养肺阴清阳明之剂，已服十帖，咳呛骨热，均见轻减，两足痿软，不能任地。痿者萎也，如草木之萎，无雨露以灌溉，欲草木之茂，必得雨露之濡润，欲两足之不痿，必赖肺液以输布，能下荫于肝肾。肝得血则筋舒，肾得养则骨强，阴血充足，络热自清，治痿独取阳明，清阳明之热，滋肺金之阴，以阳明能主润宗筋，而流利机关也。

大麦冬二钱　北沙参三钱　抱茯神三钱　淮山药三钱　细生地四钱　肥知母钱半　川贝母二钱　天花粉三钱　络石藤二钱　怀牛膝二钱　嫩桑枝三钱

三诊：五脏之热皆能成痿，书有五痿之称，不独肺热叶焦也。然痿虽有五，实则有二：热痿也，湿痿也，如草木久无雨露则萎，草木久被湿遏亦痿，两足痿躄亦犹是也。今脉濡数，舌质红绛，此热痿也。迭进清阳明，滋肺阴以来，两足虽不能步履，已能自行举起之象，药病尚觉合宜，仍守原法，加入益精养血之品，徐图功效。

北沙参三钱　大麦冬二钱　茯神三钱　淮山药三钱　川石斛三钱　小生地三钱　肥知母钱半　怀牛膝二钱　络石藤三钱　茺蔚子三钱　嫩桑枝三钱　猪脊髓两条，酒洗入煎　虎潜丸三钱，清晨淡盐汤送服

（《中医杂志》1—12、14—16期　丁泽周〈甘仁〉　思补山房医案）

痿躄

诸痿多因肺热生，故云痿独取阳明，分明自是膏粱疾，忽认为风浪立名。

大意

肺热叶焦，五脏因而受之，发为痿躄。子和云：总因肺受火热，叶焦之故。相传于四脏，而痿病成矣。

内因

若随情妄用喜怒劳佚，致内脏精血虚耗，使毛血筋骨肉痿弱，无力以运动，故致痿躄。

丹溪云火性炎上，若嗜欲无节，则水失所养。火寡于畏而侮所胜，肺得火邪而热矣。木性刚急，肺受邪热，则金失所养，木寡于畏而侮所胜，脾得木邪而伤矣。肺热则不能管摄一身，脾伤则四肢不能为用，而诸痿作矣。

外候

心气热，生脉痿，故胫纵不任地。肝气热，为筋痿，故宗筋弛纵。脾气热，生肉痿，故痹而不仁。肾气热，生骨痿，故足不任身。

痿病所因所挟或有不同

有湿热，有痰，有血虚，有气虚，亦有死血者，有食积妨碍升降者。

痿类柔风脚气

痿躄状与柔风脚气类，柔风脚气，皆外所因，痿则内脏之所致也。

痿宜薄滋味

天产作阳，厚味发热。凡病痿者，若不淡薄食味，吾必不能保其安全也。

脉法

尺脉虚弱，缓涩而紧，痿因肺热，相传四脏，其脉多浮而大。

治法

治痿独取阳明，阳明者，五脏六腑之海，主润宗筋，宗筋主束骨而利机关也。

丹溪曰：泻南方，则肺金清而东方不实，何脾伤之有，补北方，则心火降而西方不虚，何肺热之有，故阳明实则宗筋润，自能束骨而利机关也。

主以四物汤加牛膝、杜仲、黄柏、黄芩、知母、桃仁、独活、秦艽等。或挟湿，加白术、苍术、防己、山栀、黄连。气虚合四君。或腰脊不举，髓竭力乏，再加五味、熟地、枸杞、虎骨、败龟板、鹿茸。或食积，主以小调中汤加神曲、麦芽、山楂、枳实等。死血加桃仁、红花、丹皮等于四物内。

参归养荣汤　治痿症。

人参　当归　熟地　白术　白芍　陈皮　茯苓　黄柏　知母　牛膝　杜仲　故纸　甘草

虎潜丸

人参　当归　黄芪　白术　白茯　熟地　山药　杜仲　牛膝　故纸　知母　龟板　虎胫

上为细末，炼蜜丸如桐子大，每服五十丸，空心酒下，或米汤下亦可。

健步丸　治膝中无力，屈伸不得，腰背腿脚，沉重行步艰难。

羌活　防风　蒌根　柴胡　滑石　甘草　泽泻　川乌　苦参　肉桂

为细末，酒丸，每七十丸煎，愈风汤下。

清燥丸　治湿热成痿，以致燥金受湿热之邪，是绝寒水生化之源，绝则肾亏痿躄之病大作，腰以下痿软瘫痪，不能动。

黄芪　苍术　白术　陈皮　五味　人参　茯苓　升麻　当归　麦冬　生地　神曲　猪苓　黄柏　柴胡　黄连　泽泻　甘草

（《中医世界》"医药提要"7卷4期）

两腿痿弱治验

丹徒陈子余君，素性嗜酒，又因病后，两腿酸痛，身不能直，有碍步履，延经数载。阅所服方，温补祛风及渗湿之品。拙拟滋水柔肝，养血和筋等，已入佳境，偶因不慎，宿疾复萌，增以肋下空痛，夜不能眠，坐以待旦。忽然身向前跌数次，每跌之后，身如触电，腿骨有声，茶水难下，身体怕人手触，头部汗多，欲呕不呕。卧则身体跳动，天明似觉稍好，右膝及脚，时时微作酸痛，跳跃行动微多，其脚软硬不一，血失荣筋也。故经以足得血而能行，舌红少苔中沟，诊脉软数。夫肝主筋而藏血，肾主骨以司精，无寸筋不属于肝，无寸骨不属于肾，阳明主司，束筋骨以利机关者也。良由起居失时，因嗜好感受梅毒性，身肥体弱，气虚阴亏，服育阴之剂，即定其痛，是即明征也。然家务多烦，烦则从火，以致病生。惟除去一切尘绊，方克有济。勿谓赠言不早，至受吓汗流，饮酒不节，于卫生上大有妨碍。胃不和则寐不安，阳不入于阴，则寤而少寐，阴气之伤，不卜可知矣。所服各方并原因一一研究，乃厥阴风阳不平，少阴真液不守，脾胃失职（脾主四肢）。胃为十二经之长，筋络失于荣养，营卫交虚，虚而不复谓之损，有下痿之忧，拟培养先天，补完造化，水能生万物也，用方列后，颇获效机。现得步履如常，诸恙若失，倘再施温补、祛风、渗湿等品，则阴气故伤，而生命岂可保乎。

枳椇子三钱　福泽泻盐水炒，一钱五分　淮山药四钱　九孔石决明先煎，二两　大生地七钱　羚羊片先煎，八分　丝瓜络三钱　川丹皮二钱　忍冬藤四钱　净连翘三钱　怀牛膝一钱　润元参三钱　制豨莶三钱　大麦冬四钱　黑脂麻八钱　活水白苇根去节先煎，二两　鲜藕去皮切片，先煎，二两

（《如皋医学报》1930 年）

两足痿软

黄师休仁，体素弱，会夏秋之交，诊务增繁，日不暇给。病两足痿软，不能上楼，静养稍愈，诊务终难摆脱，乃病卧床榻，两足微肿，日以糜粥自养。一日略感外邪，发热脉弦大，且有呃逆，舌光红，形瘦神乏。丁师诊之曰：发热脉大，两不可恃。症属脾肾阴阳两亏，虽有外邪，治当从本。盖舍脉证而从舌色与神情也。立方用生白术、连皮苓、

生苡仁、陈皮、煅龙骨、牡蛎、冬瓜子、陈皮、胡芦瓢等药，金匮肾气丸八钱入煎，服后翌晨汗解热退，体觉振作，自后忽时自汗，乃重加龙、牡，日用此方出入，还乡调治，渐起有功，此类治本之法。

（《中医杂志》3—5、10—17期　王一仁　临症笔记）

气病诸类

暴袭属气，气火上冲，滋气法中，宜兼清降为治。

制首乌五钱　蔓荆子二钱　制远志一钱　全当归二钱　杭甘菊二钱　石决明五钱　川贡柏一钱　赤芍药二钱　刺蒺藜四钱　生熟附钱半　冬桑叶二钱　赤皮二钱　石菖蒲一钱　夏枯草三钱

（《国医杂志》1933年6、11、12期；1934年6—11期　澄斋医案）

病者：盐城伍佑场，陈瑞麟之内人。

病名：气虚湿滞。

原因：历生三女，未获麟征，未免胸怀悒悒，僻处海隅，地卑多湿，素体阳虚，食冷则泄，气虚湿滞，升降失愆。始而脘下有物如梅窒塞，呃忒食少，半日旋愈。继发则室气由胸渐升至喉间，头眩神糊，肢冷汗多，前医用蔻、朴、苏梗、柴胡等罔效，续用郁金、沉香、乌药、槟榔、枳壳等无功，每发既勤且剧，因母氏家居东台，介绍就诊于予。

症候：微热不饮，得后与气，则快如衰，胸闷寐少，不能平卧，气上则胸痞腹胀，头眩肢冷有汗，或有时气下少腹，则气机不升而坠，癸水二便如常，懒言嗜卧。

诊断：脉右手寸大，而余部流利。左弦滑，舌淡，苔白腻而腐，此脾胃阳虚，升降失职，而肝有可乘之机，以致湿滞也。

疗法：用旋覆代赭平逆，三仁化湿，若徒事开破无益也。

处方：旋覆花　代赭石生研 清半夏　赤猪苓　杏苡仁　蔻仁　通草　朴花　六一散　二帖。

次诊：服镇降化湿之方颇安，腹胀胸闷，肢冷头眩均减。二帖后自言室气下降，气弱不升，心中澹澹大动。夜卧失眠，口仍不渴，是气虚而湿滞未化，上干心阳也。诊脉如前，苔白腻未化，于平逆化湿中，佐以益气之品。

处方：杏苡仁　代赭石　半夏　朴花　黄芪　苍白术　鸡内金　茯苓神　北秫米　用甘澜水煎。

三诊：服药后，眠安气顺，口仍不渴，食后呃忒频频，精神颓败，胸部似觉板滞不和，络中微痛，脉弦滑略减，苔微宣松，是肺胃失降，天气失净，湿浊上干之象，当参以橘皮竹茹法。

处方：半夏　代赭石　杏苡仁　橘皮　鲜竹茹　云赤苓　黄芪　当归　苍白术　鸡内金　乳没　络石藤　柏子仁

四诊：悸止，食进，神振，呃退，胸上板滞络痛均愈。惟食后复胀，是中阳不能运化也。

处方：照前方加桂枝、干姜，减络石藤、乳没。

效果：照方两帖痊愈，安然返里。

善后：用原方各加十倍合丸，早晚各服三钱，开水送下。

（《医界春秋》64期　王锡光　守素斋验案）

右　前拟开郁理气，腹痛已愈，口亦不苦不渴，饮食知味，惟痼疾仍在。据述三年来清晨腹痛，必由左胁牵连中腹，盘旋无定，甚则抚摩有形如癖，渐觉下趋。或得矢气，似易安和。今诊脉象左寸沉数而滑，右关沉弦，右寸浮大。余部缓涩，心阳内郁，君火不行令，相火代行侵肺，肺主一身气籥，失其右降，不克通调。经云：壮火食气。丹溪云：气有余，便是火，禀质血亏，更由气郁火烁，仍拟调气解郁，稍佐清火之品，未识效否。

制香附钱半　黄芩炭二钱　炒白芍二钱　生甘草四分　朱连翘二钱　炒川芎八分　广郁金钱半　炒砂仁四分　炒苏梗钱半　归身炭三钱　广陈皮一钱

内伤各症（心病累肝胆）

心为身之主宰，所藏者神，灵机曲运，劳伤乎心，心神过用，暗吸真阴，木失所荣，肝胆自怯，神不守舍，舍空则痰火居之。七情不适，思则气结，腹中澎湃如雷，嚏则稍爽，心病累肝胆，姑拟阿胶鸡子黄汤。然否请政。

蛤粉炒阿胶　生地　枳实　姜炒竹茹　半夏　甘草　鸡子黄

素本阴亏木郁，近值恙后中伤，肝病传脾，输转失职，气结化火，上扰心宫，汗为心液，舌乃心苗，自汗舌糜，是其明验。法当壮水之主，以镇阳光，冀其水升火降，木得敷荣，庶免克土之患。

大熟地　茯苓　山药　黄柏　玄武版　元参　酸枣仁　丹皮　蜜丸。

真阴下亏，虚阳上越，水火不济，心肾乖违，五志过极，俱从火化，心烦意乱，莫能自主。盖阳统乎阴，精本乎气，上不安者，必由于上，心气虚者，必由于精，脉软而弦。拟六味三才，参以介类潜阳诸品，专培五脏之精，冀其精化气，气归精，阴平阳秘，精神乃治。

大熟地　丹皮　炙鳖甲　山药　左牡蛎　野黄精　云苓　山萸肉　天冬　炙龟板　泽泻　西洋参

右脉洪大，左脉涩小，中宫失运，胃不冲和，痰食气互阻。年近七旬，脏液干枯，病逆于中，滞腻难投。

暂以宣剂。

潞党参　橘皮　茯苓　麦冬　枇杷叶　粉甘草　海蜇　地栗　五味子　半夏

中宫失运，胃乏冲和，痰气阻噎，食入不下，既痛且闷，吐尽方安，机关不利，致有三阳结病之势，姑拟一方，冀天相吉人而已。

党参　茯苓　炙远志　广皮　枳实　荸荠　竹茹

（《医学杂志》70、89期　张泽霖　植林医庐验案）

记卞葆棠治验

杨生绍彭，寓大通路之西新康里，乡人卞葆棠为之佣。杨固爱月眠迟者，二月七日，夜既深，属佣购于市，时方夜定，飘风从新来，飒然襟袖间，明日即病寒热，六七日不解，始而胸痛，继连两胁，终及臀肉刺痛，忽作忽止，终夜转侧，不胜烦苦。是时卞不在杨寓，居舢板厂桥北小寓楼上。会两夜，杨生延予诊治，予即与杨生往。诊生脉，六部并弦滑。予曰：寒热皆有时定，信乎？病者曰：日入而背寒，中夜而热甚，天明即退俱无所苦。所苦者，三处之痛耳，得毋疟乎？予曰：否。此为太阳少阳合病之伤寒。少阳为枢，主开阖。邪在半表半里，故有寒热往来之证。且胸胁皆少阳部位，今胸胁作痛，正为少阳确据。惟腨腘臀肉之间，皆太阳经脉所经。今臀肉刺痛，寒邪尚在太阳，当时立方，即以小柴胡汤加桂枝、浮萍。其明日，日未悬车，杨生来。予亟询病状，则以服药无效，即随与杨偕视病者，先问胸胁。病者曰：服药后，胸胁便不痛，但臀痛不堪耳。予因诊其脉，不弦而浮。予曰：病已减去大半，但药力稍轻耳。经云：通则不痛，人一呼脉行三寸，一吸脉行三寸，周身上下，循环无已，脉道之中，尽为营血。今太阳经脉中，必有瘀血为之阻滞，新血冲激而过，是以刺痛时作，是宜通络开表，方用忍冬藤三钱，丝瓜络三钱，白芍三钱，制乳香二钱，制没药二钱，麻黄一钱，生姜一块，红枣五枚，外用浮萍四两，浓煎熏洗。书毕付病家而出，途次，杨生告予曰：予因服药次效，已延西医，谓中医取效甚缓，不如西法之速。且此证非六零六不为功。日暮，杨生偕西医往诊，书药单一纸，令德国医院购药水。既而病者服予药，且熏洗既毕，安睡良久。比醒绝不知痛，寒热亦退，于是置西药而不复用。是役也，卒能战胜西医，予故书此，以勉今之研究中医者。

（《中医杂志》2期）

寒热

章左　年二十，于春间患寒热，继则邪转少阳而为疟，便服金鸡纳霜，寒热模糊，胸闷微喘，延医诊治，以为温邪发于少阴，肾阴不足，乃用生地、元参、沙参、石斛一派养阴之剂，连服数剂。发热不减，胸胁闷而且痛，腹部微硬拒按，苔腻而黄，腑气数日不通，脉弦滑有力。余谓邪恋不达，有转属阳明之势，为用栀豉汤合小承气，前后加减进退共三次，腑行亦三次，脉弦滑渐平，热渐减矣。忽转形寒，为用栀豉汤合银翘散（内有荆芥、薄荷），服后寒热不减，且胁部痛剧，汗多如水淋漓，剂颈而还，病家略略知医，虑其亡阳。余曰：亡阳不当身热，现头部汗出，邪势仍在三阳也，投以柴葛解肌汤，服后仍无大效。病家欲延西医，余亦劝之。用冰法退热，无效，胸膺颈项发出白痦甚多。仍延诊，投以清透化湿之剂，痦已不见，热如故。至此举凡银翘、栀、豉、柴、葛、青蒿、白薇等退热之药，已服遍。余以其胸胁作痛，疑伏邪夹痰瘀阻于少阳之络，恐成疟母，然按之并不硬满，欲投鳖甲煎圆，又疑过早，反致遏邪。乃令延西医共决治法。谓胁部内有脓水，须用手术以决其脓，余亦韪其说，乃施手术解剖，果然决脓甚多，昏厥者屡日方定，而热势亦平，知饥索食，调养月余平复。

（《中医杂志》3—5、10—17 期　王一仁　临症笔记）

寒热

黄左年二十，患寒热，服汗剂，过其度，复用利小便法，重伤津液，肺虚而痿，泛吐白沫，口中干燥，脉虚而微数，苔薄白，为用麦门冬汤合甘草干姜汤，四剂白沫止，十剂起坐如常。

（《中医杂志》3—5、10—17 期　王一仁　临症笔记）

小便频数

郭小　寒热之后，小溲频数，汁如米泔，溺时管痛，头汗淋漓，脉濡数无力，良由先天不足，湿热下注，气虚不能上升，阳不卫外而为固，脉虽濡数，而面黄神疲，唇色淡白，因思东垣有甘温能除大热之言，乃重用潞党、白术、黄芪、当归、白术，兼入升清化湿草梢、滑石、陈皮、升麻、柴胡、瞿麦、萆薢，并加浮小麦敛汗，果然一剂汗止。再服小溲有约束之权，连服连效，饮食加增，神精渐旺，小儿父

母偕来，喜笑几欲破口，余心亦弥乐也。此症宜加滋肾通关丸更效。自注

（《中医杂志》二期　王鞠仁　临证笔记）

养浩庐医谈

一学生王姓，由校归家途间，购食角黍，复感雨湿，至家即发寒热，倦卧其家，先罨以红曲，复延医投以羌、独、桂枝等，寒热稍解，竟至口噤不语，倦卧息奄奄，家人恐，复延前医，辞不治，他医亦如之。其族兄与蝼叟谂夜已半矣，急命与迎至，甫入门，闻内宅哭声大作，且纸扎轿马列于庭，叟顾其族兄曰：病已至此，余何能为，第既来必一诊，嘱先止哭声，进至复室，病者僵卧如死人已三日矣。其母启衾捉其手而诊之，脉微欲绝，似将脱。启其口，见舌短缩。叟曰：得之矣，急处川贝、桑叶、杭菊、桔梗、石斛、鲜菖蒲，捣汁重用竹沥徐徐服之。病家见方，哗甚，谓虚病欲绝，补之不及，何堪寒凉？惟其族兄力主叟方，排众议，煎而灌之，徐徐下咽，天甫明病者呻吟，忽呼其母，索溺下红稠如酱，又咳痰碗许，神渐清，思粥饮，继以清利，调理半月而平。询其理，叟曰：观此子形瘦素阴虚，偶尔停食感冒，轻轻疏解足矣。医者过于温散寒祛而液劫，蕴热内炽，前积滞腻，悉化为痰阻塞舌根，蒙蔽清窍，是以神昏不语，非脱病也。余于灯下见面色青黄，中隐隐有红气，其眼神朦胧如酒醉，决为热闭。合之前药所误及二便，均无故，毅然主之，设非胸有定见，胆具热肠，谁肯于人所不治之症冒险而轻试，被怨而不辞哉。叟尝谓箕者，操人生死之权，稍见危殆即委之而去，世亦何贵乎有医，然彼辈行道者，大都为饭碗计，无庸深责，特病家所恃为司命者技止如此，可胜

叹哉。

（《三三医报》1卷5、10、11、16；2卷2、5、9、26、28、29期　胡蕴珊）

寒热汗多

经方用之得当，其效每有非夷所思者。一老妇病寒热汗多，无法可止，四肢抽掣不利，脉浮而缓，重按无力。此阳气大虚，不能卫外而为固，与心火气盛，迫液外泄者大异。乃仿《伤寒论》，用桂枝加附汤，并入生芪皮、浮小麦、糯稻根须等，一剂知，二剂已。

（《中医杂志》3—5、10—17期　王一仁　临症笔记）

寒战身热无常

右　寒战身热无常，纳钝经阻，脉象右弦大左数，舌根腻，乃肝不条达，荣卫不和，即《难经》所谓阳维为病苦寒热。拟逍遥散法。

炒柴胡一钱　宋半夏二钱　焦白术钱半　制香附三钱　炒黄芩钱半　云茯苓三钱　粉丹皮二钱　生姜二片　薄荷头六分　炒陈皮钱半　炒归全三钱　黑枣二枚

（《中医杂志》16期　上海秦乃歌笛桥遗著灵兰书室医案）

身热

梅幼十七岁，常熟，身热一候，临风而卧，热从内闭，心烦躁扰，微咳，头面丹痧隐约，频进表散，有汗不解，咯血鼻红，便坚溲赤，苔黄舌红，唇焦齿垢，口渴而泛甜，两目红丝，肝肺胃三经均热。如见瘈疭神昏，则危殆矣。拟半夏泻心法。

炒香豉　黑山栀　姜制栝蒌仁　川贝母　绿豆衣　姜汁炒川连　细生地　朱翘心　炒银花　枇杷叶　焦枳实　鲜地栗煎汤代水。

二诊：服药后，身热减，丹痧密布，胸间已透白痦，溲赤，便更未畅，口腻而甜。拟芳香泄浊，辛凉清营方。

苏藿梗　凉膈散　仙半夏　益元散　炒香豉　炒淡芩　车前子　川贝母天竺黄合打　佩兰梗　光杏仁

三诊：湿温交十二日，表热全退，白痦透足渐回，病势已入港，苔化，根厚腻，大便又多日未解，脉弦滑，宜清营疏化。

冬桑叶　全瓜蒌元明粉同打　光杏仁　淡竹茹　炒枳壳　冬瓜子　川贝母　猪赤苓　黑山栀　肥知母

伟按：此症经多医表解不应，诊时扬手掷足，抓床扯席，其势甚剧。幸得一剂而平，未用犀羚、牛黄引邪入心之故技，自始至终，仅十日即能起床食饭。方药平淡，步骤尚觉正饬不乱，故特录之。

（《神州国医学报》1—5卷　张汝伟　临床一得录）

络伤血溢

夏右　木扣金鸣，络伤血溢，阴分不足，内热频来，天癸不至，已经两月有余。侧眠于右，谷食减少，形气消索，脉象弦数，种种损怯之根已露，投方以尽人力。

银蝴蝶一钱　云茯苓三钱　炙甘草一钱　西当归二钱　白桔梗一钱五分　紫菀蜜炙，三钱　杭白芍炒二钱　橘络一钱　皮一钱，五分　南北沙参各三钱　鳖血炒柴胡五分　川贝母一钱五分　枇杷叶刷去毛，三片　榧子仁三钱　地骨皮露一两　煎服前药。

复诊：案立前方，拟方以图进步。

紫菀蜜炙，三钱　鳖血炒柴胡五分　白桔梗一钱五分　西当归二钱　京贝母一钱　炙甘草一钱　银蝴蝶一钱　南北沙参各三钱　参贝陈皮一钱五分　枇杷叶刷去毛，三片　榧子仁三钱　地骨皮露一两煎服前方。

（《中医世界》2卷12期、3卷14期 瞿冷仙）

头风（头风痛发）

王右 头风复发，肢麻项强，泛恶眩晕，从东垣法论治。

羚羊角钱半 全当归二钱 制半夏三钱 石决明八钱 煨天麻钱半 抚川芎一钱 生白芍钱半 刺蒺藜四钱 蔓荆子钱半 杭甘菊二钱 青防风钱半 制首乌五钱 川桂枝七分 嫩桑枝五钱 宣木瓜钱半

（《国医杂志》1933年6、11、12期；1934年6—11期 澄斋医案）

王右 头风痛发，项强眩晕，额角俱疼，时时泛恶，胸次撑塞，四肢发麻，脉形弦滑，舌色光红，此由风口拈针，邪侵清窍所致。

煨天麻三钱 青防风二钱 炙僵蚕三钱 制首乌六钱 川独活三钱 粉川芎钱半 制南星三钱 宣木瓜三钱 荆芥穗二钱 杭甘菊六钱 生石膏六钱 全当归二钱 炙蝎尾三条

（《国医杂志》1933年6、11、12期；1934年6—11期 澄斋医案）

经络凝滞病

病者：李老憨，年约五旬，泛水县人，业农。

病名：经络凝滞病。

原因：五年前曾患类似之羊毛疔，发热恶寒，背有红疹，用针挑破，略出鲜血，病少见轻，后又复发。更延巫医治疗，谓系恶鬼附身，令病者跪于神前，用冷水喷之，谓为驱邪。两日以后，病又加剧，始延中医治疗。初则柴、葛升提，继则归、芪补，并嘱吸食鸦片，病当见轻，及瘾已成，病又加重，经过中西医士十余位，服药三百余剂，鲜有效者。后经协盛昌粮行周一丑君介绍，来此求诊。

证候：面黧色黑，骨瘦如柴，四肢酸痛，微形发烧，胸中癥瘕，横二竖四，几满胸腔，时向上冲，动则喘痛。其家距敝处仅二里许，来就诊时，即休息八九次，其身体之衰惫，殊为可怜。

诊断：舌赤微有白苔，脉证涩数不调，询其病原，查其前方，参其脉证，知为经络凝滞之沉疴。盖人身体温，须适当之放散，而后可保无病。据西洋生理学家之考查，体温之放散，毛孔占百分之八十五，其排除废物之功，由此可知。奈前医不明此理，嘱吸鸦片，适耗其体温之来源，潠以冷水，恰闭其散温之道路，进以升图为气血闭结而滞其机，溉以蛮补图为癥瘕竖职而固其垒，吸之，潠之，升之，补之，煞费苦心，独不思故新代谢之老废物质应排泄乎。当其罹病之初，汗之、清之、病即告痊，何得乱投药饵，使细胞变性，循环障碍，于体内酿成如斯之重笃病灶乎？噫！亡羊补牢尤未为晚，误药速救，尚不为迟。爰用寿甫先生之活络效灵丹，以通活气血而消其病灶，再付发汗通络之剂，以导废物由毛孔而出。

处方：生明乳香五钱　当归身三钱　苏丹参三钱　丝瓜络三钱　青连翘二钱　苏薄荷叶钱半　生明没药五钱　东白薇六钱

次诊：脉已显明至数，发烧与上肢酸痛均除，照原法减翘荷，加牛膝、菟丝子，连服三帖。

三诊：左下肢已愈，右则依然，去菟丝子，加虎骨三钱，进服一剂。

四诊：服药以后，约半句钟，右下肢亦不痛，胸中之块已不冲痛，且消大半矣，遂减虎骨，照服十帖。

五诊：隔两旬来诊，见其面胖红宛如好，询之知块已尽消，惟小腹有一块，好似食积，脉之，断为废物自寻出路，当顺其势而利导之，不可误认为食滞也。照原方加苁蓉、麻仁、杏仁服之。

六诊：服药以后，大痛不止，病家疑药误矣，不意三时以后其病若失。

效果：服药二十余剂，身胖神爽而病痊。后见予曰：先生之药不惟可以治病，且可胖壮身体，真神人也。予哂之曰：邪去而正自复，正气复则体自壮，何神之有。

（《医学杂志》92 期　王景虞　临床验案）

脊膂慄寒

右　脊膂慄寒，精神疲乏，纳食稍增，尚未复旧，气阳已伤，何能鼓舞，脉滑而数，甘养调之，亦越人之遗意也。

人参须八分　金石斛三钱　朱云神三钱　黑枣二枚　制首乌三钱　大生地四钱　炙甘草五分　生姜二片炙　绵芪三钱　酒白芍钱半　制香附三钱

（《中医杂志》16 期　上海秦乃歌笛桥遗著灵兰书室医案）

营液亏耗

右　左脉沉涩不匀，右脉细数，纳谷或噎，营液亏耗，火逆上气，仿金匮麦门冬汤意。

连心麦冬二钱　炒玉竹四钱　炙黑甘草八分　原生地三钱　西洋参三钱　姜半夏二钱　酒炒当归二钱　大枣三枚　陈仓米一撮

（《中医杂志》16 期　上海秦乃歌笛桥遗著灵兰书室医案）

营虚液耗

右　背为阳，督脉行之，总摄诸阳。午前慄寒牵掣，四肢麻疼，继即烘热口干，味淡，体质营虚液耗，伤在阴分，兹阳亦暗伤矣。黄昏齿痛，戌亥乃肝阴旺时，肝少藏血，厥阳上扰，脉息右带虚弦，左涩弱。仲景云：阴伤及阳，最难充复，姑拟和阳育阴。

鹿角霜三钱　桂枝尖五分　北沙参三钱　制香附三钱　炙龟板八钱　炒白芍二钱　白天冬钱半　桑寄生三钱　炒归身二钱　炒生地三钱　乌梅炭四分　炙甘草六分

（《中医杂志》16期　上海秦乃歌笛桥遗著灵兰书室医案）

胸脘窒塞

右　胸脘窒塞，粥饮入胃，更胀满气上，浑身筋节牵强掣痛，脉弦，乏冲和之象。《内经》以胃气为本，一则曰人无胃气曰逆，再则曰纳谷则昌，诚以胃为十二经之海，束筋骨，化精微，今生气索然，医药谅无功绩，日久恐成扞格，先进苦辛，以开痞结。

制小朴八分　薤白头二钱　姜半夏三钱　云茯苓三钱　姜川连三分　广郁金钱半　淡姜皮三分　佛手柑一钱　炒蒌仁三钱　制香附三钱

（《中医杂志》16期　上海秦乃歌笛桥遗著灵兰书室医案）

江北船户阴结治验

八月二十九日，予诊治之暇，会曹颖甫先生来。问予近日见疑难症否。予曰：无之。惟向在北医院，见一异症，颇愿闻之乎？曹曰：然。予曰，近日医家用药，多尚轻淡，予固未尝心许也。江北舟子某病阴结不更衣者，十余日矣。其状胸腕胀闷，腹痛气逆，肢冷汗出，诊其脉则沉细，视其舌则白腻，前医以为肝经火旺，大肠燥实，投以当归、白芍、脾约、麻仁丸等。数剂后，病势益剧。肢冷过肘，冷汗如渍，病者自知不起矣。或以予能治急症告，因即要予诊治。予按其脉，沉细无力，视其汗如膏液之凝涩，滞而不流。予曰：此症法在不治，然有一方，生不任受功，死亦不任受怨。病者曰无奈何矣，愿一试之，虽死不恨。予即书方与之。方用附子四钱，党参五钱，白术四钱，炮姜、吴萸、炙草各一钱，桂枝八分，木瓜三钱，一剂而诸恙悉平，惟大解未通，乃于方中加半硫丸四钱，大便始下，坚硬如铁，并不臭秽。或问用温补之由？予曰：此症原属脾土虚寒，木乘土虚，因而胀痛，其所以不大便者，乃是浊阴凝结。脾主四肢，脾阳为阴寒所困，则四肢为之厥逆，沉细为少阴之脉，肾经元阳将绝，则脉形沉细而无力，是其为脾肾虚寒，已无可疑。且推其胀痛之由，譬如坚冰在瓮，甚则瓮为之裂，沃以沸汤，则胀力稍减，此胀痛出于阴寒之症也。且推其燥结之由，燥有寒热之殊，果系肝胆火旺，气郁而为厥痛，则脉当弦数，舌当绛燥，何以苔白腻而脉沉细乎。盖浊阴固结肠胃，臂之水冰地坼，潮水不通，水之不达下游而成燥土者，乃上游之坚冰阻之，不得误认为下游之火热也，此燥实出于阴寒之症也。若非重用大热之剂，以化其凝结，浊阴何自而消释乎。试更进而求之，燥气始于秋，至冬而益甚。是故两变为霜，雨变为雪，草木为之枯槁，溪涧为之不流，所以别于春夏者，阳浮而阴凝，阳健运而阴伏藏也。即以汗液之凝涩证之，此病为阴寒之象，益显然矣。独惜此症愈后失于调理，垂及半年，旧病复发，他医投以清润之剂，以肢冷脉沉而死，为可叹也。

（《中医杂志》4期）

阴结腹胀

陈君，镇江人，年四十余，寓上海东新桥，去岁患阴结腹胀之证，经吾师诊治而愈，兹录其诊案于下，实之本刊。

一诊

大腹乃太阴之所聚，脾之所司也，寒湿瘀气交凝，脾乏健运之权，清浊不分气机流行窒塞。大腹膨胀，属于两旁，小溲红赤，四肢酸软，夜寐不安，舌苔黄腻而厚，脉象濡滑。症势非轻，防其变端，急宜苦辛通降，而化湿浊。

上川朴　带壳砂仁　沉香片　小青皮　带皮槟榔　六神曲　路路通　制香附　谷麦芽　仙半夏　乌药片　瓜蒌皮仁　制军炭

二诊

大腹膨胀，较昨略松，得矢气已舒，胸闷不畅，目合则汗多，紫斑发于两腿及胸次，且带黑色，渴喜热饮，苔黄腻，脉濡滑，湿滞蕴遏，气机不和，肠失传导之能，气失疏通之机，湿为黏腻之质，最难骤化，湿胜则阳微，再拟通阳理气。

上川朴　制军炭　江枳壳　淡姜皮　广郁金　路路通　姜半夏　大砂仁　藿苏梗　青陈皮　沉香片　佛手

三诊

两投温通理气，而化湿浊之剂，大腹膨胀渐松，胸痞略舒，苔白腻，根厚，脉象沉弦，带滑，矢气虽得，仍未更衣，湿浊凝聚。太阴者脾也，脾不健则食不化，阴结于肠，如水之冰。今拟半硫丸，合平胃散，桂枝大黄汤，三方加味。

半硫丸　川朴　藿苏梗　川桂枝　制军炭　大砂仁　云茯苓　淡附片　青陈皮　瓜蒌仁　路路通　大腹皮　嫩桑枝

四诊

大腹膨胀，略见松动，胸闷不舒，苔白腻转黄，根厚略松，脉沉弦而滑，五六日不更衣，阴结于肠，大肠传导失司，脾不健运，升降失常，再宜运脾升清，兼和肠胃。

川桂枝　云苓神　制军炭　熟附片　广郁金　采云曲　半硫丸　大麻仁　路路通　制香附　炒枳实　谷麦芽　青橘叶　瓜蒌仁

五诊

《内经》云：诸腹胀满，皆属于脾，脾为太阴，故多寒证，寒湿困脾，阳不通达。迭投通阳运脾法，阴结渐得和散，腹胀满较松，时吐黏腻之痰，舌根白腻亦松，脉沉略起。参症合脉，病象日见松动矣。再宜原方进退，俾能阳光普照，阴浊自散之意。

川桂枝　制军炭　大麻仁　熟附片　大砂仁　郁李仁　焦茅术　淡干姜　瓜蒌仁　半硫丸　带皮槟榔　云苓神　佛手

六诊

得大便一次，肠胃中之湿浊，已得通达之势，故而腹胀膨硬渐松，胸痞略松，舌苔根腻而白，中心未化，脉象沉弦带滑，脾家为寒湿所困，脾为太阴，得温则运，再拟温化湿浊。

熟附块　炒枳实　六神曲　焦茅术　大砂仁　谷麦芽　小青皮　淡干姜　郁李仁　台乌药　上川朴　光杏仁　脾约麻仁丸

七诊

大便又下一次，仍是黑色，腹膨硬十减七八，尚未尽消，时吐白沫，苔薄腻，脉濡滑。胃纳略香，神疲肢软，肠中寒积，犹水之冰，今冰山溶化，而寒气不去，太阴健运乏力，阳气不得通达，寒者温之。结者攻之，再守前方进步，所谓去积务尽之意也。

熟附块　大砂仁　青陈皮　川桂枝　煨木香　半硫丸　制军炭　沉香曲　大麻仁　花槟榔　淡干姜　瓜蒌仁　陈葫芦瓢

八诊

昨投温阳理气，而和中宫，大便仍然不得，腹内结痞，攻撑作痛，十减六七，胸闷不舒，小溲热赤，舌苔根腻而灰，脉象沉弦而滑，阳气被浊阴所遏，不得通达，寒积大肠，肠失传导之能，再拟前方进步，以冀自然得伍为幸。

熟附块　大麻仁　半硫丸　川桂枝　沉香曲　焦茅术　淡干姜　大砂仁　蜜炙枳壳　制军炭　瓜蒌仁　煨金铃子巴豆一粒同金铃子炒，去巴豆　青橘叶

九诊

大腹膨胀已松，苔根白腻大化，大便仍未通润，口喜汤饮，频吐白沫，小便数。此乃寒湿痰蕴结于肺，肺中冷，肃化乏力，阴结于肠，阴者即湿浊也，目今湿浊之质虽化，而阳气仍未能通和，今拟甘草干姜汤合桂枝大黄汤加味。

炙甘草　熟附片　焦茅术　淡干姜　新会皮　大砂仁　川桂枝　仙半夏　香谷芽　制军炭　陈香橼皮

（《现代中医》1卷4期）

内科惊气颤振案

吴太姻母，年六十六岁，住广东香山县。惊气颤振症，因探访在亲属家，其家与一群人，以事争斗，大惊猝仆，扶

归遂病。

病至三阅月，手足颤掉，不能持物，食则令人代哺，口目张啖，唇焦舌黄，抖擞之状，如线引傀儡，闻人微步，亦猝然而惊，中觉热而外反寒，神思昏愦。外兄吴云初，以母病之群医莫愈也，求治于余。辞以年轻学浅，三到然后与之偕行。

察其病状，与上所述，诊其脉弦实，逼僵而强，曰此症与戴人治新寨马叟一案，无一不同，乃肝热痰结，医者畏其年老，皆主补气血，镇神魂，如一丘之貉。太姻母禀原火体，惊则气乱，气动于肝，肝胆相连，胆受熇蒸，则汁涸而胆管闭塞。凡食物入胃，胆必泌汁，助其消化，消化难则糟粕不灵于传送，所以大便不解者，至二十余天，津液被熬，凝结为痰，连衡盘踞，加以药皆痼补，痰动肝扬，故颤振至于如此。余不畏其年老，畏其病久，先以镇火平肝清痰法，用摧肝丸钱半，研细竹沥水送下。第二三日，以当归芦荟丸，早晚每研细一钱，泡广皮送下，俱不效。第四日余曰：戴人治马叟，屡用吐下。但吐血伤气，宜调胃承气汤。大黄八钱，芒硝三钱，生甘草八分，使推荡药暂留中焦，加布包青黛钱半，肃清肝胆，药水开服牵牛末八分，渐引使下行，余不愿伤其上焦，故取小承气，有硝黄，无枳朴也。服后下胶积满盘，身稍安定。

次用摧肝丸法，胆星、钩藤、酒炒黄连各钱半，滑石二钱，青黛、僵蚕各一钱，酒洗天麻八分，以铁华粉三钱先煎，入各药再煎。以煎药开辰砂末五分服。如此三帖，脉色病状未能大减。再用小承气如上法，但不用牵牛末，服后大下胶痰，病去其小半矣。复照摧肝丸法，去上方铁华粉、黄连，加半夏钱半，蜜水炒黄皮八分，茯神三钱，三日三帖，虽见效而未能进，仍照小承气上法，再下至第三次，病乃衰其过半，神气清明。

此时不宜再攻，改用本事钩藤散，钩藤、半夏、麦冬各钱半，茯苓五钱，生石膏三钱，参须、广皮七分，甘菊一钱、甘草三分，去防风、生姜，加夏枯草二钱，冬桑叶四钱，旱莲草二钱，白梅花、枣仁、天竺黄各钱半，知母、桑葚各三钱，此类药约用二十帖，其治月余，而病廓清矣。

太姻母年高体强，孙曾众多，至去年癸亥冬乃终，寿近百岁。

（《三三医报》2卷19期）

手振

刘润琴（殿撰）长方

手振一病，病源多端，或因气虚，或因血虚，或自内风，或自外风，或兼湿痰，或夹痰热。又有汗、吐、下太过，种种不一。诊得脉弦劲，便知由于热体，肝阳易生内风，风性善动，而伤阴血，血不养筋，筋脉约束不调，不能任持。一经腕力，手即颤振。《内经》曰：诸风掉眩，皆属于肝。又曰：风淫末疾，延防类中之虞，始针曲池，次针列缺。是初用金克木意，缘新感暑湿，未佐熄风之法，以致内风摇动，辗转流连，似颤振反密，第复候其脉，弦而不劲矣。预拟养阴血以涵木，平肝阳以定风，先贤所谓治风先治血，血足风自熄者是也。俟时邪清后，试尝数十剂，毕竟然否，录请哲裁。

带皮西洋参另煎冲，一钱　生龟板五钱　赤白芍各五钱　濂珠粉冲，一分　原金斛四钱　杭黄菊一钱五　盐水炒甘枸杞三钱　蛤粉拌炒阿胶珠一钱五　粉丹皮一钱五　鲜生地六钱　灵磁石三钱，合打　五味子十四粒　莲子心一钱，合打　炒橘白络各二钱　桑麻丸三钱包

（《神州国医学报》1卷1期）

一个内伤外感相并成

内伤痰饮结胸，与外感寒温结胸，皆习见之证也。至于内外伤感相并而成结胸者，诚为证中所罕见，在奉天时，曾治警务处科长郝景山，年四十余，心下痞闷杜塞，饮食不能下行，延医治不效，继入东人医院。治一星期，仍然无效，寖至不能起床，吐痰腥臭，精神昏愦，再延医诊视，以为肺病已成，又兼胃病，不能治疗。其家人惶恐无措，适其友人斐云峰视之，因从前曾患肠结证，亦饮食不能下行，经愚治愈，遂代为介绍，迎愚诊治。其脉左右皆弦，右部则弦而有力，其舌苔白厚微黄，抚其肌肤发热，问其心中亦觉热，思食凉物，大便不行者已四五日，自言心中满闷异常，食物已数日不进，吐痰不惟腥臭，且又觉凉。愚筹思再四，知系温病结胸，然其脉不为洪而有力，而为弦而有力，且所吐之痰，臭而且凉何也？盖因其人素有寒饮，其平素之脉必弦，其平素吐痰亦必凉（平素忽不自觉，今因病温咽喉发热，遂觉痰凉耳）。因有温病之热，与之混合。民以脉虽弦而仍然有力，其痰虽凉而为温病之热熏蒸，遂至腥臭也。

为疏方用蒌仁、生赭石细末各一两，玄参、知母各八钱，苏子、半夏、当参、生姜各四钱，煎汤冲服。西药留苦，四钱一剂，胸次豁然可进饮食。

上脉较前柔和，舌苔变白，心中犹觉发热，吐痰不臭，仍然觉凉，遂将原方前四味皆减半，加当归三钱，服后大便

通下，心中益觉通豁，惟有时觉有凉痰，自下发动，逆行上冲，周身即出汗，遂改用用赭石、当参、干姜各四钱，半夏、白芍各三钱，川朴、五味、甘草各二钱，细辛一钱，连服数剂，寒痰亦消矣。

按此证原寒饮结胸，与温病结胸相并而成，而初次方中但注重温病、结胸，惟生姜一味，为治寒饮、结胸之药，因此二病之因，一凉一热，原难并治。若方中之生姜改为干姜，则温病之热必不退，至若生姜之性虽热，而与凉药并用，实又能散热，迨至温病热退，然后重用干姜，以开其寒饮，此权其病势之缓急，先后分治，而仍用意周匝，不至顾此失彼，是以能循序奏效也。足见治病贵乎经验，盖见识多，然后能生死人而肉白骨也。

（《幸福报》39 期）

结胸

泰兴太平洲王姓妇，始而发热不甚，脉来浮数，舌苔薄白，因其初热，投以二陈、苏叶等，其舌即红而燥，改投川贝、桑叶等，其舌又白。吾师兰泉，见其舌质易变，曰此症大有变端，使其另请高明，王姓以为病无所苦，起居如常，谅无大患。后延一屠姓医诊之，以为气血两虚，即服补中益气两三剂，愈服愈危，至六七剂，即奄奄一息，脉伏气绝，时正酷暑，已备入木。吾师偕余细看，面不变色，目睛上反，唇色尚红，其形似未到死，后将薄纸一张盖其口鼻，又不见鼓动，气息已绝，按脉亦绝。吾师左右踌躇，曰：未有面色不变，手足尚温而死者。后再按其足上太冲、太溪，其脉尚存。曰：未有见足脉尚存，而手脉已绝者，必另有别情，即将其衣解开，按其脘中，石硬而板，重力按之，见病人眉间皮肉微动，似有痛苦之状。吾师曰：得矣，此乃大结胸症也。非水非痰，是补药与热邪搏结而成，医书所未载也，即书大黄一两，厚朴三钱，枳实三钱，莱菔子一两，芒硝三钱，瓜蒌皮一两，先煎枳朴、莱蒌，后纳大黄滤汁，再纳芒硝滤清，将病人牙关撬开，用竹箸两只，插入齿中，将药汁渐渐灌入，自午至戌方能尽剂，至四更时，病人已有气息，至天明，稍能言语，忽觉腹中大痛。吾师曰：病至少腹矣。当服原方再半剂，腹大痛不堪，下燥矢三十余枚，而痛即止。后调以甘凉养胃，因胃气不旺，病家以邀屠姓医诊之，曰：被苦寒伤胃，即进以姜附等温补之品，又鼻衄如注，邀吾师诊之。曰：吾虽不能起死回生，治之转机，亦大不易。尔何听信他言，即婉言谢之而去，嗟乎，有功受谗，亦医家之恨事耳。

（《国医杂志》7集）

治愈心包变坏之笔记

心囊变坏一证，中医论之殊不多见，惟《素问·离合真邪论》曰：“大气留止，故命曰补。”又曰“推阖其门，令神气存，此为心脏变坏”。而论施治之法也，余阅《黄溪医垒丛书》，于《医轨》论“心包络”一篇，未尝不窃叹其才之秀。今之医上，能上追《灵》、《素》，近参德、日，将固有之文化，与科学相贯通者，几何耶？有等好出风头，什么灵素商榷、伤寒精究，开口《内经》，闭口仲景，岂知《灵》、《素》归纳病名，固非宫墙外望者所能识，都是盲人谭日，扪烛扣盘而已。余与黄溪，远隔千里，而神交寄之，所谓道存而目击者非耶。故于医事之余，欲为后进作津梁，遂将医案二则，附录于后，正如黄溪云，不愿自已得羽葆，而愿为他人鸣鼓角也。

医案录后：

廿三年四月六日李执祥大气上逆　主心包络

《灵枢·病传篇》曰："大气入脏，病先发于心。"《素问·灵兰秘典论》曰："膻中者，臣使之官，喜乐出焉。"。故曰忧能伤神，郁能伤气，怒能伤肝。《调经论》曰："阴之生实奈何？曰：喜怒不节，则阴气上逆，上逆则下虚，下虚则阳气走之，故曰实。"《阴阳应象大论》曰："人有五脏化五气，以生喜怒悲忧恐。"又曰："肝在志为怒，心在志为喜。"故忧郁者乐之反，恼怒者喜之反，五脏之志，本自相胜，反则为逆。

今六脉虚芤弦濡，舌苔黄薄，气喘而逆，不得卧寐。目深而颜黑，是为喜怒不节，继伤饮食所至也。《灵枢·海论》曰：膻中为气之海，其输（本腧字）在柱骨之上下，前在于人迎（人迎结喉旁也），为通心脏之血，而舒膻中之气，先医以膻中为臣使出喜乐，以心脏为君主栖神明，制调气存神饮与之。

天花粉六钱　生白芍四钱　丝瓜络三钱　粉葛根二钱　茜草根二钱　远志二钱半　川郁金钱半　朱茯神四钱　制南星钱半　泽佩兰钱半　厚朴八分　枳实钱半　甘草一钱半　枇杷叶二钱　炙乳香三分

一剂知，三剂已。

同年六月十九日　少妇区兰胃痛　主心包络。

《素问·五脏生成论》曰："黄脉之至也，大而虚，有积气在腹。"（王注：脉之为虚，既气又虚，故脾气积于腹也）盖胃者，磨也。气伤则不能磨，而脾之输运亦失司矣。

《说文》：胃，谷府也。从囷肉声，象形字，今写从田，乃省文。

今六脉虚大，左寸虚芤，右关虚软而濡，舌苔薄白微黄，脾气不扬，胃不磨谷。胃脉络肝，夹脐循腹，故胃痛常牵肝及腹，胃管上接食管，而比近于心脏。心包络者，又为心脏之托瓣也。其根附于脊梁，故胃痛常胸痛彻背，背痛彻心，而食管与心包中间，又为胃之内腔，亦名胃脘痛。《素问·气穴论》云："背与心相控而痛，所治在天突与七椎及上纪。"天突，即食管。七椎，即脊梁。上纪，即胃脘也。故胃痛一证，至为复杂。拟清肝理焦，扶脾磨胃为治。

天花粉四钱　丝瓜络二钱　生白芍四钱　杭菊二钱　大麻仁二钱　甘草一钱　厚朴八分　枳实钱半　远志钱半　益智七分　佛手柑钱半　葡萄干钱半

二十日再诊，胃痛已轻，左寸虚芤，右肝弦虚，此为旧有心包变坏之候，否则心肝何以掉动如斯乎。详询之，谓数年前，曾在楼梯三四级高跌下，初不觉痛，数月后觉痛，乃就诊于佛山英华循道西医院。西医谓为大肠湿痛，惟留院时则不痛，出院后痛复时发，至今四年之久云。盖心包变坏，多由郁怒伤心包，而心囊浆液膜为之变化，或脱或烈，无一定。跌打损伤，亦能致此病也。以黄溪之存神命补汤加减与之。

丝瓜络四钱　天花粉四钱　当归身二钱　郁金钱半　生白芍六钱　朱茯神三钱　带皮苓五钱　茜草根钱半　柏子仁钱平　佛手柑一钱半　炙乳香五分　甘草钱半

服药后，心肝两脉微应，廿一日进而为牢心巩肾之法。

丝瓜络三钱　天花粉四钱　茜根钱半　生白芍四钱　川郁金

钱半　橘络盐水炒，钱半　朱茯神四钱　带皮苓六钱　远志肉一钱　熟枣仁钱半　淮山药六钱　当归身三钱　炙乳香三分　醋没药七分　补骨脂七分　菟丝子一钱　白果肉五枚

服药后，心痛、背痛，缺盆之横骨亦痛。在缺盆间有瘀黑色突起，如李子大，是为旧时跌坏，心包脱落，久而未愈之征也。

廿二日再诊，左脉寸关两部已牢，右脉脾胃亦能输化食。对余云：觉痛中闻心胸间淅沥有声，而痛形已随之而缩减。惟微觉燥些云尔，处方如前，减乳、没、补骨脂，加天门冬以润肺。

廿三日，六脉以次而平，左肾仍见不足，方如前法。

天花粉四钱　丝瓜络二钱　茜根钱半　当归身三钱　生白芍四钱　甘草一钱　川郁金钱半　淮山药四钱　朱茯神三钱　熟枣仁一钱　远志肉一钱　醋没药七分　炙乳香三分　盐橘络钱半　菟丝子一钱　枸杞子七分　三七七分　白果肉五枚

连服三剂，廿五再诊，脉神虽牢，心包少痛，惟左手关尺仍弦紧。冲任受湿，故痛在脐肱之下，宜注膻中之血，以通脉管之湿。

当归身五钱　丝瓜三钱　茜根钱半　淮山药四钱　远志八分　芡实五钱　天花粉三钱　带皮苓六钱　白茯神三钱　白芍四钱　熟枣仁一钱　川郁金一钱　泽兰叶一钱　防己二钱　泽泻钱半　枸杞子七分　白果肉五枚

廿六日再诊，值月□而腹痛，于牢心巩肾，更酌以温经。

当归身三钱　丝瓜络二钱　炒白芍三钱　熟枣仁一钱　白茯神三钱　盐橘络钱半　蒸狗脊八分　大麻仁三钱　丹皮钱半　川

芎钱半　郁金钱半　炙草一钱　女贞子八分　菟丝饼钱半　枸杞子钱半　阿胶二钱　葡萄干一钱　白果肉五枚

廿七日，仍如前法，以巩肾为主。

当归身三钱　盐橘络一钱　柏子仁钱半　女贞子八分　干地黄三钱　玄参二钱　白茯神三钱　川郁金一钱　杭白芍四钱　菟丝子钱半　炙乳香三分　没药七分　丝络二钱　阿胶二钱　白果肉五枚

连服二剂，而诸恙悉平。黄元白尝谓黄溪之学，为不欺之学。信欤，黄溪见之，得无向我胡卢耶。

（《医界春秋》1935 年 108 期）

临证录（真阴日损，内窜心包）

林翁　脉数乱动，阳明之热炽盛，苔黑齿枯，真阴之液已亏，绵延日久，内窜心包，故神昏气急，然昏迷一连十余日，脏腑败坏，殆入膏肓，勉拟一剂，观明日变症如何，再作定夺。

川大黄一两　生石膏四两　肥知母八钱　小生地八钱　黑元参一两　莲子心三钱　川黄连三钱　粉丹皮二钱　安宫牛黄丸一枚　该方计服三剂，竟获治愈。

俞通利　阳明经脉上环口唇，风客内动，经脉挛急，筋气不舒，故口唇偏斜，口语迟涩，日久伤阴，阴液枯涩，故大便燥结，舌质厚白，湿邪尚盛，脉紧散大，风火犹焰，育阳明之津，平厥阴之气，如肠液足，则便润，肝气旺，则口正。

吉林参一钱　双钩陈二钱　僵蚕一钱　天门冬三钱　生地黄五钱　代赭石一两　山药一两　嫩桑枝三钱　木瓜曲钱半　黑元参五钱

二诊：前方有效，口斜已正，缘以久病缠绵，内伤脾胃，脾弱则健运无能，胃虚则仓廪失职，以致胸中嘈杂，善呕哕气，脉弱神疲，症颇沉重，宜先固脾开胃，脾气旺则能食，胃口开则能纳，且人专藉食物培养后天，后天充郭，则诸症可瘳矣。

京丹皮三钱　九节蒲八分　结云苓三钱　砂仁壳钱半　莲叶蒂钱半　北沙参三钱　川贝母钱半　建神曲二钱　生内金二钱　炒麦芽三钱

三诊：脾气疲惫，胃阴枯燥，复因误食鳗鱼，鳗性温补有毒，隔阻胸中，毒性易发，故食入即吐，仿佛噎症，用六郁汤加解毒之药，以冀见效。

泔苍术钱半　川芎一钱　山栀子二钱　建神曲二钱　南香附二钱　银花三钱　绿豆肉三钱　地骨皮二钱

（《中医世界》1934 年）

心腹绞痛

又周姓妇年逾而立，今秋天气酷热，恣食生冷，兼之饮食不节，于八月初忽患心腹绞痛，吐泻肢冷，气促神倦，斯时正值霍乱大行之际，市虎杯蛇，焉能无惧，即速阳往诊。脉来微细，苔青面赤，浑身亢热，此中阳式微，突被生冷所戕，阳明外越之征，即疏理中余加附、牡，合神香散为剂，令速啜服。服后吐泻，而气促肢冷均回，照前其去附、丁香、蔻仁、谷芽、白芍、荷梗、栀、苓、芍药，进两帖而安。

（《中医杂志》17 期　王洪海　敏慎轩临症笔记）

单腹胀用药须知案

病者：张明海大女，年三十岁，婆家安邑村。

病名：单腹胀，更感寒邪。

原因：妇人多郁，腹大如瓮，近触寒邪，更添新病。

症候：腹大已成十余年，现得咳嗽短气，喘促不得卧，食少羸弱。

诊断：六脉浮滑而紧，沉细而滑，舌胎白滑而厚，两目下胞微肿而色青。

疗法：涤内饮而散外邪，补脾土而壮元阳，以驱邪兼援本法治之。

处方：小青龙汤，加白术三钱。

附设：服药一付觉微愈，但无尽痊。另医往诊，医与药一剂，阅佐五皮饮加槟榔、枳壳，愚直言五皮饮对原病尚可用，槟、枳决不可投，须拣去，否则添病。渠病家不从，谓医既与之，想无甚害，便服之。翌日加病，复请于愚。

复诊：六脉伏弱，几至如石，身重不得起，日服点心半个，痰声如拽锯。

次方：真武汤去生姜，倍白术，加干姜二钱，五味子、炙草各钱半。

效果：只一剂，翌日服点心三个，身轻气平，痰涎亦消。并无更剂，新患尽除。

说明：旧患单腹胀，中土早已倾颓不堪。现当寒邪为青龙已散失，养之自愈。何必另医生事，槟、枳虽仅二钱，奈薄堤不忍加澜，非遇真武坐定，龙蛇岂不腾空，尚有生理乎。

（《医学杂志》89 期）

关格

王　素有胃痛，老年脾土益衰，又多拂逆，木不条达，脘痛至数月不止，每日只食粉汤两盏，胃气告匮，大便燥如猫矢，脉细弱如丝，肠胃干枯，气血交损，用调肝实脾法，与归脾汤两三剂，其痛渐减，饮食渐进，半月后能食干饭，脉象亦起，所未除者，十中仅一二。亲友欲速，更荐一医，进蒺藜、郁金、木香、砂仁、川朴、桔梗一剂，未见损益，两剂痛如初，复不能食，仍服前方，两月始痊。若泥肝无补法之言，而不因症定方，宜其有中有不中矣。

余继鸿遗按：陆王两案，论症精细，用药熨帖，诚可传之作也。肝属木，木须溉之以水，培之以土，则木自欣欣向荣，安有肝无补法之理。《金匮》谓肝病须实脾，即培其土也。肝虚须养血，即溉其水也。不言补肝，而补肝在其中矣。

（《上海医报》53 期）

关格

琴川赵姓女年十九，面色如常，毫无病容，脉见左弦右弱。余曰：木强土弱，肝木犯胃克脾。饮食作吐否？其父曰：然。即进疏肝扶土降逆之剂。明日又至，其父曰：昨日所服之药，倾吐而尽。余即细问其病之始末，其父曰：此病有一年半矣。余曰：何不早治？其父曰：已服药三百余剂，刻下只能每日饮人乳一杯，已月余未得更衣。余乃细询其前服之方，皆进退黄连汤、资液救焚汤、代赭旋覆汤、四磨饮、五汁饮、韭汁牛乳具已服过。又云不但服药，而川郁金磨服已有三斤，沉香磨服亦有四五两。余曰：今之郁金，实即莪术之子，大破血气。伽南香虽云理气，其质是木，有气无味，二味多服，津液愈亏，胃汁愈枯，脏腑日见干涩，此乃杂药乱投，大伤津液而成关格也。余细细思之，取大半夏汤加淡苁蓉、怀牛膝，金匮肾气丸绢包同煎，以取半夏之辛开滑降，甘草、人参生津养胃，生蜜甘润，甘澜水取其引药下行，增肉苁蓉之滑润肠腑，滋膏牛膝之降下而潜虚阳，再以金匮肾气丸温动真阳，云蒸雨施，藉下焦之阳，而布上焦之阴，服后仍倾吐而尽。余颇焦灼，问曰：人乳可以饮否？其父曰：一杯作四五次，方能饮尽。惟金匮肾气丸，干者三四粒亦能下咽。余曰：得之矣。将原方浓煎，盛置鸡鸣壶内，终日炖温，频频取服。令病人坐于门前，使其心旷神怡，忘却疾病之忧，将肾气丸四钱干者，每次三四粒，用药汁少些送之，一日夜尽剂，就余复诊。余曰：别无他治，仍将蜜作肾气丸干咽，以原方药汁送之，服三四剂，忽然神气疲倦，面色转黄，一月余未得更衣，忽下燥粪两尺，卧床不能起矣。举家惊惶，余曰：下关虽通，上关仍闭，饮食仍不得下。幸而干者能咽，尚有一线生机。将肾气丸四钱，和入蒸饭四两捣丸，将前方去苁蓉、牛膝，遵前法渐渐行吞之，后仍前法，再加蒸饭四钱照法吞之，数日后，胃得谷气，食管渐润，肾气丸两日加服一钱，渐加至饭三四两，皆用大半夏汤吞之，后以饭作丸，用清米饮吞之，一日能进饭丸四两，再食以干饭，上格以开，腑气亦润，后用润燥养阴之品，调理三月而愈。所以仲圣之法，用之得当，如鼓应桴。人云仲圣之法能治伤寒，不能治调埋者，门外汉也。关格皆属津枯，倘用香燥以取一时之快，此乃暗藏利刃，杀人于无形之地耳。余于此症，焦劳两月，始能治痊，亦生平一快事也。

琴川东周墅顾姓，年三十余，素性好饮纵欲，肾虚则龙火上燔，呕血盈盆，津液大伤，他医以凉药遏之。后年余，大便秘结，匝月不解，食入即呕。或早食暮吐，又经他医投之辛香温燥，呕吐更甚。就余寓诊，余曰：大吐血后，津液已伤，又经辛香温燥，更伤其液，肝少血养，木气上犯则呕，肠胃干涩，津不能下降，则腑道不通，故而便坚阴结也。即进进退黄连汤，加苁蓉、枸杞、归身、白芍、沙苑、菟丝、柏子仁、麻仁、牛膝、肉桂、姜枣等温润之品，服四五剂，即能更衣，其呕亦瘥。再加鹿角霜、龟板胶，又服二十余剂乃痊。至今已八年矣，或有发时，服甘温滋润药数剂即愈。此症如专以香燥辛温，耗烁津液，关格断难复起。汪讱庵曰：关格之症，治以辛温香燥，虽取快于一时，久之必至于死，为医者当慎之。

（《诊余集》 荆溪余景和听鸿甫著 余鸿孙）

关格兼痿

庚午余治琴川孝廉邵君蔓如，生平嗜饮过度，且有便血证，便血甚多，始则饮食渐少，继则四肢痿软，后即饮食不得入，手不能举，足不能行，邀余诊之。询其颠末，每日只能饮人乳一杯，米粉粥一钟而已。看前医之方，皆服芳香温燥。诊脉弦涩而空，舌津燥。余曰：此乃血不养肝，津液干涩，食管不利，夫格症皆属津枯，刚燥之剂，亦在所禁。痿属血少，不能荣养筋络，多服燥烈芳香，胃汁枯津液伤，痿症已成，格亦难免。即进以养血润燥之品，服五六剂，格症渐开。余思草木柔润之剂，难生气血，亦不能入络，因其好酒，便血太多，后起此症。即进以血肉有情之品，虎骨、鹿角、龟板等胶、牛筋、蹄筋、鹿筋、羊胫骨、鸡翅，及苁蓉、鱼线胶、枸杞、归身、巴戟、猪脊筋大队滋补重剂，服十余剂，关格大开，渐能饮食，手足痛势已舒，手略能举，步稍能移。后即将此方加羊肾、海参、淡菜共十七味，约四五斤，浓煎收膏，服四五料，步履如常，饮食亦复，手亦握能管矣。古人云：精不足者，补之以味，其言洵不诬也。后邵君赐余匾额，山中良弼四字，虽不敢当，然余亦煞费苦心矣。愈三年后因其不能戒酒远色，以慎保养，得中风症而逝。

险证纪实

一友得病期月，常郁郁不舒，自言心下似有物横梗于中，不食亦不饥，呼吸颇感困苦，以故肢体罢敝，但欲寐，医言是湿滞中焦，服八珍汤或四君子汤数十剂，饮食略增，而胸胁之满未已。其人与毅稔，每日到来一次，但以工务旁午，未边观察也。一日叩我曰，闻君阅医书颇夥，余病数十日矣，易三医莫能愈，能为余拟一方否？毅闻其语，不觉惶然汗下，盖自受书以来以口腹之累，半载抛荒，从未取以方技自眩而招尤，此来殊出意表之外，颇有难于应付故也。无已试为诊之，其人面目俱黄，舌苔微黄厚腻，大便二日一次，坚黑如煤，小便短赤，足部略浮肿，固断其属于肠炎性黄疸病，并将肠胃炎所引起之副症，胆汁色如何混入血循环等一一告之，嘱其另就他医处方。其人不肯，因勉处茵陈蒿汤加人参、青蒿与之。盖以其人体素单薄，且久病之后体液已少，若单用茵陈蒿汤恐徒损元气，药力不逮，其用故也。其人睆方而笑，心知其不甚信任，明日问之果然。但嘱其如遇他医可将此情形告之，并言此症之危险，不早治将有他变，宜慎也。其人唯而去讵于诊之，四日后夜忽头痛高热，频发谵语，终夜不能合目，其弟与毅同事，闻报驰回照护，日夜往复数次，因得知其所延医生治疗经过及方剂等等，特并转录如下，后加己意，得失非所知也。

病发之翌日，其人自言为黄疸病，医因用越婢汤加茵陈蒿与之服后，目交如炬，烦乱益甚，次日转易他医，断为大便结鞕，用猪胆合人参服之，至夜燥屎得下，然又转为下痢，一时数次，后阴急胀殊甚，下粪焦黄时带黏液，热臭不可近。三日复延初医诊为少阴下痢，投以茯苓四逆汤，抵夜复见烦躁，痢次益多，每次一二滴或竟无有，至四日晓渐继以血滴，医来转处桃花汤与之，汤服备半，烦乱愈甚，床中衾枕必令去之，务尽而后已。夜关脓血杂下，五日之晨神色渐转清醒，言语应对无异常人，颇费此医不已。于是复延前医，医至诊之，喜曰可矣，非余诊断真确，几为无知（指毅）所误，词间颇自褒饰，复处小剂桃花汤而去，是日午后四时，病友即告病终。

毅案，亡友之病，从初变以至病终，因得见病人每日所服药剂，故特将每日病状之转变先日预告其弟，然耻于后人为多数人之常情，故医治之误竟至莫挽，此实为毅多口之过，深自忏悔不已。此病之不治，一因病人之体质素弱，亦因其人当以个人之见支配方剂，遇温补药则喜遇寒凉剂则弃，成见太深，均足为招死之道。至于医案之误始终一贯，故特摘出讨论，藉明得失，是毅所伫待指释者也。（一）胸胁苦满，默默不欲饮食，明是小柴胡证，可信专用小柴胡汤，亦有治愈可能。而所历数医均用苓芩术归芪等剂，竟无一人处以小柴胡汤，是诚难于索解。（二）治黄疸之方《伤寒论》中所见凡三，用药均随证而异，近有人以茵陈蒿合麻黄汤，或越婢汤及五苓散等用之，亦能取效，要之随证活用而已。今其人素称瘦弱，复经久病之后体液已竭，可从上部不浮肿、小便短赤、大便结鞭得其梗概，如此茵陈蒿汤之宜否尚有可商，殊不宜遽发其汗，再耗津液，故越婢加茵陈蒿剂一入病之转剧，当在吾人意料之中。（三）下痢属少阴证，《伤寒论》中别有专条，用药当随其证，不当随其名，属温属寒自有屎色可辨，腹诊可按。愚意亡友之痢于白头翁汤、黄连阿胶汤二方择用，病或可挽。无如医者胶执成见，只凭三指按脉，一误于茯苓四逆，再误于桃花汤，其人不死，是无医也。（四）病臻危笃之时，倏而脉和人静，神情清楚及腹部低陷，胸骨高起，为肠穿孔之候，病人死期在不可挽救之列，此节于《伤寒论今释》似曾言之，而该医尚以为病愈，无怪其夸耀人前，亡友之遇诚不幸也。友病遽变之时，毅初得讯，徘徊沈思，反复推求，几忘寝食，卒以学力薄弱，经验未孚，踯躅不进，响使不自量力，勇往直前，亡友之病虽难期愈，或不至如是速死，然皆毅平日笃信市医之过也。

（《中医新生命》5期）

春病寒热

本家介寿族叔，体素坚强，喜阅报，谈国事，终日不倦。盖一居家之老同盟会中人也，但言多辄无伦序，令人不解其意。今春病寒热、骨楚，胸闷咳嗽，余时在杭垣，气候尚冷。为用苏叶、桂枝、防风、秦艽、杏仁、象贝、枳、桔、姜、葱散之，汗出而愈。后余来沪，渠因劳复病，寒热咳嗽，仍服前方，连进数剂，反致加剧，延他医服药不效，咳益甚。自疑肺痨，购生梨食之，日嚼数十枚，气急、胸闷，饮食都废，半月而没。属纩时，臭气熏人，不可响迩，盖肺肝俱烂矣。人之服食，可不慎欤。况在病中，更当知所戒惧，介叔之死，非命而实命也。

（《中医杂志》3—5、10—17期　王一仁　临症笔记）

真热假寒

劳工某甲病温，身热十余日，由数人扶掖而至，口噤齿龂，战慄欲绝，其脉滑数，苔黄垢腻。余曰：此正真热假寒之症也。经云：诸噤鼓慄，皆属于火。问其二便，则已七日未更衣，绕脐疼痛，溲短赤而频，此阳明腑症，外之形寒战慄，未可作表证治也。乃用大黄三钱，枳实二钱，川朴钱半，其余银花、连翘、桑叶、菊花、花粉、山栀、丹皮、芦根等称是。一剂大便通，战慄止，再服而热减。迭进清解法而愈。是病来势似正猛急，而退减亦速。夫病固以顾虑畏缩，效验不著，最为闷急也。

（《中医杂志》3—5、10—17期　王一仁　临症笔记）

纳呆微胀不运

某少年病经二月，邪去正虚，纳呆微胀不运，舌苔薄白，脉形濡弱，大便二十余日不解，少腹壅塞不舒，医疑温病之后，遂用攻下。临厕几致晕绝，而仍不解。改邀余治，投宽肠达气之品，为枳壳、陈皮、麻仁、杏仁、槟榔等辈，亦不应。爰思肠胃一气贯通，使中气充足，则弹射力自强，不攻而自下矣。此症虽由温病，寒凉过剂，邪去正伤，有似阴结，而半硫丸恐非虚体所宜，即非燥结，猪胆导法，亦不可用。爰于原方，加党参四钱，二剂之后，下粪三四升许，纳遂渐旺，病亦寻愈。

（《中医杂志》5期　唐家祥　诊余随笔）

男子阴吹

女子阴吹，金匮治以发膏愈，即猪膏乱发也。此因胃气下泄，阴吹而正暄，乃谷气之实也，故将此膏导之，此症《金匮》载在妇人杂病门。不料此症男子亦有之，孟河有一男，前阴茎中溺孔有气出，如转矢气而有声，二年余，亦无所苦，前辈张景和先生诊之。曰：男子阴吹无须药，候猪行屠户杀猪时去毛之后，用刀刮下之皮垢，即名猪肤。将水漂净，曝干。将阴阳瓦用炭煅灰，存性，研细，以陈酒每服三钱，三四服即痊。此方亦发肤煎所脱化也，今之用猪肤者，直用猪皮，误矣，其实肤外之垢也。

（《国医杂志》7集）

阴阳并脱

丹阳贡赞溪在琴开豆腐店，始以温邪，有王姓医专以牛蒡、豆豉、柴胡、青蒿等，已服十余剂，阴液已尽，阳气欲脱，狂躁咬人，神识昏愦，痉厥皆至，舌黑而缩，牙紧不开，病已阴绝阳亡，余即进以复脉法，去姜桂，加鸡蛋黄大剂灌之。不料明晨，反目瞪口张，面青肉僵，脉沉而汗出如珠，四肢厥冷。余曰：阴回战汗，阳不能支，欲脱矣。不必诊脉，先炊炉燃炭，急以桂枝、龙骨、牡蛎，救逆法大剂，高丽参三钱，白芍三钱，甘草一钱，龙骨四钱，牡蛎一两，淮小麦一两，红枣三钱，茯神二钱煎之。先灌以粥汤，含不能咽，即将药煎沸灌之，稍能咽，缓缓尽剂，不料至晡汗收，而遍体灼热，狂躁昏厥，舌黑津枯。余曰：阳回则阴液又不能支矣。仍进复脉去姜桂法，生地二两，阿胶三钱，麦冬五钱，白芍三钱，炙草一钱，麻仁四钱，鸡蛋黄二枚，服后至明晨，依然汗冷肢厥脉伏，目瞪口张不言语。余曰：阴回则阳气又欲脱矣。仍服前方桂枝救逆汤，至晡依然。舌黑短缩，脉数灼热，仍用复脉去姜桂法。如是者三日，病势方定。此症阴脱救阴，阳脱救阳，服药早温暮凉。若护阴和阳并用，亦属难救，故不得不分治也。后服甘凉养胃二十余剂而愈。治此症余挖尽心思。余素性刚拙，遇危险之症，断不敢以平淡之方，邀功避罪，所畏者苍苍耳。

（《国医杂志》7集　荆溪余景和听鸿甫著　孙鸿孙　诊余集）

上下并脱

同道徐宾之，金陵人。住常熟西门，始而寒热，继则下痢红白。三四日，后重不爽，小便少而涩，自服药数剂，不效，邀余治之。舌面白，舌心舌边，俱剥而红燥，脉来滞而不扬，进以胃苓汤意，理气而泄湿热，一剂，泄涩后重俱爽，红积止而见薄粪，猝然遍体汗出如珠，自寅至酉，而起坐言语饮食，一如平人，惟大便溏薄，日泻二三次，并不后重。自戌至寅，四时中烦躁汗多，额与指尖均冷，撮空呓语，喜怒之状不一，或以为祟。余曰：此乃阳脱之症，躁而不烦，是阳气虚竭，即以附子理中合桂枝，加龙骨牡蛎法，急守中阳以固表阳。人参三钱，于术四钱，附子一钱，白芍一钱，桂枝二钱，龙骨三钱，牡蛎一两，炙草一钱，干姜一钱，红枣五枚服之。入夜仍拈衣摸床，呓语汗出，明日原方再加重三成，加五味子五分一服后，汗收神清，阳回痢止，即饮食渐进，已能出外。因药贵停服六七日后服乩方，黄芩三钱，白芍三钱，服两剂，仍烦躁不休，冷汗淋漓，大便水泻，遍体如冰，再服扶阳固表，已无救矣。噫，生死虽曰天命，岂非人事。医究有理可评，黄芩苦寒，白芍泄脾，既自为医，反服乩方，其死宜哉。

（《国医杂志》7集　荆溪余景和听鸿甫著　孙鸿孙　诊余集）

筋惕肉瞤

筋惕肉瞤者，汗多亡阳，津液枯少，筋肉失养，如鱼失水，故惕惕然而跳，瞤瞤然而动也。太阳病，脉微弱，汗出恶风。若用大青龙汤则厥逆，筋惕肉瞤，此为逆也。太阳病，汗出不解，曾发热头眩，身瞤动，振振欲擗地。兼肢冷者，真武汤方见恶寒，此证属虚。若恶寒，去芍药，倍附子。若恶热，去附子，倍芍药。轻者，茯苓桂枝甘草白术汤。汗吐下后见此证者，先服防风白术牡蛎散，次服小建中汤方见腹痛。汗下兼行，表里俱虚，胸烦色黄，身瞤动者难治，茯苓桂枝白术甘草汤。

茯苓三钱　桂枝钱半　甘草　白术各一钱

上四味水煎温服，身瞤动者，内水亏而无以养筋肉也，肢冷者，胃阳不能旁达于四肢也。茯苓补土利水，桂枝益火升阳，甘草益脾，而肾气之不平者可制。

防风白术牡蛎散

防风　白术　牡蛎等分

上三味为细末，每服三钱，米饮调服。汗吐下后，腠理疏，而津液竭，防风乃卑贱之职，随所引而至，白术、牡蛎补土而燥湿。土旺则清气善升，而精微善奉，湿去则气得周流，而津液可生。

（《国医杂志》2期）

振

振者，凛然若寒，耸然振动者是也，皆虚寒所致。于欲汗时，蒸蒸而振，虚也。下后复汗而振，表里俱虚也。亡血家发汗，则寒慄而振，气血俱虚也。经曰：若汗吐下后，心下逆满，气上冲胸，起则头弦，发汗则动经，身为振振摇者，茯苓桂枝白术甘草汤方见筋惕温经益阳，滋血助气。太阳病，发汗不解，其人仍发热。心下悸，头眩身瞤动，振振欲

擗地者，真武汤。方见恶寒

（《国医杂志》2期）

诊断笔记

太仓傅雍言先生

宣统己酉，六月望日，诊视万春向脑漏症。其人年近四旬，禀赋素弱，数年前，曾患头痛，时发时止，兹因丧子，忧虑过度，旧恙复作。连痛三日，头部肿大，延医诊治。有云胃为上冲，施以苦寒者，有云肝风上眩，施以香燥者，药饵杂投，其肿虽消，而痛转剧，脑遂因之以漏矣。余诊之时，头痛喜按，面额色赤，目珠昏瞀，四肢厥逆，鼻流白浊，其味腥臭，咽干口燥，热饮不多，谷食鲜进，小便短赤，大便自调，牙齿关开午前稍减，午后则剧。六脉弦滑而浮，舌苦腻厚而燥，综病因、脉象度之，盖素患头痛之人，多清阳不济，浊阴上干，其脑必虚，加之抑郁，则心气不畅。心气不畅，则脾气不舒，脾气不舒，则精华不布，血液不生，而肝木失养，复感外邪，触动厥阴，经云：厥阴主风木，其经上达巅顶。夫厥阴之中见，即是少阳。邪中厥阴，从少阳火化，则风火相招，风因火势，火借风威，风又善行空窍，上干脑海，故有以上见症。医者不溯病源，而徒以苦寒、香燥治之，不知苦寒伐阳，香燥竭阴，宜其无济也。夫头痛喜按，面额色赤，四肢厥热者，虚阳上泛之征也。咽干口燥，热饮不多，小便短赤者，阴液消耗之征也。脉弦滑而浮，苔腻厚而燥者，风邪未解之征也。牙齿半开者，阳明经虚也，早轻晚重者，阳虚得旺而解也。治宜镇纳浮阳，填窍熄风，扶土抑肝，而症自愈。方用当归五钱，白芍三钱，养肝。于术三钱，扶土。赤白石脂、寒水石、紫石英等，各一两，取石药之涩，以堵其肝风上冲之路，龙骨、牡蛎各一两，取其潜藏，以收敛其浮越之阳，佐附子二钱，以直达命门。干姜二钱，从中以接之，葱白三根，上达巅顶，领诸药达于至高之地，而下入于至阴。尤取鹿茸三分，纯阳之物，以固其脑，加甘草一钱，以缓其中，斯即风引汤加白通之意也。原方进二剂，已有转机。复诊：去葱白，加潞党三钱，又进五帖，其恙霍然。乃改用人参养荣汤数帖，以善其后。

（《三三医报》2卷21期　广德钱存济）

痞后结毒治验

同里王某者，一无赖子也，年卅余岁。前年曾染花柳毒，玉茎肿烂，经他医用毒药敛入而愈，未一载而毒又发，满身广痘，焮赤流脂，气秽不堪，盗汗淋漓，面黄如绢，形瘦骨立。前医之药，不外生地大黄之泻蕴毒，龙胆、川连之泻肝胆，搜风如秦艽，攻毒如土贝，愈服愈剧，将成不治。近复两足鱼肚，坚硬如石，不红不肿，足难履地，痛不能忍，乃邀余诊视。余曰：此痞后余毒未清，结毒之渐也。盖感毒外溃，原属顺候，误敛劫剂，转使其毒留恋经络而不泄，徒攻其肠胃，泄其肝胆，正执板方以治活病，必须使经络之毒，引而外透，方克奏效。再投苦寒，胃气惫矣。余方用酒炒独活一钱，粉萆薢、淮膝梢各二钱，川黄柏钱半，肥知母钱半，四味盐水炒，生苡米、忍冬花、元参、猪赤苓各三钱，丝瓜络钱半，天乳没各钱半，同打去油，炒赤芍，土炒防风根，各钱半，生甘草钱。服一剂，两足之痛顿减，广痘大敛而干，盗汗亦止。肌肉和皮中，出水浸浸，夜得佳眠，步履亦可。次日登门请诊，余乃以原方去萆薢、乳没，金银花加酒炒当归、忍冬藤各三钱。又服两帖，右足疼痛若失。左足虽和而仍痛，忆疳毒入里，先踞肝肾，右足属气，气旺则愈，左足属营，其毒未易即出，更方用川膝三钱，片子姜黄一钱，盐水炒。水粉丹皮、秋石水炒三钱，山栀仁、辰砂拌海风藤各三钱，炒枳壳钱半，首乌藤三钱。余仍当归、元参、冬藤、防风己、萆薢而已。又服两帖，胃气健旺，两足如常矣，后为疏善后方而痊愈。余年幼初出问世即遘诸疑难之症，虽所治辄效未敢自信也，爰敢书陈以供才高博学之士以研究云。

（《神州医药学报》3卷3期　张汝伟）

八、以治法症状命名的疾病

感阳重症

封左　诊脉浮紧而弦，舌苔干白而腻，身热不扬，微有恶寒，咳呛气逆，十四昼夜不能平卧，咽痛淡红不肿，两颧赤色，据述病起于夺精之后，寒邪由皮毛而入于肺，乘虚兼入少阴之经，逼其水中之火飞越于上。书曰：戴阳重症也。阅前方始而疏解，前胡、薄荷、牛子、杏、贝之品；继则滋养，沙参、石斛、毛燕、川贝，不啻隔靴搔痒，扬汤止沸。夫用药如用兵，匪势凶猛，非勇悍之将，安得应敌。拙拟小青龙合二加龙骨汤，一以温解寒邪，一以收摄浮阳，未识能得挽回否，尚希明哲指教。

蜜炙麻黄四分　光杏仁三钱　仙半夏二钱　五味子三分　熟附片一钱　川桂枝六分　生甘草八分　茯苓三钱　淡干姜三分　左牡蛎三钱　花龙骨三钱　童便一酒杯，冲服

服二剂，气逆渐平，稍能安卧，去麻黄，加水炙桑皮二钱，又服二剂，颧红退，咽痛减，苔白腻转为淡黄，脉浮紧，亦和。去桂、附、龙、牡、姜、童便等，用二陈加杏、贝、苡仁、冬瓜子，平淡之剂以善其后。此庚申九月下旬出诊之案。孙济万志

（《中医杂志》1—12、14—16期　丁泽周〈甘仁〉　思补山房医案）

戴阳

陆左五十岁，常热。气逆面红，状如戴阳，目不交睫者

已四昼夜，心中荡漾，目合则溺流不止。苔布呆白，渴欲饮而咽痛，脉尺浮，余细弱，据述前年行路之时，精自下遗而起，以后频服参、苓、胶、地，致酿成今日情状，鄙意宜交心肾，合潜降摄纳之品，以固下元为要。

制附块　秋石水炒　炒白术　川毛连　五味子　制熟地　炙生甘草　生枣仁　桑螵蛸　山萸肉　菟丝子　生白芍　盐水煅龙牡　另枯矾五分，以女人口中津，调和涂脐中。

二诊：阴不涵阳，龙火飞腾，昨进连理合潜降摄纳之法，夜间得眠二三小时，小溲不遗，胸中块磊之气已平，面赤亦退，苔仍厚白，边微露，脉亦略起，惟气从下注，膀胱与肾，漫满不清，腰膂以下，仍觉注重，拟前意加减。

制附块　补骨脂　菟丝子　生炙甘草　川毛连　盐水煅牡蛎　制熟地　山萸肉　云茯苓　生枣仁　覆盆子　五味子　鸡子黄　怀膝梢

汝按：此症谊属葭莩，素体阴亏，用心用脑过度所致。病起之前，他医视为外感，频服表散之剂，致日益加剧。余连投二方，病去八九，嗣以他故，又易他医，从余旧路，进一步，加用毛角数分而痊愈云。

（《神州国医学报》1—5 卷　张汝伟　临床一得录）

戴阳

常熟东门外叶泳泰布行一童子，名锦兰，年约十三，吐泻止后，即就余诊。两尺皆伏，惟寸关脉浮，汗多气促。余曰：此症大有变局，进以和中分清，芳香淡渗之品，至明日又邀余去诊，汗如珠下，面红目赤，肢厥脉伏，口中要饮井水雪水，烦躁不休。余曰：此症阳已外脱，若认为热证，一服寒凉即死，若畏其死，即无法矣。病家人曰：听君所为，死不怨也。余曰：吾开方后，不可再请他医。因他医以余方为是，死则归罪于彼。若以余方为非，而更立一方，死则其罪愈不能辞。症既危险，死生不如余独肩其任，即以干姜一钱，附片一钱，肉桂八分，猪胆汁一钱，童便二两，三物先煎，将汁滤清，和入胆汁、童便，沸一二次冷服。此症本可用白通四逆加入人尿、猪胆汁为是，因症已危险，故去参草之甘缓，恐其夺姜附之功，加以肉桂之辛，如猛将加以旗鼓，万军之中，以夺敌帜，不料时已在哺，胆汁、童便俱无觅处，病家先以姜、附、桂三味，煎而饮之，欲将胆汁童便明晨再饮，余闻而大骇，即送字与其父曰：姜附桂阳药，走而不收，一误犹可，胆汁童便阴药，守而不走，再误不可，一服即死。明晨速即将原方照服，或可挽回于万一，明晨果照方服一剂，至午，余又去诊之，汗止口渴亦止，面目红色亦退，脉细如丝而已见。余曰，脉已微续，可无虑矣。即进四逆加人参、人尿再一剂，而病霍然。吾友曰：如此酷暑，十余岁小童，服如此热药，倘一挽回不转，其咎何辞。余曰：不然。为医者，当济困扶危，死中求生，医之责也。若惧招怨尤，袖手旁观，巧避嫌疑，而开一平淡之方以塞责，不徒无以对病者，即清夜自问，能无抱惭衾影乎。

（《国医杂志》7集）

清肺升督固肾摄精

欧左，年十九岁，广东中山，肺热移于脑，肾精耗于下，上则鼻流血脓，下则遗精不止，其源由于督脉之升降不调，致炎炎之火，夹飙热而上腾。汩汩之水，因堤溃而不摄。苔腻脉数，宜清肺升督，固肾摄精，然无速效。

大生地　生炙甘草　淡天冬　生白芍　生牡蛎　玉蝴蝶

鹿角霜　五味子　茯苓神　败龟板　辛夷　桑白皮　藕节　茅根肉

二诊：鼻渊、遗精两止，精神得复。惟不耐劳心，劳心则面红骨蒸，劳力则筋骨舒畅，可知根本尚在亏心脾之阴，宜常服归脾汤，夜吞六味地黄丸。

党参　白术　大生地　大白芍　南枣　绵芪　甘草　银柴胡　云茯神　饴糖　另六味地黄丸临卧用淡盐花汤吞服三钱。

伟按：此症患者由手淫而起，已越两载，来诊时，面削肢瘦，而华色颇娇，一望即知为阴虚火旺之劳损症。中医已易七八人，幸西医未诊过。若西医诊之，必断为第三期肺痨，不可救药矣。第一方写时，颇觉杂乱，然有如做八股文搭题，不得不如此。既见效，第二方自然水到渠成。调理三月，完全复元而愈，亦幸事也。

（《神州国医学报》1—5卷　张汝伟　临床一得录）

遗泄

张左　吴松廿二岁，遗泄有年。凡属腰酸目花，神经衰弱，心跳气急，胸痛背痛等症，无一不全。如固阴壮水，益肾宁心，止涩填补，泄相柔肝等药，无一不服，而遗终不止，且加甚焉。甚至每夜一遗，或数遗。诊脉右关濡数，左尺微弦，苔布而中心略剥，此非肾亏肝旺，乃心脾不交。当与寻常遗精异治，宜用归脾合天王补心丹法。

生绵芪　炙黄山药　炙远志　北沙参　五味子　湘莲肉　炒枣仁　山萸肉　天麦冬　云茯神　炙甘草　剪芡实

二诊：投剂之后，心跳已平，气急略减，遗能延长至五日，据述自有此病，服药以来未有之奇效，今当再从原意，复入固肾以通奇经之法。

生熟地　北沙参　绵黄芪　菟丝子　茯苓神　炒枣仁　淡天冬　淮山药　桑螵蛸　左牡蛎　京元参　白莲须

汝案：此人为吴淞铁路工程处铜匠，因一二八之役，惊恐伤心，致由心伤脾，心火不降，而精关遂滑。治当从本以和心脾，徒泄火止涩，补肾益精，均不得其门而入也。此症经伟诊三次，服药三十剂，每剂服二日，调治二月，二年宿恙竟告全蠲。今冬来书膏滋补方，面容肥硕，已判若两人矣。

汝再按：遗精之症，海上青年普遍病也。遗精专书，亦指不胜屈，特是活法在人，贵乎应变，认症既确，用药自灵。余诊遗精，效者八九，都未采入者，因方本普偏，无足称奇，趋时炫耀，人格自贬。节录此方，视为点缀品可耳。

（《神州国医学报》1—5卷　张汝伟　临床一得录）

两解法

沈右　三十四岁　常熟　肥盛之体，先感冬温，继袭春寒，咳呛气急，兼见身热，热后经来，一日即停。腹中疼痛，二便坚结。夹经重症，亟宜两解法。

细柴胡　桑叶皮　桃杏仁　青陈皮　淡豆豉　薄荷梗　川桂枝　苏子梗　广郁金　茺蔚子　葱白头

二诊：表邪已退，咳窒亦松，经仍未至。少腹痛缓，口苦溲少，苔见焦黄，中有痰滞，宜通其腑。

淡豆豉　焦枳实　元明粉　车前子　大腹皮　姜竹茹　姜半夏　全瓜蒌　猪赤苓　益元散　桃杏仁　炒广皮

汝伟按：此症来势甚剧，纯系夹经重症，乃服此二剂，大便得通，其病若失，良由素体坚实，且肥人痰多，所以一

下去积，热无所附。据述经来，素不甚多，可知肥人化痰而血少，只须顾其阳气，亦临证一经验也

（《神州国医学报》1—5卷　张汝伟　临床一得录）

两解法

施左，二十余岁北沙人，先患形寒，继见高热，头项强痛，胸痞腰酸，面垢油红，如庙宇中红面偶象，舌白根腻，热高105度，脉形滑数。此太阳阳明并病也，防有热陷神昏之变，用彻表化滞，内外两解法。

淡豆豉葱白同打　姜山栀　细菖蒲　薄荷叶　牛蒡子炒焦枳实　广郁金　姜竹茹　炒防风　连翘壳　炒广皮

二诊：表热略退，热度减为103，面垢未净。咳窒胁痛，渴不多饮。舌白腻，脉滑数。尚有变端，宜再疏解。

清水豆卷　炒防风　连乔壳　炒广皮　姜竹茹　炒炙豉大杏仁　姜山栀　仙半夏　广郁金　炒苏子　粉前胡　赤茯苓　天花粉

三诊：表热全退，能进稀糜，咳则胁痛，大便已更，小溲短赤。苔转黄腻。病在肝肺不和耳，宜通络和营。

旋覆花　橘白络　青蛤散　枇杷叶　仙半夏　光杏仁益元散　赤茯苓　象川贝　炙紫菀　丝瓜络

汝案：此症甫起，即由店东贾少岩君促予诊视。诊察之后，满拟此症大有变化。幸年轻力壮，三服而痊愈。前后不过五日耳。

（《神州国医学报》1—5卷　张汝伟　临床一得录）

疏解营伤兼以化滞

葛幼十二岁，常熟。伏热内蕴，外见形寒，月余不治，猝然之间，溲血不止。据述大便坚结，胃呆不纳，面色黄滞。

此热入肝肾之经，肺胃之气不宣，宜疏解营分，兼以化滞。

荆芥穗　细生地　大腹皮　干藕节　车前子　薄荷叶　炒防风　茜草炭　炒枳壳　带心乔　益元散

汝按：此症藜藿之体，所以月余之病，从未一药。迨见溲血，而始惊惶，然血代汗解，所以一剂之后，血上胀消，胃开能食矣。

（《神州国医学报》1—5卷　张汝伟　临床一得录）

病在少阴厥阴之间

陈左　常热，三十五岁，初诊。同房后，袭寒受惊，身热一候有余。屡表无汗，神志已糊，脉来止数不清，而见代象。面色青晦而滞，苔薄干白，渴不多饮，病在少阴厥阴之间，宜温肾益中，养阴泄热。

上交趾桂二分，研末饭丸　制附子　北细辛　制熟地灵磁石同打　生白芍　鳖甲尖　原金斛　生牡蛎　生蛤壳　云茯苓　菟丝子　甘枸杞　炒广皮

二诊：昨投附桂八味加减法，微得战汗，表热大退，脉来清朗，代象已除，苔仍厚腻，口反不渴，神志清晰，而头目晕晕，如在舟中，真阴之虚可知。然龙火非水可灭，仍拟前意加减。

前方去细辛　金斛　蛤壳　广皮，加山萸肉　生淮药　福泽泻

汝按：此症经前医狂表，及三鲜等滋腻，而汗终未透，如前状，二方服后，遂能渐愈，未再调理。幸农夫之家，体质尚强，否则殆矣。但若富贵之家，往往不敢服此方，致迁延贻误者，亦实多也。

（《神州国医学报》1—5卷　张汝伟　临床一得录）

灵兰书室医案

呜呼，自先大父见背，忽十易寒暑矣。生平著述，玉瓶花馆诗词稿二卷，已刊专集；《俞曲园医学笔记》一卷，已付江苏全省中医联合会月刊，独医案未传于世。非敢缓也，深惧学浅见小，选辑之未能当也。夫《内经》之言曰：病有中外，从内之外者调其内，从外之内者治其外。又曰：喜怒不节则伤脏，伤则病起于阴，清湿袭虚，则病起于下，风雨袭虚，则病起于上，上下中外，分为三员，盖以疾病之至，总括内外二因，于是张仲景谓千般疢难，不越三条；陈无择有三因方之作，今仅从之，不复细分症候，仅别内、外二纲，以法乎古。大父固服膺《内经》者，庶或不佛遗意乎。乙丑九月孙男之济恭辑并志。

右　脊背一线寒冷，直至头巅，四肢疲软无力，腰胁酸楚，肌肤奇痒如蠕动，爬搔不止，月事愆期，仍或带下，脉象左虚缓，右细微弦。夫督行于背而统诸阳，任行于腹而统诸阴，冲脉有摄血于下，充肤热肉，营养筋骨之力，带脉擅约束之权，督带衰乏，冲任不能拥护，营虚液耗，阳化内风，症有根蒂。姑拟通补奇经。

鹿角霜四钱　炙龟板四钱　潞党参三钱　酒炒大熟地四钱　归身二钱　炒白芍钱半　制女贞三钱　桑寄生三钱　川杜仲三钱　甘枸杞二钱　炒杭菊半钱　制香附三钱　丝瓜络二钱

（《中医杂志》16期　上海秦乃歌笛桥遗著灵兰书室医案）

养液滋阴

左　舌尖干刺，食物作痛，夫心开窍于舌，五行属火，全赖营血以养涵，犹之离卦，一阴寄于二阳之间，二阳即赖一阴以不亢。症属几番寒热，津液已伤，心阴亦耗。况复惊惕烦躁，正合《内经》心主是动，烦心憎憎，脉象左虚数右滑，暂拟养液滋阴。

西洋参二钱　朱麦冬三钱　鲜石斛二钱　淮小麦三钱　东阿胶钱半　川雅连三分　细生地三钱　朱茯神三钱　鸡子黄一个，冲　炒白芍钱半　柏子仁二钱　莲肉心八分

（《中医杂志》16期　上海秦乃歌笛桥遗著灵兰书室医案）

和阳育阴

右　背为阳，督脉行之，总摄诸阳。午前慄寒牵掣，四肢麻疼，继即烘热口干，味淡，体质营虚液耗，伤在阴分，兹阳亦暗伤矣。黄昏齿痛，戊亥乃肝阴旺时，肝少藏血，厥阳上扰，脉息右带虚弦，左涩弱。仲景云：阴伤及阳，最难充复，姑拟和阳育阴。

鹿角霜三钱　桂枝尖五分　北沙参三钱　制香附三钱　炙龟板八钱　炒白芍二钱　白天冬钱半　桑寄生三钱　炒归身二钱　炒生地三钱　乌梅炭四分　炙甘草六分

（《中医杂志》16期　上海秦乃歌笛桥遗著灵兰书室医案）

和营卫运脾肠

傅太太　久痢后溏泄未止，三日前寒热骨楚，服西医寒热稍减，而头疼骨楚欲呕依然，脉迟弱甚，舌淡甚而胖，当和营卫，运脾肠。

柴胡二钱　煅牡蛎六钱，打　白芍二钱　草果钱半　生姜铜元大三片　淡芩二钱　干姜一钱　炒白术三钱　生常山二钱　姜夏四钱　桂枝二钱，后下　太子参三钱　炙草一钱

二诊：寒热不复发，骨楚亦减，头痛在两太阳，泄利日三数行。腹痛脉软舌胖，仍当温运脾阳而开胃。

炒故纸二钱　生白术三钱　蔓荆子二钱　草果钱半　黑附块

二钱　太子参三钱　云苓四钱　陈皮二钱　干姜一钱　炙草二钱　川连五分

三诊：头疼骨楚亦差，新感已算痊愈。惟旧所病利尚未痊愈，食后乃感胀，脉极迟弱，肠病而胃亦不健也。

良姜钱半　炒故纸二钱　小朴一钱　云苓四钱　黑附块三钱　炒潞党三钱　赤石脂四钱　炙草一钱　茅白术各二钱　枳壳钱半　禹余粮四钱

（《中医新生命》1934—1937 年 1—31 期　陆渊雷医案）

临证录（调理阴阳）

杨妇《内经》云，阳虚生外寒，阴虚生外热，阳为气，阴为血，气血两虚，冲任两伤，故见寒热往来，肌体倦怠，脉形虚微，宜调阳育阴，兼养冲任，如阴阳和畅，气血旺盛，则诸症可却。

熟地黄五钱　吉林参一钱　西当归二钱　银柴胡八分　贡阿胶二钱　杭白芍三钱　川钗斛三钱　粉丹皮二钱　黑稽豆五钱　北沙参三钱

（《中医世界》1934 年）

临证录（救治邪陷阴竭）

某妇　邪陷阴竭，龙雷之火乱动，热埋阳衰，风木之气妄摇，舌僵目吊，循衣摸床，脉见雀啄，瘦如鹄形，奄奄一息，危在旦夕。纵有和缓再世，恐亦难驱二竖出于膏肓之穴，但鄙人才疏学鲜，自见束手，无如病家再四哀求，免拟一方，以慰其请。

野生参二钱　贡阿胶二钱　生山约一两　淡附了一钱　至宝丹一枚，冲

（《中医世界》1934 年）

健脾利湿

傅右　面白丰肥，禀赋阳分不足，脾虚生湿，湿盛则流入于带脉，带下淋漓，多而不止，神疲肢酸，纳谷减少。奄卧床蓐三月，服健脾利湿之药不效。余按其脉，微细如丝，与之问答，气短不足以息，舌薄白，此乃命门火衰之证，乃投附块、肉桂、参、芪、术、草、苓、陈、归、芎、芡实、苡仁、破故纸、益智仁、砂仁等味，大剂进投，两服而知，四服带减。

（《中医杂志》二期　王鞠仁　临证笔记）

热极似寒

夫热极似寒之症，最难辨别，余诊同乡赵惠甫先生之孙卓士，是年九月间，忽起呕泻，邀余诊之。进以芳香理气，参以分消，至明日舌苔白而转红，脉滞而转滑，呕吐已止，再进以辛凉甘淡，存阴泄热，至黄昏忽然发狂，持刀杀人，至明日，阖家无策。余曰：热透于外，非泻不可，即进以三黄石膏法：黄连三钱，黄芩五钱，黄柏三钱，大黄二两，石膏二两，栀子五钱，淡豆豉五钱，煎浓汁两大碗。余曰：多备而少饮，缓缓作数次服之。服一杯即泻稀粪，又服一杯，又泻稀粪，连服四杯，连泻四次，神识稍倦，狂躁略减。药已尽半矣，扶之使睡，呓语不休，如痴如狂，即进以存阴清热之剂，生牡蛎四两，元参二两，麦冬二两，细生地二两，金石斛二两，鲜竹芯一两，石膏二两，竹沥二两，鲜沙参四两，大剂灌之，即能安寐。明日醒，仍呓语，神识或浑或清，后每日服竹叶石膏汤一剂，西洋参钱半，麦冬五钱，石膏一两，鲜竹叶四钱，姜半夏钱半，生甘草一钱，知母三钱，粳米二两，此方共服二十余剂，而神气亦清，呓语亦止。此症共服石膏二十余两而愈。病由呕泻而起，《内经》云，热迫下注则为泻，胃热上沸则为吐，所以呕泻一症，亦有热秘呕泻，不可不防也。壬寅年之吐泻，有服凉药冷水而愈者，治病贵看症用药，不可拘于成见，如时邪之吐泻，泥于仲景之三阴证，用四逆理中等法，其误事尚堪设想乎。

（《国医杂志》7集）

劳伤肩背

陈　劳伤肩背，胸口俱疼，咳嗽掣痛，法当宣通络道。

旋覆花一钱四分　延胡索二钱，酒炒　白芥子一钱四分　左秦艽一钱四分　炒归尾二钱　黄郁金一钱四分　炒苏子一钱四分　骨碎补七钱　桃仁泥二钱　炒枳壳一钱四分　赤芍药一钱四分　丝瓜络一钱四分

（《国医杂志》1933年6、11、12期；1934年6—11期　澄斋医案）

真寒假热

同乡朱妇，年二十余岁，在美亚厂操翻丝业，日夜工作，勤劳不辍，今年芒种节前，感受湿邪，遂病肢体疲重，汗出如浴，头痛胸闷，发热恶寒，常欲蒙被而卧，揭去衣被，若怕战慄之状，不饮不食，亦不大便，腹无所苦，次日就治某医。以防风、柴胡等重虚其表，芦根、蒌仁辈复困其里，故汗势愈猛，心悸欲呕，倦怠嗜卧，而不得眠。是晚其夫至，见而惊骇，深夜来请余诊，呼吸声微，有问懒对，苔厚白腻，脉来左濡小，右浮数，按之绵软无力。余谓此乃劳伤脾肺，脾虚则腠理不密，肺虚则卫阳不固，脾属湿土，性喜温燥，湿邪伤之，其气强作旺者，尚能使之潜移默化，若劳倦之人，则譬之负重致远，力有所不胜，不胜则负矣，此亦勇者气行则愈，怯者著而为病之谓也。今汗外出而湿内

盛，既发热而又恶寒，即阳浮于外阴盛于内之症。《伤寒论》云：病人身大热，反欲将近衣者，热在皮肤，寒在骨髓。夫骨髓为肾所生，而阳又根于阴，诸阳外泄而不足，诸阴内盛而有余，则真寒假热之病所由来也。虽见头痛发热自汗出，其与风邪伤卫而致者有别，桂枝不中与也。方用黄芪，色白入肺以固卫，白术甘温，入脾以健脾，附子入肾，以镇元阳，且术芪得附而健固之力益彰，三者皆治其本。益以半夏止呕，陈皮、腹皮苦燥于中。茯苓、茯神、泽泻，淡渗于下，茯神一物而安神志，甘草协和诸药，并实中土以防下焦虚气上达，如此煎服一剂，热减汗收，动似微汗，头痛全痊，舌苔愈厚，愈形白腻，脉不浮而缓细弱，原方再加肉桂补火生土，焦曲助其化机。三诊诸证悉退，苔脉一如平人，惟大便虽行而燥难。又其病时经水适来，往常一二日即净。现五六朝，犹滴沥不已，遂改投炙芪、白术、归身、白芍、大生地、生玉竹、丹参、苡米、炙甘草调养血气，信宿而愈。

（《国医杂志》10期　王行三）

虚寒似厥

本邑北乡后岸村钱某，年近知命，三年前患暑痢，延医服药，痢止而寒热不退，饮食少思，屡屡更医，时轻时重，服药断断续续，延至腊冬，犹卧床不能起。再请前医诊治，讵一二剂后，猝然昏厥，闻余已回家，遂冒雪肩舆来请。余往，见病者面向内，身不热而蜷卧，耳聋无闻，口禁不语，察其苔淡黄白厚，诊其脉两手俱伏。余曰：此虚寒甚而似厥也，未厥前必腹痛，其母曰然。又谓余曰：粒不进，已有五日，大便亦多日不行，言已，即出已服诸方数十纸呈验。比览，则皆黄芩、豆卷、通草、赤苓、蚕砂、佩兰等清利之品。窃思此等药治初病则可。值此严寒之时，加以久病之体，彼犹不顾一切，随手拈用，致令阳气尽泄，阴寒充塞，而成危症，吾知其人全无心肝矣。若不急急温补，决无生望。余处附子理中汤一方，嘱浓煎温服，临行，其母面露忧色，且送且问曰，有救否？余曰：十九尚无妨，大约手足舒展，言动如常，须在黄昏时分。老妇闻言稍慰，后果验。复诊大便畅行，听觉已聪，腹中微痛，仍不知饥，脉来沉细无力，即于原方内加巴戟肉以益肾，益智仁以快气，再与两剂，食欲顿旺，精神日健，数月床第之困，竟脱一朝之间，合家欣然，为之称谢不置。

（《国医杂志》10 期　王行三）

亡阳

同乡赵某，肄业于君毅中学，前年暑假时届，自校病归沪寓，其叔建乾先生，余之新知也。来速余诊，至时彼方入睡乡，坦胸露臂，仰卧席上，虽不覆衣被，而汗出如珠，浃背彻骨，遍及四肢，头部尤甚。余乃轻推使醒，醒后汗仍不收。询之，不恶寒，反有畏热之状，小溲不禁而清，大便欲行不得，终日倦怠嗜卧，不饥不渴，苔色薄白，微带淡黄，脉缓无神。是日天气酷热，其家人皆以为伤暑所致，曾自用糯稻根等止汗而不效。余曰，症似伤暑，其实非也。此系素禀阳气不足，不胜炎威之逼，暑固伤气，气愈伤而汗愈出，今汗出既多，恐有亡阳之虞，当从阳虚论治。初以参、芪、焦术、茯神、酸枣、白芍、炮姜、炙甘草等大剂与服。至晚依然汗出涔涔，病家惶急殊甚，电余复诊。诊得脉证无变，但精神益惫。余曰：病情至此，亡阳在即矣。非附子不为功，赵君无异议，遂于原方内加附片钱半，令煎冷服，连投两剂，汗止而病亦瘥。窃思此症幸病家信余坚，致不偾事。否则由惧而生疑，由疑而更医，医见余方不应，或竟卤莽从事，而用清暑之品则殆矣，因志之。

（《国医杂志》10期　王行三）

过汗伤心液

伤寒论太阳证，用麻黄汤，汗多亡阳，遂虚，恶风，烦躁不得眠也。汗多者，温粉扑之。此因伤寒太阳证之发热恶寒，本麻黄症，但因多汗而致亡阳，所见诸症，未至心神浮越，妄言妄见，故用温粉扑法，可足以救之。盖汗为心液，若非表实麻黄症，而误汗过汗，自难免心神浮越，昏不知人，妄见妄言之危象矣。敝地有蔡姓男，年四十岁，在申习业，因患足胫湿疮，父领回家，大致途中不免感受微邪，至家，觉有头痛发热，伊父乡农，不知医药之理，率尔购阿司匹林汗药，顿服二片。须臾，汗出淋漓如浴，且不止，竟尔渐至妄见妄言，昏不知人，有类热陷心包所致。初邀范春如医士，乃年少而潜心于医学者。诊视后，拟用清心经热甚之剂，现察症若危险，虽处方，而嘱其须延朱某，以斟酌妥善，而后服之，方为稳当，有不任独断之意。蔡姓从其言，来邀鄙人。经诊之，其脉不甚数而如浮，面色亦不红，舌色亦不鲜赤，根有微腻，但见汗多不止，神志不清，妄言，声不甚扬，故知其非邪热内陷之症，的系其因汗伤心液，致心神浮越，而不能镇静，故有此种现象。遂拟以敛汗镇神之剂，定方用炙黄芪、麦冬、地骨皮、小生地、炒杭芍、煅牡蛎、花龙骨、朱茯神、金石斛、生甘草、青竹叶服之，汗少得寐，诸症渐痊。复邀诊之，而神识清爽，语言亦正，仍依前方略损益之。服后汗愈少而寐愈长，后数日复往诊而处调理方而安。

（《国医杂志》11期　周镇）

育阴潜阳

太仓傅雍言先生

脑力不足矣，幸免能自守，尚可支持一切。经云脑为髓之海，近偶因房事而精髓新虚，应见少阴证而嗜卧者，反振动其神，不能安寐，脉亦为之数，乃阴虚于下，而阳浮于上之故也，宜育阴潜阳调之。

大生地三钱　熟首乌三钱　紫丹参三钱　生龟板四钱　灵磁石三钱　珍珠母一两　辰茯苓神各三钱　煅龙骨三钱　柏子仁三钱　左牡蛎五钱　青蒿子三钱

（《中医世界》1卷3期　近代名医医案一脔）

正不敌邪

陈左　邪在气分，郁而不伸，已五候矣。身热不壮，舌尖微红，脉象细濡，按之无神，所虑正不敌邪，拟方获效乃吉。

广藿香一钱五分　瓜蒌霜二钱　黄郁金一钱五分　制半夏一钱五分　薄橘红一钱五分　粉甘草一钱　赤苓三钱　大贝母一钱五分　白蔻衣七分

（《中医世界》2卷12期、3卷14期　瞿冷仙）

酒湿困中

老年阳气虚微，都因居素嗜酒，酒湿困中，中土衰惫，无以运湿。湿浸肢肿，涉及睾丸，渐上行入腹，已成太阴湿膨。从来由肢入腹者为阳传于阴，最为剥肤之患，温中运湿，不可缓矣。

四苓散加附子、苡仁。

肿势稍定，小便渐利，老年阳微湿重，病从太阴涉及少阴，中下两阳悉伤，以致湿着而不走，一似阴霾之迷蒙，非刚阳通彻，焉能湿化回阳，昨法既合，未可遽易。

生于术　干姜　猪苓　泽泻　制附子　炙草　茯苓　米仁

连进温阳逐湿，脏腑兼治，溲通而肿渐退矣。老年中下阳伤，水湿不运，姑易北方之药，与真武汤。

真武汤

昨进真武汤，取其镇北方以收水溢，颇获大效，肿已退其半矣。仍进原方，时哉不可失。

真武汤

元至虚，神且惫，脉极微，形渐消，转侧辄气促，动念则汗至，种种病机，都是劳瘵之末传，精气神已绝生化矣。此际稍赖谷粒，勉强撑支，只恐土旺之时，木火更代，不合天地气交，胃纳一呆，势必阴阳枢纽失变，息高虚脱，不可不虑。虽日藉参苓益气扶元，凡间草木，安能挽元于无有之乡耶。勉拟一方，以备高贤采择。

人参条　大熟地　杞子　云苓　制于术　炙甘草　麦冬　紫衣胡桃　五味子　酸枣仁　牡蛎　紫石英

（《中医世界》三卷16期　吴之谦）

徐渡渔先生医案

嗜酒伤中气，咳久气促，脉左虚细，右浮大，面黄消索。夫男子脉大为劳，脉虚亦劳，细者阴伤也，浮大者气伤也。气阴兼伤，湿又困中，不为酒劳，未之有也。慎起居，痛戒酒，须知者。

制于术　橘红　茯神　白粳米　姜半夏　麦冬　洋参　鸡椇子

（《中医世界》三卷16期　吴之谦）

徐渡渔先生医案

居素酒湿困中，中阳受伤久矣。兹肺受秋金燥邪，肺肠表里相应，上咳下泄，泛吐浊痰，脉微肢凉神惫，肺乏生化之源，脾失传化之职。金土不相生，足证酒劳之基蒂矣。设使固肺培脾，邪湿又何从化，清邪泄湿，益促其虚脱祸机，立法处方之难如斯。古人治病上咳下泄则治其在中，勉拟仲景法，济则不居功，不济亦命矣夫。

生于术　茯苓　干姜　五味　半夏　橘红

一生嗜酒无间，酒湿久已伤中，近已委顿经年，兹届霜降，天气肃杀，藉新邪而动湿化痰，上泛吐，下飧泄，肺脾同病，元气陡塌，而云酒痨，纤无疑义。苟能扶过此节，静察脉证而观其机，再定藏否。

生于术　粉云苓　淡干姜　半夏　东白芍　炙甘草　五味子

水湿内停于腑，外肿于皮毛，幸上至下，流肢而不入腹，兹虽肿退，不纳水饮，饮即泛吐，脉濡神疲，水湿未尽，渐困中阳，和阳运湿，以五苓五子合方。

五苓散　五子饮

经云：秋伤于燥，冬生咳嗽，嗽延二载，咯痰稠黏，气窒咽哽，脉细数急，不独肺气不降，肺阴久伤，病中叠经春风、夏暑、秋燥、冬寒四时之邪，恰在老年受之，嗽成痼疾，理之常也。补泻维艰，且与滋中兼清，清中兼滋，钱氏补肺阿胶散作汤服之。

补肺阿胶散

中宫气营虚，便泄之后，膺膈掣痛，与理中理阴合方，加白芍合戊己守中之义。

人参条　熟地　白芍　炮姜　制于术　当归　炙草

（《中医世界》三卷16期　吴之谦）

少阴水亏

少阴水亏，不制虚阳，血随阳升而泛吐，虚阳燥金，又致咳呛。恰在收肃金令权衡，兼得燥气助之，则阴更烁矣，阳更旺矣。必得壮水制阳光，庶合机宜。

大熟地　麦冬　沙参　清阿胶　干百合　山药　女贞子　鸡子白

以壮水制火为体，金水同治之法为用，大合病机，不必更张，仿前方复之。

大熟地　沙参　女贞子　牡蛎　干百合　陈阿胶　麦冬　川石斛　山药　鸡子黄

（《中医世界》三卷16期　吴之谦）

湿热中阻

张太太

一诊：心嘈胸中懊闷，阳升头痛烘热，口腻纳少，咳引膺肋腰骨作楚，脉濡弦，苔薄腻，病属湿热中阻，肝阳上扰清空，肺胃不和之故。

大白芍钱半　云苓神各三钱　象贝母三钱　白蒺藜三钱　炒枣仁三钱　广橘白钱半　炒杭菊二钱　白杏仁三钱　炒竹茹钱半　绿萼梅六分　广郁金钱半

二诊：心嘈善饥，饥不欲食，食入不舒，头面烘热阵作，咳嗽口腻甜，苔黄腻，脉濡弦数，肝阳上升，湿热中阻，肺胃不和，再以清泄风阳，而化湿热为治。

霜桑叶二钱　川象贝各二钱　乌梅炭五分　滁菊炭二钱　茯苓神各三钱　竹沥半夏钱半　甜杏仁三钱　土炒川连三分　炒竹茹钱半　佩兰梗钱半　荷叶边一圈

（《现代中医》2卷6、7期　何时希）

水亏木旺

洪左

遗泄未作，夜寐不安，膺胁作痛，心杂牙衄出血，脉细数，种种病象，仍是阴虚阳亢，水亏木旺，坎离不得交通之故耳。以滋水涵木，育阴潜阳为治。

大生地四钱　辰茯苓三钱　川黄柏一钱　京元参四钱　炒枣仁三钱　龙齿四钱　熟女贞三钱　肥知母钱半　煅牡蛎五钱　旱莲草三钱　黑料豆四钱　白莲须钱半　夜交藤四钱

（《现代中医》2卷6、7期　何时希）

肾虚饮聚

蔡老　痰血已止，咳逆气短，足痿无力，肾虚饮聚，再仿内饮治肾法。

大熟地四钱　海浮石三钱，同捣　山萸肉盐水炒，二钱　甘杞子二钱　厚杜仲二钱　炙远志一钱　淮小麦四钱　川断肉二钱　炙款冬钱半　炙紫菀钱半　茯苓神各三钱　枇杷叶三钱

（《现代中医》2卷6、7期　何时希）

育阴凉营

解右　脉左数，吐红，心中嘈热，咽关破碎，苔尖绛，阴虚营热，热迫血以妄行，阳络损则血上溢，治以育阴凉营。

细生地三钱　粉丹皮钱半　连翘壳三钱　京赤芍一钱　冬桑

叶二钱　鲜竹茹三钱　京元参三钱　黛蛤散四钱，包　甘菊花三钱　茜草根钱半　十灰丸三钱，包　枇杷叶露　蚕豆花露各四两，冲入

（《现代中医》2卷6、7期　何时希）

程门雪近案

杭右　形寒身热，无汗不解，胸闷冷恶，口苦且甜，头痛骨楚，苔白脉浮数，湿热内阻，新邪外束，三焦气化不宣，虑其增剧，先以疏邪泄化为治。

紫苏叶八分　赤白苓各三钱　生薏仁四钱　姜川连三分　白杏仁三钱　梗通草八分　薄荷叶一钱　白蔻壳八分　广郁金钱半　鲜枇杷叶四钱，包　佩兰梗钱半

（《现代中医》2卷6、7期　何时希）

引用期刊目录

三三医报

腹胀治验　1923年1卷7期

阴虚之体胃热痰热伏暑热治验　1923年1卷12期

小便不通古方治验案　1923年1卷14期　萧介青；

肝胃气痛吐治法　1924年

胃病医案　1924年1卷22期

呕吐胃痛案　1924年1卷22期

养浩庐医谈　1卷5、10、11、16期；2卷2、5、9、26、28、29期　胡蕴珊

风温热入胃腑案　1924年2卷19期

内科惊气颤振案　1924年2卷19期　刘蔚楚

诊断笔记　2卷21期　钱存济

暑热气闭案　1925年3卷3期

春温伏邪救误案　1925年3卷3期

温邪逆传心包络案　1925年3卷3期

内科中暑夹痰案　1925年3卷4期

湿温似疟案　1925年3卷11期

肝强肺弱咳血案　1925年3卷11期

秋燥吐血兼伏暑案　1925年3卷16期　刘蔚楚；

伏暑下利危症治验案　1926年

遗精　1926年4卷8期；

赤白浊　1926年4卷8期
时医之肝木犯胃套语　1926年4卷8期

大众医学月刊

肾病治验案　1933年

上海医报

四维斋医验集　1929年
温病　1931年51期
伤寒　1931年51期
冬温误治案　1931年51期
呕吐　1931年52期
脘腹痛　1931年52期
关格　1931年53期
冬温　1931年59期

中医世界

谢利恒先生医案　1929年1卷3期
近代名医医案一脔　1卷3期
遗泄　1929年1卷5期　杨百诚
冬温　1929年1卷6期　张蕴石
惊气乱　1929年1卷6期　张蕴石
秦伯未医案　1930年2卷9、10期
腹痛　1930年11期
谦斋医案　1930年2卷11、12期　秦伯未
温为阴邪　2卷12期、3卷14期、4卷20期　翟冷仙
暑湿　1931、1932年2卷12期、3卷14期　翟冷仙
心肾不交　1931、1932年2卷12期、3卷14期　翟冷仙

湿温案　1932年3卷15期　翟冷仙

便血　1932年3卷15期　翟冷仙

胃病验案　1932年3卷15期　季卓人

小便癃秘案　1932年3卷15期　翟冷仙

碧荫书屋新医案（温病发痉案）1932年3卷15期；翟冷仙

临症医案　1932年3卷16、17期；7卷3期　李健颐

徐渡渔先生医案　3卷16期　吴之谦

暑病　1933年5卷1期　费赞臣

临证录（救治邪陷阴竭）1934年

临证录（厥阴之极）1934年

临证录（瘟毒）1934年

临证录（真阴日损，内窜心包）1934年

热暑冲激　1934年

胃逆作呕　1934年

胃汗干枯　1934年

胃热上熏心包　1934年

碧荫书屋医案　1936年4卷20期

世美堂笔记　1936年4卷21期

何恒道堂医案（暑湿）1936年4卷21期　倪翼之

何恒道堂医案（暑湿内蕴）1936年4卷21期　倪翼之

治黄生楷平寒疝验案　1936年4卷21期

暑　1936年7卷4、5期；

阴虚　1936年7卷4、5期；

风温　1936年7卷4、5期；

医药提要（胁痛）7卷4期

医药提要（痿躄）7卷4期

医药提要（秘结）8卷2期

医药提要（遗精）8卷2期

医药提要（小便不通）8卷2期

医药提要（小便不禁大意）8卷2期

医药提要（便浊）8卷2期

脾弱湿困　1939年9卷3期　王远程

中医杂志

同乡季仲文伤寒治验　1922年1期

记袁姓太阳证治验　1922年1期　曹伊甫；

血症案　1922年1期

虚劳咳血形瘦便溏案　1922年1期

临证笔记　1922年2期　王鞠仁

孟河黄体仁先生医案　1922年2期　黄志仁

记松陵王友杉先生血瘕治验　1922年2期

大实有羸状治验　1922年2期

记卞葆棠治验　1922年2期

江北船户阴结治验　1922年4期

扶云轩录案　1922年4期

溲淋　1922年4期

仿寓意草　1922年4期　李冠仙

旧德堂医案　1922年4期　王雪楼录

诊余随笔　1922年5期　唐家祥

温病阳明燥实案　1923年5期8期　袁镜人；1924年10期；1924年10、11期、15期　虞舜臣；

思补山房医案　1922—1926年1—12、14—16期　丁

甘仁

临症笔记 1922—1926年3—5、10—17期 王一仁

颖川医案（温邪失达内陷营分）1923年5—10期 陈良夫

颖川医案（湿温发疹表里未和）1923年5—10期 陈良夫

颖川医案（土虚湿胜肿胀并作）1923年5—10期 陈良夫

颖川医案（肿胀且喘囊大溲塞）1923年5—10期 陈良夫

颖川医案（中宫湿热分传表里）1923年5—10期 陈良夫

颖川医案（暑湿夹食肝脾气滞）1923年5—10期 陈良夫

颖川医案（寒邪外束表里不宣）1923年5—10期 陈良夫

颖川医案（表寒里热胃气失和）1923年5—10期 陈良夫

颖川医案（心神阳亢寐少惊惕）1923年5—10期 陈良夫

颖川医案（温邪夹食肝胃同病）1923年5—10期 陈良夫

颖川医案（肝肾两亏）1923年5—10期 陈良夫

鹤山书屋临症笔记（阳毒）1923年6期

鹤山书屋临症笔记（类伤寒）1923年6期

鹤山书屋临症笔记（咳血肿胀）1923年6期

新安镜寿先生治验录　1923 年 6 期　吴仰之
化奇轩医案　1923 年 6 期　许梦苏
远血治远　1924 年 8 期　袁镜人
青浦何自宗先生医案　1924 年 8、9 期　杨隽夫
记温毒症传里用大黄、石膏之治验　1924 年 10 期
温病治验记　1924 年 10 期
希斋临证笔记　1924 年 10 期　诸文宣
癃闭治验　1924 年 10 期
临症笔谈　1924 年 10、15、16 期　季廷栻
湿温治验　1924 年 11 期
医垒笔记　1924 年 11 期　陈无咎
少腹痛治验　1924 年 11 期
腹痛　1924 年 11 期
陶斋医学随笔　1924 年 12 期　严苍山
寄瓢室医案笔记　1924 年 12 期　孙秉公
忠仁医庐笔记　1924 年 13 期　朱竹荪
碧荫书屋笔记　1925 年 13 期　翟冷仙
石淋治验　1925 年 14 期
凌晓五医案　1925 年 11、14、15 期
梅花吟馆医案笔记　1925 年 14 期　徐子石
陈氏子阳明证治验记　1925 年 14 期
温邪吐血案　1925 年 14 期
暑中心包神昏不语验案　1925 年 15 期
曹师颖甫徐姓妇阴阳病治验　1925 年 15 期　虞舜臣
治验笔记　1925 年 14、16 期　吴冠廷
桂馨庐医案　1925 年 16 期　王香岩

灵兰书室医案　1925 年 16 期　秦乃歌
诊案随笔　1925 年 16 期　袁跃门
徐姓宿食治验　1925 年 17 期
敏慎轩临症笔记　1925 年 17 期　王洪海
临症医案笔志　刘文若

中医新刊

1928 年 6 期　董廷瑶
1928 年 6、7 期　魏文耀
藕香室医案　1928 年 6、7 期　沈仰峰

中医新生命

五弟秋温症奇验　3 号　蔡子模
险症纪实　5 号
心气痛　1936 年
陆渊雷医案　1934—1937 年 1—31 期　陆渊雷

中国医药

白痞症治处方例　1 卷 6 期　严志清；

光华医药杂志

怀葛斋验案　1934 年 2 卷 6、7、8、10、12 期　邢锡波
崇百药斋医案　3 卷 1 期　许半龙

自强医学月刊

湿温医案选评　12 期　章成之；

如皋医学报　1930 年

瘀血伤寒案
内科温病夹尸气案
小便秘治验案
大惊呕吐绿胆汁热昏治法

虚体实证治验

两腿痿弱治验

医学杂志

温病兼气郁气虚案　1933 年 60 期

记胃出血案　1934 年 63 期　陈宾卿

关于水肿闻疗案五则　1934 年 71 期

胁痛　1934 年 68 期

吐血三年半月治断论案　1934 年 68 期　刘蔚楚

时氏逸人治验咳吐血症之始末笔记　1934 年 74 期　刘蔚楚

痿症治验之片语　1934 年 77 期

伤寒入阴案　1934 年 82 期

血箭医案　1934 年 84 期

植林医庐验案　1934 年 70、89 期　张泽霖

临证笔录　1936 年 89 期　王养初

浮肿属血分治法　1936 年 89 期

单腹胀用药须知案　1936 年 89 期

舌强不语治愈案　1937 年 91 期

临床验案　1937 年 92 期　王景虞

医药导报

慧振医案选存　1947 年　慧振

医界春秋

治愈一个奇特症的经过谈　41 期　吴羲民

虚劳并发阐盗汗惊惕梦遗滑精　1930 年 45 期

师俭堂验案录　1930 年 47 期

血症治验之经过　1930 年 48 期　张藤蛟；

嬾园新医案　1926年5—12期
谢利恒先生医案（温病）
谢利恒先生医案（脾阳不振）
志诚堂医案（温病吐泻）1931年
大德医室验案　1930年58期　袁跃门
述反胃与疝瘕之治验　1930年60期
生春医馆验案（湿温）67、68、70—72期　谢寿枬
守素斋验案　64期　王锡光
湿温症验案　1930年70期
弹警楼诊疗记　1935年106期
治愈心包变坏之笔记　1935年108期
湿温重症　1935年116期；
小便红与乳糜尿　1935年116期；
冒雨暑湿治验　张赞臣
现代中医
阴结腹胀　1934年1卷4期
余之治案　1卷11期　屯溪毕成一
王询刍又一案　1卷12期、2卷1期　光壁录
医案一脔　2卷2期　廖濬泉
医案一脔（肝火腹热呕胀案）2卷3期　吴勋
肝阴不足　2卷3期　吴勋
肝气化火脘痛案　2卷3期
吐血之原理考验及治法　1935年2卷3期　孙道明
程门雪近案　2卷6、7期　何时希
治验简编　2卷12期　姚世琛
治验简编（暑温）2卷12期　姚世琛

幸福报

一个内伤外感相并成　1929 年 39 期

阳不潜藏，温邪直入　283 期、

阳明湿有余蕴　1930 年 284 期

温病痉厥神昏　1930 年 285、286 期

外风引动伏暑　1930 年 288 期

暑湿　1930 年 287、288 期

元阳不足筋络抽搐　1930 年 288 期

暑夹湿症　1930 年 290、291 期

阴癞　1930 年 299 期

治肠结兼呕吐验案　1930 年

重用赭石治胃气不降验案　1930 年

治吐血单用赭石验案　1930 年

幸福杂志

胃热呃逆治验　1934 年

国医公报　1932 年

湿温验案　1935 年 2 卷 10 期；

肝管血郁案　1932 年

国医导报

瘦石轩治验录　3 卷 1 期

国医杂志

筋惕肉瞤　1932 年 2 期

振　1932 年 2 期

临症录　3 期　黄炯臣；

青溪医隐　3 期　黄炯臣；

伤寒备要（渴）3 卷　沈国章

伤寒备要（蓄血）3卷　沈国章
伤寒备要（身痛）3卷　沈国章
春温发痉治验录　6期、8期、9期　王行三
诊余集（厥阴伤寒）七集　孙听鸿
诊余集（症犯厥阴）七集　孙听鸿
诊余集（湿温）七集　孙听鸿
诊余集（暑温）七集　孙听鸿
诊余集（脾泄）七集　孙听鸿
诊余集（呕泻虚痞）七集　孙听鸿
诊余集（呃逆）七集　孙听鸿
诊余集（大便秘结）七集　孙听鸿
诊余集（不食不便）七集　孙听鸿
诊余集（湿聚便血）七集　孙听鸿
诊余集（便血伤脾）七集　孙听鸿
诊余集（遗精）七集　孙听鸿
诊余集（小便癃秘）七集　孙听鸿
诊余集（虚胀）七集　孙听鸿
诊余集（肿胀）七集　孙听鸿
诊余集（腹痛肝厥）七集　孙听鸿
诊余集（胆汁不清）七集　孙听鸿
诊余集（肝阳吐血）七集　孙听鸿
诊余集（虚斑亡阳）七集　孙听鸿
诊余集（痿）七集　孙听鸿
诊余集（结胸）七集　孙听鸿
诊余集（关格）七集　孙听鸿
诊余集（男子阴吹）七集　孙听鸿

诊余集（阴阳并脱）七集　孙听鸿

诊余集（戴阳）七集　孙听鸿

诊余集（热邪似寒）七集　孙听鸿

温邪入营　八、九集

真寒假热　1934 年 10 期

虚寒似厥　1934 年 10 期

亡阳　1934 年 10 期

世美堂笔记　10 期　鲍东藩

中虚病温治验　1934 年 11 期　俞天石

过汗伤心液　1934 年 11 期　周镇

管蠡医话　11、12、14 期　张益谦

澄斋医案　1933 年 6、11、12 期；1934 年 6—11 期　谢利恒

曹颖甫先生内科医案

昌明医刊

伤寒　1932 年

湿温症治　1932 年

绍兴医药学报汇刊

遗精　1919 年

复兴中医

夹阴伤寒治疗记　1941 年 2 卷 1 期　周云樵

温病积食　1941 年 2 卷 4 期　巢亚丰

湿温时疫兼嗽血　2 卷 4 期　杨钦仁

食滞　2 卷 5 期　胡安邦

神州国医学报

手振　1933年1卷1期

彭秩阶医案　1932年1卷4期

伤寒夹房劳案　1933年1卷12期

临症经验　1934年2卷1期　陈青云

守拙医庐验案　1932年1卷1、2、3、7、11期；2卷2期　洪巨卿

临床一得录　1933—1937年1—5卷　张汝伟

吴氏医案（温病发狂验案）1933—1937年1—5卷　吴佩衡

志诚堂医案（温病）1933年1卷1、2、3期

志诚堂医案（胁下作疼兼胃口疼）1933年1卷1、2、3期

退思轩治验医案　1卷5期；2卷2、3期；3卷10期；5卷3期　陈启成

水湿治愈　1934年3卷6期　苏竹坡

诊尘零影（湿家大气下陷）1933—1937年1—5卷　邵餐芝；

藻潜医案　5卷1、3、5、6、8、10期　陈渔洲

中医名词简释

十二经脉　指人体手足三阴三阳十二条主要经脉的合称。其流注顺序：手太阴肺→手阳明大肠经→足阳明胃经→足太阴脾经→手少阴心经→手太阳小肠经→足太阳膀胱经→足少阴肾经→手厥阴心包经→手少阳三焦经→足少阳胆经→足厥阴肝经

十八反　中药配伍禁忌的一类。两种药物同用，发生毒性反应或副作用，称相反。据记：甘草反大戟、芫花、甘遂、海藻，乌头反贝母、瓜蒌、半夏、白蔹、白及，藜芦反人参、丹参、沙参、苦参、玄参、细辛、芍药。十八反是古人的经验，有的也不尽符合临床实际，有待进一步研究。

十九畏　中药配伍禁忌的一类，一种药物受到另一种药物的抑制，减低其毒性或功效，甚至会丧失功能称相畏。据载，硫黄畏朴硝，水银畏砒霜，狼毒畏密佗僧，巴豆畏牵牛，木香畏郁香，牙硝畏三棱，川乌、草乌畏犀角，人参畏五灵脂，肉桂畏赤石脂。十九畏也是古人的经验，在实践中还有待于进一步研究。

七疝　指七种疝病。清代马莳注：七疝，乃五脏疝及狐疝、癞疝；《诸病源候论》中七疝：厥疝、癥疝、寒疝、气疝、盘疝、附疝、狼疝。《儒门事亲》中七疝：寒疝、水疝、筋疝、血疝、气疝、狐疝、癞疝，是谓七疝。《医宗必读》中七疝：冲疝、狐疝、癞疝、厥疝、瘕疝、㿉疝、㿉

瘕疝。《素问识》中七疝则为：石、血、阴、气、妒、肌、癖七疝。

八纲辨证 辨证的基本方法之一。运用阴阳、表里、寒热、虚实八纲，对病证进行分析、归纳，为施治提供依据。表里辨病位的浅深，寒热辨病证的性质，虚实辨病邪的盛衰，阴阳则是统领六纲的总则。

人迎 经穴名，别名天五会，是切脉的部位名，指喉节两旁颈动脉搏动的部位，亦称人迎。

三焦辨证 湿温病辨证方法之一。按湿温热病的传变情况，自上而下划分为上、中、下焦三个阶段，并作为辨证施治的提纲，亦有上焦心肺、中焦脾胃、下焦肝肾之说。

干霍乱 病名。俗称搅肠痧、斑痧，指突然腹腔中绞痛、吐泻不得的疾患。多由冷气搏于肠胃，或邪恶污秽之气郁于胸腹，闭塞经隧，气滞血凝，中气拂乱所致。

卫气营血辨证 为清代医家所创立的针对温病的一种辨证方法。即将外感温病由浅入深，或由轻及重的病理过程分为卫、气、营、血四个阶段，各有其相应的证候特点。由此从病因、阶段、部位、传变及病变程度，确立温病辨证的内容。

女劳复 指大病初愈，精神气血尚未平复，房劳过早，以致阴精耗阻，肾气受伤而继现头重不举，目中生花，腰背经痛或小腹急迫绞痛等症。

女劳瘅 病证名。多由房劳伤肾，瘀血内阻所致。治宜补肾消瘀为主。

五行 指木、火、土、金、水五类自然事物及其运动。其相生相克、相反相成的思想具有自发的辩证法因素。在实际应用中，对中国古代天文、历数、医学等起了一定的作用。

支饮 病名。表现为胸闷短气，咳逆倚息不得平卧，外形如肿，或兼见头晕目眩，面色黧黑，心下痞坚等。

太阳病 病名。包括经症和腑症，多由外感风寒所致。经病包括太阳中风和太阳伤寒，腑病包括太阳蓄水症和太阳蓄血症。

历节风 病名。多由血气衰弱，为风寒所侵，血气凝涩，不得流通关节，诸筋无以滋养，真邪相薄，所经过之关节，悉为疼痛，故叫作历节风。

中风 病名。又名卒中，指卒暴昏仆，不省人事，或突然口眼歪斜，半身不遂，言语謇涩等病证。

中医的基本特点 一般认为有二点：整体观念与辨证施治。强调人是一有机的整体，强调人与大自然的统一。

气痹 病证名。痹为不通之意，指由情志刺激因素等引发的痹症。

风湿 病名。指人体感受风、寒、湿邪而致身痛或身重、关节疼痛、屈伸不利为主症的一种疾病，也泛指感受风湿而致的多种病症。

风温 病名。指感受风热引起的温病，指温病误汗的变证。《伤寒论》中有“若发汗已，身灼热者，名曰风温”。“伤寒序例”有“阳脉浮滑，阴脉濡弱者，更遇于风，变为风温为二说”。陶节庵则有“素伤于风，复伤于热，风热相搏，即为风温为三说”。

风痱 病名。指因中风而失音不语者。

风痹 病名。又名行痹、筋痹，亦有说风痹为今之痛风。

六极 病证名。指气极、血极、筋极、肌极、骨极、精极六种病症。

六经辨证 《伤寒论》中的辨证方法。六经，即太阳、阳明、少阳、太阴、少阴、厥阴，且结合外感热病传变情况总结出来的六个辨证纲领。六经彼此间是互相联系的，可以合病、并病、两感和互相传变，不能截然分开。

水鼓 病证名。多因饮酒过量，损伤脾胃，水湿停聚而致。

冬温 病名。指冬季发生的热病，“冬季严寒而反温热，人触冒之名曰冬温。”

协热下利 病证名。表现为脐下热，大便赤黄，或有肠垢者。

夹血伤寒 病证名。一名伤寒夹瘀，指“内伤血郁，外感风寒，或脱衣斗殴，触冒冷风。又或跌仆打伤，一时不觉，过数日作寒热，状如伤寒等症”。

夹阴伤寒 病证名。指因房劳伤肾，复感风寒而致病者，或指伤寒而兼阴寒内盛之证。

舌诊 望诊的重要内容之一。舌为心之苗，脾之外候，苔为胃气的反映。舌诊的主要内容是观察舌质和舌苔的形态、色泽、润燥等的变化，藉以辨别病邪的性质，病势的深浅，气血的盛衰，津液的盈亏，和脏腑的虚实等，是疾病诊断的重要方法。

传尸劳 古病名。又名传尸、痨瘵、尸注、殗殜、复连、骨蒸等，为一种相互传染而广泛流行的病证，包括现代医学的结核病。

血蛊 病证名。因跌扑坠堕误行补涩所致。又有坠堕闭挫、气逆、气郁、误行补涩，则瘀蓄于胃，心下胀满，食入即吐，名曰血逆。瘀蓄于脾，大腹膨胀，渐成鼓满，名曰血蛊。

血箭 病证名。指毛孔出血，射出如箭，名曰血箭。

问诊 四诊之一。通过问诊了解患者过去病史、发病原因、发病和治疗过程，以及现在的自觉症状、饮食、喜恶等情况。

关格 病名。小便不通名关，呕吐不已者名格。小便不通与呕吐不止并见，名曰关格。又大便不通为内关，小便不通为外格，大小便都不通名关格。

阳毒 病名。感受疫毒所致的一种病患，本病类似后世所说的温疫、温毒发斑，以其面赤而称阳毒。

阴阳 中医将这一中国古代的哲学思想引入中医学的基本的理论。阴阳本是相对的，又是互根的，是互相消长和互相转化的，这一理论贯穿于解释人体的结构、生理、病理、诊断、防治等整个医学领域中。

劳疟 病证名。指疟久不瘥，表里俱虚，小劳即反复者。

劳复 病证名。指伤寒、温热病瘥后，余邪未清，过度劳累而病复发者，谓之劳复。

两感伤寒 病证名。指阴阳两经同时感受寒邪而致病。

牡疟 病证名。疟疾之一。“牡”系“牝”字之讹，故亦做牝疟。

肠澼 古病名。指痢疾，“澼”指垢腻黏滑似涕似脓的液体，因自肠排出，故称肠澼。

饮 病证名。饮证的总称，有痰饮、悬饮、溢饮、支饮之名。

间日疟 病名。疟疾之一。其间日发者，由邪气内薄于五脏，横连募原也。

诊法 包括四诊和辨证两个过程，即通过望、闻、问、切等方法了解病情，持此进行辨证，对疾病做出诊断。

奇恒痢 病证名。指一种病情危重的痢疾。症见下痢不重而见神昏谵语、咽干喉塞，气呛喘逆等。本病发展迅速，属痢疾危症。

狐疝 病证名。又名阴狐疝气，狐疝风，俗称小肠气。称“寒气下注，入于癞中，名曰狐疝，亦属癞病”。

狐惑 指因感染虫毒，湿热不化而致的目赤眦黑，口腔咽喉及前后阴腐蚀溃疡为特征的一种病，蚀于喉为惑，蚀于阴为狐。

疟母 病名。疟疾日久不愈，顽痰夹瘀，结于胁下所形成的痞块，又称疟积、母疟、劳疟。

单腹胀 病名。指四肢不肿而腹大如鼓的病症。胀惟在腹，故又名单腹胀，此实脾胃病也。又名蜘蛛蛊、蜘蛛胀、血蛊、蛊胀。

春温 病名。伏气温病的一种，“温为春气，其病温者，因时令温暖，腠理开泄，或引动伏邪，或乍感异气，当春而发为春温。”

战汗 病状名指在外感热病的过程中，突然发生战栗，继而全身出汗，称为战汗。

秋温 病证名。指秋季的一种热病，可见于一般热病，以病发于秋季，故为秋温。

脉诊 又叫切脉、按脉、持脉。是中医最早创用的诊断技术，从脉的位置、次数、性状、形势等分为多方面的内容，综合作为诊断疾病的依据。

闻诊 四诊之一。包括听声音、嗅气味两方面。

类中风 病证名。指风从内生的中风病，多因肾阳不足，心火炽盛，肝阳偏亢，肝风内动，或气虚、血虚，或为湿痰壅盛，化热生风所致。

类伤寒 病证名。指类似伤寒的发热性疾患。

宣明五气 《素问》中的一篇名。宣明即阐明，五气，指五脏的功能活动。即根据五行学说，论述五脏之气与五脏病、五脉、五恶、五液、五禁、五乱的关系，并按五脏来分类归纳，提供诊断和治疗上的运用。

结胸 病名。指邪气内结。胸腹胀满疼痛，手不可近者，多因太阳病、太少并病误下，表热内陷或实邪传里，与胸中水饮互结而成。本病因证候、病情不同，有大结胸、小结胸、寒结胸、热结胸、水结胸、血结胸等。

绞肠痧 病证名。痧症之一，名盘肠痧，亦名干霍乱。

钱与克的换算 3克=1钱（古时十六两为一钱）；且不同朝代的剂量也略有不同，有待于根据不同朝代的医书全面酌量。今日的中药方剂量均为“g”。

胸痹 病名。指胸膺部闷窒疼痛的一种病证，本病可见于冠心病、心绞痛等疾患。

脏腑辨证 辨证的基本方法之一。以脏腑生理、病理特点为基础，通过四诊八纲，辨别五脏六腑的阴阳气血、虚实寒热等变化，为治疗提供依据。

脑漏 病名。鼻渊的俗名，鼻渊证，总由太阳督脉之火，甚者上连于脑，而津津不已，故又名为脑漏，后世又分为风伤之脑漏、火伤之脑漏，寒伤之脑漏。

疰夏 病名。指有明显夏令季节发病特点的一种病证，有夏痿之别称。

酒疸 病证名。亦称酒黄疸，多因饮酒过度，湿热郁蒸，胆热液泄所致。

酒痢 病证名。指酒毒蓄积肠胃所致的痢疾。

消渴 病名。泛指具有多饮、多食、多尿症状的疾病，分上消、中消、下消三种。本症可见于糖尿病、尿崩症等。

陶节庵 明代医家。名陶华，字尚文，号节庵，浙江余杭人，撰有《伤寒六书》，流传较广。

悬饮 病名。证见胸胁胀满，咳嗽或唾涎，时两胁引痛，甚则转身及呼吸均牵引作痛，或兼干呕、短气等。

脚气 病名。古名缓风、壅疾，又称脚弱。因外感湿邪风毒，或饮食厚味所伤，积食生热，流注腿脚而成。其症先见腿脚麻木、酸痛，软弱无力，或挛急，或肿胀，或萎枯，或发热，进而入腹攻心，小腹不仁，呕吐不食，心悸、胸闷，气喘、神志恍惚等。

脱症 病证名。阴阳气血严重耗损的综合表现，症见汗出如珠，四肢厥冷，口开目合，手撒尿遗，脉微细欲绝等。

望诊 四诊之一。是运用视觉观察病人的神色、动态、体表各部，舌体与舌苔，大小便和其他分泌物，从而获取和疾病相关的各种资料。

着痹 病名。出《素问·痹论》，又名湿痹。

厥阴病证 病证名。即外感病中，寒热病邪夹杂，机体阳衰阴耗，以四肢厥逆，或厥与热交替，或寒热夹杂，脉无定体为常风症的严重病证。

厥证 病证名。泛指突然昏倒，不省人事，但大多能逐渐苏醒的一类病证，或指四肢寒冷。

脾约 病名。便秘的一种，指脾虚津少，肠液枯燥以致大便艰涩难出的病症。

痨瘵 病名。亦名传尸痨、劳瘵、尸注、殗殜、复连、骨蒸等，是一种相互传染而广泛流行的病症。

湿困脾阳 病机。指水湿影响脾阳运化功能的病变与脾虚湿困的病机稍有差异。脾虚湿困是因脾虚导致水湿困阳，脾虚是发病的关键。湿困脾阳，湿是发病的关键，治宜燥湿、利湿为主。

湿温 病名，湿盛者，以夏令湿盛，或人禀体阳虚多湿，而感四时杂气，遂成湿温。

湿痹 病证名。指湿气盛而成痹者，又名着痹、肌痹。

温病 病名，多种急性外感热病的总称。温病一般起病较急，发热较甚，传变较快，容易化燥伤津，后期尤多阴枯津涸等。

寒热往来 症状名。指忽寒忽热，寒与热交替发作，一天可发作数次，通常称为半表半里证，亦或见于虚损一类疾病。

寒痹 病证名，又名痛痹、骨痹。其症状有疼痛苦楚，手足拘紧，得热稍减，得寒愈甚。

强中 病证名，指阳兴不痿，不能泄精或精液自出者。证见阴茎常举，不能泄精，或精液自出等症。

蓄水症 病证名。其主要证候有小便不利，小腹满微热，消渴，或水入则吐等。

蓄血症　病证名。一作蓄血。指外感热病，邪热入里与血相搏，而致瘀热蓄结于内的病证，即伤寒蓄血证，太阳腑证之一。

暍　病名，即中暑。

痹　病名。指风寒湿邪侵袭经络，痹阻气血，引起以关节、肌肉酸痛、拘急为主症的一类疾病，也泛指病邪闭阻肢体、经络、脏腑所致的各种疾病。

痿　病名，亦称痿躄。指四肢痿弱无力，尤以下肢痿废，甚至肌肉痿缩的一种病证。

瘅疟　病证名。疟疾之一，以但热不寒为主症的病证，又称暑疟、温疟。

痰饮　病名，亦为多种痰症、饮症的总称。痰饮的形成多因脾、肺、肾功能失调，水液输化失常所致。

煎厥　病证名。指内热消烁阴液而出现昏厥的病症。

溢饮　病名。多因大渴，暴饮过多，或水气溢于肢体肌表所致，症见身体痛重，支节烦疼或兼见喘咳胸闷等。

魄汗　病证名。肺藏魄，肺经之汗称为魄汗，魄汗即自汗。

噎膈　病名。又名膈噎，膈气，亦名翻胃。指食入阻隔，未曾入胃即吐出者，亦指饮食不得下，大便秘结者。

鹤膝风　病名。因病后膝关节肿大，股胫变细，形如鹤膝，故名。多因经络气血亏损，风邪外袭，阴寒凝滞而成。病初多见形寒发热，膝部微肿，步履不便，疼痛，继之患处红肿焮热，日久关节腔内积液肿胀，股胫变细，溃后脓出如浆，或流黏浊黄液，愈合缓慢。

薄厥　古病名，因大怒而致的厥证。

辨证论治 是理、法、方、药运用于临床的过程，为中医学术的基本特点。

戴阳证 证候名。指以面颜色淡红如妆，游移不定为特征，下真寒而上假热的危重症候。

㿗疝 病名，㿗又作“颓”。其状阴囊肿缒，如升如斗，不痒不痛者也。亦妇女少腹肿，或妇女阴户突出的病证，亦指阴疝。

附　表

《精华医案》选自1900—1949年的中医及相关期刊上的临床医案，距离现在基本已有100年了，在药名称呼、词语用法、字词选择、叙述顺序上都有许多与现在不同的地方，有待读者的认真品味，这些医案的刊出虽做了部分整理，但确是原文照录，希望读者能从中有更多的收获。为了读者阅读方便，现把已不常用的药名、现在不通用的一些字词写法列表如下，以利于读者阅读。左侧为原药名、用词；右侧为现通用药名、用词。

耎—软
钟—盅
壻—婿
繇—由
山枝—山栀
山查—山楂
山棱—三棱
夕利—蒺藜
子苑—紫菀
牛七—牛膝
玉金—郁金
东瓜—冬瓜

四支—四肢
当参—党参
苏卜—苏薄
连乔—连翘
连壳—连翘
连苕—连翘
角针—皂角针
茆根—茅根
刺戟—刺激
厘米—米厘
钞存—抄存
香茹—香薷

香缘—香橼	元眼肉—龙眼肉
养气—氧气	五茄皮—五加皮
姜蚕—僵蚕	史君子—使君子
蚕退—蚕蜕	全福花—旋覆花
桂元—桂圆	合桃人—核桃仁
猪砂—朱砂	充蔚子—茺蔚子
蛤蚧—蛤粉	芦甘石—炉甘石
慈姑—慈菇	建连子—建莲子
蜜圆—蜜丸	无不差者—无不瘥者
蕃殖—繁殖	舌生白胎—舌生白苔
川山甲—穿山甲	七月念二—七月二十二日
女珍子—女贞子	